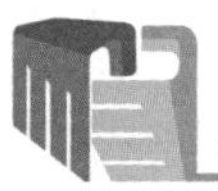

"十四五"职业教育国家规划教材

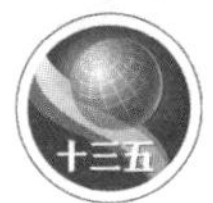

国家卫生健康委员会"十三五"规划教材

全国高等职业教育教材

供护理、助产专业用

病原生物与免疫学

第4版

主　编　刘荣臻　曹元应

副主编　石艳春　田维珍　吕瑞芳

编　者（以姓氏笔画为序）

王　健　山西大同大学
石艳春　内蒙古医科大学
田维珍　湖北中医药高等专科学校
吕瑞芳　承德护理职业学院
刘荣臻　山西医科大学汾阳学院
刘俊琴　山西医科大学汾阳学院（兼秘书）
关静岩　黑龙江护理高等专科学校
许玉珍　青海大学医学院
孙运芳　山东医学高等专科学校
李波清　滨州医学院
吴　颖　山西同文职业技术学院
张晓延　山西医科大学汾阳学院
高文卫　宁夏医科大学
海晓欧　沈阳医学院
曹元应　安徽医学高等专科学校
章能胜　安徽卫生健康职业学院
程丹丹　大庆医学高等专科学校
曾凡胜　益阳医学高等专科学校
满永宏　南阳医学高等专科学校
蔡德周　大理护理职业学院
魏　冉　铁岭卫生职业学院

人民卫生出版社

图书在版编目（CIP）数据

病原生物与免疫学 / 刘荣臻，曹元应主编 .—4 版 .—北京：人民卫生出版社，2019

ISBN 978-7-117-27188-2

Ⅰ. ①病… Ⅱ. ①刘… ②曹… Ⅲ. ①病原微生物 – 高等职业教育 – 教材②免疫学 – 高等职业教育 – 教材 Ⅳ. ①R37 ②R392

中国版本图书馆 CIP 数据核字（2019）第 002258 号

人卫智网	www.ipmph.com	医学教育、学术、考试、健康，购书智慧智能综合服务平台
人卫官网	www.pmph.com	人卫官方资讯发布平台

病原生物与免疫学

第 4 版

主　　编： 刘荣臻　曹元应
出版发行： 人民卫生出版社（中继线 010-59780011）
地　　址： 北京市朝阳区潘家园南里 19 号
邮　　编： 100021
E - mail： pmph @ pmph.com
购书热线： 010-59787592　010-59787584　010-65264830
印　　刷： 三河市潮河印业有限公司
经　　销： 新华书店
开　　本： 850 × 1168　1/16　　**印张：** 18　　**插页：** 8
字　　数： 570 千字
版　　次： 2001 年 8 月第 1 版　　2019 年 2 月第 4 版
2024 年 12 月第 4 版第 10 次印刷（总第 49 次印刷）
标准书号： ISBN 978-7-117-27188-2
定　　价： 54.00 元
打击盗版举报电话：010-59787491　E-mail：WQ @ pmph.com
（凡属印装质量问题请与本社市场营销中心联系退换）

修 订 说 明

高等职业教育三年制护理、助产专业全国规划教材源于原国家教育委员会“面向21世纪高等教育教学内容和课程体系改革”项目子课题研究，是由原卫生部教材办公室依据课题研究成果规划并组织全国高等医药院校专家编写的“面向21世纪课程教材”。本套教材是我国高等职业教育护理类专业第一套规划教材，第一轮于1999年出版，2005年和2012年分别启动第二轮和第三轮修订工作。其中《妇产科护理学》等核心课程教材列选“普通高等教育‘十五’‘十一五’国家级规划教材”和“‘十二五’‘十三五’‘十四五’职业教育国家规划教材”，为我国护理、助产专业人才培养做出卓越的贡献！

根据教育部和国家卫生健康委员会关于新时代职业教育和护理服务业人才培养相关文件精神要求，在全国卫生职业教育教学指导委员会指导下，组建了新一届教材建设评审委员会启动第四轮修订工作。新一轮修订以习近平新时代中国特色社会主义思想为指引，全面落实党的二十大精神进教材相关要求，坚持立德树人，对接新时代健康中国建设对护理、助产专业人才培养需求。

本轮修订的重点：

1. 秉承三基五性 对医学生而言，院校学习阶段的学习是一个打基础的过程。本轮教材修订工作秉承人民卫生出版社国家规划教材建设“三基五性”优良传统，在基本知识、基本理论、基本技能三个方面进一步强化夯实医学生基础。整套教材从顶层设计到选材用材均强调思想性、科学性、先进性、启发性、适用性。在思想性方面尤其突出新时代育人导向，各教材全面融入社会主义核心价值观，体现“敬佑生命、救死扶伤、甘于奉献、大爱无疆”的卫生与健康工作者精神，将政治素养和医德医技培养贯穿修订、编写及教材使用全过程。

2. 强化医教协同 本套教材评审委员会和编写团队进一步增加了临床一线护理专家，更加注重吸收护理业发展的新知识、新技术、新方法以及产教融合新成果。评委会在全国卫生职业教育教学指导委员会指导下，在加强顶层设计的同时注重指导各修订教材对接最新专业教学标准、职业标准和岗位规范要求，更新包括疾病临床治疗、慢病管理、社区护理、中医护理、母婴护理、老年护理、长期照护、康复促进、安宁疗护以及助产等在内的护士执业资格考试所要求的全部内容，力求使院校教育、毕业后教育和继续教育在内容上相互衔接，凸显本套教材的协同性、权威性和实用性。

3. 注重人文实践 护理工作的服务对象是人，护理学本质上是一门人学，而且是一门实践性很强的科学。第四轮修订坚持以学生为本，以人的健康为中心，注重人文实践。各教材围绕护理、助产专业人才培养目标，将知识、技能与情感、态度、价值观的培养有机结合，引导学生将教材中学到的理论、方法去观察病情、发现问题、解决问题，在加深学生对理论的认知、理解和增强解决未来临床实际问题的能力的同时，更加注重启发学生从心灵深处自悟、陶冶灵魂，从根本上领悟做人之道。

4. 体现融合创新 当前以信息技术、人工智能和新材料等为代表的新一轮科技革命迅猛发展，包括护理学在内的多个学科呈深度交叉融合。本套教材的修订与时俱进，主动适应大数据、云计算和移动通讯等新技术新手段新方法在卫生健康和职业教育领域的广泛应用，体现卫生健康及职业教育与新技术的融合成果，创新教材呈献形式。除传统的纸质教材外，本套教材融合了数字资源，所选素材主题鲜明、内容实用、形式活泼，拉近学生与理论课和临床实践的距离。通过扫描教材随文二维码，线上与线下的联动，激发学生学习兴趣和求知欲，增强教材的育人育才效果。

全套教材包括主教材、配套教材及数字资源，分职业基础模块、职业技能模块、人文社科模块、能力拓展模块、临床实践模块 5 个模块，共 47 种教材，其中修订 39 种，新编 8 种，供护理、助产 2 个专业选用。

教材目录

序号	教材名称	版次	所供专业	配套教材
1	人体形态与结构	第 2 版	护理、助产	√
2	生物化学	第 2 版	护理、助产	√
3	生理学	第 2 版	护理、助产	√
4	病原生物与免疫学	第 4 版	护理、助产	√
5	病理学与病理生理学	第 4 版	护理、助产	√
6	正常人体结构	第 4 版	护理、助产	√
7	正常人体功能	第 4 版	护理、助产	
8	疾病学基础	第 2 版	护理、助产	
9	护用药理学	第 4 版	护理、助产	√
10	护理学导论	第 4 版	护理、助产	
11	健康评估	第 4 版	护理、助产	√
12	基础护理学	第 4 版	护理、助产	√
13	内科护理学	第 4 版	护理、助产	√
14	外科护理学	第 4 版	护理、助产	√
15	儿科护理学	第 4 版	护理、助产	√
16	妇产科护理学	第 4 版	护理	
17	眼耳鼻咽喉口腔科护理学	第 4 版	护理、助产	√
18	母婴护理学	第 3 版	护理	
19	儿童护理学	第 3 版	护理	
20	成人护理学(上册)	第 3 版	护理	
21	成人护理学(下册)	第 3 版	护理	
22	老年护理学	第 4 版	护理、助产	
23	中医护理学	第 4 版	护理、助产	√
24	营养与膳食	第 4 版	护理、助产	
25	社区护理学	第 4 版	护理、助产	
26	康复护理学基础	第 2 版	护理、助产	
27	精神科护理学	第 4 版	护理、助产	
28	急危重症护理学	第 4 版	护理、助产	

续表

序号	教材名称	版次	所供专业	配套教材
29	妇科护理学	第 2 版	助产	√
30	助产学	第 2 版	助产	
31	优生优育与母婴保健	第 2 版	助产	
32	护理心理学基础	第 3 版	护理、助产	
33	护理伦理与法律法规	第 2 版	护理、助产	
34	护理礼仪与人际沟通	第 2 版	护理、助产	
35	护理管理学基础	第 2 版	护理、助产	
36	护理研究基础	第 2 版	护理、助产	
37	传染病护理	第 2 版	护理、助产	√
38	护理综合实训	第 2 版	护理、助产	
39	助产综合实训	第 2 版	助产	
40	急救护理学	第 1 版	护理、助产	
41	预防医学概论	第 1 版	护理、助产	
42	护理美学基础	第 1 版	护理	
43	数理基础	第 1 版	助产、护理	
44	化学基础	第 1 版	助产、护理	
45	信息技术与文献检索	第 1 版	助产、护理	
46	职业规划与就业指导	第 1 版	助产、护理	
47	老年健康照护与促进	第 1 版	护理、助产	

全国高等职业教育护理、助产专业第四届教材评审委员会

数字资源编者名单

主　编　刘荣臻　曹元应

副主编　石艳春　田维珍　吕瑞芳

编　者（以姓氏笔画为序）

王　健　山西大同大学
石艳春　内蒙古医科大学
田维珍　湖北中医药高等专科学校
吕瑞芳　承德护理职业学院
刘荣臻　山西医科大学汾阳学院
刘俊琴　山西医科大学汾阳学院（兼秘书）
关静岩　黑龙江护理高等专科学校
许玉珍　青海大学医学院
孙运芳　山东医学高等专科学校
李波清　滨州医学院
吴　颖　山西同文职业技术学院
张晓延　山西医科大学汾阳学院
高文卫　宁夏医科大学
海晓欧　沈阳医学院
曹元应　安徽医学高等专科学校
章能胜　安徽卫生健康职业学院
程丹丹　大庆医学高等专科学校
曾凡胜　益阳医学高等专科学校
满永宏　南阳医学高等专科学校
蔡德周　大理护理职业学院
魏　冉　铁岭卫生职业学院

主编简介与寄语

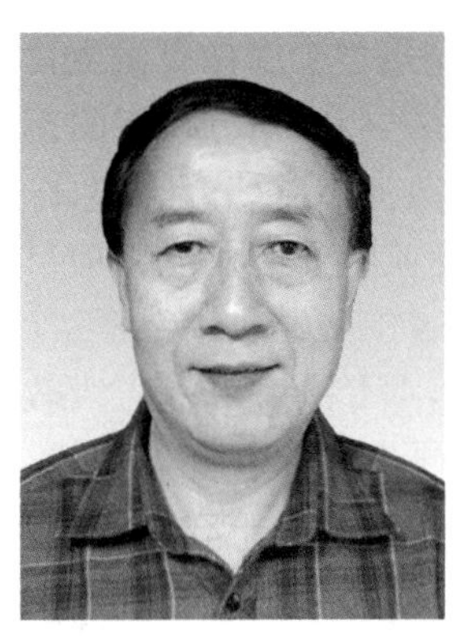

刘荣臻　教授，硕士研究生导师，山西医科大学汾阳学院原医学检验系主任，现任教学督导委员会主任委员。山西省吕梁市第四届第五届政协委员，山西省科技专家协会会员。长期从事病原生物与免疫学、微生物学与免疫学的教学工作和临床微生物与免疫方向的研究，主持省级和院级教学科研课题多项。在国家级杂志发表专业学术及教学研究型论文百余篇。

从事医学教育工作数十年来多次被评为先进教育工作者和优秀教师，被山西省教育厅授予"山西省普通高等院校本科教学名师"，被山西省卫生厅授予"献身医学教育事业30年优秀教师"，被山西省科技专家协会认定为"病原微生物学专家"。2014年赴美国夏威夷大学专业访问学习一年。2001年、2006年、2013年、2018年先后4次担任卫生部高职高专护理专业国家"二十一世纪"、"十一五"、"十二五"、"十三五"规划教材《病原生物与免疫学》主编；2007年担任教育部高职高专医学检验专业国家"十一五"规划教材《微生物学检验》主编。

寄语：

衷心希望病原生物与免疫学能够成为同学们步入医学神圣殿堂的桥梁与良师益友，成为临床、护理等相关专业课程的基石。期望同学们能够相信自己学会相关基础知识与技能。能以至善与勤勉精心淬炼自己的"仁心"与"仁术"，以平凡的人生感受他人的爱与喜悦、忧伤与悲痛。能够批判性的独立思考、承担公民责任、学会感激与接受失败，获得终身学习与幸福的能力。

主编简介与寄语

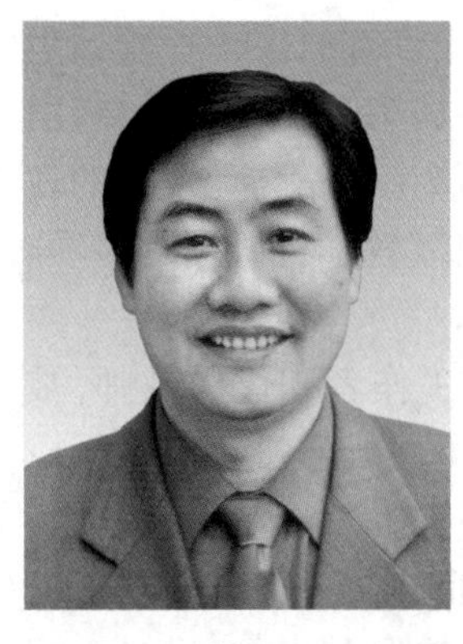

曹元应 教授，安徽医学高等专科学校副校长。中华医学会安徽省微生物与免疫学分会委员、中华医学会安徽省热带病与寄生虫病学分会委员，安徽省性病艾滋病协会常务理事。主要从事病原生物与免疫学方向教学研究工作，医学检验技术专业教学团队负责人。中央财政支持提升专业服务产业能力项目(产业支撑型)主持人，省级医学检验特色专业建设负责人，主持省级《免疫学检验》精品开放资源共享课程、主持及主要完成省级教科研项目十余项，获省级教学成果二等奖一项、省级教学成果三等奖二项，发表教科研论文十余篇。

从事医学教育三十多年，先后获安徽省卫生厅跨世纪青年骨干教师，安徽省教育厅就业工作先进个人，安徽省人力资源和社会保障厅科技、卫生扶贫先进个人，校级优秀教师两次。主编国家级“十二五”规划教材两部、副主编国家级“十一五”、“十二五”规划教材三部。

寄语：

病原生物与免疫学是一门重要的医学基础课。希望此教材能成为基础医学课程与临床医学课程之间知识连接的纽带，成为开启学习病原生物与免疫学课程的一把钥匙，为其他基础医学课程和临床、护理等相关专业课程学习、研究和实践奠定基础，使学习者获得新的启迪、拓展学科新的视野。

前　言

为了认真落实党的二十大精神，贯彻《教育部关于深化职业教育教学改革全面提高人才培养质量的若干意见》等文件精神，服务健康中国建设对高素质护理人才培养需求，我们围绕高等职业教育护理、助产专业的人才培养目标编写了本教材。

本教材在上一版教材的基础上，广泛征求教材使用者的意见，教材编委经过充分的讨论后，在教材的学时数、章节次序与内容等方面作了相应的更改与调整。

本教材围绕护理学专业培养目标，定位准确，从深度、广度及侧重点上把握护理学专业特色，力争体现"三基"和"五性"。把医学微生物学、人体寄生虫学和免疫学基础三门既相互独立又相互渗透的学科有机地衔接与整合，既考虑到维持学科系统性、完整性，又要最大限度地避免教材内容的重复，突出了对护理学专业的实用性、针对性和够用性，压缩和删除了与护理学专业无关的章节，增加了与护理学专业关系密切的内容。按照三个学科发展的顺序，将医学免疫学调整至病原生物学之后。同时也充分注意到新旧理论和技术的更替，如在医学微生物学部分，将具有共性的微生物学检查与防治原则进行了整合，同时增加了生物安全和手卫生的相关内容；在人体寄生虫学部分，以常见寄生虫病和五大寄生虫病为主，对其他内容做了必要的压缩；在免疫学基础部分，增加了自身免疫、抗肿瘤免疫、免疫缺陷等相关内容，将抗感染免疫、超敏反应、自身免疫及免疫学应用等整合为免疫与临床一章。教材中的其他内容也根据学科的发展、技术的更新等做了相应的更改。

本教材以基础理论为指导，学生自主学习为主要导向，创新了教材编写方式，注重学生学习兴趣、学习动力及学习习惯等方面的培养，积极应用互联网、移动媒体技术，借助扫描二维码的形式帮助教材使用者在移动终端共享与教材配套的数字资源，实现了纸媒与富媒体资源的融合。同时，配套有实验与学习指导，以便于教与学。

本教材建议学时数为 68 学时，其中理论 56 学时，实验 12 学时。内容必须以够用为宜，为了维持学科的系统性，便于学生自学，在教材内容上有一定的伸缩性，便于使用者能根据实际学时数自行取舍。

第 4 版教材是全体编者辛勤劳动和共同努力的结果。编写过程中也得到了各编者所在院校及众多同仁的大力支持，张晓延博士和刘俊琴老师也做了大量服务工作，在此一并表示衷心的感谢！

由于本人及编者学术水平和编写能力有限，难免会有不妥或错误之处，恳请广大同仁与读者批评指正。

刘荣臻　曹元应

2023 年 10 月

教学大纲
（参考）

目录

第二篇　人体寄生虫学

第三篇 医学免疫学基础

绪　论

第一节　医学微生物学概述

一、微生物的概念、分类以及与人类的关系

微生物是一群肉眼看不见，必须借助光学显微镜或电子显微镜放大几百倍、几千倍甚至几万倍才能看到的微小生物。其具有个体微小、结构简单、种类多、分布广、繁殖快、与人类关系密切等特点。按其结构与组成等，可将其分为三大类。

1. 非细胞型微生物　体积微小，能通过滤菌器，无细胞结构，由单一核酸（DNA 或 RNA）和蛋白质外壳组成，缺乏酶系统，只能在活细胞内增殖。如病毒。

微课：
微生物分类

2. 原核细胞型微生物　仅有原始核，无核仁和核膜，缺乏完整的细胞器。包括细菌、放线菌、支原体、衣原体、立克次体和螺旋体。

3. 真核细胞型微生物　细胞核分化程度较高，有典型的核结构如核膜、核仁和染色体，胞质内有多种完整的细胞器如内质网、线粒体、核糖体等。真菌属此类微生物。

微生物在自然界分布极广，江河湖海、土壤矿层、空气等中都有。在人和动植物体表及其与外界相通的腔道中也存在大量的微生物。绝大多数微生物对人类是有益的，有些甚至是必需的。在自然界物质循环中离不开微生物的代谢活动。如土壤中的微生物能将动植物的有机物转化为无机物，固氮菌能固定空气中的游离氮，以供植物生长需要，而植物正是人与动物的主要营养来源，没有微生物，人类和动物将难以生存；在农业方面，利用微生物制造菌肥、植物生长激素、杀灭害虫等；在工业方面，微生物用于食品、酿造、化工、石油、工业废物处理等；在医药方面，利用微生物来生产抗生素、维生素、辅酶、ATP 等。微生物在基因工程技术中也被广泛利用。但是也有少数微生物可引起人或动植物的病害，这些具有致病性的微生物称为病原微生物。病原微生物中有一些属于条件致病菌或机会致病菌。研究病原微生物的生物学性状、致病性与免疫、诊断与防治的学科称病原微生物学，学习的目的在于掌握和运用微生物学的基本理论、基本技能，控制和消灭有关疾病，为临床医学及临床护理打下坚实基础。

二、医学微生物学的发展与现状

远古时代人类已经受到各种传染病的侵害，在长期的抗传染病斗争中人们渴望去认识病因：最早以为传染病是神罚；在经受地震、洪水之后的传染病后，认为传染病是空气不洁所造成的，公元前 459~前 377 年提出了瘴气学说；公元 16 世纪发现传染病是经接触、媒介、空气三种方式在人与人之间传播的，意大利 Fracastoro 提出了传染生物学说；我国在 12 世纪北宋末年刘真人提出肺痨病是由小虫引起；明隆庆年间（1567~1572 年）发现人痘能预防天花，当时虽无条件真正看到病原微生物，但有些观点是

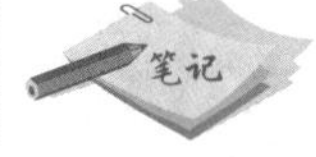

微课：
巴斯德

微课：
郭霍

符合今天流行病学规律的。

1674 年，荷兰人吕文虎克（Leeuwenhoek）自磨镜片创造了世界上第一架（放大约 250 倍）原始显微镜。他从自然污水、牙垢和粪便等材料中观察到各种微生物，并描述了其基本形态，对微生物的客观存在提供了直接证据，揭开了微生物学时代的序幕。法国科学家巴斯德（Pasteur）在 1857 年证实酿酒中的发酵与腐败均是微生物引起的，并创立了巴斯消毒法，沿用至今。巴斯德还证明鸡霍乱、炭疽病和狂犬病为微生物所致，开创了微生物生理学时代。同期德国学者郭霍（Koch）创用固体培养基从环境和病人排泄物中分离出各种细菌纯种，并感染动物重新分离纯培养成功，而且进一步创建了细菌染色法。到 1900 年世界各地相继分离出炭疽杆菌、结核分枝杆菌、霍乱弧菌、白喉杆菌、伤寒杆菌、脑膜炎球菌、破伤风梭菌、鼠疫耶尔森菌、痢疾杆菌等传染性病原体。因此，巴斯德与郭霍成为微生物学和病原微生物学的奠基人。

1892 年，俄国学者伊凡诺夫斯基（Iwanovsky）发现了第一种病毒，即烟草花叶病病毒；与此同时，德国 Loftier 发现牛口蹄疫病毒。人类病毒是在 1901 年美国科学家 Walter Reed 首先分离出黄热病毒而被发现的。1915 年，英国 Twort 发现了细菌病毒，即噬菌体。20 世纪 40 年代电子显微镜问世后，病毒研究有了很大发展。1971 年，美国 Diener 发现了比病毒结构更简单的无蛋白质外壳的环状 RNA 分子，即类病毒。一种感染性蛋白称为朊病毒的传染因子也被发现。后来在研究类病毒过程中又发现某些植物病害的拟病毒。1983 年国际会议将这些微生物统称为亚病毒。

半个世纪以来随着细胞生物学、分子生物学、分子遗传学、医学免疫学及其他基础学科的发展，以及与医学微生物学相关的计算机技术、各种生物学技术等出现，极大地推动了医学微生物学的发展。如组织细胞培养、微生物自动化分析、气相与液相色谱、免疫标记、核酸杂交、单克隆抗体等技术的创建与改进，对病原微生物形态结构的研究突破亚显微结构水平，可以在分子水平上探讨基因结构的功能、致病的物质基础；自动化、微机化、微量化的快速诊断方法迅速崛起，使人们对病原微生物的活动规律有了更深入的认识。在此基础上，30 余种新的病原微生物相继被发现。例如，1976 年从肺炎病人标本中分离出军团菌，1982 年分离出传染性蛋白因子朊粒，1983 年从慢性胃炎病人活检标本中分离出幽门螺杆菌，1992 年自印度的霍乱流行中分离出非 O1 群霍乱弧菌 O139 菌株，1974 年从莱姆病病人身上分离出伯氏疏螺旋体，1986 年自我国台湾地区分离出肺炎衣原体，1981 年首先在美国发现人类免疫缺陷病毒（HIV）即艾滋病（AIDS）的病原体。

我国在医学微生物学研究方面取得了巨大成就。最早发现旱獭为鼠疫耶尔森菌的宿主，首先用鸡胚培养分离出立克次体，新中国成立后成功分离出沙眼衣原体，20 世纪 70 年代分离出流行性出血热病原体，较早地消灭了天花，有效地控制了鼠疫、白喉、麻疹、脊髓灰质炎、结核、霍乱等传染病。近年来发展更快，在肝炎病毒、流行性出血热病毒的研究上，基因工程疫苗、干扰素、抗生素、维生素、菌体制剂、白细胞介素、胰岛素、生长激素等生物制品的生产应用上已步入世界先进行列。

第二节　人体寄生虫学概述

一、人体寄生虫学的概念与分类

人体寄生虫学是研究病原寄生虫和与寄生虫病传播有关的节肢动物的形态结构、生活史、致病机制、实验诊断、流行及防治的科学。其内容由三部分组成：

1. 医学原虫　为单细胞真核动物，具有独立和完整的生理功能。寄生于人体的原虫均属原生动物门，约 40 余种，其中有一些对人体是致病的，包括叶足虫纲的溶组织内阿米巴等、鞭毛虫纲的利什曼原虫等、孢子虫纲的疟原虫等、纤毛虫纲的结肠小袋纤毛虫等。

2. 医学蠕虫　为多细胞无脊椎动物，体软，借肌肉伸缩蠕动。寄生于人体的蠕虫约 160 多种，其中重要的 20~30 种，包括属于扁形动物门的吸虫纲和绦虫纲、线形动物门的线虫纲、棘头动物门的棘头虫纲。

3. 医学昆虫　主要属于无脊椎动物中的节肢动物门，有 13 个纲，与人类关系密切的主要有蛛形

纲中的蠕螨类和昆虫纲中的昆虫。

寄生虫病具有分布范围广、病人多、危害性大等特点，特别是在热带和亚热带地区的广大发展中国家，寄生虫病依然威胁着人们的健康。联合国开发计划署、世界银行和世界卫生组织热带病研究和培训特别规划提出的6种热带病中，除麻风病外，皆为寄生虫病，即血吸虫病、丝虫病、疟疾、利什曼病和锥虫病，其中前四种与钩虫病曾是我国五大寄生虫病。据估计，热带地区有10亿寄生虫病病人；有21亿人生活在疟疾流行区，约1亿人为现症病人，每年死于疟疾的病人为100万~200万；血吸虫病流行于76个国家和地区，病人为2亿~2.7亿；丝虫病病人约为2.5亿；锥虫病病人约为5500万；此外，全世界蛔虫、鞭虫、钩虫、蛲虫感染人数分别为12.83亿、8.7亿、7.16亿和3.60亿；阴道毛滴虫、弓形虫、蓝氏贾第鞭毛虫病和囊虫病的感染也特别严重。我国地跨寒、温、热三带，自然条件差别大，人们的生活习惯复杂多样，寄生虫病的感染人数之众居世界之前列。学习寄生虫学的目的也是为了控制和消灭严重危害人民健康的寄生虫病，实现人人享有卫生保健的全球战略目标。

二、人体寄生虫学的发展与现状

寄生虫的历史至少不短于人类历史，但人类对其的认识则取决于文化发展。古代中国、埃及、罗马、希腊的学者描述肉眼能见的寄生虫的时期虽略有先后，但基本相同。显微镜的问世无疑对寄生虫病学起了很大的推动作用，但较完整的蠕虫学发展于1780年前后，原虫一词则到1820年才出现，而寄生虫学作为一门独立的学科始于1860年。至于寄生虫病的发展更晚于寄生虫学，只是在寄生虫与疾病的关系逐渐被认识时，医学家才逐渐对其产生了兴趣。

新中国成立后我国在控制和消灭寄生虫病上做出了很大贡献，但寄生虫病分布广、危害大、根治困难，仍有很多任务摆在我们面前。

近年来由于新技术、新方法的应用，实验寄生虫学的发展以及其他学科知识的渗透，寄生虫的超微结构和生理生化以及寄生虫感染的免疫、血清学诊断、流行病学、细胞遗传学、基因工程、治疗和预防等方面的研究都有了很大的发展。例如，寄生虫的形态观察已进入亚细胞水平；新细胞器或新结构不断发现；吸虫和绦虫表皮的电镜观察不仅显示了其结构特点，而且阐明了吸收营养的功能。生理生化研究的开展对一些寄生虫的能量代谢有了较系统的了解，有助于杀虫或驱虫药物的筛选及药理研究。寄生虫感染免疫的研究大量来自实验动物，从免疫学观点解释了寄生虫与宿主之间的相互关系，诸如寄生虫抗原的分析、宿主的免疫反应、免疫病理、寄生虫在免疫宿主体内的存活机制。寄生虫疫苗的研究也有了较大进展。寄生虫病的血清学诊断方法已较多地用于临床诊断、流行病学调查和疫情监测。酶标记或核素标记抗原或抗体的方法已用于多种寄生虫病的诊断。寄生虫病治疗的研究成绩也很显著。

当前寄生虫病仍是严重危害人类健康的疾病，特别是在第三世界。人体寄生虫学的研究需要结合防治工作实际，进行生物学、生态学、免疫学、血清诊断学、实验寄生虫学以及防治措施等方面的研究。以分类、形态、生活史等为主要内容的基础寄生虫学研究也不应忽视。寄生虫病的防治工作任重而道远。

第三节　医学免疫学概述

一、免疫的基本概念与功能

免疫学是一门新兴的边缘科学，免疫（immunity）一词来源于拉丁文 immunitas，其原意是免除赋税和差役，在医学上引申为免除瘟疫。因此，传统免疫学起源于抗感染的研究，原属于医学微生物学的一部分，免疫的概念也局限于对传染病的抵抗力。随着免疫学研究的深入和发展，人们逐步地认识到免疫除对传染性异物抵抗外，对许多非传染性异物（如动物血清、异体组织细胞及移植物、自身衰老细胞、肿瘤细胞等）也可发生类似于抗感染的免疫反应等免疫的本质现象，使免疫的概念也从抗感染中解脱出来，形成现代免疫的概念。

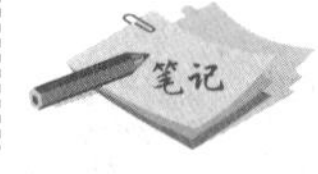

免疫是指机体免疫系统识别自身与异己物质，并通过免疫应答排除抗原性异物，以维持机体生理平衡的功能。免疫通常对机体是有利的，但在某些情况下免疫系统的不适当应答会导致过敏性疾病、严重的感染及自身免疫病等，均会对机体造成损害。

免疫功能主要表现在三个方面。①免疫防御：是指机体抗御病原体侵入机体，抑制其在体内繁殖、扩散，并从体内清除病原体及其有害产物，保护机体免受损害的功能，即通常所指的抗感染免疫。该功能若有缺陷，可发生反复感染，若反应异常强烈，则会造成自身组织损害，引起超敏反应。②免疫自稳：是指机体免疫系统清除体内变性、损伤及衰老的细胞，防止形成自身免疫性疾病的能力。若该功能失调，可引发自身免疫性疾病或超敏反应性疾病。③免疫监视：是指机体免疫系统识别、杀伤与清除体内的突变细胞和病毒感染的细胞的能力。若该功能失调，突变细胞可逃避免疫，可引发恶性肿瘤或病毒持续性感染。

二、医学免疫学的发展与现状

医学免疫学的发展伴随着微生物学的发展与科学的进步。我国唐开元年间(713~741)人们就创用了将天花痂粉吹入正常人鼻孔以预防天花的人痘苗法。15世纪人痘苗法传到中东，将此法改为皮下接种。1721年英国驻土耳其大使夫人将此法传到英国，并很快遍及欧洲。18世纪末英格兰医生Jenner经一系列实验后，于1798年成功创制出牛痘苗，这是世界上第一例成功的疫苗，为人类最终战胜天花做出了不朽贡献。但当时因尚未认识天花和牛痘的病原体，只停留在原始的经验时期。

19世纪后期微生物学的发展推动了免疫学的发展。1880年，巴斯德偶然发现接种陈旧的鸡霍乱培养物可使鸡免受感染，并创制了炭疽杆菌减毒疫苗和狂犬病疫苗，从此开始了免疫机制的研究。1883年，俄国学者Metchnikoff发现了白细胞吞噬作用，并提出细胞免疫学说。1890年，德国学者Behring等创用了白喉抗毒素治疗白喉。1891年，Koch发现结核分枝杆菌以及感染过结核杆菌的豚鼠，再次皮下注射结核分枝杆菌后，可使局部组织坏死的Koch现象，为细胞免疫的研究奠定了基础。1894年，Pfeffer等发现溶菌素即抗体，同年Bordet发现了补体与抗体的协作产生溶菌作用，为体液免疫奠定了基础。1897年，德国Ehrlich提出了以抗体为主的体液免疫学说，认为血清中有抗菌物质。从此细胞免疫与体液免疫两种学说曾一度论战不休，直到1903年英国学者Wright等在研究吞噬细胞时发现了调理素，才将两种学说统一起来。但是随着研究的深入和更多现象的出现，使人们对经典概念产生了动摇。例如，1902年Richet等给动物两次重复注射有毒的海葵触角提取物时，动物出现了过敏症状而致死，据此提出了过敏反应和免疫病理的概念；1905年用马的白喉抗毒血清治疗白喉病时，发生了发热、皮疹、水肿、关节痛、蛋白尿等血清病；常见的血型不符引起输血反应等。这些促使人们开始研究免疫应答的病理反应，即为医学免疫学的开端。与此同时，经典血清学技术逐渐建立，1896年、1898年和1900年分别发现了凝集反应、沉淀反应、补体结合反应和溶菌反应等，并广泛地用于传染病的诊断及防治。1916年，世界上第一部免疫学杂志*Journal of immunology*创刊，宣告免疫学由传统免疫时期进入近代免疫学时期。

20世纪40年代后随着分子生物学、分子遗传学等学科的理论与技术渗透到免疫学领域，将免疫学推向飞速发展时期。1942年Chase等用结核分枝杆菌感染豚鼠，迟发型超敏反应实验成功；1945年Owen发现同卵双生的两只小牛的不同血型可以相互耐受；1948年发现了组织相容性抗原；1950年证明了抗体的分子结构；1953年人工耐受试验成功；1956年建立了自身免疫动物模型；1958年提出抗体生成的克隆选择学说，认为胚胎时期与抗原接触的免疫细胞可被破坏或抑制，称为禁忌细胞株；1961年发现了胸腺的功能，提出了与之相关的T细胞；1962年提出了骨髓和B细胞，并揭示了机体存在完整的中枢与外周免疫器官及免疫系统；1966年区分出T、B细胞及亚群，并证明了它们的免疫协同及主要组织相容性复合体(MHC)限制性；1975年用B细胞杂交瘤技术制备出单克隆抗体；1976年建立了T细胞克隆技术；与此同时，出现了以荧光标记、酶标记和放射性核素标记为主的各种免疫标记技术以及细胞及细胞因子检测技术等，标志着现代免疫学的完善。

20世纪80年代至今主要是分子免疫学发展时期，包括MHC基因表达及限制性、抗体多样性的遗传基础、T/B细胞抗原受体结构及基因控制、独特型抗体疫苗、各种细胞因子及黏附分子的相继发现，补体系统各种调节因子的扩展，单克隆抗体及其标记技术广泛应用于微生物、毒素、激素、神经递质、

药物等微量抗原的免疫学检测等。此外，从整体和分子水平综合探讨神经、内分泌、免疫系统的相互调节。DNA 重组及聚合酶链反应（PCR）的扩增技术用于生产基因工程抗体。免疫印迹技术、大规模基因测序、新型基因分析技术、噬菌体库、计算机分子模拟等技术也展示广阔的前景。

回顾免疫学发展史，可以发现免疫理论和技术的发展是相关学科相互渗透的结果。免疫学的理论和技术也渗透到相关学科，带动了医学发展，从而也使免疫学出现了许多新的分支，如免疫生物学、免疫病理学、免疫遗传学、分子免疫学、临床免疫学、肿瘤免疫学、生殖免疫学、检验免疫学和血液免疫学等。

现代免疫学发展极为迅速，免疫学基础理论和应用领域不断取得引人瞩目的新成就。近年来在 APC 加工、处理抗原的胞内机制，T/B 细胞在骨髓内外的分化发育，TCR/BCR 特异性识别抗原的分子机制，T/B 细胞激活信号的胞内传导途径，免疫细胞的凋亡机制及其生物学意义，MHC 生物学作用的本质、各种免疫分子的生物学特征及其功能、移植排斥反应的机制及移植耐受的建立，HIV 感染和致病的免疫学机制等方面，均获得新成果。与此同时，基因工程抗体和其他新型免疫分子的研制、现代免疫学技术的建立、分子疫苗的研制等应用领域也获得长足进展。相信 21 世纪免疫学仍将继续成为基础医学研究的热点。免疫学的进展必将为人类消灭传染病、防治免疫性疾病、解决移植排斥、征服肿瘤等作出新贡献。

（刘荣臻）

思考题

1. 微生物按结构与组成等分类，可将其分为哪几类？
2. 我国曾经的五大寄生虫病是哪些？流行现状如何？
3. 固有免疫和适应性免疫有何区别？

扫一扫，测一测

思路解析

第一篇　医学微生物学

第一章　细菌的形态与结构

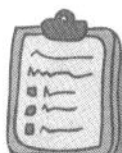

知识要点

细菌属于原核细胞型微生物，有广义和狭义之分。广义的细菌包括细菌、衣原体、支原体、立克次体、螺旋体和放线菌，其数量大、种类多，与人类关系密切。其特点是具有细胞壁、原始核质、以二分裂方式繁殖和对抗生素敏感。细菌有荚膜、芽胞、鞭毛和菌毛特殊结构，在细菌的鉴别、致病性和疾病的诊断上各具意义。细菌L型在临床感染中常见。

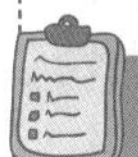

学习目标

掌握G^+和G^-菌细胞壁的异同，掌握特殊结构的形成和意义；熟悉细菌的基本形态与特殊结构及其相关功能；了解细菌L型与临床的关系。

通过学习细菌的基本形态和特殊结构，理解细菌结构与临床用药的关系及细菌特殊结构形成的医学意义；认识细菌L型在临床感染中的重要性；具有运用形态学知识进行形态学检查及与护理专业相关的无菌操作意识和能力。

图片：细菌的大小与测量单位

细菌（bacterium）是一类具有细胞壁的单细胞原核型微生物。广义的细菌包括细菌、衣原体、支原体、立克次体、螺旋体和放线菌等。在一定环境条件下，细菌有相对稳定的形态与结构。了解细菌的形态和结构，对研究细菌的生物学性状、致病性、免疫性，以及鉴别细菌、诊断和防治细菌性感染等，具有重要意义。

第一节　细菌的大小与形态

一、细菌的大小

细菌个体微小，通常以微米（μm）作为测量单位，需用显微镜放大数百至上千倍才能看到。不同细菌大小不一，同种细菌随菌龄和环境变化有所差异。多数球菌的直径约为1.0μm，中等大小的杆菌长2.0~3.0μm，宽0.3~0.5μm。

二、细菌的形态

细菌的基本形态有球形、杆形和螺形三种。根据形态分别称为球菌、杆菌和螺形菌（图1-1）。

组图：球菌的形态及排列

图片：葡萄球菌革兰染色结果

图片：杆菌形态

图片：大肠杆菌电镜照片

图片：螺形菌

图片：霍乱弧菌电镜照片

(一) 球菌

球菌(coccus)菌体呈球形或近似球形(豆形、肾形或矛头形)。按其分裂方向和分裂后排列形式的不同,可分为:①双球菌:沿一个平面分裂,分裂后两个菌体成双排列,如脑膜炎奈瑟菌;②链球菌:沿一个平面分裂,分裂后多个菌体成链状排列,如溶血性链球菌;③葡萄球菌:沿多个不规则的平面分裂,分裂后菌体成葡萄状排列,如金黄色葡萄球菌。此外,还有沿两个垂直平面分裂,分裂后每 4 个菌排列在一起的四联球菌;沿三个垂直平面分裂,分裂后 8 个菌体叠在一起的八叠球菌。无论何种球菌,都可以单球菌存在。

葡萄球菌　各种双球菌
链球菌　四联球菌　八叠球菌
球杆菌　链杆菌　弧菌　螺菌

图 1-1　细菌的基本形态模式图

(二) 杆菌

杆菌(bacillus)种类很多,其长短粗细随菌种而异,如炭疽芽胞杆菌长 3.0~10μm,宽 1.0~1.5μm,流感嗜血杆菌长仅有 0.3~1.4μm,宽 0.3~0.4μm。多数菌体呈直杆状,有的菌体呈微弯、两端钝圆膨大或平切,也有的呈长丝状或短球状。杆菌多为分散存在,少数呈链状、栅栏状、V 形或分支状排列。

(三) 螺形菌

螺形菌(spirillar bacterium)菌体弯曲,可分为两类。①弧菌(vibrio):菌体只有一个弯曲,呈弧形或逗点状,如霍乱弧菌;②螺菌(spirillum):菌体有数个弯曲,如鼠咬热螺菌。

通常细菌在适宜条件下培养 8~18 小时,形态较为典型,当培养基成分、pH、培养时间及温度等环境条件改变时或细菌受抗生素等作用后,菌体则可能出现不规则形态,所以在细菌的研究、鉴别及实验室诊断时应引起注意。

第二节　细菌的结构

细菌的结构包括基本结构和特殊结构两部分。基本结构是各种细菌所共有的,包括细胞壁、细胞膜、细胞质和核质等;特殊结构是某些细菌在一定条件下所特有的结构,包括荚膜、鞭毛、菌毛和芽胞等(图 1-2)。

一、细菌的基本结构

(一) 细胞壁

细胞壁(cell wall)是包被于细胞膜外的坚韧而富有弹性的复杂结构。其厚度 15~30nm,占菌体干

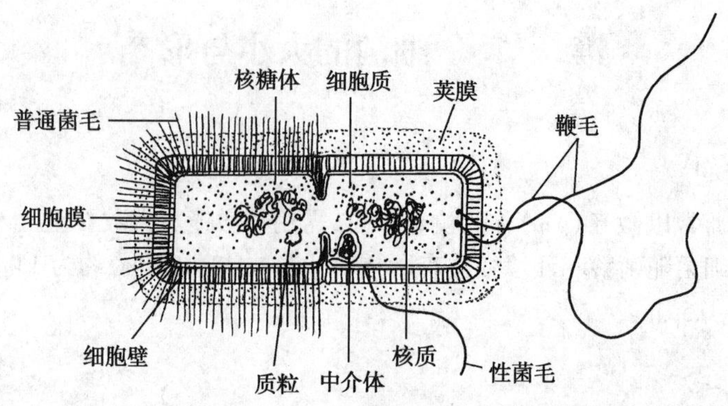

图 1-2　细菌细胞结构模式图

重的 10%~25%。光学显微镜下不易看到，经高渗溶液处理使其与细胞膜分离后，再经特殊染色才可见，或用电子显微镜可直接观察。

细胞壁的主要功能是：①维持菌体固有外形，保护细菌抵抗低渗的外环境：细菌细胞内各种营养物质的浓度高出胞外数百倍，渗透压可达 25 个大气压，细胞壁的存在避免了细菌在此环境中破裂和变形；②与细胞内外物质交换相关：细胞壁上有许多微孔，可使水和直径小于 1nm 的物质自由通过，并阻留大分子物质，因而它与细胞膜共同完成细胞内外物质交换；③决定菌体的抗原性：细胞壁为表面结构，携带多种决定细菌抗原性的抗原决定簇；④与细菌致病有关：革兰阴性菌细胞壁上的脂多糖具有内毒素作用。

细胞壁的主要成分是肽聚糖，又称为黏肽（mucopeptide），为原核生物细胞所特有，但不同种类含量有显著差异。

肽聚糖的结构由聚糖骨架、四肽侧链和五肽交联桥三部分组成（革兰阴性菌缺五肽交联桥）。聚糖骨架由 N- 乙酰葡萄糖胺和 N- 乙酰胞壁酸两种单糖交替排列，经 β-1,4 糖苷键连接成聚多糖。四肽侧链连接在聚糖骨架的胞壁酸分子上，相邻聚糖骨架上的四肽侧链又通过五肽交联桥或肽链交叉连接，构成网状结构。但四肽链和交联桥的组成及连接方式随种而异。革兰阳性菌的四肽侧链由 L- 丙氨酸、D- 谷氨酸、L- 赖氨酸、D- 丙氨酸依次构成，第 3 位的 L- 赖氨酸由 5 个甘氨酸组成的五肽桥连接到相邻四肽链第四位的 D- 丙氨酸上，从而构成机械强度很大的三维空间结构（图 1-3）。而革兰阴性菌四肽侧链中第 3 位的氨基酸为二氨基庚二酸（DAP），DAP 与相邻四肽侧链末端的 D- 丙氨酸直接连接，无五肽桥连接，形成较松散的二维单层平面网状结构（图 1-4）。

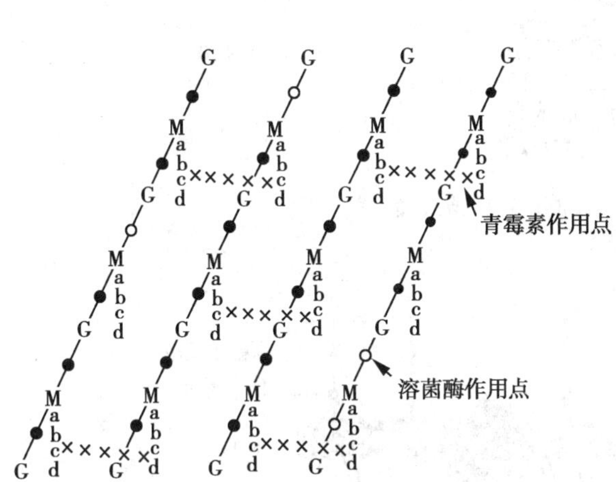

图 1-3 金黄色葡萄球菌肽聚糖结构模式图（G^+）
M. N-乙酰胞壁酸；G. N-乙酰葡糖酸；○. β-1,4- 糖苷键；a. L-丙氨酸；b. D- 谷氨酸；c. L- 赖氨酸；d. D- 丙氨酸；x. 甘氨酸

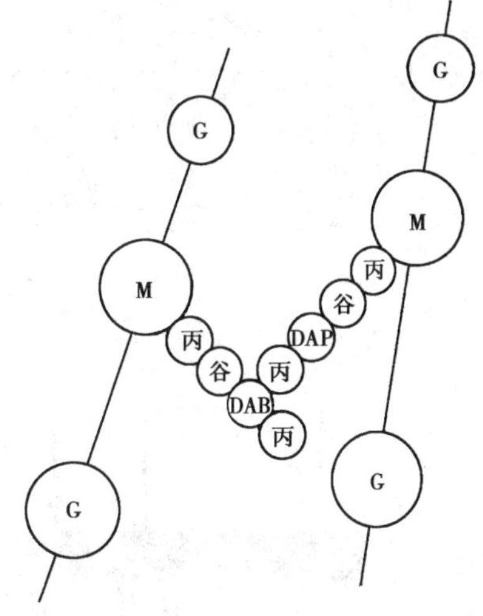

图 1-4 大肠埃希菌肽聚糖结构模式图（G^-）

微课：革兰阳性菌细胞壁肽聚糖结构

微课：革兰阴性菌细胞壁肽聚糖结构

用革兰染色法可将细菌分为革兰阳性与革兰阴性两大类。由于两类细菌细胞壁结构有显著不同（表 1-1），导致这两类细菌在染色性、抗原性、致病性及对药物的敏感性等方面有很大差异。革兰阳性菌的细胞壁由肽聚糖和磷壁酸组成。肽聚糖层数多，15~50 层；含量高，占细胞壁干重的 50%~80%；且为质地致密、坚韧的三维空间结构。磷壁酸是革兰阳性菌细胞壁的特有成分，依据结合部位的不同分壁磷壁酸与膜磷壁酸两种。前者与肽聚糖的 N- 乙酰胞壁酸相连，后者与细胞膜中的磷脂相连，两者均伸到肽聚糖的表面，构成革兰阳性菌重要的表面抗原（图 1-5）。革兰阴性菌细胞壁肽聚糖有 1~3 层；含量少，占细胞壁干重的 10% 左右；且为结构疏松二维平面结构。其外还有三层结构，由内向外依次为脂蛋白、脂质双层、脂多糖（图 1-6）。脂多糖由类脂 A、核心多糖和特异性多糖三部分组成，为细菌的内毒素成分，与细菌的致病性有关，也是革兰阴性菌的菌体抗原，决定了细菌的抗原性；脂质双层类似细胞膜的结构，其内镶嵌着多种特异性蛋白，与细菌的物质交换有关；脂蛋白位于脂质双层与肽聚糖之间，由蛋白和脂质组成，脂质连接于脂质双层的磷脂上，蛋白连接在肽聚糖的侧链上，使外膜和肽聚

糖构成一个稳定的整体。此外，革兰阳性菌一般对溶菌酶和青霉素敏感，是因为溶菌酶能破坏肽聚糖中 N- 乙酰葡萄糖胺与 N- 乙酰胞壁酸之间的 β-1,4 糖苷键，在细胞壁合成过程中，青霉素能抑制五肽桥与四肽侧链末端的 D- 丙氨酸之间的连接，从而破坏肽聚糖骨架、干扰细胞壁合成导致细胞死亡；革兰阴性菌细胞中肽聚糖含量少，又有外膜的保护作用，故对溶菌酶和青霉素不敏感。人与动物细胞无细胞壁和肽聚糖结构，故这类药物对人和动物体细胞无毒性作用。

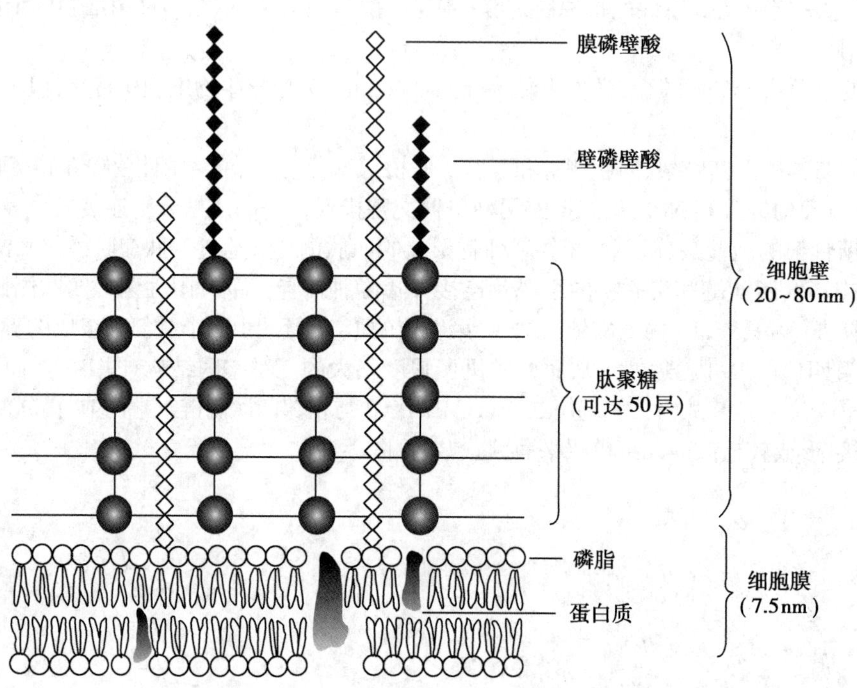

图 1-5　革兰阳性菌细胞壁结构模式图

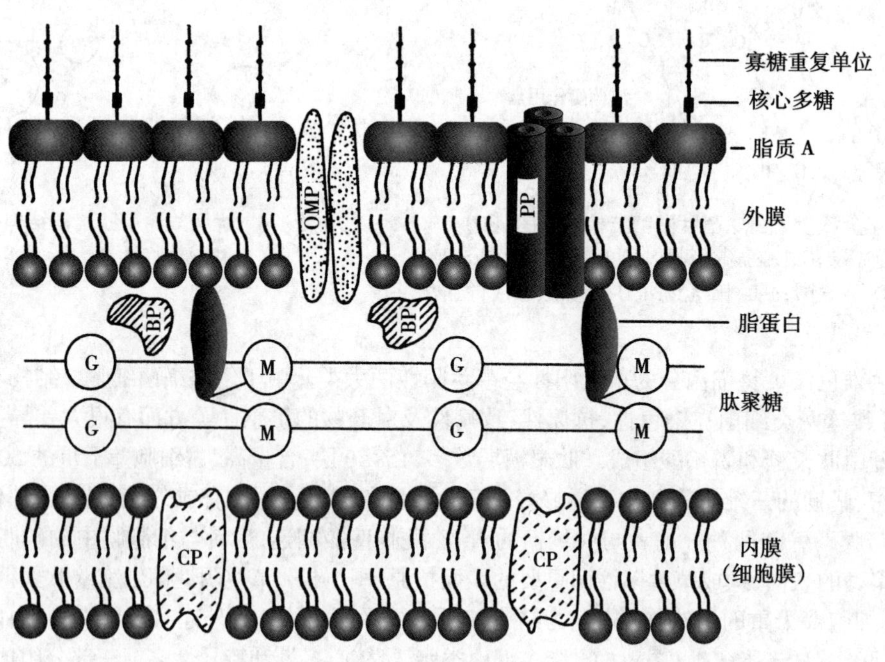

图 1-6　革兰阴性菌细胞壁结构模式图
CP. 载体蛋白；PP. 孔蛋白；BP. 结合蛋白；OMP. 外膜蛋白

表 1-1　革兰阳性菌与阴性菌细胞壁比较

细胞壁	革兰阳性菌	革兰阴性菌
肽聚糖组成	聚糖骨架、四肽侧链、五肽桥	聚糖骨架、四肽侧链
肽聚糖层数	多，可达 50 层	少，仅 1~2 层
肽聚糖含量	多，占胞壁干重 50%~80%	少，占胞壁干重 5%~10%
强度	强（三维）	差（二维）
厚度	厚，20~80nm	薄，10~15nm
磷壁酸	有	无
外膜	无	有

（二）细胞膜

细胞膜（cell membrane）是位于细胞壁内侧紧包在细胞质外面的一层富有弹性、具有半渗透性的生物膜。厚 5~10nm，占细菌干重的 10%~30%。细菌细胞膜的结构与其他生物细胞膜基本相同，为脂质双层并镶嵌有多种蛋白质，这些蛋白是具有特殊作用的酶和载体蛋白。

细胞膜的主要功能是：①与物质交换相关：细胞膜具有选择性通透作用，与细胞壁共同完成菌体内外物质交换；②参与供能：细胞膜上有多种呼吸酶，如细胞色素酶和脱氢酶，可以运转电子，完成氧化磷酸化，参与细胞呼吸过程，与能量产生、储存和利用有关；③与生物合成有关：细胞膜上有多种合成酶，是细菌细胞生物合成的重要场所，如肽聚糖、磷壁酸、脂多糖等均可由细胞膜合成；④形成中介体：中介体是细胞膜内陷、折叠形成的囊状结构，电镜下可见，多见于革兰阳性菌。中介体扩大了细胞膜的表面积，增加了膜上酶的含量，加强了膜的生理功能，与细胞分裂、呼吸、胞壁合成和芽胞形成等有关。

（三）细胞质

细胞质（cytoplasm）是由细胞膜包裹着的透明胶状物。其基本成分是水、蛋白质、脂类、核酸及少量的糖和无机盐。且成分随菌种、菌龄和生长环境而变化。细胞质中核酸（主要为 RNA）含量很高，占菌体固体成分的 15%~20%。RNA 具有较强的嗜碱性，因而细菌易被碱性染料着色。细胞质内含有多种酶系统，是细菌新陈代谢的主要场所。细胞质中还含有多种重要结构。

1. 核糖体　是游离于细胞质中的微小颗粒，数量可达数万个，由 RNA 和蛋白质组成，菌体中 90% 的 RNA 均存在于核蛋白体上。当 mRNA 与核蛋白体连成多聚核糖体时，即成为蛋白质合成的场所。细菌核蛋白体沉降系数为 70S，它由 50S 和 30S 两个亚基组成（真核细胞为 80S，由 60S 和 40S 组成），链霉素、红霉素分别与 30S 和 50S 亚基结合，干扰蛋白质合成导致细菌死亡，而对人体细胞则无影响。

2. 质粒　是细菌染色体外的遗传物质，为环状闭合的双股 DNA 分子，携带遗传信息，控制细菌某些特定的遗传性状。质粒能自行复制。医学上重要的质粒有 F 质粒、R 质粒等。质粒在遗传工程中常用作基因的运载体。

3. 胞质颗粒　细胞质中含有多种颗粒，多数为细菌暂时储存的营养物质，包括多糖、脂类、多磷酸盐等。较常见的是异染颗粒，主要成分是 RNA 与多偏磷酸盐，因其嗜碱性强，经染色后颜色明显不同于菌体的其他部位，故称异染颗粒，如白喉棒状杆菌具有此颗粒，对细菌鉴别有一定意义。

（四）核质

细菌是原核细胞，没有核膜和核仁，故称为核质或拟核。核质由一条细长的闭合双链 DNA 反复盘绕卷曲而成。核质具有细胞核的功能，决定细菌的遗传性状，是细菌遗传变异的物质基础。

二、细菌的特殊结构

细菌的特殊结构是指某些细菌特有的结构，包括荚膜、鞭毛、菌毛和芽胞。

（一）荚膜

荚膜(capsule)是某些细菌在细胞壁外包绕的一层较厚的黏液性物质。用一般染色法荚膜不易着色，

在显微镜下仅能看到菌体周围有一层透明圈(图1-7),用特殊的荚膜染色法可将荚膜染成与菌体不同的颜色。

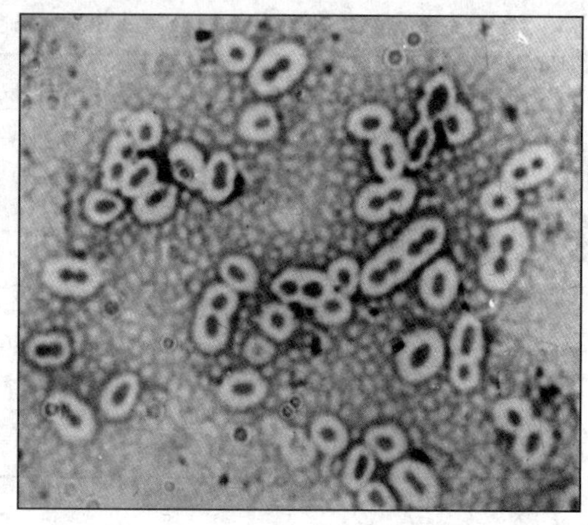
图1-7　细菌的荚膜

荚膜的形成与细菌所处的环境有关,在人和动物体内或营养丰富的培养基中容易形成,环境不良或在普通培养基上则易消失。荚膜的化学成分随种而异,多数细菌的荚膜为多糖,如肺炎双球菌等;少数细菌的荚膜为多肽,如炭疽芽胞杆菌;个别细菌的荚膜为透明质酸。

荚膜形成的意义是:①具有抗原性:荚膜成分具有特异的抗原性,可对细菌进行鉴别和分型;②抗吞噬作用:荚膜本身无毒性,但具有抗吞噬细胞的吞噬作用,保护细菌免受或抑制体内溶菌酶、补体及其他杀菌物质的杀伤作用,因而荚膜与细菌的致病力密切相关;③保护细菌:荚膜中贮留着大量水分,可保护细菌免受干燥,在不良环境中维持菌体的代谢。

(二) 鞭毛

鞭毛(flagellum)是某些细菌表面附着的细长呈波状弯曲的丝状物。经特殊的鞭毛染色后普通显微镜下可见(图1-8)。按鞭毛数目和排列方式,可分为单毛菌、双毛菌、丛毛菌和周毛菌四种(图1-9)。

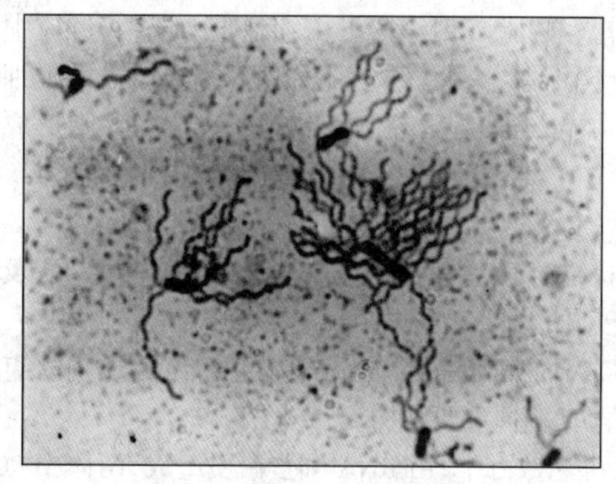
图1-8　伤寒沙门菌的鞭毛

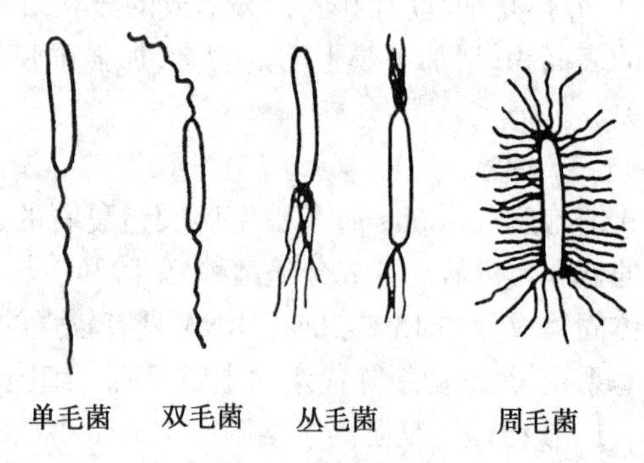

图1-9　细菌的鞭毛

鞭毛是细菌的运动器官,有鞭毛的细菌能位移运动,可作为鉴别细菌的一个指标。如伤寒沙门菌与志贺菌形态相似,但前者有鞭毛能运动,后者无鞭毛不能运动,借此可区别两菌。鞭毛的化学成分主要是蛋白质,具有抗原特异性,通常称为H抗原,对细菌的鉴别、分型具有一定意义。有些细菌的鞭毛与致病性有关,如霍乱弧菌、空肠弯曲菌等借鞭毛的运动穿透小肠黏膜表面的黏液层,使菌体黏附于肠黏膜上皮细胞而导致病变。

(三) 菌毛

菌毛(pilus)为大多数革兰阴性菌和少数革兰阳性菌体表遍布着的比鞭毛细短而直硬的丝状物。在电镜下才可见(图1-10)。菌毛与细菌的运动无关。菌毛有分普通菌毛和性菌毛两种。普通菌毛遍布于菌体表面,短而直,约数百根。普通菌毛是细菌的黏附器官,细菌借此可牢固黏附于呼吸道、消化道或泌尿生殖道黏膜上皮细胞上,进而侵入细胞而致病。无菌毛的细菌则易被黏膜细胞纤毛的运动、肠蠕动或尿液冲洗而排除。因此,普通菌毛与细菌的致病性有关。性菌毛比普通菌毛长而粗,仅有1~4根,为中空管状。通常把有性菌

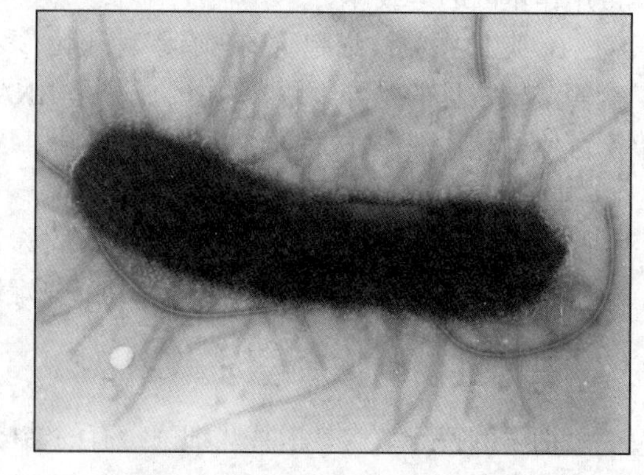
图1-10　大肠埃希菌的鞭毛和菌毛
透射电镜 ×42 500

毛的细菌称为雄性菌(F^+ 菌),无性菌毛的细菌称为雌性菌(F^- 菌),性菌毛能将 F^+ 菌的某些遗传物质转移给 F^- 菌,使 F^- 菌获得 F^+ 菌的某些性状。细菌的耐药性、毒力等性状可通过此种方式转移。

(四) 芽胞

芽胞(spore)是某些细菌在一定环境条件下细胞质脱水浓缩在菌体内形成的圆形或椭圆形的小体。芽胞形成后,菌体细胞即失去活性,芽胞可暂时留于菌体,但通常是菌体崩溃,芽胞游离于环境中。芽胞不易着色,用特殊染色才能着色。芽胞具有菌体的酶、核质等成分,能保存细菌全部生命活性,但芽胞代谢相对静止,不能分裂繁殖。芽胞是细菌抵抗不良环境的特殊存活形式,即细菌的休眠体。芽胞若遇适宜的环境条件,又可吸水膨大,酶活性恢复,形成新的菌体。一个细菌只能形成一个芽胞,一个芽胞也只能形成一个菌体,所以芽胞不是细菌的繁殖方式,而菌体能进行分裂繁殖,故无芽胞的菌体称为繁殖体。

芽胞形成的意义是:①与细菌鉴别有关:芽胞的大小、形状和在菌体中的位置随种而异,可用以鉴别细菌(图 1-11)。②利于细菌长期存活:芽胞对高温、干燥、化学消毒剂和辐射等有较强的抵抗力,在自然界分布广泛并可存活几年至数十年,一旦进入机体后可转为繁殖体,故防止芽胞污染环境具有重要的医学意义。芽胞抵抗力强与其结构和成分有关,芽胞含水量少,呈高度脱水状态,并有致密且厚的芽胞壁,内含有大量耐热的吡啶二羧酸钙盐(占芽胞干重的 5%~15%)。研究证明,钙离子与稳定芽胞酶的活性及增强芽胞的耐热性有关。③作为消毒灭菌指标:由于芽胞抵抗力强,故医疗器械、敷料、培养基等进行灭菌时,要以杀灭芽胞为标准。

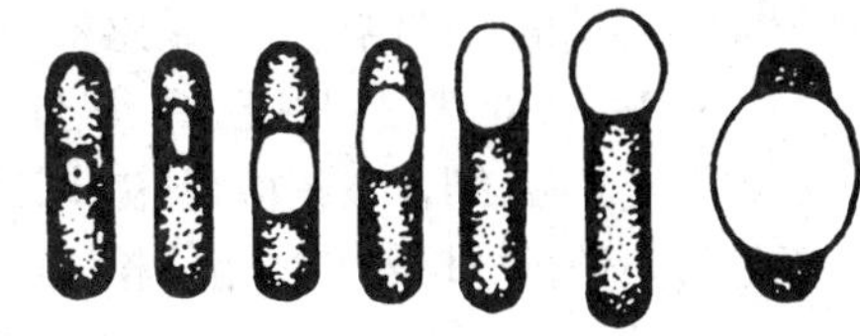

图 1-11　细菌芽胞形态与位置模式图

三、细菌的 L 型

在体内或体外人工诱导或自然情况下,细胞壁可被破坏,这种细胞壁缺陷型细菌称为 L 型细菌(L form),或称细菌 L 型(bacterial L form)。这种细菌首先在英国 Lister 研究所发现,故取其第一个字母命名为 L 型。细胞壁的缺陷主要是肽聚糖的缺陷,所以凡能破坏肽聚糖结构或抑制其合成的物质(如抗生素、噬菌体、溶菌酶及紫外线等)都能损伤细菌细胞壁,使其形成 L 型。脱离诱变剂可恢复为细菌。

根据细胞壁的缺陷程度,可将细菌 L 型分为原生质体和原生质球两类:革兰阳性菌细胞壁主要为肽聚糖,溶菌酶可使其完全失去细胞壁,原生质仅被一层细胞膜包裹,称为原生质体。原生质体只能在渗透压与胞浆接近的高渗透环境中存活,在非高渗透环境中仍易裂解死亡;革兰阴性菌细胞壁肽聚糖含量少,肽聚糖受损后尚有外膜保护,这种部分缺损细胞壁的细菌称为原生质球。原生质球在高渗透与非高渗透环境中均能存活。

细菌 L 型缺乏完整的细胞壁,不能保持其固有的形态,可通过滤菌器而且不易着色或着色不均。无论其原为革兰阳性或阴性,形成 L 型后,革兰染色均为阴性,菌体呈膨大的圆形、卵圆形、纺锤形、杆状或丝状等多形态;有的可连接成堆,呈圆形或盘绕的长丝体(图 1-12)。

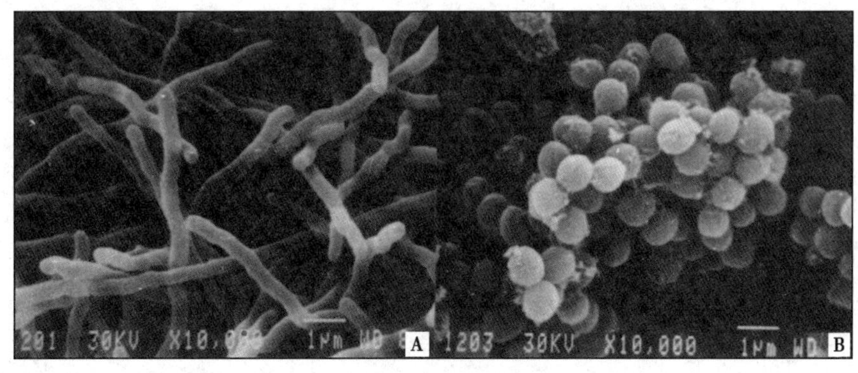

图 1-12　葡萄球菌 L 型

A. 临床标本分出的丝状 L 型菌落　扫描电镜 ×10 000;B. 丝状 L 型菌落恢复后　扫描电镜 ×10 000

细菌L型的分布非常广泛，在体内外均可发生。其致病特点是引起慢性和反复发作性感染。临床上细菌L型可引起肾盂肾炎、骨髓炎、心内膜炎等，并常在作用于细胞壁的抗菌药物（青霉素等β-内酰胺类抗生素）治疗过程中发生，且易反复发作。故临床上遇有症状明显而标本常规细菌培养阴性时，应考虑到细菌L型感染的可能性，宜作细菌L型的专门分离培养，根据菌落、形态特征、细胞壁是否缺陷及回复试验等鉴定菌种，同时更换抗菌药物。

（刘荣臻）

思考题

1. 革兰阴性菌的哪种基本成分可以引起机体内毒素血症？
2. 细菌的特殊结构在细菌感染与致病过程中有什么作用？
3. 病人，女性，35岁，已婚，职员。因尿频、尿急、畏寒发热、体温39.2℃入院治疗。实验室检查尿常规异常，结合B超检查，初步诊断为肾脓肿。先后给予头孢哌酮和头孢噻肟抗感染治疗，均无好转。进行尿培养和血培养检查，均培养出大肠埃希菌，其中血培养涂片染色检查可见大量的革兰阴性、长丝状物质。这种革兰阴性、长丝状物质可能是什么？为什么会出现革兰阴性、长丝状物质？

扫一扫，测一测

思路解析

笔记

第二章 细菌的生长繁殖与培养

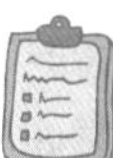

知识要点

细菌生长繁殖的条件包括充足的营养、合适的温度和酸碱度以及必要的气体环境。在细菌的代谢产物中，与致病性相关的有毒素、侵袭性酶类和热原质；与疾病治疗相关的有抗生素和维生素；与鉴别细菌相关的有色素、细菌素及糖和蛋白质的分解代谢产物。不同的细菌在不同培养基上培养后出现不同的生长现象，有助于细菌的鉴别。

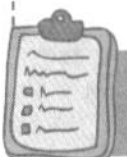

学习目标

掌握细菌生长繁殖的条件、方式和规律以及细菌的合成代谢产物和意义；熟悉细菌在培养基中的生长现象及意义；了解细菌的分解代谢及生化反应，培养基的种类及用途。

具备利用所学的知识防控医院感染性细菌的能力，明确细菌的有关代谢产物在临床上的应用以及具备无菌操作的意识和能力。

细菌是一大类具有独立生命活动的单细胞微生物，能从外界环境中摄取营养物质，合成自身细胞成分并获得能量，同时不断排出废物，完成新陈代谢得以生长繁殖。细菌的生长繁殖与环境条件密切相关，条件适宜时，细菌的生长繁殖及代谢旺盛；条件改变时，细菌生命活动可受到抑制或使细菌死亡。研究细菌的生理活动，对于细菌的人工培养、分离鉴定以及病原菌所致疾病的诊断和防治有重要意义。

第一节 细菌的生长繁殖

一、细菌的化学组成

细菌细胞的化学组成与其他生物细胞相似，水占菌体体重的 80% 左右，固体成分仅占 15%~20%。固体成分包括：蛋白质，占固体总重的 50%~80%；糖类，占 10%~30%；脂类，占 1%~7%；无机盐，占 3%~10% 等。细菌尚含有一些原核细胞型微生物所特有的化学组成，如肽聚糖、胞壁酸、磷壁酸、D- 型氨基酸、二氨基庚二酸、吡啶二羧酸等，这些物质在真核细胞中尚未发现。

二、细菌生长繁殖的条件

细菌的种类繁多，生长繁殖所需的条件各不相同，但必须具备以下的基本条件。

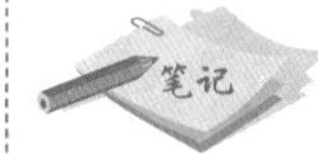

1. 充足的营养　细菌所需的营养物质有水、碳源、氮源、无机盐和生长因子等。

(1) 水：水是细菌菌体的重要组成成分之一，细菌所需的营养物质必须先溶于水，营养的吸收与代谢均需有水才能进行。

(2) 碳源：各种碳的无机物或有机物都能被细菌吸收利用，用于合成菌体成分和作为能量来源。病原菌主要从糖类获取碳源。

(3) 氮源：用于合成菌体成分如蛋白质、酶、核酸等。病原菌主要从氨基酸、蛋白质等有机氮化物中获得氮。少数细菌（如固氮菌）可利用无机氮源如铵盐、硝酸盐等作为氮源。

(4) 无机盐：细菌需要钾、钠、钙、镁、铁、硫、磷等无机盐和微量元素钴、锌、锰、铜等。其主要功能：①构成菌体成分；②作为酶的组成部分，维持酶的活性；③参与能量的储存和转运；④调节菌体内外的渗透压；⑤某些元素与细菌的生长繁殖和致病作用密切相关，如白喉棒状杆菌在含有 0.14mg/L 铁的培养基中白喉外毒素产量最高，与其致病作用有关。

(5) 生长因子：有些细菌在生长繁殖的过程中还需要一些自己不能合成的、必须由外界供给的物质，称为生长因子。主要是维生素、某些氨基酸、嘌呤、嘧啶等。少数细菌还需要特殊的生长因子，如流感嗜血杆菌需要 X、V 两种因子，为细菌呼吸所必需。

2. 适宜的酸碱度　每种细菌都有一个可生长的 pH 范围和最适宜生长的 pH 环境。大多数病原菌最适 pH 为 7.2~7.6，与人类的血液、组织液 pH 7.4 的环境相似，适宜细菌的生长繁殖。个别细菌如霍乱弧菌在 pH 8.4~9.2 的碱性培养基中生长最好，结核分枝杆菌则以 pH 6.5~6.8 最适宜。

3. 合适的温度　大多数病原菌最适生长温度为 37℃，与人体的体温相同。

4. 必要的气体环境　不同的细菌对气体的要求不同。根据细菌生长时对氧气需求的不同，将细菌分为四类（表 2-1）。

表 2-1　细菌对氧的需求分类

细菌类型	对氧的需求	举例
专性需氧菌	必须在有氧的环境中才能生长	结核分枝杆菌
微需氧菌	在低氧压（5%~6%）环境中生长最好，氧浓度 >10% 对其生长有抑制作用	空肠弯曲菌、幽门螺杆菌
兼性厌氧菌	在有氧或无氧环境中都能生长，以有氧时生长较好	大多数病原菌
专性厌氧菌	必须在无氧的环境中才能生长。有游离氧时，细菌受到毒害甚至死亡	脆弱类杆菌、破伤风梭菌

三、细菌生长繁殖的规律

1. 细菌个体的生长繁殖　细菌以无性二分裂方式进行繁殖，即一个分裂为两个，两个分裂为四个，以几何级数繁殖。球菌可从不同的平面分裂为双球菌、链球菌和葡萄球菌等，杆菌则沿着横轴分裂，个别细菌也有呈分枝状分裂的，如结核分枝杆菌。在适宜的条件下，多数细菌繁殖速度很快，分裂一代仅需 20~30 分钟；有的细菌繁殖速度则较慢，如结核分枝杆菌 18~20 小时才分裂一代。

微课：
细菌个体生长繁殖方式

2. 细菌群体的生长繁殖　细菌繁殖速度很快，如大肠埃希菌每 20 分钟分裂一代，一个细菌 10 小时后繁殖的数量为 10 亿个以上。但事实上在人工培养时，由于营养物质不断消耗、毒性代谢产物逐渐累积和环境酸碱度的改变，无法保持高速的无限繁殖，经过一段时间后，繁殖速度减慢，死亡菌数增多。

将一定数量的细菌接种到适宜的液体培养基中，定时定量取样检测活菌数，发现其生长过程具有一定的规律性。以培养时间为横坐标，培养基中活菌数的对数为纵坐标，可绘制出一条生长曲线（图 2-1）。根据生长曲线，细菌群体的生长繁殖分为四个时期。

(1) 迟缓期：细菌进入新环境后的短暂适应阶段。这个时期菌体增大，代谢活跃，合成并累积充足

的酶、辅酶和中间代谢产物，为细菌的分裂繁殖准备必要的条件。但此期的细菌分裂迟缓，繁殖极少，一般为 1~4 小时。

(2) 对数期：又称指数期。细菌在该期生长迅速，活菌数量以恒定的几何级数增长，生长曲线图上细菌数的对数呈直线上升，达到顶峰状态。此期细菌的形态、染色性、生理活性等都较典型，对外界环境因素的作用敏感。因此，研究细菌的生物学性状应选用该期的细菌。该期出现在培养后的 8~18 小时。

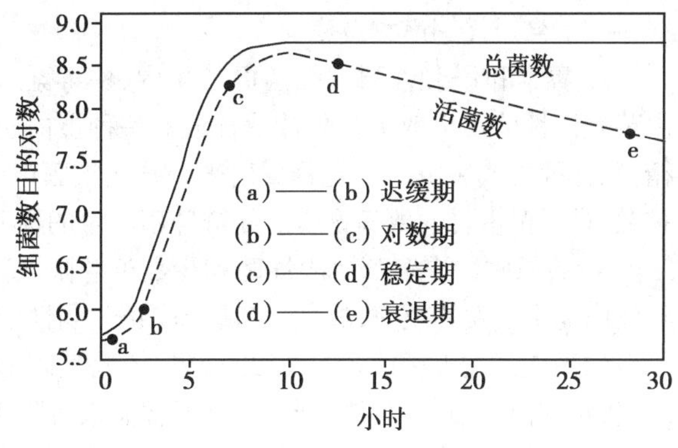

图 2-1　细菌生长曲线

(3) 稳定期：由于培养基中的营养物质消耗、有害代谢产物积聚、环境 pH 下降等因素，该期细菌繁殖速度减慢，死亡菌数逐渐增加，细菌可出现多种形态与生理性状的改变。细菌的一些代谢产物多在此期大量蓄积。

(4) 衰亡期：细菌的繁殖速度从减慢至停止，死菌数超过活菌数。该期细菌形态和生物学性状发生显著改变，出现衰退型或菌体自溶。因此，陈旧培养的细菌难以鉴定。

细菌的生长曲线只有在体外人工培养时才能观察到。在自然界、人类或动物体内生长繁殖时，受环境因素和机体免疫因素的影响，不会出现典型的生长曲线。

四、细菌的代谢产物及意义

(一) 分解代谢产物及生化反应

不同的细菌所具有的酶不完全相同，对营养物质的分解能力不同，所以产生的分解代谢产物也不同。利用生物化学方法来检测这些代谢产物，用以鉴别不同的细菌，称为细菌的生化反应。

1. 糖发酵试验　糖是细菌代谢所需能量和菌体构成的主要来源。不同的细菌分解糖类的能力和产生的代谢产物不同，据此可用于鉴别细菌。如大肠埃希菌能分解葡萄糖和乳糖，产酸产气；伤寒沙门菌可发酵葡萄糖，只产酸不产气，不能发酵乳糖。细菌产酸使培养基 pH 降低，使指示剂颜色发生改变，产气则可见气泡出现。

2. VP 试验　大肠埃希菌和产气肠杆菌均能发酵葡萄糖产酸产气，利用糖发酵试验难以对两者进行鉴别。但产气肠杆菌能分解葡萄糖产生丙酮酸，并使丙酮酸脱羧生成中性的乙酰甲基甲醇，此物质在碱性溶液中被空气中的 O_2 氧化成二乙酰，二乙酰与含胍基化合物反应生成红色化合物，为 VP 试验阳性。大肠埃希菌不能生成乙酰甲基甲醇，故 VP 试验阴性。

3. 甲基红试验　产气肠杆菌能分解葡萄糖产生丙酮酸，并使丙酮酸脱羧后生成中性的乙酰甲基甲醇，故培养液 pH>5.4，甲基红指示剂呈橘黄色，为甲基红试验阴性。大肠埃希菌分解葡萄糖产生丙酮酸，但不能使丙酮酸脱羧，培养液 pH≤4.5，甲基红指示剂呈红色，则甲基红试验为阳性。

4. 枸橼酸盐利用试验　利用枸橼酸盐作为唯一碳源的细菌如产气肠杆菌，能分解枸橼酸盐生成碳酸盐，同时分解培养基中的铵盐生成氨，由此培养基变为碱性，使指示剂溴麝香草酚蓝（BTB）由绿色转为深蓝，为该试验阳性。大肠埃希菌不能利用枸橼酸盐为唯一碳源，故在该培养基上不能生长，为枸橼酸盐利用试验阴性。

5. 吲哚试验　有些细菌如大肠埃希菌、霍乱弧菌等能分解培养基中的色氨酸生成吲哚（靛基质），该物质与试剂中的对二甲基氨基苯甲醛作用，生成玫瑰吲哚而呈红色，为吲哚试验阳性。主要用于肠杆菌科细菌的鉴定。

微课：细菌的分解代谢及生化反应

6. 硫化氢试验　有些细菌如伤寒沙门菌、变形杆菌等能分解培养基中的含硫氨基酸（如胱氨酸、甲硫氨酸等）生成硫化氢，硫化氢遇铅或铁离子生成黑色的硫化铅或硫化亚铁沉淀物。

细菌的生化反应试验用于细菌的鉴别，尤其对细菌形态、革兰染色和培养特性相同或相似的细菌更为重要。吲哚（I）、甲基红（M）、VP（Vi）、枸橼酸盐利用（C）四种试验常用于鉴定肠杆菌科细菌，合称为 IMViC 试验。例如，大肠埃希菌 IMViC 试验的结果是“++--”，产气肠杆菌则为“--++”。

（二）合成代谢产物及意义

1. 毒素和侵袭性酶 细菌可产生内、外毒素及侵袭性酶，与细菌的致病性密切相关。外毒素是由革兰阳性菌及少数革兰阴性菌合成的一种蛋白质，毒性极强；内毒素是革兰阴性菌细胞壁中的脂多糖，菌体死亡或裂解后才能释放出来。某些细菌产生的侵袭性酶可损伤机体组织，促进细菌的侵袭和扩散，是细菌重要的致病物质。如链球菌产生的透明质酸酶、金黄色葡萄球菌产生的血浆凝固酶等。

2. 热原质 许多革兰阴性菌和少数革兰阳性菌能合成一种与致病性相关的物质，注入人体或动物体内能引起发热反应，故称为热原质。革兰阴性菌的热原质即为细胞壁中的脂多糖。热原质耐高温，一般的高压蒸汽灭菌法（121℃ 20 分钟）不易使之破坏。制备生物制品和注射液过程中应严格无菌操作，防止细菌污染。用吸附剂和特殊石棉滤板可除去液体中大部分热原质，蒸馏法效果更好。

图片：细菌色素

3. 色素 有些细菌在代谢过程中能合成不同颜色的色素。细菌色素有两种，即脂溶性色素和水溶性色素。金黄色葡萄球菌可以合成脂溶性金黄色色素，不溶于水，使菌落显色，培养基颜色不变；铜绿假单胞菌可以产生水溶性绿色色素，使培养基或感染的脓液及纱布敷料等呈绿色。细菌色素有助于鉴别细菌。

4. 抗生素 抗生素是某些放线菌、真菌和少数细菌产生的能抑制或杀灭其他微生物或肿瘤细胞的物质。如真菌产生的青霉素、放线菌产生的链霉素、细菌产生的杆菌肽等。抗生素可用于感染性疾病与肿瘤的治疗。

5. 细菌素 某些菌株能产生一种仅作用于近缘细菌的蛋白质类抗菌物质，称细菌素。细菌素的抗菌范围很窄，只作用于同种或遗传学上相近种的菌株。根据这个特点，细菌素可被用来进行某些细菌的分型和流行病学调查。如大肠埃希菌产生的细菌素称为大肠菌素，铜绿假单胞菌产生的细菌素称绿脓菌素。

6. 维生素 细菌能合成某些维生素，除供自身所需外，还能分泌到周围环境中。如人体肠道内的大肠埃希菌能合成 B 族维生素和维生素 K，除供自身需要外，同时也可被人体吸收利用。

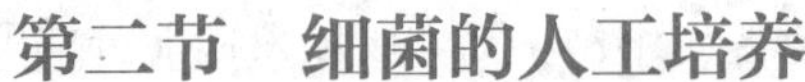

第二节 细菌的人工培养

一、培养基

一般细菌都可以通过人工方法进行培养，这对明确传染病病因、制备疫苗、流行病学调查、抗生素的选择和生产及科学研究等方面都具有重要的意义。

培养基（culture medium）是由人工方法配制而成，专供微生物生长繁殖使用的混合营养制品。细菌培养基的 pH 一般为 7.2~7.6，培养基制成后必须经灭菌处理。培养基按其营养组成和用途不同，分为以下几类。

1. 基础培养基 含有多数细菌生长繁殖所需的碳源、氮源和无机盐等基本营养成分。如营养肉汤、营养琼脂、蛋白胨水等。

2. 营养培养基 在基础培养基中加入葡萄糖、血液、血清、酵母浸膏、动植物组织提取液等营养物质，供营养需求较高的细菌生长。营养培养基包括通用增菌培养基和专用增菌培养基。前者为基础培养基中添加合适的生长因子或微量元素等，以促进某些特殊细菌生长繁殖，如链球菌在含血液或血清的培养基中生长；专用增菌培养基又称为选择性增菌培养基，即除基础的营养成分外，再添加特殊抑制剂，有助于目的菌生长繁殖，如碱性蛋白胨水用于霍乱弧菌的增菌培养。

3. 鉴别培养基 用于鉴别不同种类细菌的培养基。利用各种细菌分解糖类与蛋白质能力的差异和产生的代谢产物不同，在培养基中加入特定的作用底物和指示剂，观察细菌在其中生长后对底物的作用如何，从而鉴别细菌。如常用的单糖发酵管、双糖铁培养基等。

4. 选择培养基 在培养基中加入某种化学物质，使之抑制某些细菌生长，而有利于另一些细菌生长，从而将目的菌从混杂的标本中分离出来，这种培养基称为选择培养基。例如，分离培养肠道致病菌的 SS 琼脂培养基。

5. 厌氧培养基　专供厌氧菌的分离、培养和鉴别的培养基。这种培养基营养物质丰富，含有特殊的生长因子，氧化还原电势低。常用的有庖肉培养基、硫乙醇酸盐肉汤等，并在液体培养基表面加入凡士林或液体石蜡以隔绝空气，造成厌氧环境。

此外，也可按培养基的物理性状分为液体、半固体和固体培养基三大类。在液体培养基中加入 2%~3% 的琼脂即凝固成固体培养基，琼脂含量在 0.3%~0.5% 时，则为半固体培养基。琼脂在 96℃时呈液体状态，当冷却到 40℃时凝固成固体，在培养基中起到赋形剂的作用，对细菌不具有营养意义。

二、细菌在培养基中的生长现象

将细菌接种于培养基中，一般经过 37℃培养 18~24 小时后，可出现肉眼可见的不同生长现象。

1. 液体培养基中的生长现象　细菌在液体培养基中生长繁殖后，由于细菌种类不同，可以出现均匀浑浊、沉淀和菌膜三种现象。大多数细菌在液体培养基中生长繁殖后呈现均匀浑浊状态；少数链状的细菌呈沉淀生长；专性需氧菌对氧气浓度要求比较高，在液体培养基的表面生长，常形成菌膜。澄清透明的药液如有以上的现象，则提示药液可能被细菌污染，不宜使用。

组图：细菌在培养基中的生长现象

2. 固体培养基中的生长现象　将细菌划线接种于固体培养基上，单个细菌分裂繁殖形成肉眼可见的细菌集团，称为菌落(colony)。许多菌落融合在一起时，称为菌苔。不同细菌形成的菌落其大小、形态、色泽、质地和气味等情况都不相同，据此可以初步鉴别细菌。

3. 半固体培养基中的生长现象　将细菌穿刺接种于半固体培养基中，无鞭毛的细菌沿穿刺线生长，有鞭毛的细菌则沿穿刺线向周围扩散生长，呈羽毛状或云雾状，借此可以鉴别细菌有无动力。

三、人工培养细菌的实际意义

1. 感染性疾病的诊断与防治　要确定某种感染是由何种细菌引起的，必须从病人体内分离培养出病原菌并进行鉴定，才能做出确切的诊断。同时应对分离出的病原菌进行药物敏感试验，以供临床选择敏感的抗生素进行治疗。

2. 细菌的鉴定和研究　研究细菌的生理、遗传变异、致病性、免疫性和耐药性等，都需要首先进行细菌的人工培养，使细菌繁殖到足够数量以供研究。

3. 生物制品的制备　供防治用的疫苗、类毒素、抗生素、免疫血清(抗血清)及供诊断用的菌液等都来自培养的细菌和代谢产物。

(海晓欧)

思考题

1. 病人，女性，54 岁，慢性肾衰 1 年，定期到某医院血液净化中心进行透析治疗。最近一次透析治疗开始后 1 小时，病人突然出现发热、寒战、恶心、呕吐等症状。查体体温 38.7℃，询问病史，病人近期无发热及感染性疾病。请问引起该病人发热可能是什么原因?

2. 细菌合成代谢过程中，产生的对机体有害的代谢产物有哪些?

3. 某医院护士在给住院病人配制药物的过程中，发现其中有一瓶葡萄糖注射液出现轻微浑浊的状态。请问出现浑浊的可能性是什么？为什么?

扫一扫，测一测

思路解析

第三章　细菌的分布与消毒灭菌

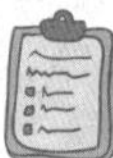

知识要点

细菌广泛分布于自然界，大部分对人类是不致病的，甚至是有益的。菌群之间、菌群与生物体之间互相制约、互相依存，在自然界物质循环和构成微生态平衡中起重要作用。菌群失调将对机体造成不良影响。人类利用多种物理、化学方法抑制或杀死外环境中的病原微生物、杀灭物品、器械上的微生物，采取无菌操作，切断传播途径，防止实验室或医疗活动中微生物的污染与感染。

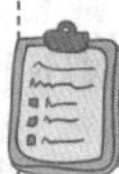

学习目标

掌握正常菌群、条件致病菌及菌群失调、消毒、灭菌、无菌操作的概念，常见的消毒、灭菌、无菌操作的方法；了解细菌的分布及防护原则；强化无菌操作的能力与观念。

第一节　细菌的分布

细菌等微生物广泛分布于土壤、水、空气等自然环境及生物体中。在动物、人体的体表及其与外界相通的腔道中，存在多种细菌。少数细菌能引起人类疾病，大多数细菌对人类无害甚至有益。但在一些要求无菌的临床医疗、生命科学研究、生活和生产活动等情况下，也是不容许细菌存在的。了解细菌的分布，对医学生加强无菌观念、严格无菌操作、开展生物安全防护、预防医院感染等具有重要意义。

一、细菌在自然界的分布

土壤具备细菌生长繁殖所需的温度、湿度、气体、营养等适宜的生长条件，所以土壤中细菌的种类和数量较多，1g 肥沃土壤中含细菌数以亿万计。土壤中的细菌多数为非致病菌，在自然界的物质循环中起着重要的作用。土壤中有一些来自人和动物排泄物及动物尸体的病原菌，还有一些细菌如破伤风梭菌、产气荚膜梭菌、炭疽杆菌等在外界环境中能形成芽胞，其抵抗力增强，存活时间延长，当伤口接触这些芽胞后可被感染，应引起重视。

水也是细菌生存的天然环境，水中的细菌主要来自土壤和人、动物的排泄物等。水中可含有伤寒沙门菌、痢疾志贺菌、霍乱弧菌等病原菌。水源被污染可引起多种消化系统传染病，甚至暴发流行。因此，保护水源、加强水和粪便的管理、注意饮食卫生是预防和控制肠道传染病的重要环节。

空气中缺乏营养物质与水分，且受日光照射，细菌不易繁殖。但由于人群和各种动物的呼吸道及口腔中的细菌可随唾液、飞沫散布到空气中，极易造成疾病的传播。细菌可随尘埃飘浮在空气中，尤其在人口密集的公共场所或医院空气中，细菌种类和数量显著增多。常见的病原菌，如金黄色葡萄球菌、铜绿假单胞菌、链球菌、结核分枝杆菌、白喉棒状杆菌及脑膜炎奈瑟菌等，可引起伤口或呼吸道感染。空气中的非致病菌常可造成生物制品、药物制剂及培养基的污染。涉及微生物的操作可以形成气溶胶，在空气中传播，造成感染。因此，医院的手术室、病房、制剂室、实验室等要经常进行空气消毒，并严格按照有关制度和无菌技术进行医疗操作，以防止疾病的传播及医院感染。

0301

图片：环境中的细菌模式图

二、人体正常菌群及分布

（一）人体正常菌群

1. 正常菌群　正常人体的体表以及与外界相通的腔道(如口腔、鼻咽腔、肠道、泌尿生殖道等黏膜)表面存在着不同种类和一定数量的菌群，这些细菌通常对人体无害甚至有益，称为正常菌群(normal flora)。寄居在人体各部位的正常菌群见表 3-1。

表 3-1　人体常见的正常菌群

部位	主要菌类
皮肤	葡萄球菌、类白喉棒状杆菌、铜绿假单胞菌、非结核分枝杆菌、丙酸杆菌、白假丝酵母菌
口腔	表皮葡萄球菌、甲型和丙型链球菌、肺炎链球菌、奈瑟菌、乳杆菌、类白喉棒状杆菌、梭杆菌、螺旋体、白假丝酵母菌、放线菌、类杆菌
鼻咽腔	葡萄球菌、甲型和丙型链球菌、肺炎链球菌、奈瑟菌、类杆菌、梭杆菌
肠道	大肠埃希菌、产气肠杆菌、变形杆菌、铜绿假单胞菌、葡萄球菌、粪链球菌、类杆菌、产气荚膜梭菌、破伤风梭菌、双歧杆菌、乳杆菌、白假丝酵母菌
前尿道	葡萄球菌、棒状杆菌、非结核分枝杆菌、大肠埃希菌、白假丝酵母菌
阴道	乳酸杆菌、大肠埃希菌、类杆菌、白假丝酵母菌

2. 正常菌群的生理意义　在正常情况下，人体与正常菌群之间、体内微生物与微生物之间互相制约、互相依存，对构成微生态平衡起着重要的作用。

(1) 生物拮抗作用：正常菌群在人体构成生物屏障，可阻止外来细菌的入侵，还能通过竞争营养或产生不利于细菌的代谢产物等方式拮抗病原菌的生长。如口腔中唾液链球菌产生的过氧化氢能抑制脑膜炎奈瑟菌与白喉棒状杆菌的入侵与生长，大肠埃希菌产生的大肠菌素能抑制痢疾志贺菌的生长。

(2) 营养作用：正常菌群参与机体物质代谢、营养转化和合成。有的菌群还能合成宿主所必需的维生素。如大肠埃希菌能合成维生素 B、维生素 K 等，供机体利用；双歧杆菌产酸造成的酸性环境可促进机体对维生素 D、钙和铁的吸收。

(3) 免疫作用：正常菌群具有免疫原性和促分裂作用，能刺激机体产生抗体、促进机体免疫系统的发育和成熟，从而限制正常菌群本身对宿主的危害，还可抑制或杀灭具有交叉抗原的病原菌。

此外，正常菌群有利于宿主的生长、发育和长寿，若菌群失调，易使宿主衰老。正常菌群还有一定的抗癌作用，其机制可能是将某些致癌物质转化成非致癌物质。

3. 条件致病菌　寄居于人体一定部位的正常菌群相对稳定，正常情况下不表现致病作用，只有当机体免疫力降低、寄居部位发生改变或大量长期应用广谱抗生素导致菌群失调时方可致病。这些在特定条件下能够引起疾病的细菌称为条件致病菌或机会致病菌。

其致病的特定条件有：①机体免疫功能低下，如大面积烧伤、慢性消耗性疾病以及使用抗肿瘤药物、大剂量皮质激素等病人可导致机体免疫功能降低；②正常菌群寄居部位变迁，如外伤、手术、留置导尿管等使大肠埃希菌等进入腹腔、泌尿道或血液，可引起相应病症；③由不适当的抗菌药物治疗所致的菌群失调。

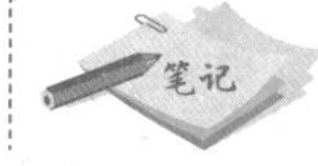

（二）菌群失调及菌群失调症

菌群失调是指由于某种原因使正常菌群的种类、数量和比例发生较大幅度的改变，导致机体微生态失去平衡。菌群失调症是指由于严重菌群数量或种类失调使宿主出现一系列临床症状。菌群失调的诱因主要是长期大量使用抗生素、激素、放射性核素等治疗或手术、侵入性医疗器械检查等。菌群失调症往往是在抗菌药物治疗原有感染性疾病过程中出现的另一种新感染，临床上又称二重感染。引起二重感染的细菌以金黄色葡萄球菌、革兰阴性杆菌和白假丝酵母菌多见。临床可表现为肠炎、肺炎、尿路感染、鹅口疮或败血症等。若发生二重感染，应停用原来的抗生素，另选用合适的敏感药物。同时，可使用相关微生态制剂协助调整菌群，以恢复正常菌群的生态平衡。

第二节　消 毒 灭 菌

在从事医疗活动或实验室生物安全防护中及传染病防治等工作中，利用多种物理、化学方法抑制或杀死外环境中的病原微生物，切断传播途径，杀灭物品、器械上的微生物，防止实验室或医疗活动中微生物的污染与感染是必须的。另外完成消毒灭菌后，需要对其效果进行合理监控，以确保医疗操作所要求的无菌条件。

1. 消毒（disinfection）　杀死病原微生物的方法。通常采用化学方法消毒，用于消毒的药物称为消毒剂。一般消毒剂在常用的浓度下只对细菌的繁殖体有效，如要杀死芽胞则需要提高消毒剂的浓度和延长消毒时间。

2. 灭菌（sterilization）　杀灭物体上所有微生物（包括病原菌、非病原菌的繁殖体及芽胞）的方法。

3. 无菌（asepsis）　不含活菌的意思。防止细菌进入机体或物体的操作技术，称为无菌操作。进行外科手术、医疗技术操作及微生物学实验等，均需进行严格的无菌操作。

4. 防腐（antisepsis）　防止或抑制细菌生长繁殖的方法。防腐通常采用防腐剂。防腐剂与消毒剂之间并无严格的界限，许多化学剂低浓度时是防腐剂，高浓度时则为消毒剂。

5. 卫生清理（sanitation）　将微生物污染的无生命物体或空间还原为安全水平的处理过程。如病人衣物换洗，用具、房间的卫生处理等。

一、物理消毒灭菌法

用于消毒灭菌的物理学方法主要有热力、紫外线、电离辐射、滤过除菌等。

（一）热力灭菌法

热力灭菌法分湿热灭菌和干热灭菌两类。同一温度，湿热灭菌效果好于干热。原因为：①湿热比干热穿透力强，可使被灭菌物体内外受热均匀；②湿热水分被细菌吸收，易使蛋白质凝固变性；③热蒸汽接触被灭菌物品变为液态时放出潜热，能迅速提高物体温度。

1. 湿热灭菌法　根据被灭菌物品的种类，可采用以下方法。

(1) 高压蒸汽灭菌法（autoclaving or steam under pressure sterilization）：一种最常用、最有效的灭菌方法。利用加热产生的蒸汽在密闭的容器形成高压灭菌，通常在103.4kPa（1.05kg/cm^2）的蒸汽压力下，容器内温度可达121.3℃，维持15~30分钟，即可达到灭菌的目的。灭菌时均先将锅内冷空气排出后再测量锅内水蒸气的压力。凡耐高温、耐潮湿的物品，如手术器械、敷料和一般培养基等，均可用此法灭菌。灭菌时，物品放置不宜过于紧密，否则会影响灭菌效果。

(2) 煮沸法（boiling method）：水温100℃经5分钟可杀死细菌繁殖体，常用于食具、刀剪、注射器等的消毒，细菌芽胞需煮沸1~2小时才被杀灭。水中加入2%碳酸氢钠，可使沸点达105℃，既可提高灭菌温度，又能防止金属器械生锈。

(3) 流通蒸汽法（free-flowing steam）：利用蒸笼或阿诺蒸锅进行消毒。流通蒸汽法温度不超过100℃，经15~30分钟可杀死细菌繁殖体。把流通蒸汽加热的物品放置37℃温箱过夜，促使芽胞发育成繁殖体，次日再经流通蒸汽加热，如此重复3次，可达到灭菌的目的，称为间歇灭菌法，常用于不耐高温的材料如培养基的灭菌。

(4) 间歇蒸汽灭菌法(fractional sterilization):利用反复多次流通蒸汽间歇加热,使不耐高温物质达到彻底的灭菌。把流通蒸汽灭菌的物品加热75~90℃,时间延长至30~60分钟,杀死其中的繁殖体,然后将此物移至37℃温箱过夜,促使芽胞发育成繁殖体,次日再经流通蒸汽加热,如此重复3次,可达到灭菌的效果。适用于不耐高温的含糖或牛奶培养基的灭菌。

(5) 巴氏消毒法(pasteurization):此法由巴斯德创建,是用较低温度杀灭液体中病原菌或特定微生物而不影响其营养成分及香味的消毒法。常用于牛乳、酒类的消毒。方法有两种:一种是加热温度为61.1~62.8℃ 30分钟,另一种是加热71.7℃ 15~30秒,目前广泛采用后者。

图片:
烧灼灭菌法

2. 干热灭菌法　通过脱水干燥和大分子变性作用进行灭菌的方法。

(1) 焚烧与烧灼:废弃物品或尸体可通过焚烧灭菌。无菌操作过程中接种环、试管口、瓶口等可通过火焰直接烧灼灭菌。

(2) 干烤:利用干烤箱灭菌。通常加热至160~170℃,经2小时可达到灭菌的目的。适用于耐高温的固体及粉剂的灭菌,如玻璃器皿、瓷器、滑石粉等。

(3) 红外线照射(infrared exposure):是波长为0.77~1000μm的电磁波产热,其中以1~10μm波长的热效应最强,但热效应只能在照射到的表面产生,所以不能使物体均匀加热。红外线烤箱多用于医疗器械和食具的消毒与灭菌。

(二) 电磁波辐射杀菌法

图片:
紫外线照射对细菌的影响

1. 日光与紫外线　日晒能有效杀菌。病人的衣物、被褥、书报等直接暴晒数小时,可杀死大部分微生物。日光主要靠紫外线杀菌。波长在200~300nm特别是265~266nm的紫外线杀菌力最强,因为此波长与细菌DNA吸收波峰一致,可导致细菌死亡或变异。由于紫外线穿透力弱,玻璃、纸张、尘埃等均能阻挡或降低紫外线通过,故只适用于手术室、病房、实验室等的空气消毒。使用紫外线灯进行空气消毒时,有效距离不超过2~3m,照射时间1~2小时,需根据实际情况来确定照射条件,并需对紫外线灯做定期检查,监控灭菌效果。须注意紫外线对人的皮肤、眼睛有损伤作用,应避免紫外线对皮肤或眼睛的照射。

2. 电离辐射　包括高速电子、X射线和γ射线等。在足够剂量时,对各种细菌均有致死作用。其杀菌机制是,辐射粒子与某些分子撞击后可激发其产生离子、其他活性分子或游离基,从而破坏DNA。电离辐射因有较高的能量和穿透力,常用于大批量的一次性医用制品的消毒;亦用于食品的消毒,可保留其营养成分。

(三) 滤过除菌法

微课:
滤过除菌

滤过除菌法是空气中细菌的杀灭可使用滤菌器对不耐高温的血清、抗毒素、抗生素、药液等进行除菌。其除菌效能与滤菌器滤孔径、滤器电荷等因素有关。常用的滤菌器有蔡氏、玻璃、薄膜滤菌器三种。超净工作台、生物安全柜、现代医院的手术室、烧伤病房以及无菌制剂室及生物安全实验室均采用高效滤菌器,可除去空气中直径小于0.3μm的微粒。

(四) 干燥与低温抑菌法

干燥使细菌菌体脱水、浓缩、代谢缓慢,甚至生命活动停止,有些细菌在空气中干燥时会很快死亡,而有些细菌的抗干燥能力较强,如结核分枝杆菌在干燥的痰中能存活数月,细菌芽胞的抵抗力更强,如炭疽杆菌的芽胞耐干燥20余年。干燥虽然不能杀死这些细菌和芽胞,但却具有抑制细菌繁殖的作用。干燥法常用于保存食物以防变质。

低温可使细菌的新陈代谢减慢,故常用作保存细菌菌种。当温度回升到适宜的范围时,又能恢复生长繁殖。为避免解冻时对细菌的损伤,可在低温状态下真空抽去水分,此方法称为冷冻真空干燥法(lyophilization),是目前保存菌种最好的方法,一般可保存数年至数十年。

二、化学消毒灭菌法

(一) 消毒剂

化学消毒剂对细菌和人体细胞都有毒性作用,主要用于人体体表、医疗器械和周围环境的消毒。消毒剂种类甚多,常用消毒剂的作用机制各不相同,主要通过:①使菌体蛋白质变性或凝固,如重金属盐类、醇类、醛类、酸、碱、甲紫等;②干扰或破坏细菌酶系统及代谢,如某些氧化剂、重金属盐类可与细

菌酶蛋白中巯基(-SH)结合,使酶失去活性,导致细菌代谢障碍;③改变细菌细胞壁或细胞膜的通透性,使细菌胞内容物逸出,进而死亡,如苯扎溴铵、酚类、表面活性剂等(表 3-2)。

表 3-2　常用消毒剂的种类、性质与用途

类别	名称	主要性状	常用浓度	用途
酚类	苯酚	杀菌力强,有特殊气味	3%~5%	地面、家具、器皿表面消毒,皮肤消毒
	甲酚	杀菌力强,有特殊气味	2%	
	氯己定	溶于醇,忌与升汞配伍	0.01%~0.05%	术前洗手、阴道冲洗等
醇类	乙醇	对芽胞无效	70%~75%	皮肤、体温计消毒
重金属盐类	升汞	杀菌作用强,腐蚀金属器械	0.05%~0.1%	非金属器皿消毒
	红汞	抑菌,无刺激性	2%	皮肤、黏膜、小创伤消毒
	硫柳汞	抑菌力强	0.1%	皮肤消毒,手术部位消毒
	硝酸银	有腐蚀性	1%	新生儿滴眼预防淋病奈瑟菌感染
	蛋白银	刺激性小	1%~5%	眼部及尿道黏膜消毒
氧化剂	高锰酸钾	强氧化剂,稳定	0.01%~0.1%	皮肤、尿道消毒,水果消毒
	过氧化氢	新生氧杀菌,不稳定	3%	创口、皮肤、黏膜消毒
	过氧乙酸	原液对皮肤、金属有腐蚀性	0.2%~0.5%	塑料、玻璃器皿消毒
卤素及其化合物	碘伏	无刺激性兼有去污作用	2%~2.5%	皮肤、伤口消毒
	碘酒	刺激皮肤,用后用乙醇拭净	2.5%	皮肤消毒
	氯	刺激性强	0.2%~0.5%	饮水消毒
	漂白粉	刺激皮肤,腐蚀金属	10%~20%	地面、厕所、排泄物消毒
表面活性剂	苯扎溴铵	刺激性小,对芽胞无效,遇肥皂或其他合成洗涤剂作用减弱	0.05%~0.1%	外科手术洗手,皮肤黏膜消毒,浸泡手术器械
	度米芬	稳定,遇肥皂等作用减弱	0.05%~0.1%	皮肤创伤冲洗,金属器械、棉织品、塑料、橡胶类消毒
醛类	甲醛	挥发慢,刺激性强	10%	浸泡物品,空气消毒
	戊二醛	挥发慢,刺激性小	2%	精密仪器、内镜等消毒
烷化剂	环氧乙烷	气体,易燃,有毒	50mg/1000ml	手术器械、敷料消毒等
染料	甲紫	刺激性小	2%~4%	浅表创伤消毒
酸碱类	醋酸	浓烈醋味	5~10ml/m^3 加等量水蒸发	空气消毒
	生石灰	杀菌力强,腐蚀性强	按 1∶(4~8) 配成糊状	地面、排泄物消毒

0305

图片:消毒剂对细菌的影响

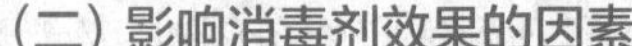

(二) 影响消毒剂效果的因素

1. 微生物的种类、数量与状态　不同种或同种不同株间微生物对消毒剂抵抗力不同。芽胞比繁殖体抵抗力强;老龄菌比幼龄菌抵抗力强。微生物最初的数量越大,所需消毒的时间就越长。消毒灭菌前严格的清洁是保证消毒灭菌成功的基本步骤。消毒灭菌前微生物的生长状况显著影响它们的抵抗力。

2. 消毒剂的性质、浓度与作用时间　各种消毒剂的理化性质不同,对微生物的作用效果也有差异。同一消毒剂的浓度不同,消毒效果也不相同。一般消毒剂浓度越大,作用时间越长,消毒效果也愈强。但醇类例外,70%~75% 乙醇的消毒效果要好于 95%,是因为过高浓度的醇类使菌体蛋白质迅速脱水凝固,影响醇类继续向菌体内部渗入,大大降低了杀菌效果。

3. 环境因素的影响　环境中有机物的存在显著影响消毒剂的效果。排泄物、分泌物中的病原菌常受到有机物的保护而影响消毒效果。故进行皮肤和器械消毒时，需先洗净再消毒。对痰液、粪便等的消毒，宜选择受有机物影响较小的消毒剂，如漂白粉、酚类化合物等。

4. 温度和酸碱度　消毒剂的杀菌原理实质上就是化学反应，其反应速度随着温度的升高而加快。因此，升高温度可提高消毒效果。此外，消毒剂的杀菌作用还受酸碱度的影响，如戊二醛本身呈酸性，其水溶液呈弱酸性，不具有杀死芽胞的作用，只有在加入碳酸氢钠后才发挥杀菌作用。其他影响消毒效果的因素还有影响穿透力的有机物、环境湿度及拮抗物质等。

（三）防腐剂

某些消毒剂低浓度时可用作防腐剂。在生物制品中，如疫苗、类毒素等加入防腐剂，以抑制杂菌生长。常用的防腐剂有 0.01% 硫柳汞、0.5% 苯酚和 0.1%~0.2% 甲醛等。

近年来随着化学消毒剂的广泛应用，有关耐受消毒剂的病原微生物也大量出现，引起了国内外学者的关注。这些耐消毒剂的病原微生物容易造成导管、导尿管、呼吸机等的污染，导致医院感染。对病原微生物耐受消毒剂的机制也值得进一步研究，以开发出新型消毒剂。

（四）化学疗剂

用于治疗由微生物等所引起疾病的化学药物称为化学疗剂。其特点是能选择性地干扰病原体新陈代谢的某些环节，导致病原体死亡，一般对人体的毒性很小或无毒性，可内服或注射。化学疗剂分为抗代谢物和抗生素等。抗代谢物结构上与生物体所需的代谢物相似，能够与相关酶结合，阻碍酶正常功能，从而干扰细菌生理活动，其发挥的是一种竞争性拮抗作用，其中磺胺类药物最常见。抗生素根据作用的范围分为窄谱抗生素和广谱抗生素，其一般的作用机制为抑制细胞壁的合成、影响细胞膜功能、干扰菌体蛋白和核酸合成等。抗生素一般具有一定的选择性，只对部分微生物发挥作用。

（张晓延）

思考题

1. 从细菌分布的广泛性思考，在护理工作中无菌观念体现在哪些方面？
2. 消毒与灭菌可应用于临床工作中的哪些方面？
3. 在临床工作中如何选择合适的消毒灭菌方法并确保消毒灭菌的效果？

扫一扫，测一测

思路解析

笔记

第四章　细菌的遗传与变异

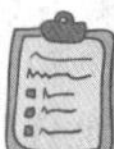

知识要点

细菌与其他生物一样，也具有遗传和变异的特性。遗传保持细菌的生物学性状相对稳定，种属得以延续；变异会导致细菌的形态结构、生理代谢、致病性、耐药性、抗原性等生物学性状发生改变。本章主要介绍了细菌遗传变异的物质基础、变异的发生机制和细菌变异的现象以及在医学上的应用等。

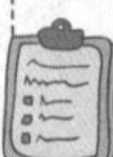

学习目标

掌握细菌遗传变异的物质基础及在医学上的应用；熟悉细菌变异的现象；了解细菌变异的发生机制。

通过学习细菌的遗传与变异，能够解释细菌对抗生素产生耐药的机制，并且在医学实际应用中具有分析解决相关问题的能力。

细菌同其他生物一样，具有遗传和变异的生命特征。细菌的形态结构、新陈代谢、致病性、免疫性和对药物的敏感性等性状都是由细菌的遗传物质决定的。在一定环境下，通过 DNA 复制，亲代将其生物学性状传给子代，亲代与子代之间具有相似的生物学性状称为遗传(heredity)。遗传使细菌的性状保持相对稳定，使细菌的种属得以延续。

子代与亲代之间以及子代与子代之间生物学特征的差异称为变异(variation)。变异可使细菌产生变种和新种，有利于细菌在自然界的不断进化，以适应生存的需要。细菌的变异可分为遗传性变异和非遗传性变异。前者是细菌的基因结构发生改变，变异形成的新性状能稳定地传给子代且不可逆转，并且不受环境因素的影响；后者是由于外界环境条件变化引起的变异，细菌的基因结构未发生改变，不能传给子代，当影响因素去除后，变异的性状又可逆复原。

第一节　细菌遗传变异的物质基础

细菌遗传变异的物质基础包括菌体内的染色体和质粒，其本质都是 DNA。噬菌体是寄生在某些细菌体内的病毒，它在遗传物质转移过程中可起到载体作用，与细菌的变异密切相关。

一、染色体

细菌染色体是一条环状闭合双螺旋 DNA 长链，高度盘旋缠绕成松散的网状结构，不含组蛋白，裸

露在细胞质中。其DNA的复制也按碱基配对原则进行，复制过程中若子代DNA发生变化，就会使子代发生变异而出现新的性状。因此，染色体是细菌生命活动所必需的遗传物质，它控制着细菌的形状、代谢、繁殖、遗传和变异等生物学性状。

二、质粒

质粒（plasmid）是细菌染色体以外的遗传物质，为环状闭合的双股DNA分子，存在于细胞质中。其所携带的遗传信息控制着细菌某些特定的性状，相对分子质量仅为染色体DNA的1%~10%，故质粒上所含的基因数比染色体少得多。质粒具有以下的基本特征。

1. 自我复制　质粒具有自我复制的能力，可随着细菌的分裂而传代。

2. 决定某些性状　质粒基因编码的产物赋予细菌某些特殊性状，如致育性、耐药性、致病性等。

3. 可丢失性　质粒可从宿主细胞中自行丢失或经紫外线等理化因素处理后消除。质粒不是细菌生命活动所必需的，随着质粒的丢失与消除，质粒所控制的生物学性状亦随之消失，但宿主细胞的生命活动不受影响。

4. 可转移性　质粒可通过接合、转导和转化等方式在细菌之间转移，从而引起细菌变异。

微课：质粒

5. 相容性与不相容性　几种不同的质粒共存于一个细菌内称为相容性。几种质粒不能共存于一个细菌内称为不相容性。

在医学上重要的质粒有致育性质粒（F质粒）、耐药性质粒（R质粒）、毒力质粒（Vi质粒）、大肠毒素质粒（Col质粒）等。

三、噬菌体

噬菌体广泛分布于自然界，是侵袭细菌、真菌等微生物的病毒，具有病毒的基本特征，有一定的形态、结构和严格的寄生性。因它能使敏感菌裂解，故称为噬菌体。

（一）生物学性状

1. 大小　体积微小，需用电子显微镜才能观察到。

2. 形态　有蝌蚪形、微球形和纤线形三种。大多数噬菌体呈蝌蚪形。

3. 组成　由头部和尾部组成（图4-1）。①头部：由二十面立体对称的蛋白质衣壳包绕核酸组成；②尾部：呈管状，化学成分是蛋白质，尾部中心是尾髓，外包尾鞘，终止于尾板。尾板连接尾刺和尾丝，是噬菌体和宿主菌接触的部位。

噬菌体具有严格的宿主特异性，即一种噬菌体只能感染某一种甚至某一型的微生物，所以可以利用噬菌体对细菌等进行鉴定和分型。噬菌体的免疫原性能刺激机体产生特异性抗体。噬菌体对理化因素的抵抗力比一般细菌的繁殖体强。

核酸　衣壳　头部
尾须　尾领　尾鞘　尾髓　尾板　尾刺　尾丝　尾部

图4-1　蝌蚪形噬菌体结构模式图

（二）噬菌体与细菌的相互关系

根据噬菌体与宿主的相互关系，可分为毒性噬菌体和温和噬菌体。

1. 毒性噬菌体　能在敏感细菌中增殖并可裂解细菌完成溶菌周期的噬菌体称为毒性噬菌体。毒性噬菌体在宿主菌内的增殖过程包括吸附穿入、生物合成和成熟释放三个阶段。①吸附穿入：噬菌体感染细菌时，先通过尾刺（或尾丝）特异性地吸附于敏感菌表面相应受体上，尾鞘收缩，头部中的核酸经尾髓小孔注入细菌细胞内，蛋白质外壳留在菌体外；②生物合成：噬菌体DNA注入菌体细胞后，细菌不再复制自身DNA，而是以噬菌体DNA为模板复制子代噬菌体DNA，同时合成子代噬菌体的外壳蛋白质；子代噬菌体DNA与子代外壳蛋白在菌体细胞内装配成完整的子代噬菌体；③成熟释放：当

动画：
毒性噬菌体

子代噬菌体增殖到一定数量时，细菌发生裂解释放出噬菌体，又可感染其他敏感细菌，重复上述增殖过程。

2. 温和噬菌体　有些噬菌体感染细菌后并不增殖，而是将噬菌体基因整合到细菌的基因中，并随着细菌基因进行复制。当细菌分裂时，噬菌体基因随同分裂传至两个子代细菌中，这种随着细菌分裂而传代的状态称为溶原状态。形成溶原状态的噬菌体称为溶原性噬菌体或温和噬菌体。整合在细菌 DNA 上的噬菌体基因称为前噬菌体。带有前噬菌体的细菌称为溶原性细菌。整合的前噬菌体可偶尔自发地或在某些因素的诱导下脱离宿主菌染色体进入溶菌周期，导致细菌裂解。因此，温和噬菌体既有溶原周期又有溶菌周期，一般温和噬菌体可转变为毒性噬菌体，而毒性噬菌体则只有溶菌周期（图 4-2）。

动画：
温和噬菌体

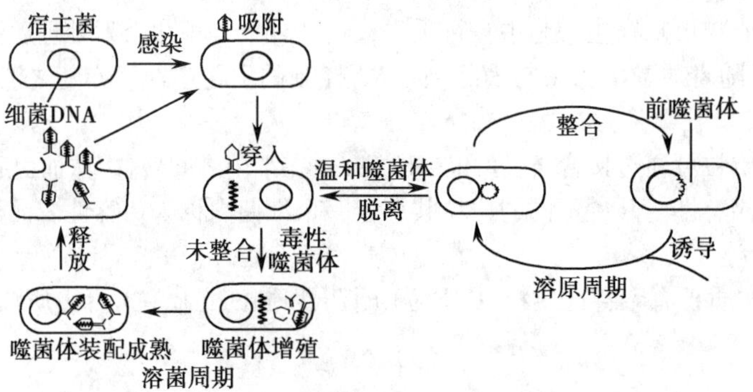

图 4-2　毒性噬菌体和温和噬菌体的生活周期示意图

第二节　细菌变异的发生机制

细菌的遗传性变异是由基因结构改变而引起的变异，主要是通过基因突变、基因的转移与重组来实现。

一、基因突变

突变（mutation）是细菌遗传基因的结构发生突然而稳定地变化，导致细菌生物学性状的遗传性变异。自然发生的突变称自发突变，指细菌在生长繁殖过程中自然出现的突变，但是突变概率极低，一般在 10^{-9}~10^{-6}。由人工诱导产生的突变称诱发突变，是指用某些理化因素（如紫外线、X 射线、亚硝酸盐等）诱导细菌突变。诱导突变率可比自发突变率提高 10~1000 倍，达到 10^{-6}~10^{-4} 左右。

突变是由于 DNA 上核苷酸序列的改变，根据突变片段的大小不同，分为小突变和大突变。小突变又称基因突变或点突变，是由于个别碱基的置换、插入或缺失引起的，影响到一个或几个基因的改变。大突变又称染色体畸变，是由于大段 DNA 发生改变，包括染色体结构上的缺失、重复、插入、易位和倒置，染色体畸变往往导致细菌死亡。大突变发生的概率比小突变高，相差可达 1 万倍。

二、基因转移与重组

外源性的遗传物质，由提供 DNA 的供体菌转入到接受 DNA 受体菌的过程，称为基因转移。细菌将获得的外源性 DNA 与自身 DNA 进行重组，引起细菌原有基因组的改变导致遗传性状的变异，称为基因重组。基因转移与重组的方式有转化、转导、接合和溶原性转换等。

（一）转化

受体菌直接摄取供体菌游离的 DNA 片段，并与自身 DNA 进行整合重组，使受体菌获得新的遗传性状称为转化（transformation）。如Ⅱ型无荚膜无毒力的肺炎链球菌摄取Ⅲ型有荚膜有毒力的肺炎链球菌 DNA 后，即转化为有荚膜有毒力的Ⅲ型肺炎链球菌。在转化的过程中，受体菌只有处于感受态时才能摄取游离的 DNA。感受态一般出现在细菌对数生长期的后期，保持时间短，只有几分钟至 3~4 小时。

此时细菌表面有一种吸附 DNA 的受体，容易吸收供体菌 DNA 而发生转化。

(二) 转导

以温和噬菌体为载体，将供体菌的遗传物质转移到受体菌中去，使受体菌获得新的遗传性状称为转导（transduction）。根据转导基因片段的范围，分为普遍性转导和局限性转导。

1. 普遍性转导　在裂解期的后期，噬菌体 DNA 大量复制，外壳蛋白已经合成，同时宿主菌染色体被酶切成许多大小不一的片段。当噬菌体 DNA 装配入衣壳组成新的噬菌体时，在 10^5~10^7 次装配中会有一次装配错误，误将细菌 DNA 片段装入到噬菌体衣壳中，当此噬菌体再次感染受体菌时，则将供体菌 DNA 带入受体菌内。此误被装入的 DNA 片段可以是供体菌染色体上的任何部分，称为普遍性转导（图 4-3）。

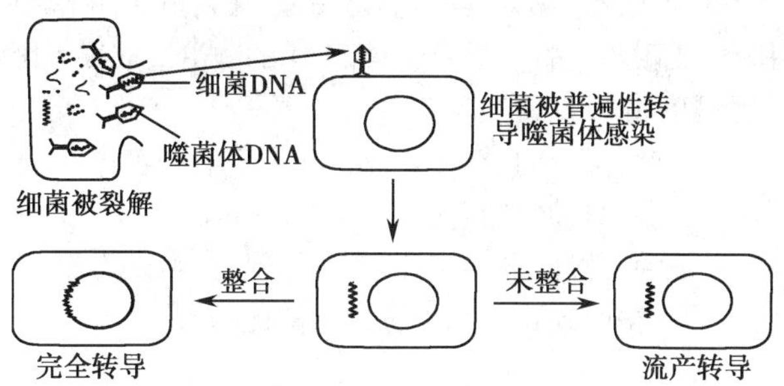

图 4-3　普遍性转导模式图

在普遍性转导中，如供体菌的 DNA 片段与受体菌的染色体整合并随染色体的复制而传代，称完全转导。如供体菌 DNA 片段不能与受体菌染色体整合，仍保持游离状态，也不自身复制，当细菌分裂时，游离 DNA 只能进入一个子代细菌，供体菌 DNA 的遗传性状不能在受体菌中传代和表达，故称流产性转导。

2. 局限性转导　温和噬菌体的基因以前噬菌体的形式整合在细菌染色体 DNA 的某一特定位置，当终止这种溶原状态时，前噬菌体从细菌染色体上脱落下来，含有 10^{-6} 机会发生偏差脱离，连同相邻一段细菌染色体上的基因一起包装到噬菌体衣壳内。当此噬菌体再次侵入受体菌时，可带入原供体菌的特定基因，使受体菌获得供体菌的某些遗传性状。由于所转移的只限于供体菌 DNA 上个别特定的基因，故称为局限性转导（图 4-4）。

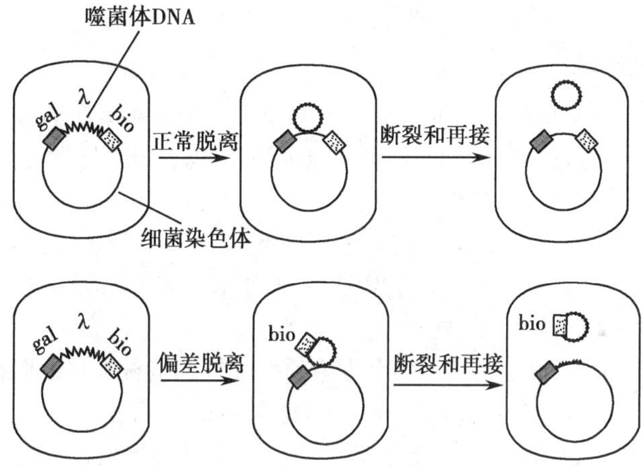

图 4-4　局限性转导模式图

(三) 接合

细菌之间通过性菌毛相互连接沟通，将供体菌的遗传物质（如质粒）转移给受体菌的过程称为接合（conjugation）。质粒可分为接合性质粒与非接合性质粒，前者可通过接合转移。接合性质粒有 F 质粒、R 质粒、Col 质粒、毒力质粒等。

1. F 质粒的接合　F 质粒通过性菌毛进行转移。有性菌毛的细菌内有 F 质粒，为雄性菌（F^+ 菌），无性菌毛的细菌无 F 质粒，为雌性菌（F^- 菌）。接合时，F^+ 菌的性菌毛末端与 F^- 菌表面上的受体结合，结合后性菌毛逐渐缩短，使两菌紧靠在一起。F^+ 菌中 F 质粒的一股 DNA 链断开，逐渐由细胞连接处伸入 F^- 菌，继而以滚环模式进行复制。因此，在受体菌获得 F 质粒时供体菌并不失去 F 质粒。受体菌获得 F 质粒后即变为 F^+ 菌，也会出现性菌毛（图 4-5）。

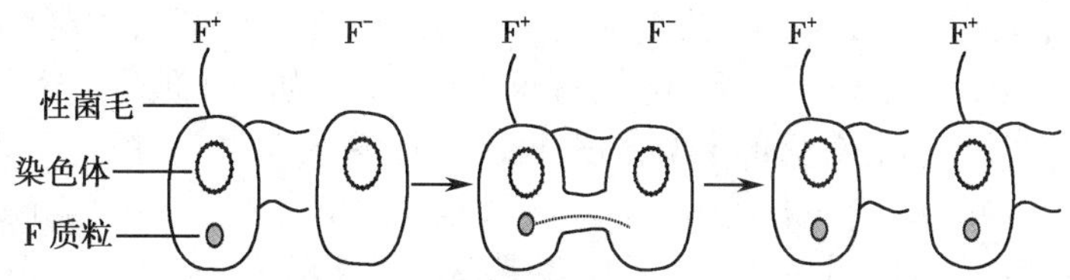

图 4-5　F 质粒接合转移模式图

2. R 质粒的接合　R 质粒由耐药传递因子（resistance transfer factor，RTF）和耐药决定因子（r 决定因子）两部分组成。RTF 的功能与 F 质粒相似，可编码性菌毛的产生并通过接合转移 R 质粒；r 决定因子编码对抗生素耐药的基因。这两个部分可以单独存在，也可以结合在一起，但单独存在时不能发生质粒的接合性转移，只有两者组成复合体时才能通过性菌毛将耐药性基因转移给其他细菌。

目前耐药菌株日益增多，除了与细菌耐药性基因的突变有关以外，主要是由于 R 质粒在细菌间转移，造成耐药性的广泛传播，给疾病的防治造成很大困难。

（四）溶原性转换

温和噬菌体的 DNA 整合到宿主菌的染色体 DNA 后，使细菌的基因型发生改变，从而获得新的遗传性状，称为溶原性转换（lysogenic conversion）。如 β- 棒状杆菌噬菌体感染不产毒素的白喉棒状杆菌后，形成溶原性白喉棒状杆菌即可产生白喉外毒素。此外，产气荚膜梭菌和肉毒梭菌分别可因溶原性转换而获得产 α 毒素和肉毒毒素的能力。

第三节　细菌变异现象

细菌变异的现象表现为细菌形态与结构的变异、菌落变异、毒力的增强或减弱以及耐药性变异。

一、形态与结构变异

（一）形态变异

组图：
L 型变异

细菌的 L 型变异属于形态变异。细菌在某些因素如青霉素、溶菌酶等的影响下，细胞壁肽聚糖被破坏或合成受到抑制，可形成细胞壁缺陷型细菌，称为细菌 L 型。细菌 L 型菌体形态呈高度多形性。

（二）结构变异

1. 荚膜变异　在一定条件下，细菌可以从有荚膜株变异为无荚膜株。如从病人体内分离的肺炎链球菌有较厚的荚膜，致病性强；但在普通培养基中多次传代培养后荚膜逐渐消失，变异为无荚膜株，此时致病性也随之减弱。

图片：
荚膜变异

2. 鞭毛变异　将有鞭毛的变形杆菌接种在普通固体培养基表面，由于鞭毛的动力作用，细菌呈弥散生长，形成薄膜状，称为 H（德语：hauch，薄膜）菌落。若将此变形杆菌接种于含 1% 苯酚的培养基中培养，细菌可失去鞭毛，其生长仅限于接种部位，不呈薄膜状，称为 O（德语：ohne hauch，无薄膜）菌落。故将细菌鞭毛从有到无的变异称为 H-O 变异，又常以 H 代表细菌的鞭毛，O 代表细菌的菌体。

组图：
H-O 变异

3. 芽胞变异　在一定条件下，细菌可以从有芽胞株变异为无芽胞株。如将能形成芽胞且毒力强的炭疽杆菌置于 42℃培养 10~20 天后，可失去形成芽胞的能力，此时毒力也随之减弱。

二、菌落变异

细菌的菌落可分为光滑型（smooth，S）和粗糙型（rough，R）两种。S 型菌落表面光滑、湿润、边缘整齐。细菌经人工培养多次传代后 S 型菌落可逐渐变异为 R 型菌落。R 型菌落表面粗糙、干皱、边缘不整齐。这种光滑型与粗糙型之间的变异称为 S-R 型变异。S-R 型变异时，常伴有生化反应能力、抗原性、毒力等的改变。一般而言，S 型菌的致病性强，故从标本中分离致病菌时应挑取 S 型菌落做纯培养。但也有少数菌例外，如结核分枝杆菌、炭疽杆菌和鼠疫耶尔森菌虽为 R 型菌落，但致病性仍强。

图片：
S-R 变异

三、毒力变异

细菌的毒力变异可表现为毒力减弱或增强。有毒菌株长期人工培养，或在培养基中加入少量对其生长不利的化学药品或免疫血清，细菌的毒力可减弱或消失。如用于预防结核病的卡介苗（Bacillus Calmette-Güérin，BCG）即是将有毒力的牛型结核分枝杆菌培养在含甘油、胆汁和马铃薯的培养基中，经过 13 年 230 次移种而获得的一株毒力减弱、免疫原性完整的变异株。卡介苗接种人体后，对人体不致病，却可以使人体获得特异性免疫力。又如 β- 棒状杆菌噬菌体感染不产生白喉外毒素的白喉棒状杆菌无毒菌株后，转变为溶原性细菌的白喉棒状杆菌则变成能产生白喉外毒素的有毒菌株。

四、耐药性变异

细菌对某种抗菌药物可由敏感变为不敏感，称为耐药性变异。自从抗生素等药物广泛应用以来，耐药菌株逐年增多。如金黄色葡萄球菌对青霉素的耐药菌株目前已高达 80% 以上。甚至有的细菌从耐药菌株变异成赖药菌株，如志贺菌属中可出现志贺链霉素依赖株，当离开链霉素时该菌株则不能生长。耐药菌的出现给临床感染性疾病的治疗带来了一定的困难。

第四节　细菌遗传变异在医学上的应用

细菌遗传变异的理论知识和技术广泛应用于疾病的诊断、治疗和预防等方面；在分子遗传学基础上发展起来的基因工程技术更为人类控制细菌的遗传特征、改造现有生物品系、生产新的生物制品开辟了广阔的前景。

一、在疾病诊断、治疗、预防中的应用

（一）在疾病诊断中的应用

由于细菌在形态、结构、染色、生化反应、毒力和抗原性等方面都可发生变异，所以在进行细菌学检查时不仅要熟悉细菌的典型性状，还要了解细菌的变异规律，才能对疾病做出正确的诊断。如金黄色葡萄球菌随着耐药性菌株的增多，绝大多数菌株所产生的色素也由金黄色变为灰白色，以产生金黄色色素为致病性的指标已不再适用。临床常根据血浆凝固酶试验区分有无致病性，但是目前有许多凝固酶阴性的葡萄球菌也具有致病性。又如从伤寒病人分离到的伤寒杆菌因发生变异，约 10% 的菌株不产生鞭毛，检查时无动力，病人也不产生抗鞭毛(H)抗体，血清学试验也不出现 H 凝集。由此可见，如对变异的规律不了解，就不能对疾病做出正确的诊断。

（二）在疾病治疗中的应用

由于抗生素的广泛应用，临床分离的细菌耐药株日益增多，尤其 R 质粒可以在细菌之间转移，使耐药菌株的出现更为频繁。为提高抗菌药物的疗效，防止耐药菌株的扩散，治疗时应遵循以下原则：①治疗前应先做药物敏感试验，选择用药；②对于结核病等慢性感染性疾病，由于需要长期用药容易产生耐药性，应使用几种药物联合治疗，因为敏感菌对两种抗生素药物同时出现耐药的突变率比一种药物要小得多；③用药应足剂量、全疗程，彻底杀灭病原菌；④加强细菌耐药性监测，正确指导临床用药并防止耐药菌株的扩散。

（三）在疾病预防中的应用

为防止传染病的发生，用人工的方法使细菌发生变异成为减毒或无毒但仍保留免疫原性的变异株，制成活菌苗。如目前使用的卡介苗，就是有毒的结核分枝杆菌的减毒变异株制备而成的。在疫苗的研究进展中应用变异的原理，通过选择和基因工程来获得新的变异株，以制备更理想的疫苗，用于人工主动免疫以提高人群免疫力。

二、在测定致癌物质方面的应用

细菌的基因突变可由诱变剂引起。凡能诱导细菌突变的物质也可能诱发人体细胞的突变，这些物质有可能是致癌物质。Ames 采用鼠伤寒沙门菌组氨酸营养缺陷型(his^-)作为试验菌，his^- 菌在组氨酸缺乏的培养基上不能生长，若发生突变成为 his^+ 菌，则能够生长。这表明细菌的营养缺陷基因发生了突变，作为诱变剂的物质则为可疑致癌物。计数培养基上的菌落数，比较有待检物诱导的试验平板与无诱导物诱导的对照平板，凡能提高突变率、诱导菌落生长较多者，即有致癌的可能性。

三、在基因工程方面的应用

基因工程也称为遗传工程，是在分子遗传学基础上发展起来的一门生物技术，其核心是 DNA 重组技术。它包括：①从复杂的生物体基因组中分离出带有目的基因的 DNA 片段，将其连接到能够自

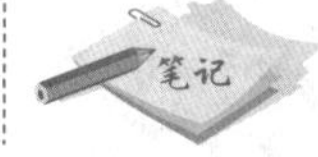

我复制的质粒、噬菌体或其他载体分子上，形成重组 DNA 分子；②将重组 DNA 分子转移到受体菌（或其他宿主细胞）并进行筛选；③使受体菌（或其他宿主细胞）能够实现功能表达，随着细菌的大量繁殖，就可以表达出大量所需的基因产物。目前通过基因工程已能使工程菌大量生产重组胰岛素、干扰素、生长激素等制品，并已探索用基因工程的方法治疗基因缺陷性疾病。

（海晓欧）

思考题

1. 噬菌体感染细菌后，可出现哪些结果？

2. 临床治疗结核病时，遵循“十字方针”原则，即：早期、规律、全程、联用、适量。请结合本章所学知识解释“十字方针”原则中规律、全程、联用、适量对于应用抗生素治疗慢性感染性疾病的重要性。

扫一扫，测一测

思路解析

笔记

第五章 细菌的致病性与感染

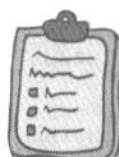

知识要点

细菌侵入机体能否引起感染，取决于细菌的致病性与机体的免疫力及环境因素。细菌的致病性与细菌的毒力、侵入数量和侵入途径密切相关。构成毒力的物质基础是侵袭力和毒素。外毒素为蛋白质，可经甲醛脱毒为类毒素。主要由革兰阳性菌产生，其毒性强，对组织器官有选择性毒害作用。内毒素为脂多糖，毒性弱，可引起发热、白细胞变化、内毒素血症和弥散性血管内凝血等临床表现。感染可分为隐性感染、显性感染和带菌状态。全身感染的类型有菌血症、毒血症、败血症和脓毒血症。

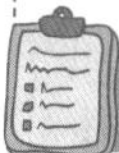

学习目标

掌握构成细菌致病性的因素；内毒素、外毒素的主要区别；菌血症、败血症、脓毒血症、毒血症的概念。熟悉感染的类型及途径；带菌状态的概念；了解感染的来源。

能正确理解细菌致病性的决定因素，能区分感染的过程及类型；具有运用所学知识正确分析疾病的发生、发展与结果的能力。

细菌侵入机体能否引起疾病与细菌的致病性、机体的免疫力及环境因素密切相关。

第一节 细菌的致病性

细菌能引起感染的能力称为致病性。细菌的致病性是对特定宿主而言，有的只对人类有致病性，有的仅对某些动物有致病性，有的则对人类和动物都有致病性。不同病原菌对宿主可引起不同程度的病理过程和导致不同的疾病，如痢疾杆菌对人只能引起细菌性痢疾，结核分枝杆菌可引起结核病。细菌的致病性与细菌的毒力、侵入数量和侵入途径等因素密切相关。

一、细菌的毒力

细菌致病能力的强弱程度称为毒力（virulence）。各种致病菌的毒力不同，并可因宿主种类及环境条件不同而发生变化。即使同一种细菌也有强毒、弱毒与无毒菌株之分。细菌的毒力常用半数致死量（median lethal dose，LD_{50}）或半数感染量（median infective dose，ID_{50}）表示，即在一定时间内通过一定途径能使一定体重或年龄的某种实验动物半数死亡或被感染所需的最小细菌数或毒素剂量。构成细菌毒力的物质基础是侵袭力和毒素。

(一) 侵袭力

病原菌突破机体的防御功能在体内定居、繁殖及扩散的能力称为侵袭力。决定细菌侵袭力的物质基础是菌体的表面结构和侵袭性酶类。

1. 菌体的表面结构

(1) 荚膜和微荚膜:细菌的荚膜具有抗吞噬和抵抗体液中杀菌物质的损伤作用,使致病菌能在宿主体内存在、繁殖和扩散。荚膜在细菌的免疫逃逸现象中起着重要的作用,避免了被宿主的免疫防御机制杀灭。研究表明,将无荚膜的肺炎球菌注射至小鼠腹腔,细菌易被小鼠吞噬细胞吞噬、杀灭;但若注射有荚膜的菌株,细菌则大量繁殖,小鼠常于注射后 24 小时内死亡。此外,有些细菌表面有其他表面物质或类似荚膜物质,其功能与荚膜相同。如 A 群链球菌的 M 蛋白、伤寒杆菌的 Vi 抗原等结构不仅能阻止吞噬,并有抵抗抗体和补体的作用。

(2) 黏附素或黏附因子:指具有黏附作用的细菌特殊结构及有关物质,如革兰阴性菌的普通菌毛、A 群链球菌的膜磷壁酸等。黏附使细菌免于被呼吸道的纤毛运动、肠蠕动、黏液分泌、尿液冲洗等活动所清除,以利于其在局部定居、繁殖,产生毒性物质或继续侵入细胞、组织引起疾病。

2. 侵袭性酶类　许多细菌能产生具有侵袭性的胞外酶,可协助病原菌的吞噬作用并有助于细菌在体内扩散。如致病性葡萄球菌的血浆凝固酶能使血浆中的可溶性的纤维蛋白原转变成固态的纤维蛋白,进而包绕在菌体表面,可抵抗宿主吞噬细胞的吞噬;A 群链球菌产生的透明质酸酶可分解细胞间质透明质酸,有利于细菌及毒素在组织中扩散。此外,某些致病菌被吞噬细胞摄入后,可产生一些酶类物质抵抗杀灭作用,如葡萄球菌能产生过氧化氢酶,抵抗中性粒细胞的髓过氧化物酶的杀菌作用,有利于细菌随吞噬细胞在组织中播散。

(二) 毒素

毒素(toxin)是细菌在生长繁殖过程中产生的能损伤机体组织细胞或器官、引起病理变化的致病物质。按其来源、性质和作用的不同,可将毒素分为外毒素和内毒素两大类。

1. 外毒素(exotoxin)　是多数革兰阳性菌和少数革兰阴性菌在生长繁殖过程中合成并分泌到菌体外的毒性蛋白质。如革兰阳性菌中的破伤风梭菌、肉毒梭菌、金黄色葡萄球菌及革兰阴性菌中的痢疾志贺菌、霍乱弧菌等,均能产生外毒素。大多数外毒素在菌细胞内合成后分泌至细胞外;也有些外毒素存在于菌体内,待菌细胞破裂后释放出来。

外毒素的化学成分是蛋白质,大多数不耐热,60~80℃ 30 分钟被破坏。但葡萄球菌肠毒素例外,能耐受 100℃ 30 分钟。外毒素遇酸发生变性,可被蛋白酶分解。

外毒素免疫原性强,可刺激机体产生抗毒素(抗体)。外毒素用人工方法经 0.3%~0.4% 甲醛溶液作用可脱毒制成类毒素,保留其抗原性,类毒素可刺激机体产生特异性的抗毒素,可用于预防接种。

外毒素毒性强,微量即可致易感动物死亡。如 1mg 纯化的肉毒毒素可杀死 2 亿只小鼠,比氰化钾毒性强 1 万倍。肉毒毒素是目前已知毒性最强的毒素。外毒素可选择性地作用于某些组织和器官,引起典型临床表现。如破伤风梭菌和肉毒梭菌虽然产生的外毒素都是神经毒素,但其临床症状却截然不同。破伤风痉挛毒素主要与中枢神经系统抑制性突触前膜结合,阻止抑制性介质释放,引起骨骼肌强直性痉挛;肉毒毒素则主要作用于胆碱能神经轴突末梢,干扰乙酰胆碱释放,引起肌肉松弛性麻痹,出现眼睑下垂、吞咽困难甚至呼吸麻痹。

多数外毒素由 A、B 两个亚单位组成。A 亚单位是毒素的活性部分,即毒性中心,决定毒素的毒性效应;B 亚单位无毒,但能选择性地与宿主细胞表面特异性受体结合,介导 A 亚单位进入宿主细胞产生毒性效应。B 亚单位的作用与外毒素的组织选择性有关。单独的亚单位对宿主无致病作用,所以外毒素分子结构的完整性是致病的必要条件。

根据外毒素对宿主细胞的亲和性及作用靶点等,可将其分为神经毒素、细胞毒素和肠毒素三大类(表 5-1)。

2. 内毒素(endotoxin)　是革兰阴性菌细胞壁中的脂多糖成分,细菌死亡或自溶后游离释放出来。脂多糖位于革兰阴性菌细胞壁外膜的最外层,其分子结构从外到内由 O 特异性多糖、核心多糖和脂质 A 三部分组成(图 5-1)。脂质 A 是内毒素的主要毒性成分。大多数革兰阴性菌(如沙门菌、痢疾杆菌、

表 5-1　外毒素的种类和作用机制

种类	毒素名称	产生细菌	所致疾病	症状和体征	作用机制
神经毒素	痉挛毒素	破伤风梭菌	破伤风	骨骼肌强直痉挛	阻断抑制性神经介质甘氨酸的释放
	肉毒毒素	肉毒梭菌	肉毒中毒	肌肉弛缓性麻痹	抑制胆碱能运动神经释放乙酰胆碱
细胞毒素	白喉毒素	白喉棒状杆菌	白喉	肾上腺出血、心肌损伤、外周神经麻痹	抑制靶细胞蛋白质形成
	致热外毒素	A 群链球菌	猩红热	发热、猩红热皮疹	破坏毛细胞血管内皮细胞
肠毒素	肠毒素	霍乱弧菌	霍乱	剧烈呕吐、腹泻、米泔水样粪便	激活肠黏膜腺苷环化酶，增高细胞内 cAMP 水平
	肠毒素	金黄色葡萄球菌	食物中毒	呕吐、腹泻	作用于呕吐中枢

奈瑟球菌等）都有内毒素。螺旋体、衣原体、立克次体等细胞壁中亦有类似的脂多糖，具有内毒素活性。

内毒素耐热，加热 100℃数小时不被破坏，必须经 160℃作用 2~4 小时或用强碱、强酸或强氧化剂煮沸 30 分钟才能被破坏。这一性质具有重要的临床实践意义，如内毒素污染了注射液和药品，难以用加热方法使其灭活，进入人体会引起临床不良后果。

内毒素免疫原性弱，刺激机体能产生抗体，但中和作用较弱，不能用甲醛脱毒成类毒素。

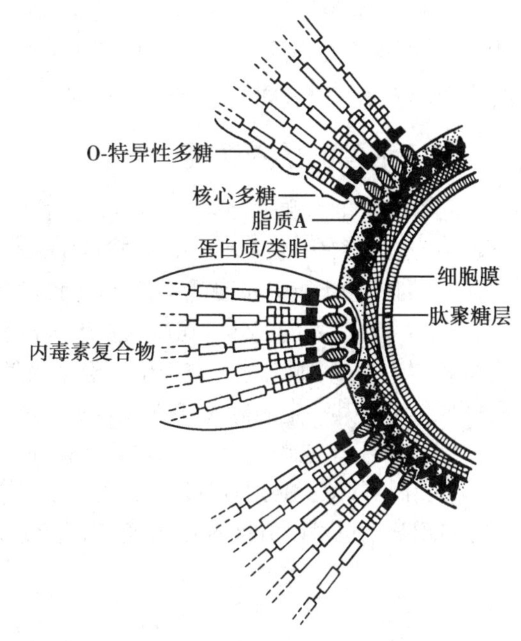

图 5-1　革兰阴性菌内毒素结构示意图

内毒素毒性作用相对较弱，且对组织器官无选择性，不同革兰阴性菌产生的内毒素致病作用相似，引起的临床表现大致相同。主要表现有：①发热反应：极微量（1ng/kg）内毒素入血后，即可引起体温上升。内毒素作用于巨噬细胞、血管内皮细胞等，使之产生 IL-1、IL-6 和 TNF-α 等细胞因子。这些细胞因子是内源性致热原，它们可作用于宿主下丘脑体温调节中枢，导致产热增加、微血管扩张、炎症反应等。这些反应本身也是机体的保护性免疫应答。②白细胞反应：内毒素引起白细胞先降低而后迅速持续升高。主要由于内毒素进入血液后，血循环中白细胞急剧减少，其原因与中性粒细胞大量移行并黏附于组织毛细血管壁有关，数小时后内毒素刺激骨髓中的中性粒细胞大量释放入血，使血中白细胞数量显著升高。但是伤寒沙门菌内毒素除外，始终使血循环中白细胞数减少（机制不明）。③内毒素血症与内毒素休克：当血液中细菌或病灶内细菌释放大量内毒素入血，或输入受内毒素污染的制剂，都会导致内毒素血症。内毒素作用于巨噬细胞、中性粒细胞、血小板、补体系统和凝血系统等，诱生和释放 TNF-α、IL-1、IL-6、组胺、5- 羟色胺、前列腺素和激肽等生物活性介质，使小血管收缩和舒张功能紊乱而造成微循环障碍。表现为组织器官毛细血管血流灌注不足、缺氧、酸中毒等，严重时则形成以微循环衰竭和低血压为特征的内毒素性休克。④弥散性血管内凝血（disseminated intravascular coagulation，DIC）：是指微血栓广泛沉着于小血管中，是革兰阴性菌败血症的一种常见综合征。发生机制是当发生严重的革兰阴性菌感染时，高浓度的内毒素可直接激活补体替代途径，活化凝血系统，也可通过损伤血管内皮细胞间接活化凝血系统，还可通过激活血小板和白细胞使其释放凝血介质，加重血液凝固，形成微血栓，造成 DIC。由于凝血因子大量消耗，导致凝血障碍，引起皮肤、黏膜的出血和渗血或内脏的出血，严重者可危及生命。

细菌外毒素与内毒素的主要区别见表 5-2。

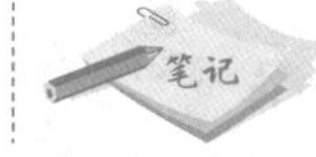

表 5-2　外毒素与内毒素的主要区别

区别要点	外毒素	内毒素
来源	以革兰阳性菌多见，少数革兰阴性菌	革兰阴性菌
存在部位	由活菌分泌出，少数菌体裂解后释出	细胞壁成分，菌体裂解后释出
化学成分	蛋白质	脂多糖
稳定性	不耐热，60~80℃ 30 分钟被破坏	耐热，160℃ 2~4 小时才被破坏
毒性作用	强，对组织器官有选择性毒性作用，引起特殊临床表现	较弱，各菌的毒性作用大致相同。引起发热、白细胞增多、弥散性血管内凝血（DIC）、微循环障碍、休克等
免疫原性	强，可刺激机体产生抗毒素。经甲醛脱毒形成类毒素	弱，刺激机体产生的中和抗体作用弱，甲醛处理不能形成类毒素

二、细菌的侵入数量

具有毒力的病原菌侵入机体后，还必须有足够的数量才能引起感染。细菌引起感染的数量与毒力呈反比，即毒力愈强，引起感染所需细菌数量愈少。如毒力强的鼠疫耶尔森菌，有数个细菌侵入就可发生感染。而毒力弱的某些沙门菌，常需摄入数亿个细菌才能引起急性胃肠炎。

三、细菌的侵入途径

具有一定毒力和足够数量的致病菌，若侵入易感机体的途径不适宜，仍不能引起感染的发生。病原菌只有经过特定的门户侵入，并在特定部位定居繁殖，才能造成感染。如痢疾杆菌必须经口侵入，定居于结肠内，才能引起细菌性痢疾。而破伤风梭菌只有经伤口侵入，厌氧条件下在局部组织生长繁殖，产生外毒素，才能引起破伤风的发生，若随食物进入消化道则不能引起感染。此外，有些病原菌可有多种侵入途径，如结核分枝杆菌可经呼吸道、消化道、皮肤创伤等多个途径侵入机体造成感染。各种病原菌都有其特定的侵入途径，这与致病菌需要特定的生长繁殖微环境有关。

细菌能否引起感染，不仅取决于细菌的致病性，还与机体的免疫力密切相关。机体免疫功能正常时，病原菌引起感染必须具有较强毒力、足够数量和适宜的侵入途径；当机体免疫力下降时，致病性不强的条件致病菌也可以引起感染。如晚期艾滋病病人免疫力极度低下，条件致病菌即可引起致死性感染。

第二节　感染的发生与发展

图片：
感染的发生、发展与结局

细菌在一定条件下突破机体防御功能，侵入机体，与机体相互作用而引起的不同程度的病理过程，称为感染或传染。感染是否发生以及发生后的转归取决于三方面因素：①细菌因素，包括毒力、侵入数量和侵入途径；②机体的免疫状态；③环境、社会因素的影响，包括气候、季节、温度、湿度和地理条件等诸方面，战争、灾荒、动乱等可促使传染病的发生和流行。若改善生活和劳动条件，积极开展健康宣教，增强防病意识，有利于提高人类健康水平，从而降低传染病的发病率。

一、感染的来源

感染按病原体的来源可分为外源性感染和内源性感染两种。

（一）外源性感染

外源性感染是指病原体来源于宿主体外，包括来自其他病人、带菌者、患病或带菌动物及外环境（食物、土壤、水、空气等），通过各种途径进入机体引起感染。

1. 病人　是传染病的主要来源，病人感染病原菌从潜伏期到恢复期内，都有可能将病原菌传播给周围的正常人。及早对病人做出诊断、隔离和治疗对控制外源性感染有重要的意义。

2. 带菌者　携带有致病菌但未出现临床症状的健康人，称为带菌者。有健康带菌者和恢复期带

菌者两类。由于无临床症状，不易被人察觉，所以成为重要的传染源，其危害性高于病人。如伤寒和痢疾的恢复期带菌者可不断地排出病原体而污染环境。及时检出带菌者的病原体并进行隔离和治疗，对控制和消灭传染病的流行有重要意义。

3. 患病及带菌动物 某些细菌可引起人畜共患病，所以患病或带菌动物的病原菌可传染给人，如鼠疫耶尔森菌、炭疽芽胞杆菌、布鲁菌等可经动物传播给人。

（二）内源性感染

来自于宿主自身体内或体表的细菌引起的感染称为内源性感染。多由体内寄生的正常微生物群引起的，因必须在特定的条件下才能致病，故又称条件致病菌或机会致病菌，如肠道中的大肠埃希菌的感染。当机体长期大量使用广谱抗生素或免疫抑制剂使机体免疫功能降低时，这些条件致病菌及少数隐伏的病原菌得以迅速繁殖而发生感染。癌症晚期病人、艾滋病病人、器官移植使用免疫抑制剂者易发生内源性感染。目前临床细菌感染中的多发病、常见病多属于内源性感染。

二、感染的传播途径

病原菌离开传染源经不同方式到达另一感染者的途径，称为传播途径。病原菌可通过一种或数种途径传播。常见的传播途径有以下几种：

1. 呼吸道感染 病人或带菌者通过咳嗽、打喷嚏或大声说话等，将含有病原菌的飞沫或呼吸道分泌物散布到空气中，被易感者吸入而感染。如肺结核、白喉、百日咳等。

2. 消化道感染 一般由病人或带菌者的排泄物污染食物或水源，经口感染。苍蝇、污染的手及餐具等起媒介作用。如伤寒、细菌性痢疾和细菌性食物中毒等。

3. 皮肤黏膜创伤感染 通过破损的皮肤、黏膜或伤口引起的感染。如化脓性细菌（金黄色葡萄球菌、链球菌等）可经皮肤黏膜的微小伤口引起化脓性感染。

4. 接触感染 通过与病人或带菌者直接接触或经用具间接接触而引起的感染。如淋病、梅毒、布鲁菌病等可通过人与人或人与带菌动物的密切接触而引起感染。

5. 虫媒传播 有些病原菌通过吸血昆虫为媒介传播疾病。如鼠蚤叮人吸血可传播鼠疫。

某些细菌可经多种途径传播引起感染，如结核分枝杆菌、炭疽杆菌等可经呼吸道、消化道、皮肤创伤等多途径感染。

三、感染的类型

感染的发生、发展和结局取决于宿主机体和病原菌相互作用的结果。根据两者力量对比，临床上可表现为隐性感染、显性感染和带菌状态三种类型。感染的类型可随着双方力量的消长而相互转化或交替出现。

（一）隐性感染

当机体的免疫力较强或侵入的病原菌数量少、毒力弱时，感染后对机体的损害较轻，不出现明显的临床症状，称为隐性感染或亚临床感染。隐性感染后机体可获得特异性免疫，能抵御同种细菌的再次感染。如结核、白喉和伤寒等常有隐性感染。

（二）显性感染

当机体的免疫力较弱或侵入的病原菌数量较多、毒力较强时，病原菌可在机体内生长繁殖，并对组织细胞产生不同程度的病理损害或生理功能的改变，表现出明显的临床症状和体征，称为显性感染，即为传染病。

1. 根据病情缓急不同分类

（1）急性感染：潜伏期短，发病急，病程短，一般只有数日至数周，病愈后，病原菌立即从体内消失，如流脑、霍乱等。

（2）慢性感染：潜伏期长，发病慢，病程长，可持续数月至数年，多见于细胞内寄生菌引起的感染，如结核分枝杆菌、麻风分枝杆菌等。

2. 根据感染部位和性质不同分类

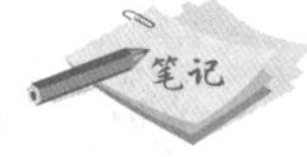

（1）局部感染：病原菌侵入机体后，仅局限在一定部位生长繁殖引起病变的一种感染，如化脓性球

菌引起的疖、痈等。

微课：全身感染的类型

(2) 全身感染：感染发生后，病原菌及其毒性产物通过血流播散至全身，引起的全身性症状。临床上常见的类型有以下几种：

1) 菌血症：病原菌从局部病灶侵入血流，但不在血中生长繁殖，只是短暂地一过性通过血循环到达体内适宜部位后再进行繁殖而致病，称为菌血症。如伤寒早期有菌血症期。

2) 毒血症：病原菌在入侵的局部组织生长繁殖，不侵入血流，但其产生的毒素入血，经血液到达易感组织和细胞，引起特殊的中毒症状，称为毒血症。如白喉、破伤风等。

3) 败血症：病原菌侵入血流，并在其中生长繁殖，产生毒素，引起严重的全身中毒症状，如高热、白细胞增多、皮肤和黏膜瘀斑、肝脾肿大，甚至休克死亡。称为败血症。如金黄色葡萄球菌、炭疽杆菌等引起的败血症。

4) 脓毒血症：化脓性细菌侵入血流并在其中大量繁殖，除引起原发感染外，还通过血流播散至机体的其他组织或器官，产生新的化脓性病灶，称为脓毒血症。如金黄色葡萄球菌引起的脓毒血症，常导致多发性肝脓肿、皮下脓肿、肾脓肿等。

(三) 带菌状态

机体在发生显性感染或隐性感染后，病原菌未立即消失，仍在体内继续存留一定时间，与机体免疫力处于相对平衡状态，称带菌状态。处于带菌状态的人称为带菌者。带菌者经常或间歇排出病原菌，成为重要的传染源。因此，及时检出带菌者并进行隔离和治疗对于控制传染病的流行具有重要意义。带菌者不能从事餐饮及幼托服务等工作。

(高文卫)

思考题

1. 细菌的致病性是由哪些因素决定的？
2. 细菌内毒素和外毒素的毒性作用有何不同？
3. 病原菌感染人体后所出现的各种感染类型与病原菌、宿主本身和环境有何关系？

扫一扫，测一测

思路解析

笔记

第六章　生物安全与医院感染

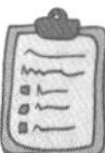

知识要点

生物安全是指人们避免或控制生物危害的发生所采取的保护自身和环境的要求和行为。病原微生物按危害程度划分为四个等级，一级最低，四级最高；生物安全实验室根据生物安全防护水平的不同分为四级，一级最低，四级最高。医院感染主要指的是住院病人在医院内获得的感染，包括内源性感染、外源性感染和母婴感染。常见的医院感染有呼吸道感染、泌尿道感染、胃肠道感染、外科伤口感染、血管内感染等；感染的病原体以革兰阴性杆菌为主，其次为革兰阳性菌。真菌感染比例呈上升趋势，另外病毒感染在医院感染中也较常见。医院感染过程包括感染源、感染途径和易感人群。《医院消毒卫生标准》对医院空气、物体表面、医护人员手卫生、医疗器械和化学消毒剂等的微生物要求及检测做出了明确规定，同时对医院感染中微生物的控制也给出了有效的方法。医护人员手卫生是医院感染中的重要环节。生物安全与医院感染有着密切的相关。

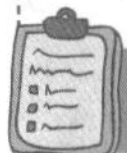

学习目标

掌握生物安全的概念、病原微生物危害程度分级、医院感染的概念及分类、医护人员手卫生相关知识；熟悉医院感染的病原体特点和流行病学特点、医院感染的微生物学监测和控制；了解生物安全意义和生物安全管理。

通过生物安全知识的学习，强化生物安全意识，具有防范和生物安全操作的能力；通过医院感染知识的学习，明确医院感染的范畴，具有在临床工作中消灭感染源和切断医院感染的途径、避免或减少医院感染发生的能力；充分认识手卫生的重要性，避免医院感染的发生。

第一节　生 物 安 全

生物安全（biosafety）是指人们避免或控制生物危害的发生所采取的保护自身和环境的要求和行为。由于环境中存在病原微生物，以及由于现代生物技术的开发和应用造成对生态环境和人体健康的潜在威胁，迫使人们采取一系列有效预防和控制措施，生物安全的重要性随之显现。生物安全主要包括病原微生物实验室生物安全和对突发性公共卫生事件的正确处理。突发公共卫生事件中的很多事件也涉及病原微生物及其所致的疾病，比如病原微生物被恶意散布或被用来制造生物武器，造成生物恐怖。因此，生物安全不仅为了保护实验室内人员的生命健康，更重要的是保护人群和社会的公共卫生安全。

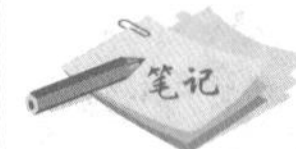

实验室生物安全（laboratory biosafety）是指在从事病原生物实验活动的实验室中为了避免病原体

对工作人员和相关人员的危害、对环境的污染和对公众的伤害所采取的原则和措施。主要涉及病原微生物实验中样本采集、运送、分离培养、鉴定和储存等，同时也包括由于实验室对生物基因的改造而产生的安全问题。广义的实验室生物安全也涵盖医护人员所进行的一切与生物感染有关的医疗活动。

生物安全是国际热点问题。我国自 2003 年 SARS 发生以后对生物安全问题越来越重视，但是因为起步较晚，还需要加强建设生物安全管理制度和生物安全的硬件设施。全球很多国家和地区已经建立了生物安全协会，这也将推动我国在该领域的迅速发展。

一、病原微生物危害程度分级

我国《病原微生物实验室生物安全管理条例》中按危害程度将病原微生物分为 4 类，其中第四类危险程度最低，第一类危险程度最高，第一类和第二类病原微生物统称为高致病性病原微生物。我国《实验室生物安全通用要求》根据微生物对个体和群体的危害程度进行的等级划分与 WHO《实验室生物安全手册》第三版（2004）基本一致，危害程度由Ⅳ级至Ⅰ级递减。不同标准微生物危害等级划分与标准见表 6-1。

表 6-1 病原微生物的危害等级划分与标准

《病原微生物实验室生物安全管理条例》	《实验室生物安全通用要求》	WHO《实验室生物安全手册》
四类 通常情况下不会引起人类或者动物疾病的微生物	**Ⅰ级** （低个体危害，低群体危害）不会导致健康工作者和动物致病的细菌、真菌、病毒和寄生虫等生物因子	**Ⅰ级** （无或极低的个体和群体危险）不太可能引起人或动物致病的微生物
三类 能够引起人类或者动物疾病，但一般情况下对人、动物或者环境不构成严重危害，传播风险有限，实验室感染后很少引起严重疾病，并且具备有效治疗和预防措施的微生物	**Ⅱ级** （中等个体危害，有限群体危害）能引起人或动物发病，但一般情况下对健康工作者、群体、家畜或环境不会引起严重危害的病原微生物。实验室感染不导致严重疾病，具备有效治疗和预防措施，并且传播风险有限	**Ⅱ级** （个体危险中等，群体危险低）病原微生物能够对人或动物致病，但对实验室工作人员、社区、牲畜或环境不易导致严重危害。实验室暴露也许会引起严重感染，但对感染有有效的预防和治疗措施，并且疾病传播的危险有限
二类 能够引起人类或者动物严重疾病，比较容易直接或间接在人与人、动物与人、动物与动物间传播的微生物	**Ⅲ级** （高个体危害，低群体危害）能引起人类或动物严重疾病，或造成严重经济损失，但通常不能因偶然接触而在个体间传播，或能使用抗生素等治疗的病原微生物	**Ⅲ级** （个体危险高，群体危险低）病原微生物通常能引起人或动物的严重疾病，但一般不会发生感染个体向其他个体的传播，并且对感染有有效的预防和治疗措施
一类 能够引起人类或动物非常严重疾病的微生物，以及我国尚未发现或者已经宣布消灭的微生物	**Ⅳ级** （高个体危害，高群体危害）能引起人类或动物非常严重的疾病，一般不能治愈，容易直接或间接或因偶然接触在人与人或动物与动物间传播的病原微生物	**Ⅳ级** （个体和群体的危险均高）病原微生物通常能引起人或动物的严重疾病，并且很容易发生个体之间的直接或间接传播，对感染一般没有有效的预防和治疗措施

《人间传染的病原微生物名录》对病原微生物除了进行危害程度分类外，还规定了其不同实验操作的防护水平以及运输的包装要求。

二、生物安全实验室

生物安全实验室（biosafety laboratory）是指通过规范的实验室设计、实验设备的配置、个人防护装备的使用等建造的实验室。生物安全实验室在结构上由一级防护屏障（安全设备）和二级防护屏障（设施）这两部分硬件构成，实验室生物安全防护的安全设备和设施的不同组合，构成了不同等级的生物安全防护水平（biosafety level，BSL）。生物安全实验室根据生物安全防护水平的不同分为四级，一级生物安全水平（BSL-1）实验室、二级生物安全水平（BSL-2）实验室、三级生物安全水平（BSL-3）实验室和

四级生物安全水平(BSL-4)实验室。其中BSL-1实验室和BSL-2实验室被称为基础实验室,BSL-3实验室被称为生物安全防护实验室,BSL-4实验室被称为高度生物安全防护实验室(表6-2)。

表6-2　病原微生物实验室分级

级别	实验室类型	处理对象
BSL-1	基础实验室,常为基础教学、研究实验室	对人体、动植物或环境危害较低,不具有对健康成人、动植物致病的致病因子
BSL-2	基础实验室,常为诊断、研究实验室	对人体、动植物或环境具有中等危害或具有潜在危险的致病因子,对健康成人、动植物和环境不会造成严重危害,有有效的预防和治疗措施
BSL-3	防护实验室,为特殊的诊断、研究实验室	对人体、动植物或环境具有高度危险性,主要通过气溶胶使人类传染上严重的甚至是致命的疾病,或对动植物和环境具有高度危害的致病因子。通常有预防治疗措施
BSL-4	最高级防护实验室,供危险病原体研究	对人体、动植物或环境具有高度危险性,通过气溶胶途径传播或传播途径不明或未知的危险致病因子。没有预防治疗措施

病原微生物实验室主要进行不同危害程度的病原微生物操作。在病原微生物实验室的各种活动中,实验室相关感染事故时有发生。实验室感染的途径一般有黏膜接触感染、食入感染、吸入感染和接触感染动物感染。气溶胶(aerosols)是指悬浮于气体介质中的粒径一般为0.001~100μm的固态或液态微小粒子形成的相对稳定的分散系。微生物附着形成的感染性微生物气溶胶的吸入感染较常见,也较难预防,是造成实验室感染的主要因素。为了有效预防实验室感染的发生,所有涉及感染性物质的操作应在特定等级的生物安全实验室内进行。

三、生物安全实验室的重要意义

20世纪50年代首先在美国出现了生物安全实验室,主要是针对实验室意外事故感染所采取的预防对策。随后一些国家如英国、前苏联、加拿大、日本等也建造了不同级别的生物安全实验室。我国的第一个生物安全实验室是在1987年建成的。建立生物安全实验室对医疗护理工作同样具有十分重要的指导意义。

1. 建立病原生物研究安全平台的需要　生物安全实验室的直接目的是保证研究人员不受实验因子的伤害,保护环境和公众的健康,保护实验因子不受外界因子的污染,即建立科学、安全的研究传染病的平台。

2. 生物防护的需要　生命科学和技术迅速发展的同时,也可能给人类造成生物威胁。除此之外,生物威胁还包括生物恐怖行为。生物安全实验室的建立可以加强生物国防。

3. 传染病预防和控制的需要　新中国成立后传染病防治一直是卫生工作的重要部分,取得了巨大的成就。但是近年来随着世界环境的变化,曾被控制的传染病有死灰复燃之势,伴随着新发传染病的出现,使传染病防治工作不断迎接着新的挑战。因此,加强生物防护能力、提高实验室研究能力势在必行。

4. 医院感染控制的需要　在全球范围医院感染已经成为重要的卫生问题。2003年SARS流行期间我国医院内感染病例占病人总数的20%左右,医护人员高比例的感染造成社会的极大恐慌。实际上医护人员的职业性感染早就存在,如结核病房医护人员和临床检验人员的感染率远高于正常人群,所以临床工作也需要生物安全实验室。

5. 动物防疫的需要　有史以来传染病给人类造成危害的同时也严重影响着畜牧业。2001年欧洲暴发的疯牛病、口蹄疫和2004年亚洲高致病禽流感造成严重的经济损失,震动了世界。更为严重的是,已有的新发人畜共患病能传播给人类引起流行,后果非常严重。

6. 出入境检验检疫的需要　改革开放以来随着经济快速的发展、国际往来日益频繁和进出口额不断扩大,我国出入境的生物危害的防护也面临挑战。

7. 全球疫情警报和反应网络(the global outbreak alert and response network,GOARN)监测的需要　GOARN监测网络是WHO建立的全球传染病突发预警和应对的网络,其中离不开实验室网络建

微课：全球疫情警报和反应网络

设。它是成员国内地区、实验室、国际组织等形成的专业技术协作网络，能有效调动各方面资源应对传染病的威胁，抵御突发传染病的全球传播。

四、生物安全管理

（一）病原生物实验室的标准和指南

为了指导实验室生物安全和减少实验室事故的发生，1983 年世界卫生组织出版了《实验室生物安全手册》，鼓励各国针对本国实验室安全处理病原体制订具体的操作规程，并为制订这类规程提供专家指导，2004 年发布了第三版。我国在 2002 年 12 月颁布了行业标准《微生物和生物医学实验室生物安全通用准则》（WS233-2002），这是我国生物安全领域一项开创性的工作。2004 年 5 月正式颁布了《实验室生物安全通用要求》（GB19489-2004），成为我国第一部关于实验室生物安全的国家标准，从此标志着我国实验室生物安全管理走上法制化的轨道。目前国内使用的是《实验室生物安全通用要求》（GB19489-2008）。

（二）我国有关病原生物生物安全的法律法规

1.《中华人民共和国传染病防治法》 于 1989 年 2 月 21 日公布，同年 9 月 1 日开始实施。该法规定国家对传染病实行预防为主的方针，防治结合，分类管理，把我国流行的传染病分为甲类、乙类和丙类等三类，甲类的危害程度最高，依次递减。

2.《病原微生物实验室生物安全管理条例》 于 2004 年 11 月颁布。该条例适用于中华人民共和国境内从事能够使人或动物致病的微生物实验的实验室及其所从事的与病原微生物菌（毒）种、样本有关的分类、研究、保存和运输、教学、检测、诊断等相关实验活动的生物安全管理。

3.《中华人民共和国国境卫生检疫法》及其实施细则　于 1986 年 12 月 2 日颁布。该法对由国内传出的传染病种类、出入境检测对象、发现可疑线索采取的措施、各级行政主管部门和职能部门的职责等作出了相应的规定，但对这些传染病的检测设施、标准操作、实验室生物安全、人员和环境保护措施等没有作出规定。

4.《中华人民共和国进出境动植物检疫法》 于 1996 年 12 月 2 日颁布。该法规定了检疫对象(动物传染病、寄生虫病和植物危险性病、虫、杂草以及其他有害生物)、检疫制度、检疫单位、过境检疫、携带和邮寄物检疫、发现检疫对象后的处理方法等作出了规定。

5.《突发公共卫生事件应急条例》 该条例对突发公共卫生事件作了明确定义，规定了在突发事件发生后各级部门应成立相应的突发事件应急处理指挥部，负责突发事件应急处理的统一领导、统一指挥。卫生行政主管部门和其他有关部门在各自的职责范围内做好突发事件应急处理的有关工作。

6.《医疗废物管理条例》 为了加强医疗废物的安全管理，防止疾病传播，保护环境，保障人体健康，2003 年 6 月 4 日国务院通过该条例，自公布之日起施行。该条例规定了废弃物处理的原则、程序，要求相关部门和单位均应制定规章制度和应急方案，及时检查、督促、落实废弃物的管理工作。违反相关规定者，将依据情节严重程度不同而受到行政处罚直至承担相应的民事和刑事责任。

第二节　医 院 感 染

一、概述

医院感染（hospital infection）也称医院内感染（nosocomial infection，NI），是指住院病人在医院内获得的感染，包括在住院期间发生的感染和在医院内获得而出院后发生的感染，但不包括入院前已存在或入院时已处于潜伏期的感染。医院工作人员在医院内获得的感染也属医院感染。

门诊病人、探视者、陪护家属及其他流动人员由于在医院内停留的时间短暂，院外感染因素较多，其感染常难以确定是否来自于医院，所以医院感染主要指住院病人。

（一）医院感染的分类

医院感染主要包括：①外源性感染：又称为交叉感染，指病人被医院内存在的各种病原微生物侵

袭而发生的感染。主要包括人与人接触的直接感染，以及通过物品、医院环境与人接触的间接感染。②内源性感染：又称为自身感染，指病人被自身体表、口腔、呼吸道、肠道、泌尿生殖道等部位的正常菌群引起的感染。正常情况下，正常菌群不会引起人体感染，但是当机体免疫功能低下、寄居部位改变和菌群失调等情况下可导致自身的感染。③母婴感染：指在分娩过程中胎儿通过产道所发生的感染，如B群链球菌发生的感染，为医院感染。

（二）常见的医院感染

医院感染一般多为散发性，有时亦可出现暴发流行。常见的有呼吸道感染、泌尿道感染、胃肠道感染、外科伤口感染、血管内感染等。

1. 呼吸道感染　医院感染中呼吸道感染居于首位，在呼吸道感染中下呼吸道感染较上呼吸道感染多见，可发生于所有病人。引起医院呼吸道感染的因素较多，其中老年病人由于基础性疾病较多，在住院期间容易发生呼吸道感染；一些非感染性肺部疾病的病人肺功能较差，痰液不能及时排出，易导致细菌滋生，引发肺部感染；抗菌药物的不合理使用易引起自身正常菌群的感染；气管切开和插管、使用呼吸机治疗、雾化等可造成呼吸道创伤、黏膜损伤、吸入性污染等，非常容易引发肺部感染。

2. 泌尿道感染　在医院感染中泌尿道感染仅次于呼吸道感染，在医院内获得的尿路感染最常见的为导尿管相关尿路感染（catheter-associated urinary tract infections，CAUTI），病原菌通常来自病人自身的结肠、会阴等部位的正常菌群，或医疗人员插管或操作不规范带入的细菌，感染率高，发病率低，能导致菌血症和死亡。

3. 胃肠道感染　在胃肠道感染中儿童以轮状病毒感染最为常见，其次为腺病毒；成人常见的致病菌为艰难梭菌，其余有沙门菌、志贺菌、致病性大肠埃希菌和弯曲菌等。广谱抗生素在肠道的应用能极大地改变肠道正常菌群，带来严重的临床后果，局部可从轻度的腹泻到严重的结肠炎；肠道外给药也可经胆汁分泌途径而到达胃肠道，引起胃肠道感染。

4. 手术部位感染　手术部位感染的细菌常取决于手术部位的正常菌群及手术环境，特别是空气中的细菌。婴儿和老年病人、慢性病病人、肥胖病人、营养不良者和烧伤病人易发生手术部位感染。手术时间、部位和类型等对感染起决定性作用。手术时间越长，感染的机会越多。

5. 血管内感染　血管内感染源于血管内疗法。血管内疗法可使病原微生物避开正常皮肤的防御机制而直接进入血循环系统；另外，如果微生物污染输液导管或输液剂，也会引起严重感染。

（三）医院感染中病原体特点

医院感染的病原体与社区感染的病原体不同，其特点：①革兰阴性菌为主，革兰阳性菌次之，真菌感染比例呈上升趋势，医院感染常见的病原体见表6-3；②多为条件致病菌，如铜绿假单胞菌、不动杆菌、大肠埃希菌、凝固酶阴性的葡萄球菌等；③耐药菌株逐年增多，如耐甲氧西林金黄色葡萄球菌、多重耐药的非发酵菌、耐万古霉素的肠球菌等；④同一病原体可引起多部位感染，如大肠埃希菌可引起病人肺部感染、血液感染、泌尿道感染、肠道感染和手术切口感染等；⑤免疫功能低下的病人容易发生病原体的混合感染，铜绿假单胞菌和大肠埃希菌引起的肺部混合感染等；⑥抗菌药物使用不当、病人免疫力低下或者正常菌群移位致使正常菌群成为医院感染的病原体，如艰难梭菌引起的假膜性肠炎等。

表6-3　医院感染常见的病原体

微生物种类	微生物名称	感染类型
细菌	金黄色葡萄球菌、肺炎链球菌、大肠埃希菌、肠球菌属、铜绿假单胞菌、克雷伯菌属、凝固酶阴性葡萄球菌、肠杆菌属、艰难梭菌、不动杆菌属、结核分枝杆菌等	呼吸道感染、尿路感染、胃肠道感染、伤口和皮肤脓毒血症等感染性疾病
病毒	流感病毒、麻疹病毒、风疹病毒、肝炎病毒、人类免疫缺陷病毒、轮状病毒、柯萨奇病毒、巨细胞病毒等	呼吸道感染、肝炎、心肌炎、胃肠道感染、脑炎和视网膜炎等
真菌	白假丝酵母菌、曲霉菌、新型隐球菌和毛霉菌等	呼吸道感染、泌尿生殖道感染、胃肠道感染等

引起医院感染暴发的病原体可为同一病原体，也可为不同病原体；不同部位的感染，常见的病原体不同；引起医院感染的病原体常存在于医院中，而且随着时间的推移不断发生变化；医院感染的病原体有着地区差异，不同地区、同一地区的不同医院、同一医院的不同科室引起医院感染的病原体不同。

（四）医院感染的流行病学特点

医院感染与社区感染相比，医院感染的发生、发展以及预防与控制有着其自身的规律与特点。医院感染的过程包括三个环节，即感染源、感染途径和易感人群，缺少或中断任何一个环节，将不会发生医院感染。

1. 感染源　医院感染的感染源主要有病人或无症状病原体携带者或病人自身、感染的医务人员、污染的医疗器械、污染的血液及血液制品、环境储源和动物感染源，但动物感染源少见。

2. 感染途径

(1) 接触传播：是医院感染中最常见也是最重要的感染方式之一，包括直接接触感染和间接接触感染。直接接触感染指病原体从感染源直接传播给接触者，如病人之间、医务人员与病人之间、医务人员之间都可通过手的直接接触而感染病原体。病人的自身感染也可认为是自身直接接触感染，如病原体从已感染的切口传递至身体的其他部位，粪便中的革兰阴性杆菌传递至鼻咽部等。间接接触感染是指经过某种或某些感染媒介或医务人员手、医疗仪器设备、病室内的物品等传播给易感者。在间接接触感染中医务人员的手在传播病原体上起着重要作用，因为手经常接触各种感染性物品，容易再经接触将病原体传播给其他医务人员、病人或物品。目前由于我国手卫生设施差、医务人员对手卫生认识不足，医务人员的手在接触感染中成为主要途径。

(2) 空气和飞沫传播：空气传播是以空气为媒介，将空气中带有病原微生物的微粒子或气溶胶随气流流动而发生感染，如结核分枝杆菌、军团菌、曲霉菌和水痘-带状疱疹病毒等经空气传播而感染；流感病毒、呼吸道合胞病毒、化脓性链球菌（咽炎）可经飞沫传播。

(3) 医源性传播：是指因各种诊疗活动所致的医院感染。常因污染的诊疗器械和设备、血液及血制品、输液制品、药品及药液、一次性使用无菌医疗用品等而发生感染。

3. 易感人群　病原体传播到宿主后，是否引起感染取决于病原体的毒力和宿主的易感性。医院感染的影响因素有：

(1) 年龄：婴幼儿及老年人。婴幼儿因免疫功能尚未发育成熟，老年人常患基础疾病、生理防御功能减退等而易感。

(2) 基础疾病：各种造血系统疾病、恶性肿瘤、糖尿病、慢性肾病及肝脏疾病等病人对感染敏感性增加。

(3) 免疫状况：缺乏麻疹、水痘、百日咳等保护性抗体的病人；接受各种免疫制剂如抗癌药物、皮质激素、放疗等治疗者等。

(4) 继发感染：人类免疫缺陷病毒及其他免疫抑制病毒感染者易继发其他病原体感染；流感病毒易继发细菌性肺炎；疱疹病毒感染损伤部位可继发葡萄球菌感染。

(5) 创伤：各种侵袭性操作导致的创伤和意外创伤均可损伤机体皮肤和黏膜屏障作用，给病原微生物的侵入提供了途径。同时无菌操作不严或器械污染则可直接将病原体带入病人机体内而导致感染。

二、医院感染的微生物学监测和控制

（一）医院感染的微生物学监测

病人、医院环境和微生物是发生医院感染的中心环节，医院环境中微生物的污染程度与医院感染密切相关，是监测的重点。

1. 医院消毒卫生要求

(1) 空气、物体表面和医护人员的手：医院空气和物体表面微生物的含量反映医院空气和物体表面的污染和洁净程度。医院微生物常规监测或者当医院感染暴发或疑似暴发与医院环境有关时进行微生物的监测。医护人员手的卫生状况也是医院内感染的重要环节。2012年《医院消毒卫生标准》(GB

15982-2012）对空气、物体表面和医护人员手的卫生标准要求见表6-4和表6-5。

表6-4　各类环境空气、物体表面细菌菌落总数卫生标准

环境类别		空气平均菌落数（cfu/皿）	物体表面平均菌落数（cfu/cm^2）
Ⅰ类环境	洁净手术部	符合GB50333要求	≤5.0
	其他洁净场所	≤4.0（30min）	
Ⅱ类环境	非洁净手术室	≤4.0（15min）	≤4.0
	产房		
	导管室		
	血液病病区、烧伤病区等保护性隔离病区		
	重症监护室		
	新生儿室		
Ⅲ类环境	母婴同室	≤4.0（5min）	≤10.0
	消毒供应室检查包装灭菌区和无菌物品存放区		
	血液透析室		
	普通住院病区		
Ⅳ类环境	普通门（急）诊及其检查、治疗室	≤4.0（30min）	≤10.0
	感染性疾病科门诊和病区		

表6-5　医护人员手细菌菌落总数卫生标准

项目		执行标准	菌落总数
医护人员手	卫生手消毒后	GB15982-2012	≤$10cfu/cm^2$
	外科手消毒后	GB15982-2012	≤$5cfu/cm^2$

（2）医疗器材：《医院消毒卫生标准》中对医疗器材等划分为高度危险性医疗器材、中度危险性医疗器材和低度危险性医疗器材提出了明确规定。

1）高度危险性医疗器材：指使用时需进入人体无菌组织的物品，如针头、注射器、手术器械、注射液体、敷料、静脉导管和尿道插管等，必须无菌。

2）中度危险性医疗器材：指使用时需不进入人体无菌组织，但须接触破损黏膜的医疗用品，如呼吸机、麻醉机、胃镜等，此类物品消毒后细菌菌落总数≤20cfu/件（cfu/g或$cfu/100cm^2$），不得检出致病性微生物。

3）低度危险性医疗器材：只接触未损伤皮肤的医疗用品，如治疗盘、治疗车、食品器皿等细菌菌落总数≤200cfu/件（cfu/g或$cfu/100cm^2$），不得检出致病性微生物。

（3）化学消毒剂：《皮肤消毒剂卫生要求》（GB27951-2011）消毒剂微生物指标标准要求：灭菌用的消毒液应无菌；完整皮肤消毒剂的菌落总数≤10cfu/ml（g），霉菌和酵母菌菌落总数≤10cfu/ml（g），不得检出致病性微生物；破损皮肤的消毒剂应无菌；使用中消毒剂的菌落总数应菌落总数≤50cfu/ml（g），霉菌和酵母菌菌落总数≤10cfu/ml（g），不得检出致病性微生物；使用中破损皮肤消毒剂应符合出厂要求。

2. 医院感染的微生物检测　《医院消毒卫生标准》中对医院感染微生物学检测的要求和方法做了明确规定。当流行病学调查怀疑医院感染与灭菌物品有关时，需进行相应物品的无菌检查。涉及疑似医院感染暴发或工作中怀疑微生物污染时，进行目标微生物检查。

（1）空气检查：医院空气中微生物的含量反映医院空气污染和洁净程度。空气样本采集使用空气采样器法和平板暴露法。将空气采样器法或平板置于室内中央0.8~1.5米高度，采集四角及中央共5个采样点。空气采样器，平板经48小时培养后，通过采样器各平皿菌落数之和与采样速率和采样时

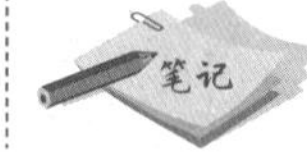

间的比值计算得出空气中细菌浓度；平板沉降法，按平均每平板的菌落数来表示空气细菌的多少。

(2) 物体表面检查：将 5cm×5cm 灭菌规格板放在被检物体表面，用浸有无菌生理盐水的棉拭子在规格板空格的被检物体表面往返涂抹 5 次，移动规格板，连续采集 1~4 个规格板面积，剪去手接触部分，将棉拭子放入盛有 10ml 无菌生理盐水或增菌培养液中，采样管充分震荡后，将采样管内菌液按不同浓度稀释，按液体中细菌计数的方法接种培养。平均每个平板的细菌数乘以稀释倍数和采样面积的比值计算物体表面菌落总数。

(3) 医务人员手卫生检查：用浸有无菌生理盐水的棉拭子在双手手指指掌面从指端到指根一定面积内往返涂抹 2 次，并随之转动棉拭子，剪去手接触部分，将棉拭子放入盛有 10ml 无菌生理盐水或增菌培养液中，采样管充分震荡后，将采样管内菌液按不同浓度稀释，按液体中细菌计数的方法接种培养。将平均每个平板的细菌数乘以稀释倍数和采样面积的比值计算手部菌落总数。

(4) 医疗器械检查方法：灭菌或消毒的医疗器械剪碎、整件或表面涂抹取样后按常规标本处理。凡灭菌后的医疗器械不得检出任何活的微生物；消毒后的医疗器械按平皿倾注法计算菌落总数，必要时分离致病型微生物。

(5) 使用中消毒液检查：用无菌吸管吸取消毒液 1ml，加入装有 9ml 含有相应中和剂的采样管内并混匀。取 1ml 混匀后的稀释液，用倾注平皿法接种培养，计算菌落数，必要时分离致病微生物。

（二）医院感染中微生物学控制

医院感染的微生物学控制关键措施是清洁、消毒、无菌技术、隔离和抗生素等措施的正确运用。

1. 消毒灭菌　消毒灭菌是阻断微生物传播的有效方法，是预防医院感染的重要措施。根据《医院消毒卫生标准》采取合理的消毒方法，达到医院内消毒卫生微生物要求。包括医院内室内空气的消毒、医疗器械和物品的消毒和环境的消毒等。

2. 隔离　隔离是指将处在传染期或可疑传染病人和病原携带者同其他人分开，或将感染者置于不能传染给他人的条件下。由于医院感染具有感染源多样、感染途径复杂和感染人群特殊的特点，大大增加了控制的难度。隔离效果取决于必要的设备、制度和医护人员执行情况。如对感染源的隔离，呼吸隔离、肠道隔离、外伤隔离等需要隔离间、专科隔离门诊和隔离病区等设施。隔离病区则必须划分污染区、半污染区及清洁区。护理人员进入室内必须认真手消毒，穿隔离服。一切被污染的物品均需装入污染袋后再取出隔离室；对易感染人群，如早产新生儿、免疫缺陷病人应采取保护性隔离，除特殊设施外，需要接近的医护人员须穿戴无菌衣、帽、鞋、口罩及手套等。

3. 合理使用抗生素　合理使用抗生素是指在病人具有明确临床指征的情况下，临床医师选用适宜的抗菌药物和适当的给药途径、给药剂量和治疗周期，从而有效地发挥抗菌药物的治疗与预防感染的作用，达到杀灭致病菌、控制感染的目的，以及预防和减少各种不良反应的发生。自抗生素问世以来，很多感染性疾病得到治疗，医院感染率显著下降。但由于抗生素的广泛应用及不合理使用，对医院感染也带来种种不利影响，表现为病原微生物耐药性的广泛出现和感染微生物谱的变化，以致许多抗生素失去作用，甚至发生耐药菌的暴发流行，同时增加了抗生素的不良反应，增加了护理的工作量和风险，增加了病人的医疗费用。因此，抗生素的合理使用已成为控制医院感染的重要措施之一。

三、手卫生的重要性

医院感染严重威胁着病人的健康和生命安全。在每一次的医院感染事件中，手卫生有着不可推卸的责任。保持手卫生是有效预防控制病原体传播从而降低医院感染发生率的最基本、最简单且行之有效的方法。特别是 ICU 院内感染比普通病房高，其感染环节复杂，医护人员包括护工的手在诊疗护理过程中与危重病人接触的频率最高。

《医务人员手卫生规范》(WS/T313-2009) 中对医护人员手卫生的管理与基本要求、手卫生设施、洗手与卫生手消毒、外科手消毒、手卫生效果的监测等制定了详细的标准，适用于各级各类医疗机构。手卫生定义为医务人员洗手、卫生手消毒和外科手消毒的总称。洗手是医务人员用肥皂(皂液)和流动水洗手，去除手部皮肤污垢、碎屑和部分致病菌的过程。卫生手消毒是指医务人员用速干手消毒剂揉搓双手，以减少手部暂居菌的过程。外科手消毒是指外科手术前医务人员用肥皂(皂液)和流动水洗手，再用手消毒剂清除或者杀灭手部暂居菌和减少常居菌的过程。

视频：手的清洁

手卫生指征包括：①接触病人前后，特别是接触皮肤黏膜有破损的病人及侵入性操作前后；②进行无菌操作前、进入和离开隔离病房、重症护理室、婴儿室、新生儿病房、烧伤病房、传染病病房等重点部门；③在同一病人身上，当从污染操作转为清洁操作时；④接触血液、体液和被污染的物品后；⑤戴口罩、穿脱隔离衣前后、脱去手套后。

由于对手卫生手重视及认知不足、手卫生设施配备不完善、手卫生依从性低(执行手卫生总次数占医护人员手卫生时机总次数的百分比)等情况，导致了相关医院感染的发生。在医院内医护人员一个简单的操作，如数脉搏、换药、铺床、吸痰等，就可能使手上的细菌数量大大增加，所以医务人员的手可携带大量细菌。

造成医院感染的“元凶”主要是耐药菌，而医护人员的手是接触传播各种病原微生物最重要的媒介。在不同病人之间进行操作不洗手或是洗手不规范，增加了医院感染发生的机会，是造成医院交叉感染的重要途径。

加强医务人员手卫生的观念，提高医务人员手卫生的质量，是有效预防控制病原体传播，降低医院感染最基本、最简单、最直接、最有效的措施。每一个医务人员在无菌操作前后、接触病人前后、处理污物后，均应按正确的方法认真洗手和进行手消毒。

(刘俊琴)

思考题

1. 2008年1月中国科学院武汉国家生物安全实验室(武汉BSL-4实验室)正式运行，标志着中国正式拥有了研究和利用烈性病原体的硬件条件。我国乃至世界各国科研机构的实验室对生物安全都非常重视，建有不同等级的生物安全实验室。请问建立生物安全实验室的意义何在？

2. 在临床护理过程中，对哪些人群要特别注意医院感染的发生？

3. 作为一名医护人员，您了解手卫生知识吗？在临床护理中手卫生重要吗？手卫生执行指征是什么？

扫一扫，测一测

思路解析

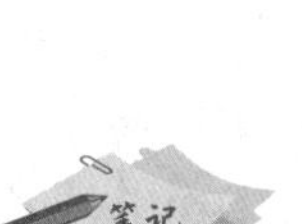

第七章 球 菌

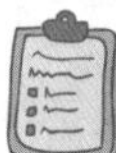

知识要点

球菌主要包括革兰阳性的葡萄球菌、链球菌和肺炎链球菌及革兰阴性的脑膜炎奈瑟菌和淋病奈瑟菌，通常能引起机体的化脓性炎症。葡萄球菌和链球菌主要引起多种组织器官的化脓性炎症，甚至败血症；肺炎链球菌引起大叶性肺炎；脑膜炎奈瑟菌引起流行性脑脊髓膜炎；淋病奈瑟菌引起淋病。

学习目标

掌握葡萄球菌、链球菌、淋病奈瑟菌和脑膜炎奈瑟菌主要生物学性状、致病性；熟悉常见病原性球菌所致疾病及实验室检查方法；了解各种病原性球菌标本采送、检验及防治原则。

通过学习，具有能够运用所学知识对引起化脓性疾病及性传播性淋病进行健康教育、护理和预防的能力。

球菌（coccus）是细菌中的一大类，临床最常见的致病性球菌有葡萄球菌、链球菌、肺炎链球菌、脑膜炎奈瑟菌和淋病奈瑟菌。

第一节 葡萄球菌属

葡萄球菌属（*Staphylococcus*）是化脓性细菌中最常见者，因其常堆积成葡萄串状而得名。葡萄球菌广泛分布于自然界、人和动物的体表及与外界相通的腔道中，如口腔、鼻咽腔等。葡萄球菌属包括30多个种和亚种。在人类，金黄色葡萄球菌引起的感染最常见，占化脓性感染的80%左右；人类对该菌带菌率高（一般为20%~50%，医务人员高达70%），是引起医院交叉感染的重要病原菌。

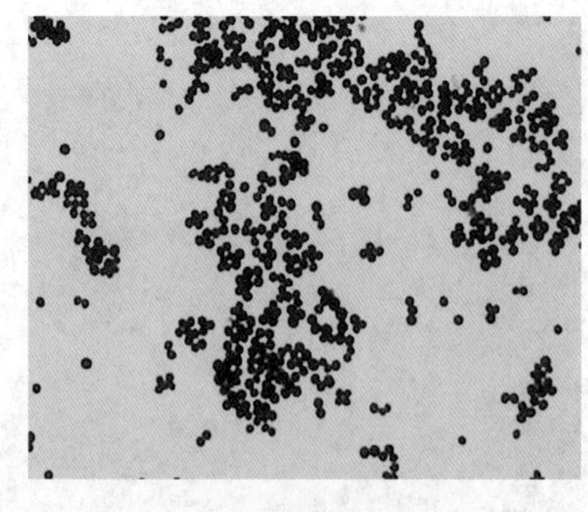

图7-1 葡萄球菌

【生物学性状】

1. 形态与染色 球形或略呈椭圆形，平均直径1.0μm，在固体培养基上生长的细菌呈典型的葡萄串状排列（图7-1），但在液体或脓汁中生长的葡萄球菌多成双或短链状排列。无鞭毛和芽胞，某些菌株可形成荚

膜。革兰染色阳性。

2. 培养特性 需氧或兼性厌氧，营养要求不高，在普通琼脂培养基上即可生长。最适生长温度为37℃，最适宜 pH 为 7.4。在 20% 的 CO_2 环境中有利于毒素产生。在肉汤培养基中经 37℃培养 18~24 小时，呈均匀浑浊生长，管底稍有沉淀。在普通琼脂平板上形成圆形、凸起、边缘整齐、表面光滑、湿润、有光泽、不透明的菌落，菌落因种不同而呈金黄色、白色或柠檬色，直径 2~3mm。在血平板上，致病菌株可形成透明溶血环。该菌耐盐，故可用高盐培养基分离葡萄球菌。

图片：金黄色葡萄球菌在普通琼脂平板上形成的菌落

葡萄球菌多能分解葡萄糖、麦芽糖、蔗糖，产酸不产气，致病菌能分解甘露醇。致病性葡萄球菌凝固酶试验多为阳性。

图片：金黄色葡萄球菌在血平板上形成的菌落

3. 分类 根据色素和生化反应的不同，葡萄球菌可分为金黄色葡萄球菌、表皮葡萄球菌、腐生葡萄球菌。其中金黄色葡萄球菌多为致病菌，表皮葡萄球菌为条件致病菌，腐生葡萄球菌一般不致病。三者的主要特性见表 7-1。

表 7-1 三种葡萄球菌的主要性状

性状	金黄色葡萄球菌	表皮葡萄球菌	腐生葡萄球菌
菌落色素	金黄色	白色	白色或柠檬色
凝固酶	+	-	-
溶血素	+	-	-
甘露醇分解	+	-	-
A 蛋白	+	-	-
耐热核酸酶	+	-	-
致病性	强	弱或无	无

4. 抗原构造

(1) 葡萄球菌 A 蛋白(staphylococcal protein A，SPA)：SPA 是存在于细胞壁表面的蛋白质，为完全抗原，有种属特异性。90% 的金黄色葡萄球菌有此抗原。SPA 具有抗吞噬、促细胞分裂、引起超敏反应等作用。SPA 可与人类 IgG 分子中的 Fc 段发生非特异性结合，而 Fab 段仍能与相应的抗原发生特异性结合，故常用含 SPA 的葡萄球菌作为载体，结合特异性抗体后，用于多种微生物抗原的检测，称为协同凝集试验。

(2) 荚膜抗原：宿主体内的金黄色葡萄球菌多有荚膜多糖抗原，有利于细菌黏附到细胞或生物合成材料(如人工关节、生物性瓣膜等)表面，引起感染。

5. 抵抗力 葡萄球菌对外界的抵抗力强于其他无芽胞菌。在干燥的脓汁、痰液中可存活 2~3 个月；加热 60℃ 1 小时或 80℃ 30 分钟才被杀死；耐盐性强，在含 10%~15% 的 NaCl 的培养基中仍可生长；对甲紫敏感，十万分之一的甲紫溶液可抑制其生长；2% 苯酚中 15 分钟或 1% 的升汞中 10 分钟死亡；对红霉素、链霉素和氯霉素均敏感。但本菌易产生耐药性，目前金黄色葡萄球菌对青霉素 G 的耐药株高达 90% 以上。

【致病性与免疫】

1. 致病物质 金黄色葡萄球菌能产生多种侵袭性酶类和毒素，致病力较强。主要的毒力因子有：

(1) 凝固酶(coagulase)：是能使含枸橼酸钠或肝素抗凝剂的人或兔的血浆发生凝固的酶。致病菌株多能产生，可作为鉴定葡萄球菌有无致病性的重要指标。

凝固酶可使血浆中的纤维蛋白原变成纤维蛋白，沉积在菌体表面，阻碍吞噬细胞对细菌的吞噬及杀菌物质的杀伤作用。同时病灶处细菌不易扩散，故葡萄球菌引起的感染易于局限化和形成血栓，脓汁黏稠。

(2) 葡萄球菌溶血素(staphylolysin)：葡萄球菌能产生 α、β、γ、δ、ε 五种溶血素，对人有致病作用的主要是 α 溶血素。

α 溶血素是一种外毒素，化学成分为蛋白质，不耐热，对多种哺乳类动物红细胞、白细胞、血小板、肝细胞、成纤维细胞等均有损伤作用。α 溶血素经甲醛脱毒可制成类毒素。

(3) 杀白细胞素(leukocidin)：只破坏中性粒细胞和巨噬细胞。含有两种蛋白质，两者必须协同作用才能通过改变细胞膜的通透性破坏细胞。能抵抗宿主吞噬细胞的吞噬，增强细菌的侵袭力。

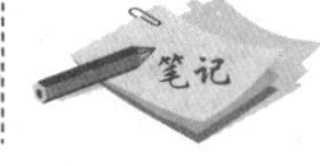

(4) 肠毒素(enterotoxin):是一组对热稳定的可溶性蛋白质,耐热100℃ 30分钟,亦不受胃肠液中蛋白酶的影响。如误食污染肠毒素的食物如牛奶、肉类、鱼、蛋类后,毒素作用于肠道神经受体,传入中枢神经系统后刺激呕吐中枢,引起以呕吐为主要症状的急性胃肠炎,即食物中毒。

(5) 表皮剥脱毒素(exfoliative toxin,exfoliatin):也称表皮溶解毒素,能裂解表皮组织的棘状颗粒层,使表皮与真皮脱离,引起剥脱性皮炎。化学成分为蛋白质,具有抗原性,可制成类毒素。

(6) 毒素休克综合征毒素-1(toxic shock syndrome toxin-1,TSST-1):可引起机体发热、休克及脱屑性皮疹,并增加对内毒素的敏感性。

图片:金黄色葡萄球菌引起的化脓性感染

2. 所致疾病　金黄色葡萄球菌所致疾病有侵袭性和毒素性两种类型。

(1) 侵袭性疾病:葡萄球菌可通过多种途径侵入机体,引起化脓性感染。

1) 局部感染:主要有皮肤软组织感染,如疖、痈、脓肿、甲沟炎、睑腺炎(麦粒肿)及创伤感染等。感染的特点是脓汁黄色、黏稠无臭味,病灶局限。发生在危险三角区的疖被挤压,细菌会沿内眦静脉进入颅内海绵窦,引起海绵状静脉炎。此外,还可引起内脏器官感染,如支气管炎、肺炎、中耳炎、新生儿脐炎、脑膜炎等。

2) 全身感染:由于用力挤压疖肿或过早切开未成熟的脓肿,细菌可向全身扩散,在机体免疫力低下时可大量繁殖引起败血症;或随血流进入肝、脾、肾等器官,引起多发脓肿,即脓毒血症。

图片:烫伤样皮肤综合征

(2) 毒素性疾病

1) 食物中毒:食入污染肠毒素食物后,经1~6小时潜伏期,出现恶心、呕吐、腹痛、腹泻等急性胃肠炎症状,呕吐最为突出。1~2天内可恢复。

2) 烫伤样皮肤综合征:开始皮肤出现红斑,1~2天表皮起皱,继而出现含清亮液体的水疱,易破溃,最后表皮上层脱落。多见于新生儿、婴儿、免疫力低下的成人。

3) 毒素休克综合征:主要表现为急性高热、低血压、猩红热样皮疹伴脱屑,严重时出现休克。

微课:葡萄球菌

表皮葡萄球菌一般不致病,在特殊情况下可成为条件致病菌,主要引起免疫力低下者和儿童的感染。感染类型有:①泌尿系统感染:仅次于大肠埃希菌,为年轻女性急性膀胱炎的主要致病菌,使用器械检查尿道易发生此类膀胱炎;②细菌性心内膜炎:因心瓣膜修复术而感染;③败血症:仅次于大肠埃希菌和金黄色葡萄球菌;④术后感染:目前表皮葡萄球菌感染已成为瓣膜修复术或胸外科手术中的严重问题。

葡萄球菌引起感染后,机体可获得一定的免疫力,但难以防止再次感染。

第二节　链球菌属

链球菌属(*Streptococcus*)的细菌广泛分布于自然界、人及动物的粪便和健康人的口腔、鼻咽部,大多数为正常菌群,不致病。链球菌属中对人类致病的主要是A族链球菌和肺炎链球菌,引起化脓性感染、猩红热、风湿热、肾小球肾炎等。

一、链球菌

【生物学性状】

1. 形态与染色　菌体球形或卵圆形,直径0.6~1.0μm,革兰染色阳性,常呈链状排列。链的长短与菌种和生长环境有关,在液体培养基中易形成长链,在固体培养基上和脓汁标本中多为短链、成双或单个散在排列。无鞭毛和芽胞,多数菌株可形成荚膜,成分为透明质酸,培养时间稍久,因产生透明质酸酶使荚膜分解消失。细胞壁外有菌毛样结构,含型特异性的M蛋白(图7-2)。

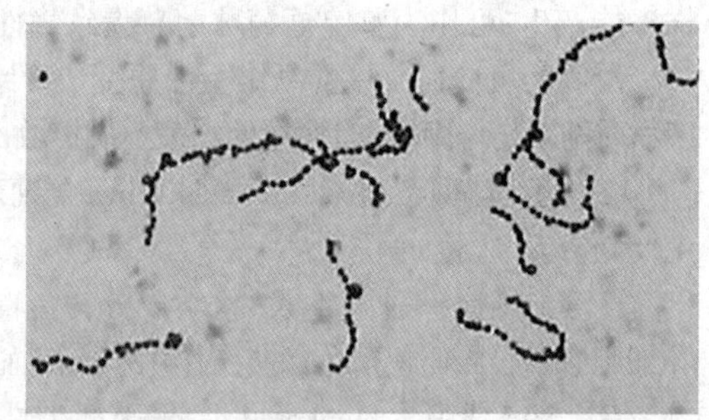
图7-2　链球菌

2. 分类

(1) 根据溶血现象分类:①甲型溶血性链球菌

(α-hemolytic streptococcus):血平板上菌落周围形成 1~2mm 宽的草绿色溶血环,称甲型溶血或 α 溶血,低倍镜观察可见 α 溶血环内红细胞并未完全溶解,故亦称不完全溶血。多为条件致病菌。②乙型溶血性链球菌(β-hemolytic streptococcus):血平板上菌落周围形成 2~4mm 宽、界限分明、完全透明的无色溶血环,称乙型溶血或 β 溶血,溶血环中的红细胞完全溶解,故又称完全溶血。这类链球菌又称为溶血性链球菌,致病力较强,人类和动物的多种疾病由该菌引起。③丙型链球菌(γ-streptococcus):菌落周围无溶血环,因而亦称为不溶血性链球菌。一般不致病。

(2) 根据抗原构造分类:根据链球菌细胞壁中多糖抗原的不同,将链球菌分为 A、B、C 等 20 个群。对人类致病的链球菌 90% 属 A 群。同一群的链球菌又分若干型。链球菌的群别与其溶血性之间无平行关系,但对人类致病的 A 群链球菌多形成 β 溶血。

图片:链球菌在血平板上形成的菌落

3. 培养特性 兼性厌氧,少数为专性厌氧。营养要求较高,需在含血液、血清、葡萄糖等物质的培养基中才能生长。最适生长温度 37℃,最适 pH 7.4~7.6。在血清肉汤培养基中呈絮状沉淀生长;在血平板上形成灰白色、表面光滑、边缘整齐、直径 0.5~0.75mm 的细小菌落,不同菌株形成的菌落周围可出现不同的溶血环。

链球菌能分解葡萄糖产酸不产气,对乳糖、甘露醇的分解因菌而异。

4. 抗原构造 主要有三种:①多糖抗原:有群特异性,是分群依据;②蛋白抗原:有型特异性,与致病有关的是 M 蛋白;③核蛋白抗原,无特异性。

5. 抵抗力 抵抗力较弱,60℃ 30 分钟即可杀死该菌。对常用消毒剂敏感。在干燥的痰中可存活数周。对青霉素、红霉素、四环素及磺胺均敏感。青霉素是链球菌感染的首选药物。

【致病性与免疫】

1. 致病物质 A 群链球菌是链球菌中致病力最强者,致病物质主要有细菌胞壁成分、外毒素及侵袭性酶类三大类。

(1) 细菌胞壁成分:①脂磷壁酸:与 M 蛋白一起构成菌毛样结构,增强细菌对细胞的黏附性;② M 蛋白:有抵抗吞噬细胞的吞噬和杀菌作用,与心肌、肾小球基底膜有共同抗原,某些超敏反应性疾病的发生与 M 蛋白有关;③ F 蛋白:是 A 群链球菌重要的黏附素成员,有利于细菌在宿主体内定植和繁殖。

(2) 外毒素:①链球菌溶血素:有两种,链球菌溶血素 O(streptolysin O,SLO)和链球菌溶血素 S(streptolysin S,SLS)。SLO 为含—SH 的蛋白质,对氧敏感,遇氧时, —SH 易被氧化为—S—S—,失去溶血活性。但加入还原剂,溶血作用可逆转。SLO 对中性粒细胞、血小板、巨噬细胞、神经细胞及心肌细胞有毒性作用。免疫原性强,可刺激机体产生抗体(ASO)。在链球菌感染 2~3 周至 1 年内,85%~95% 病人血清中可检出 ASO。活动性风湿热病人 ASO 显著增高,故临床常以测定 ASO 含量作为风湿热及其活动性的辅助诊断。SLS 对氧稳定,对热和酸敏感,不宜保存。无免疫原性。链球菌在血平板上的 β 溶血是由 SLS 所致。②致热外毒素(pyrogenic exotoxin):又称红疹毒素,是人类猩红热的主要毒性物质。其化学成分为蛋白质,有 A、B、C 三种血清型,较耐热,96℃ 45 分钟才能被完全破坏。此毒素使吞噬细胞释放内源性致热原,直接作用于下丘脑的体温调节中枢而引起发热。与猩红热的皮疹形成有关。

图片:链球菌引起的化脓性感染

(3) 侵袭性酶类:①透明质酸酶(hyaluromidase):能分解细胞间质的透明质酸,有利于细菌扩散,故又称扩散因子;②链激酶(strepto-kinase,SK):又称溶纤维蛋白酶,能使血液中纤维蛋白酶原变成纤维蛋白酶,可溶解血块或阻止血浆凝固,有助于细菌扩散;③链道酶(streptodornase,SD):亦称 DNA 酶,能分解脓汁中具有高度黏稠性的 DNA,使脓汁稀薄,促进病原菌扩散。故链球菌引起的化脓性感染病灶界限不清,脓汁稀薄,感染易扩散。

2. 所致疾病 A 群链球菌引起的疾病约占人类链球菌感染的 90%,分为化脓性感染、中毒性疾病和超敏反应性疾病。

图片:丹毒

(1) 化脓性感染:如蜂窝织炎、丹毒、扁桃体炎、淋巴管炎、脓疱疮、败血症等。

(2) 中毒性疾病:猩红热是由产生红疹毒素的 A 群链球菌引起的急性呼吸道传染病。10 岁以下儿童多发,潜伏期 2~3 天,主要临床表现为发热、咽炎、全身弥漫性鲜红色皮疹及疹退后明显的脱屑、口周苍白圈和杨梅舌等。

(3) 超敏反应疾病:①风湿热:常继发于 A 群链球菌感染引起的咽炎或扁桃体炎,潜伏期 2~3 周,

临床表现为发热、关节炎、心肌炎等；②急性肾小球肾炎：多见于儿童和青少年，临床以发热、血尿、蛋白尿、水肿、高血压为主要表现。其发病机制属于Ⅱ型或Ⅲ型超敏反应。

微课：
链球菌

甲型溶血性链球菌是条件致病菌。拔牙或扁桃体摘除时，口腔中的甲型溶血性链球菌乘机侵入血液，心脏若有先天性缺陷或风湿性损伤，细菌可在该处停留繁殖，引起亚急性细菌性心内膜炎。变异链球菌与龋齿的发生密切相关。

链球菌感染后，可建立牢固的型特异性免疫，但因型别多，型间无交叉免疫，故易反复感染。猩红热病后可建立牢固的同型抗毒素免疫。

二、肺炎链球菌

肺炎链球菌（pneumococcus）俗称肺炎球菌，常寄居在正常人的鼻咽腔内，多不致病，只形成带菌状态，当机体免疫力降低时致病，主要引起大叶性肺炎等。

【生物学性状】

菌体呈矛头状，多成双排列，钝端相对。无鞭毛和芽胞，在机体内可形成厚荚膜，革兰染色阳性（图 7-3）。营养要求较高，在血平板上形成细小、灰白色、圆形略扁、半透明、有草绿色溶血环的菌落。培养超过 24 小时因产生自溶酶，细菌自溶，菌落中央下陷呈脐窝状。自溶酶可被胆汁或胆盐激活，促进培养物中细菌自溶，借此可与甲型链球菌鉴别。对外界抵抗力较弱，对一般消毒剂敏感。

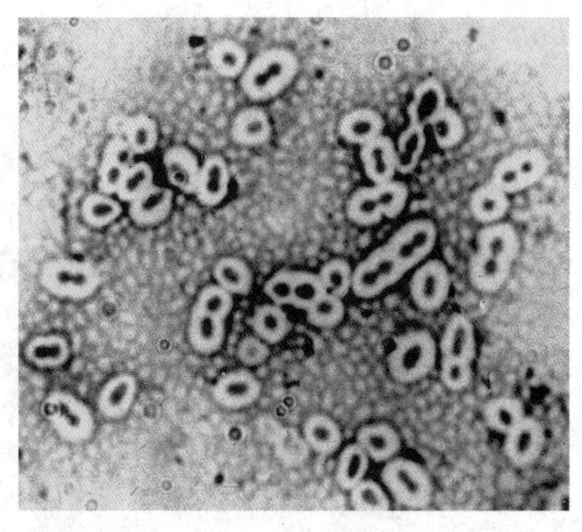

图 7-3 肺炎链球菌

【致病性与免疫】

1. 致病物质　肺炎链球菌主要致病物质是荚膜，有抗吞噬作用。此外，肺炎链球菌溶素 O、脂磷壁酸、神经氨酸酶与肺炎链球菌的黏附、定植、繁殖及扩散有关。

2. 所致疾病　通过呼吸道感染，主要引起大叶性肺炎。肺炎后可继发胸膜炎、脓胸、中耳炎、脑膜炎、败血症等。

病后可建立较牢固的型特异性免疫。同型病菌再次感染少见。

第三节　奈瑟菌属

奈瑟菌属（*Neiseria*）主要寄居在人类的鼻咽部、胃肠道和泌尿生殖道，一般不致病。对人类致病的只有脑膜炎奈瑟菌和淋病奈瑟菌。

一、脑膜炎奈瑟菌

脑膜炎奈瑟菌（meningococcus）俗称脑膜炎球菌，是流行性脑脊髓膜炎（简称流脑）的病原体。

【生物学性状】

图片：
脑膜炎奈瑟菌革兰染色

1. 形态与染色　菌体呈肾形或豆形、成双排列，凹面相对，直径 0.6~0.8μm，革兰染色阴性，无芽胞和鞭毛。在病人的脑脊液中，细菌多位于中性粒细胞内，形态典型。新分离的菌株多有荚膜和菌毛。

2. 培养特性　专性需氧。营养要求较高，常用巧克力血琼脂平板培养，初次分离需 5%~10% 的 CO_2。最适生长温度 35℃，低于 30℃或高于 40℃则不生长。最适 pH 7.4~7.6。在巧克力血琼脂平板上培养，形成圆形、略凸起、光滑、边缘整齐、半透明、湿润、蓝灰色菌落。

脑膜炎奈瑟菌多能分解葡萄糖和麦芽糖，产酸不产气，不分解蛋白质。

3. 抗原结构与分类　①荚膜多糖抗原：据此将脑膜炎奈瑟菌分 A、B、C 等 13 个血清群，以 C 群致病力最强；②外膜蛋白抗原：有型特异性，据此将各血清群（A 群除外）分为若干血清型；③脂多糖抗原：

是脑膜炎奈瑟菌的主要致病物质。

4. 抵抗力 较弱，对冷、热、干燥及消毒剂极敏感，在生理盐水中仅存活数小时，加热60℃ 5分钟即死亡。可产生自溶酶。故标本应保温、保湿，立即送检。

【致病性与免疫】

1. 致病物质 主要有荚膜、菌毛和内毒素。①荚膜：有抗吞噬作用，能增强细菌的侵袭力；②菌毛：与鼻咽部黏膜细胞结合，有利于细菌进一步侵入；③内毒素：是主要致病物质，可作用于小血管和毛细血管，引起坏死、出血，表现为皮肤瘀斑和微循环障碍。

2. 所致疾病 脑膜炎奈瑟菌是流脑的病原菌，通过飞沫经呼吸道传播。传染源是病人和带菌者。多在冬春季流行，流脑流行期间，正常人群带菌率达70%以上，是重要的传染源。易感者主要为15岁以下儿童。因侵入病原菌毒力、数量和机体免疫力不同，流脑的病情轻重不一。临床分普通型、暴发型和慢性败血症型。①普通型：占90%左右，主要表现有突发寒战、高热、出血性皮疹、剧烈头痛、喷射状呕吐、颈项强直等；②暴发型：流脑少见，除有高热、头痛、呕吐外，还可出现烦躁不安、意识障碍、昏迷等，病情凶险，若不及时抢救，常于24小时内死亡；③慢性败血症型：成人病人较多，病程可迁延数日。

机体对脑膜炎球菌的免疫是以体液免疫为主。显性感染、隐性感染或接种疫苗后2周，血清中群特异性抗体水平提高。6个月以内的婴儿可通过母体获得抗体，故具有一定的免疫力，6个月至2岁儿童因免疫力弱，发病率较高。

二、淋病奈瑟菌

淋病奈瑟菌(gonococcus)是淋病的病原菌，主要引起人类泌尿生殖系统黏膜的化脓性感染。淋病是目前我国流行的发病率最高的性传播疾病。

【生物学性状】

1. 形态与染色 菌体呈肾形或咖啡豆形，成双排列，直径0.6~0.8μm，革兰染色阴性，无芽胞和鞭毛，有荚膜和菌毛。脓汁标本中大多数淋病奈瑟菌常位于中性粒细胞内；在慢性淋病病人，奈瑟菌多分布在中性粒细胞外。

图片：淋病奈瑟菌革兰染色

2. 培养特性 专性需氧，初次分离培养时须提供5%的CO_2。营养要求高，常用巧克力血平板培养。最适生长温度35℃，低于30℃或高于36℃不生长。最适pH 7.5。在巧克力血平板上经24小时培养，可形成圆形、凸起、直径0.5~1.0mm、灰白色光滑型菌落。

3. 抗原结构与分类 ①菌毛蛋白抗原：存在于有毒菌株；②脂多糖抗原：有致热作用，易发生变异；③外膜蛋白抗原：包括PⅠ、PⅡ、PⅢ。PⅠ是主要的外膜蛋白，是淋病奈瑟菌分型的基础。

4. 抵抗力 对热、冷、干燥和消毒剂极度敏感。在干燥的环境中仅能存活1~2小时，湿热55℃ 5分钟或100℃立即死亡；在不完全干燥的情况下附着在衣裤或被褥上可生存18~24小时；1%硝酸银、1%苯酚可迅速杀死该菌。对大观霉素(淋必治)和头孢曲松钠(菌必治)敏感。

【致病性与免疫】

1. 致病物质 ①菌毛：有菌毛的菌株可黏附到人类尿道黏膜上，不易被尿液冲洗掉；抗吞噬作用明显，即使被吞噬，仍能寄生在吞噬细胞内；②外膜蛋白：PⅠ可导致中性粒细胞膜的损伤，PⅡ起到黏附作用，PⅢ可阻抑杀菌抗体的活性；③内毒素：与补体、抗体共同作用，在局部形成炎症反应；④ IgA_1 蛋白酶：能破坏黏膜表面存在的特异性IgA，使细菌能黏附在黏膜表面。

2. 所致疾病 人类是淋病奈瑟菌唯一的宿主。主要通过性接触和间接接触被污染的物品如毛巾、浴盆、衣物等方式感染；新生儿可经产道感染，致淋病性结膜炎，因眼内有大量脓性分泌物，故称脓漏眼。淋病潜伏期3~5天，主要表现为泌尿生殖道的化脓性感染(即淋病)，出现尿频、尿急、尿痛、尿道或宫颈口流脓等症状；部分女性病人可无症状或症状轻微，易被忽视。

人类对淋病奈瑟菌无天然免疫力，患病后可产生特异性的抗体，但免疫力不持久，再感染和慢性病人普遍存在。

(吕瑞芳)

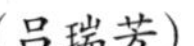

思考题

1. 简述金黄色葡萄球菌的致病物质及所致疾病。
2. 致病性链球菌的致病物质有哪些？引起哪些疾病？
3. 金黄色葡萄球菌与链球菌引起化脓性炎症特点有何不同？说明其原因。
4. 简述肺炎链球菌、脑膜炎奈瑟菌和淋病奈瑟菌的感染方式及所致疾病。

扫一扫,测一测

思路解析

第八章 肠道杆菌

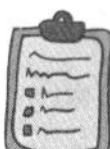

知识要点

肠道杆菌为革兰阴性杆菌，多数有鞭毛，营养要求不高，生化反应活泼，抵抗力不强，对常用的化学消毒剂敏感，对磺胺类、氨基糖苷类药物敏感，但易形成耐药性。致病菌在肠道选择培养基上多数不分解乳糖，为无色菌落；非致病菌能分解乳糖，为有色菌落。埃希菌属的细菌多为肠道正常菌群，可引起肠道外或肠道内的感染。志贺菌属的细菌引起痢疾，为肠道致病菌。沙门菌属的细菌多为肠道致病菌，可以引起伤寒、副伤寒、食物中毒等疾病。克雷伯菌属和变形杆菌属及肠杆菌属等多为正常菌群，为条件致病菌。

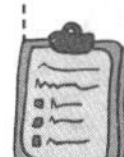

学习目标

掌握大肠埃希菌、志贺菌属、沙门菌属、肺炎克雷伯菌、肠杆菌属等的主要生物学特点和致病性，肥达反应的原理及应用；熟悉肠道杆菌的共同特征，大肠埃希菌与水、食品等卫生细菌学检查的关系，常见肠杆菌科细菌感染的微生物学检查方法及防治措施；了解常见肠杆菌科细菌的抗原构造及其分型、常见肠杆菌科细菌的致病机制。

通过学习肠道杆菌的特点，理解肠道杆菌的生物学特点、致病性与临床预防、诊断和治疗的医学意义；具有运用肠道杆菌知识解决与护理专业相关的疾病预防、标本采集、护理及协助治疗的能力。

肠道杆菌是一大类生物学特征相似的革兰阴性杆菌，多数存在于人和动物的肠道中，通过人和动物的粪便排出后，在环境中广泛分布。大多数肠道杆菌是肠道的正常菌群，在一定条件下成为条件致病菌而致病；少数是致病菌，可引起肠道传染病。肠道杆菌往往通过污染的食物和水感染。临床感染中常见的肠道杆菌主要有埃希菌属、志贺菌属、沙门菌属、变形杆菌属、克雷伯菌属和肠杆菌属等。肠道杆菌的共同特点如下：

1. 形态结构 革兰阴性杆菌，中等大小，无芽胞，一般无荚膜，大肠埃希菌、沙门菌属多数有鞭毛、菌毛，志贺菌属等无鞭毛，有菌毛。

2. 培养特性 需氧或兼性厌氧，营养要求不高，在普通培养基上生长良好，菌落灰白色，表面光滑、边缘整齐、湿润，直径 2~3mm。肠道杆菌往往来源于粪便，杂菌较多，故分离培养常用选择培养基来分离培养，在常用的肠道选择性培养基如麦康凯平板（MacConkey，MAC）、伊红亚甲蓝平板（Eosin-Methylene blue，EMB）、SS（Salmonella-Shigella）平板上，肠杆菌科致病菌多数不分解乳糖，非致病菌多数分解乳糖。肠道杆菌生化反应活泼，是鉴别细菌的主要依据。乳糖发酵试验在初步鉴别肠道致病菌与非致病菌时有重要意义，前者一般不分解乳糖，而后者多能分解乳糖。鉴别肠道杆菌重要的生化反

应包括克氏双糖铁试验(KIA)、IMViC 试验、动力 - 吲哚 - 脲酶试验(MIU)等。常见肠道杆菌的生化反应见表 8-1。

表 8-1　常见肠道杆菌的生化反应

菌属	乳糖	葡萄糖	H_2S	靛基质试验(吲哚试验 I)	甲基红试验(M)	VP 试验(V)	枸橼酸盐利用试验(C)	动力	尿素分解试验
埃希菌属	⊕	⊕	–	+	+	–	–	+	–
志贺菌属	–/+ 迟	+	–	–/+	+	–	–	–	–
沙门菌属	–	+	+	–	+	–	+	+	–
克雷伯菌属	+	+	–	–/+	–	+	+	–	+
肠杆菌属	+	+	–	–	–	+	+	+	–

注:除伤寒沙门菌发酵糖不产气外,其他沙门菌均产酸产气。

3. 抗原构造　肠道杆菌的抗原较复杂,主要有 O、H、K 和 Vi 等抗原。O 抗原为菌体抗原,是特异性多糖,是分类的依据;H 抗原为鞭毛抗原,不耐热;K 抗原与大肠埃希菌的侵袭力有关,为荚膜多糖抗原,有抗吞噬作用;Vi 抗原为毒力抗原,是沙门菌属的一种表面抗原,与 K 抗原一样均能阻止 O 抗原与相应 O 抗体的凝集。

4. 抵抗力　肠道杆菌的抵抗力不强,加热 60℃ 30 分钟即死亡。在环境中可存活数周或数月。对常用的化学消毒剂敏感,对链霉素、卡那霉素敏感,但易产生耐药性。胆盐、煌绿对某些菌有选择性抑制作用,可加入选择性培养基以分离肠道致病菌。

5. 变异　肠道杆菌易出现变异菌株。常见耐药性、毒力和生化反应等的改变,变异现象在致病性、细菌学诊断、治疗与预防中有重要意义。

第一节　埃希菌属

埃希菌属(*Escherichia*)代表菌是大肠埃希菌(*E. coli*),俗称大肠杆菌,是肠道中重要的正常菌群,大肠埃希菌在婴儿出生后数小时进入肠道,并伴随终身,在一定条件下可引起肠道外感染,是临床常见的条件致病菌;某些血清型菌株有致病性,可引起腹泻,为致病性大肠埃希菌。

【生物学性状】

大肠埃希菌为革兰阴性杆菌,多数菌株有鞭毛,无芽胞,大小为(0.5~1.0)μm×(1~6)μm,致病菌株有菌毛(图 8-1)。在普通培养基上形成灰白色光滑型菌落。在血琼脂平板上,某些菌株可出现透明溶血环。在 SS 培养基上能发酵乳糖产酸而形成红色的菌落。发酵多种糖类产酸产气。IMViC 试验结果为“++--”。

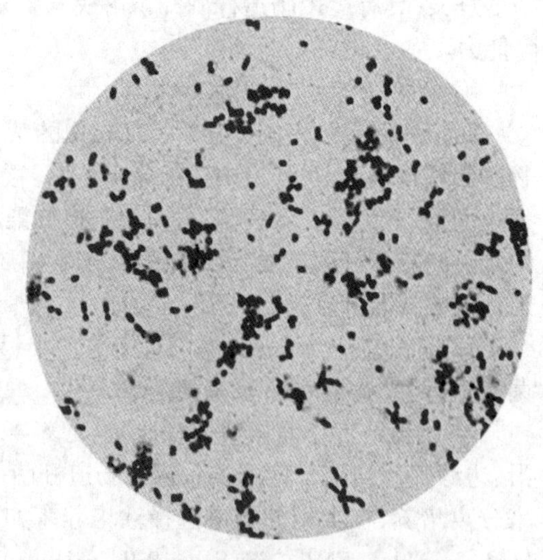

图 8-1　大肠埃希菌
革兰染色 1000×

抗原主要有 O、K、H 三种,血清型的命名表示方式通常是按 O:K:H 排列。对理化因素抵抗力不强。胆盐、煌绿等对非致病性大肠埃希菌有抑制作用。对磺胺类、链霉素、氯霉素等敏感,但易耐药。

【致病性与免疫】

1. 致病物质

(1) 定居因子:也称黏附素,是一种特殊的菌毛,有

助于细菌黏附于致病部位。

(2) 外毒素：包括肠毒素、志贺样毒素等。

1) 肠毒素：是肠产毒性大肠埃希菌在生长繁殖过程中释放的外毒素，分为耐热和不耐热两种。①不耐热肠毒素：对热不稳定，65℃ 30 分钟即破坏。其作用机制与霍乱肠毒素相似，激活肠黏膜上皮细胞的腺苷酸环化酶，使胞内 cAMP 含量升高，导致小肠液体过度分泌至肠腔而出现腹泻。②耐热肠毒素：对热稳定，100℃ 20 分钟仍不被破坏，免疫原性弱，可激活小肠上皮细胞的鸟苷酸环化酶，使胞内 cGMP 增加，肠腔积液而引起腹泻。

2) 志贺样毒素：由肠出血型大肠埃希菌产生，分Ⅰ型和Ⅱ型，可致出血性腹泻，与溶血性尿毒综合征的发生有关。

(3) 其他致病物质：K 抗原、内毒素、溶血素等。大肠杆菌的 K 抗原有抗吞噬作用；内毒素引起发热、休克和弥散性血管内凝血等。

2. 所致疾病

(1) 肠道外感染：多为内源性感染，是医院感染中目前最常见的革兰阴性杆菌，以泌尿系统感染多见，如尿道炎、膀胱炎、肾盂肾炎，也可引起胆囊炎、腹膜炎、阑尾炎等。婴儿、年老体弱者及免疫力低下者易引起败血症，在革兰阴性菌所致败血症中所占比例较高，死亡率较高，新生儿可致脑膜炎。

(2) 肠道感染：某些血清型大肠埃希菌能引起人类腹泻，根据其致病机制不同，分为五种类型：肠产毒型大肠埃希菌（enterotoxigenic *E. coli*，ETEC）、肠致病型大肠埃希菌（enteropathogenic *E. coli*，EPEC）、肠侵袭型大肠埃希菌（enteroinvasive *E. coli*，EIEC）、肠出血型大肠埃希菌（enterohemorrhagic *E. coli*，EHEC）、肠集聚型大肠埃希菌（enteroaggregative *E. coli*，EAEC）（表 8-2）。其中 EIEC 型无动力，生化反应和抗原结构均近似志贺菌，应注意鉴别。EHEC 感染来源主要是被污染的食物或水源，小于 10 岁的儿童病人可出现出血性结肠炎、血小板减少、溶血性尿毒综合征、肾衰竭。

微课：大肠埃希菌的特点

表 8-2　引起急性腹泻的大肠埃希菌

分类	感染部位	腹泻类型	流行病学	致病机制
ETEC	小肠	水样便	婴幼儿及旅游者腹泻	定居因子、肠毒素，后者使液体分泌增多
EPEC	小肠	水样便	婴儿腹泻	破坏黏膜上皮细胞结构，干扰液体吸收
EIEC	大肠	痢疾样腹泻	常见于较大儿童和成人	侵袭结肠黏膜细胞，临床表现与菌痢相似
EHEC	大肠	出血性腹泻，剧烈疼痛，溶血性尿毒综合征，可并发血小板减少性紫癜	散发或地方小流行	产生志贺样毒素，主要血清型 O157：H7
EAEC	小肠	持续性水样便	婴儿腹泻	产生肠集聚耐热毒素，大量液体分泌

大肠埃希菌随粪便排出体外，污染周围环境、水源、食品等。若样品中此菌越多，表示样品被粪便污染越严重，也表明可能存在肠道致病菌，故是饮水、食品、饮料卫生细菌学检查的指标。我国规定的卫生标准是：每毫升饮水中细菌总数不超过 100 个；每升饮水中大肠菌群不得超过 3 个。

目前大肠埃希菌、肺炎克雷伯菌、肠杆菌属细菌是最常见的产生超广谱 β- 内酰胺酶细菌（ESBLs）的细菌，对头孢菌素类（头孢噻肟、头孢他啶、头孢哌酮、头孢曲松等）、氨曲南及青霉素类药物耐药。应根据药物敏感试验合理用药，避免耐药性产生。

目前尚无应用于人群免疫的疫苗，菌毛疫苗可用于防止新生家畜腹泻。

第二节　志贺菌属

笔记

志贺菌属（*Shigella*）又称痢疾杆菌，是人类细菌性痢疾的病原菌，主要流行于发展中国家。根据 O

抗原的不同，可分为四种菌群：A群即痢疾志贺菌、B群即福氏志贺菌、C群即鲍氏志贺菌、D群即宋内志贺菌，我国以福氏志贺菌感染多见，其次是宋内志贺菌。

【生物学性状】

本菌为革兰阴性杆菌，大小为(0.5~0.7)μm×(2~3)μm，无芽胞，无鞭毛，多数有菌毛。在普通培养基上形成中等大小、光滑型菌落。在SS等肠道选择培养基上不能发酵乳糖产酸而形成无色、半透明、较小的菌落。发酵葡萄糖产酸不产气，宋内志贺菌迟缓发酵乳糖，其余均不发酵乳糖。IMViC试验结果为"-+--"。

抗原有O、K两种，O抗原是分类的依据。该菌易发生耐药性变异。抵抗力较弱，对酸较敏感，粪便标本应快速送检，以免其他肠道杆菌产酸使志贺菌死亡。

【致病性与免疫】

1. 致病物质

(1) 侵袭力：志贺菌的菌毛能黏附于回肠末端和结肠的黏膜上皮细胞，引起细胞内吞。

(2) 内毒素：各型痢疾杆菌都产生强烈的内毒素。内毒素使肠壁通透性增高，促进内毒素吸收，引起发热，神志障碍，甚至中毒性休克等症状。内毒素能破坏肠黏膜，形成炎症、溃疡，出现典型的黏液脓血便；内毒素还作用于肠壁自主神经系统，致肠功能紊乱、肠蠕动失调和痉挛，尤其直肠括约肌痉挛最为明显，出现腹痛、里急后重等症状。

(3) 外毒素：A群志贺菌Ⅰ型及Ⅱ型菌株能产生外毒素，称为志贺毒素。该毒素具有三种生物活性：①神经毒性：可引起四肢麻痹、死亡；②细胞毒性：对人肝细胞、猴肾细胞和HeLa细胞均有毒性；③肠毒性：具有类似大肠杆菌EHEC的活性，其作用主要表现为上皮细胞的损伤，还可导致溶血性尿毒综合征。

2. 所致疾病　细菌性痢疾是常见的肠道传染病，以夏秋季节多见。传染源是病人和带菌者，通过污染的食物、水源等经口感染，潜伏期一般1~3天。人类对志贺菌普遍易感，少量志贺菌即可引起痢疾。痢疾志贺菌感染病情较重，宋内志贺菌引起的感染较轻，福氏志贺菌感染介于两者之间，但易转为慢性。

(1) 急性细菌性痢疾：发病急，表现为发热、腹痛、腹泻、里急后重、黏液脓血便。多数病人预后良好，但儿童、老人及免疫力低下的人群易致脱水、酸中毒、电解质紊乱，甚至死亡。

(2) 中毒性菌痢：多见于小儿，各型志贺菌均可引起。发病急，无明显的消化道症状而出现严重的全身中毒症状，表现为高热、中毒性脑病、休克，引起呼吸和循环衰竭，死亡率高。

(3) 慢性细菌性痢疾：急性菌痢治疗不彻底，或机体免疫力低下、营养不良或伴有其他慢性病时，病程迁延2个月以上则属慢性。

(4) 带菌者：部分病人细菌在体内定植并可排出体外而不表现出症状，成为带菌者。带菌者是重要的传染源，不能从事饮食业及保育工作。

细菌性痢疾实验室检查标本采取应取黏液脓血便，并及时送检，如不能及时送检则将标本保存于30%甘油缓冲盐水中，中毒性菌痢病人应取肛拭子。

病后免疫力不牢固，主要依靠肠道黏膜表面sIgA的作用，病后3天左右出现，但维持时间短，不能防止再次感染。本属菌型多，各型间无交叉免疫。志贺菌一般不侵入血液，故血清型抗体(IgM、IgG)不能发挥作用。

第三节　沙门菌属

沙门菌属(*Salmonella*)是一群寄居于人类和动物肠道内生化反应和抗原构造相似的革兰阴性杆菌，其血清型已达到2000多种。与人类关系密切的沙门菌有伤寒沙门菌、甲型副伤寒沙门菌、肖氏沙门菌(原称乙型副伤寒沙门菌)、希氏沙门菌(原称丙型副伤寒沙门菌)、鼠伤寒沙门菌、猪霍乱沙门菌和肠炎沙门菌等。

【生物学性状】

革兰阴性杆菌，大小为(0.6~1.0)μm×(2~4)μm，有周身鞭毛，无芽胞，无荚膜，多数有菌毛。在肠

道选择培养基上不分解乳糖，克氏双糖铁试验中 H_2S 试验阳性。主要致病沙门菌的生化反应特征见表 8-3。

表 8-3 主要沙门菌的生化特性

菌名	葡萄糖	乳糖	甘露醇	硫化氢	靛基质	甲基红	VP	枸橼酸盐	动力
伤寒沙门菌	+	−	+	−/+	−	+	−	−	+
甲型副伤寒沙门菌	⊕	−	⊕	−/+	−	+	−	−	+
肖氏沙门菌	⊕	−	⊕	+++	−	+	−	+/−	+
希氏沙门菌	⊕	−	⊕	+	−	+	−	+	+
鼠伤寒沙门菌	⊕	−	⊕	+++	−	+	−	+	+
肠炎沙门菌	⊕	−	⊕	+++	−	+	−	−	+
猪霍乱沙门菌	⊕	−	⊕	+/−	−	+	−	+	+

沙门菌抗原构造主要有 O、H 两种，少数菌株有 Vi 抗原。沙门菌 O 抗原共有 50 多种，是沙门菌分群的依据，耐受高热不被破坏。每个沙门菌的血清型可具有一种或数种 O 抗原，将具有共同抗原成分的血清型归纳为一个群，共有 58 个群，临床上常见的是 A~F 群。机体对菌体 O 抗原产生的抗体以 IgM 为主，与相应抗血清反应可产生颗粒状凝集。

鞭毛 H 抗原是沙门菌分型的依据，为不耐热的蛋白质。H 抗原分 2 个相，第一相为特异相，用小写英文字母 a、b、c、d…表示，直至 z，z 以后用 z 加阿拉伯数字表示。第 2 相为沙门菌共有的非特异相，用 1、2、3、4…表示。沙门菌具有两相 H 抗原的称为双相菌，具有一相 H 抗原的称为单相菌（表 8-4）。

表 8-4 沙门菌属常见菌种抗原构造

组	菌名	O 抗原	H 抗原	
			第 1 相	第 2 相
A	甲型副伤寒沙门菌	1、2、12	a	−
B	乙型副伤寒沙门菌	1、4、5、12	b	1、2
	鼠伤寒沙门菌	1、4、5、12	i	1、2
C	丙型副伤寒沙门菌	6、7、(Vi)	c	1、5
	猪霍乱沙门菌	9、12、(Vi)	d	−
D	伤寒沙门菌	1、9、12	g、m	−
	肠炎沙门菌	6、7	c	1、5
E	鸭沙门菌	3、10	e、h	1、6
F	阿伯丁沙门菌	11	i	1、2

表面 Vi 抗原常存在于伤寒沙门菌、副伤寒沙门菌中，为不稳定抗原。Vi 抗原能阻断 O 抗原与相应抗体的凝集反应，加热可将其破坏，人工传代也可消失。Vi 抗体的测定有助于带菌者的检出。

沙门菌属的细菌一般抵抗力不强，在水中能存活 2~3 周，粪便中存活 1~2 个月。对氯霉素敏感。

【致病性与免疫】

1. 致病物质

(1) 侵袭力：有 Vi 抗原的沙门菌具侵袭力，侵入小肠黏膜上皮细胞，穿过上皮细胞层到达上皮下组织。细菌虽被巨噬细胞吞噬，但未被杀灭，并在其中继续生长繁殖。

(2) 内毒素：沙门菌裂解后释放的内毒素，能引起发热、白细胞减少，大剂量时可导致中毒性休克。

(3) 肠毒素：有些沙门菌，如鼠伤寒沙门菌可产生肠毒素，其性质类似肠产毒型大肠埃希菌的肠毒素。

2. 所致疾病　沙门菌中对人类直接致病的是引起肠热症的沙门菌，而部分沙门菌是人畜共患病的病原菌，主要引起食物中毒或败血症。目前耐药菌株增加，与动物饲料中添加抗生素有关。

(1) 伤寒和副伤寒：即肠热症，主要由伤寒沙门菌和甲型副伤寒沙门菌、肖氏副伤寒沙门菌、希氏副伤寒沙门菌引起。伤寒与副伤寒的致病过程和临床表现基本相似，只是副伤寒病程较短、症状较轻。

细菌经口进入机体，到达小肠后，穿过肠黏膜上皮细胞侵入肠壁淋巴组织，经淋巴液至肠系膜淋巴结中繁殖，经胸导管进入血流，引起第一次菌血症。此时处于病程的第1周，称前驱期。病人出现发热、全身不适、乏力等症状。细菌随血流至肝、脾、肾、胆囊、骨髓等器官大量繁殖后，繁殖后的细菌再次进入血流，引起第二次菌血症。此期症状明显，处于病程的第2~3周，病人的典型症状为持续高热(39~40℃)、相对缓脉、外周血白细胞数量降低、肝脾肿大及全身中毒症状、皮肤出现玫瑰疹。胆囊中的细菌随胆汁排入肠道，一部分随粪便排出体外，另一部分可再次侵入肠壁淋巴组织，出现Ⅳ型超敏反应，导致局部坏死和溃疡，严重者发生肠出血或肠穿孔。肾脏中的细菌可随尿液排出。第4周进入恢复期，病人病情好转。

典型伤寒的病程3~4周，部分病人病愈后可自粪便或尿液继续排菌达1年或更长时间，称恢复期带菌者。

(2) 急性胃肠炎(食物中毒)：是最常见的沙门菌感染。多由鼠伤寒沙门菌、猪霍乱沙门菌、肠炎沙门菌等引起，因食入未煮熟的病畜病禽的肉类、蛋类、乳制品而发病。潜伏期短，主要症状为发热、恶心、呕吐、腹痛、水样腹泻等，一般在2~4天内可自愈。

(3) 败血症：由猪霍乱沙门菌、希氏沙门菌、鼠伤寒沙门菌、肠炎沙门菌等引起。细菌感染后迅速侵入血流，出现高热、寒战、厌食、贫血等症状。部分病人可导致组织器官化脓性感染，如脑膜炎、骨髓炎、胆囊炎、心内膜炎等。血培养阳性率高。

(4) 无症状带菌者：指症状消失1年后或更久时间在粪便中检出沙门菌。部分肠热症病人可转为无症状带菌者，成为重要的传染源。

3. 实验室诊断

(1) 标本采取：肠热症应根据病程采集不同标本，通常第1周取血液，第2~3周取粪便或尿液，全程可取骨髓。

(2) 肥达试验：即用已知的伤寒沙门菌O、H抗原和引起副伤寒的甲型副伤寒沙门菌、肖氏沙门菌、希氏沙门菌的H抗原与待检血清做定量凝集试验，测定血清中有无相应的抗体及其效价，有助于辅助诊断伤寒和副伤寒。

本试验在肠热症病人第一周末时取血清检测，即可出现阳性结果。判定结果时应结合病程及流行病学：①正常值：正常人因隐性感染或预防接种，血清中可含有一定量抗体，其效价随各地区情况有差异；②动态观察：判断肥达试验结果时应逐周复查，若效价随病程递增或恢复期效价较早期≥4倍，才有诊断意义；③O与H抗体的诊断意义：患肠热症后，O与H抗体在体内的消长情况不同，诊断意义也不同(表8-5)；④其他：少数病例在整个病程中，肥达试验始终阴性，可能与发病早期用抗生素治疗或病人免疫功能低下有关。

表8-5　O与H抗体的诊断意义

	抗体类型	体内出现情况	正常值	体内出现情况		
O抗体	IgM	出现较早，维持时间短	<1∶80	高	高	低
H抗体	IgG	出现较晚，维持时间长	伤寒沙门菌<1∶160	高	低	高
			副伤寒沙门菌<1∶80	患肠热症可能性大	感染早期、其他沙门菌引起的交叉反应	预防接种；非特异性回忆反应

4. 伤寒带菌者的检查　检测血清中是否有Vi抗体，若效价≥1∶10时，再取粪便或尿液进行分离培养，才能确定。

肠热症病后免疫力牢固，很少发生再感染，主要依靠细胞免疫。体液免疫发挥辅助杀菌的作用，尤其是肠黏膜局部的 sIgA 防止细菌黏附于肠黏膜表面。

第四节 其他菌属

一、克雷伯菌属

克雷伯菌属（*Klebsiella*）中最常见的条件致病菌是肺炎克雷伯菌（*K. pneumoniae*），医院感染多见。

肺炎克雷伯菌为革兰阴性球杆菌，显微镜下呈单独、成双或短链状排列，大小为（0.5~0.8）μm×（1~2）μm，无芽胞，无鞭毛，有较厚的荚膜，多数有菌毛。营养要求不高，在血平板上形成灰白色、较大的黏液型菌落，以接种环挑起，易拉成丝，有助于鉴别。在肠道选择培养基中生长能分解乳糖，形成较大的、黏稠的红色菌落。

本菌主要存在于人体肠道、呼吸道中。机体免疫力降低或长期应用抗生素导致菌群失调时，可引起支气管炎、肺炎、肠炎、泌尿道和创伤感染，甚至败血症、脑膜炎、腹膜炎等。肺部感染表现为高热、咳嗽、咳痰、胸痛，痰多且黏稠、带血呈胶胨状，可出现气急、发绀、心悸等症状。

肺炎克雷伯菌产超广谱 β- 内酰胺酶（ESBL）的比例不断增高，产酶株对青霉素类、第 1、2、3 代头孢菌素及单环 β- 内酰胺类抗菌药物均产生耐药，而仅对头霉素类、碳青霉烯类及酶抑制剂敏感，应根据药物敏感试验结果合理使用抗菌药物。

二、变形杆菌属

变形杆菌属（*Proteus*）广泛存在于水、土壤及人和动物的肠道中，为条件致病菌。革兰阴性杆菌，大小为（0.4~0.6）μm×（1~3）μm，呈明显的多形性，有周身鞭毛和菌毛，运动活泼。在普通培养基上细菌形成以接种部位为中心的波纹状薄膜生长，称为迁徙生长现象。

本菌属的一个重要生化特征是产生尿素酶，能迅速分解尿素，产生 H_2S。与人类关系密切的菌种是普通变形杆菌和奇异变形杆菌。变形杆菌属 OX_{19}、OX_k、OX_2 的菌体 O 抗原与某些立克次体有共同抗原，可代替立克次体作为抗原与病人血清进行凝集反应，称为外斐试验（Weil-Felix test），用以辅助诊断立克次体病引起的斑疹伤寒和恙虫病。

本菌属的细菌是泌尿道感染的常见病原菌，仅次于大肠埃希菌，还可引起创伤感染、脑膜炎、败血症、婴儿腹泻、食物中毒等。此外，该菌感染与膀胱结石、肾结石的形成有关。

三、肠杆菌属

肠杆菌属（*Enterobacter*）细菌广泛存在于污水、土壤和蔬菜中，是人类肠道的正常菌群，能引起多部位条件致病性感染。包括阴沟肠杆菌、产气肠杆菌、聚团肠杆菌等 14 个菌种。

革兰阴性短粗杆菌，有周身鞭毛，部分菌株有荚膜，无芽胞。兼性厌氧，营养要求不高，在普通培养基上生长良好，形成大而湿润的黏液型菌落；在血琼脂培养基上不溶血；在肠道选择培养基上多形成发酵乳糖的有色菌落。大多数菌株发酵乳糖，鸟氨酸脱羧酶阳性，枸橼酸盐利用试验阳性，DNA 酶阴性。

肠杆菌属细菌广泛分布于自然界，可寄居于人的肠道中，但不是肠道的常居菌群，为条件致病菌，是医院感染常见的细菌。临床分离的肠杆菌属细菌中最常见的是产气肠杆菌和阴沟肠杆菌，可引起呼吸道、泌尿生殖道、伤口感染，亦可引起败血症和新生儿脑膜炎。坂崎肠杆菌可引起新生儿脑膜炎和菌血症，病死率较高。其他肠杆菌属细菌也可从各种标本中分离到。

临床分离的肠杆菌属细菌耐药性不断增高，常分离出产头孢菌素酶菌株，即 AmpC 酶菌株，尤以阴沟肠杆菌多见。AmpC 酶属于 β- 内酰胺酶（亦称诱导酶或 C 类头孢菌素酶）类，导致阴沟肠杆菌对第 1~3 代头孢菌素、单环 β- 内酰胺类、头霉素类及含酶抑制剂的复合制剂耐药。针对产 AmpC 酶菌株，临床首选第 4 代头孢（头孢吡肟）和碳青霉烯类抗菌药物。

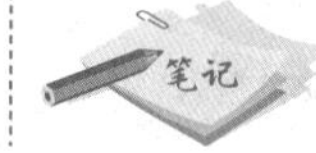

四、沙雷菌属

沙雷菌属（*Serratia*）代表菌种为黏质沙雷菌。本属细菌为革兰阴性小杆菌，有周身鞭毛，一般无荚膜。无芽胞。黏质沙雷菌是细菌中最最小者，可用于检查除菌滤器的除菌效果。兼性厌氧，营养要求不高，在普通营养琼脂上能够生长，形成不透明，白色或红色、粉红色的菌落。

本菌属的细菌可从土壤、水或者人的粪便中分离到。黏质沙雷菌是引起肠道外感染的主要病原菌，与许多医院内感染的暴发流行有关，可致肺炎、菌血症、输液感染和外科手术部位感染及泌尿系统感染等。其他沙雷菌多引起机会感染。

五、枸橼酸杆菌属

枸橼酸杆菌属（*Citrobacter*）广泛存在于自然界，是人类和动物肠道正常菌群。本菌属菌种包括弗劳地枸橼酸杆菌（*C. freumdii*）、异型枸橼酸杆菌（*C. diversus*）和丙二酸盐阴性枸橼酸杆菌（*C. amalonaticus*）等。革兰阴性杆菌，有周身鞭毛，无芽胞，有荚膜。营养要求不高，在普通营养琼脂上能够生长，形成灰白色、湿润的菌落。发酵乳糖，硫化氢实验阳性。

枸橼酸杆菌属为机会性致病菌，可引起呼吸道感染、创面感染、腹泻、尿路感染、脑膜炎、中耳炎、胆囊炎及败血症等。

（孙运芳）

思考题

1. 病人，男性，41岁，反复高热10余天，皮肤有玫瑰疹。入院后取粪便标本做微生物学检查，检测到伤寒杆菌，诊断为伤寒病。给予病人饮食护理时应该注意什么？

2. 病人，男孩，5岁，在旅游中吃过水果沙拉等食品，回家3天后，出现严重腹部痉挛痛，大便次数不断增加，且多次血便，伴发热、呕吐。医院急诊检查有溶血性贫血及溶血性尿毒综合征，请判断可能感染的细菌是什么？

扫一扫，测一测

思路解析

笔记

第九章 螺 形 菌

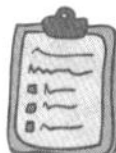

知识要点

弧菌属的主要致病菌有霍乱弧菌和副溶血性弧菌，分别引起霍乱和食物中毒，霍乱为我国甲类法定传染病。螺杆菌属中与人类疾病关系密切的主要是幽门螺杆菌，其感染与胃窦炎、十二指肠溃疡、胃溃疡、胃腺癌、胃 MALT 淋巴瘤的发生密切相关。弯曲菌属中最常见的致病菌是空肠弯曲菌空肠亚种，是人类腹泻的常见病原菌，且某些菌株感染人体后会导致吉兰 - 巴雷综合征。

学习目标

掌握霍乱弧菌、副溶血性弧菌、幽门螺杆菌、空肠弯曲菌的致病物质和所致疾病；熟悉霍乱弧菌、副溶血性弧菌、幽门螺杆菌、空肠弯曲菌的生物学性状；了解机体对霍乱弧菌、副溶血性弧菌、幽门螺杆菌、空肠弯曲菌感染免疫的特点。

通过学习霍乱弧菌、副溶血性弧菌、幽门螺杆菌、空肠弯曲菌的生物学性状、致病性与免疫性，理解上述病原菌的致病机制；认识上述病原菌的生物学特性、所致疾病和机体对其感染的免疫性；具有运用螺形菌中病原菌的相关知识解决霍乱弧菌、副溶血性弧菌、幽门螺杆菌、空肠弯曲菌感染所致疾病防护与治疗的能力。

螺形菌中与人类疾病关系密切的主要包括弧菌属、螺杆菌属和弯曲菌属中的致病菌。

第一节 弧 菌 属

弧菌属（*Vibrio*）细菌是一群短小、弯曲呈弧状的革兰阴性菌。该属细菌广泛分布于自然界，以水中最多。该属有 56 个种，其中至少有 12 个种与人类感染性疾病有关，主要致病菌有霍乱弧菌和副溶血性弧菌，分别引起霍乱和食物中毒。

一、霍乱弧菌

霍乱弧菌（*V. cholerae*）是烈性传染病霍乱的病原菌，霍乱为我国甲类法定传染病。自 1817 年以来，曾发生过七次世界性霍乱大流行，前六次均由霍乱弧菌古典生物型引起，1961 年的第七次世界大流行由 EL Tor 生物型引起。1992 年一个新的流行株 O139（Bengal）在印度和孟加拉湾附近的一些国家的城市出现，并很快在亚洲传播。

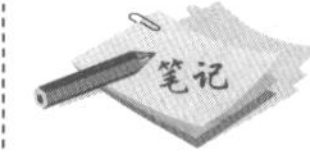

图片：霍乱弧菌革兰染色结果

【生物学性状】

1. 形态与染色 大小为(0.3~0.8)μm×(1~3)μm，革兰染色阴性。从病人标本中新分离出的霍乱弧菌形态典型，呈弧状或逗点状(图 9-1)。经人工培养后，易失去弧形而呈杆状，与肠道杆菌难以区别。有菌毛，无芽胞，有些菌株(如 O139)有荚膜。在菌体一端有一根单鞭毛，运动极为活泼，取霍乱病人米泔水样粪便进行活菌悬滴观察，可见呈流星或穿梭运动。粪便涂片染色呈鱼群状排列。

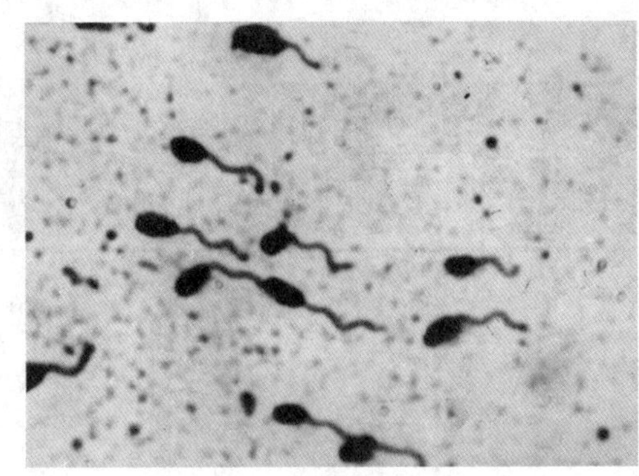

图 9-1 霍乱弧菌
鞭毛染色 ×1500

2. 培养特性与生化反应 兼性厌氧，营养要求不高，生长繁殖的温度范围广(18~37℃)。耐碱不耐酸，在 pH 8. 8~9.2 的碱性蛋白胨水中生长良好，故首次分离霍乱弧菌常用碱性蛋白胨水增菌。在碱性琼脂平板上可形成圆形、扁平、透明的大菌落。在硫代硫酸盐-枸橼酸盐-胆盐-蔗糖琼脂培养基(TCBS)上菌落呈黄色，TCBS 可作为霍乱弧菌的选择性培养基。分解甘露醇、葡萄糖、蔗糖、麦芽糖产酸不产气，缓慢发酵乳糖，产生吲哚，霍乱红试验阳性。

3. 抗原结构与分型 有耐热的 O 抗原和不耐热的 H 抗原，H 抗原无特异性，O 抗原是群和型特异性抗原。根据 O 抗原不同，可将霍乱弧菌分为 155 个血清群，其中 O1 群、O139 群引起霍乱流行，其他血清群可引起人类胃肠炎等疾病，但从未引起霍乱流行。O1 群霍乱弧菌因其 O 抗原由 A、B、C 三种抗原因子组成，据此又可分为 3 个血清型：小川型、稻叶型和彦岛型(表 9-1)。

表 9-1 霍乱弧菌 O1 群血清型

血清型	O1 群多克隆抗体	O1 群单克隆抗体			出现频率	流行
		A	B	C		
小川型	凝集	凝集	凝集	不凝集	常见	是
稻叶型	凝集	凝集	不凝集	凝集	常见	是
彦岛型	凝集	凝集	凝集	凝集	极少见	未知

O1 群霍乱弧菌的每个血清型还可根据表型差异再分为 2 个生物型，即古典生物型和 EL Tor 生物型。O139 群与 O1 群在抗原性方面无交叉。

4. 抵抗力 本菌对热、干燥、日光、化学消毒剂和酸均敏感。EL Tor 生物型在自然界的生存能力较古典生物型强。霍乱弧菌对氯敏感，0.5ppm 氯 15 分钟能杀灭该菌，以 1∶4 比例加漂白粉处理病人排泄物或呕吐物，经 1 小时可达到消毒目的。对链霉素、氯霉素和四环素敏感，对庆大霉素有耐药性。

【致病性与免疫】

1. 致病物质 主要有霍乱肠毒素(cholera enterotoxin，CE)、鞭毛、菌毛和黏液素酶。霍乱弧菌活泼的鞭毛运动有助于细菌穿过肠黏膜表面黏液层，有毒株产生的黏液素酶有液化黏液的作用，依靠普通菌毛的黏附使细菌定植于小肠黏膜。CE 是一种不耐热的外毒素，由一个 A 亚单位和 4~6 个 B 亚单位组成。B 亚单位可与小肠黏膜上皮细胞上 GM_1 神经节苷脂受体结合，结合后的毒素分子变构，使 A 亚单位脱离 B 亚单位进入细胞内，同时二硫键降解，分解为 A_1、A_2 两条多肽，A_1 作为腺苷二磷酸核糖基转移酶可使 NAD(辅酶 I)上的腺苷二磷酸核糖转移到 G 蛋白上形成 Gs，Gs 使细胞内 cAMP 浓度增高，肠黏膜上皮细胞分泌功能亢进，致使肠液(Na^+、K^+、HCO_3^-、H_2O 等)大量分泌，导致剧烈的呕吐和腹泻，而发生严重的脱水和酸中毒。

图片：霍乱肠毒素的作用机制示意图

O139 群除具有上述致病物质外，还有多糖荚膜和特殊 LPS 毒性决定簇，其功能是抵抗血清中杀菌物质并能黏附到小肠黏膜上。

2. 所致疾病 在自然情况下，人是霍乱弧菌的唯一易感者。传染源是病人或带菌者，主要通过污染的水源或食品经消化道感染。在一定条件下，霍乱弧菌通过胃酸屏障后进入小肠，黏附在小肠表面迅速生长繁殖产生霍乱肠毒素而致病。O1 群霍乱弧菌感染可从无症状或轻型腹泻到严重的致死性腹泻，古典生物型所致疾病较 EL Tor 生物型严重。在疾病最严重时，病人失水量每小时可高达 1L，排出米泔水样腹泻物。由于丧失大量水分和电解质而导致脱水、代谢性酸中毒、低碱血症、低容量性休克及心律不齐和肾衰竭，如未及时治疗，死亡率可达 60%，但若及时给病人补充液体及电解质，死亡率可小于 1%。O139 群霍乱弧菌感染比 O1 群严重，表现为严重脱水和高死亡率，且成人病例约占 70%，而 O1 群霍乱弧菌流行高峰期，儿童病例约占 60%。

病愈后，一些病人可短期带菌，一般不超过 2 周，少数 EL Tor 生物型带菌者可长达数月或数年，病原菌主要存在于胆囊中，成为传染源。

病后可获得牢固免疫力，主要是体液免疫，再感染者少见。O139 群感染后的免疫应答与 O1 群基本一致。O1 群的 O 抗原与 O139 群存在显著差异，并缺少荚膜多糖表面抗原，O1 群的免疫不能交叉保护 O139 群的感染。

二、副溶血性弧菌

副溶血性弧菌（*V. parahaemolyticus*）是 1950 年从日本一次暴发性食物中毒中分离发现，主要存在于近海岸的海水、海底沉积物、鱼及贝等海产品中。主要引起食物中毒，是夏秋季沿海地区常见的一种病原菌，尤以日本、东南亚、美国及我国台北地区多见，也是我国大陆沿海地区食物中毒中最常见的一种病原菌。

【生物学性状】

1. 形态与染色　弧形、杆状、丝状及球状等多形态，有单端鞭毛，运动活泼，无芽胞和荚膜，革兰染色阴性。

2. 培养特性与生化反应　营养要求不高，但具有嗜盐性，在含有 3%~3.5% NaCl、pH 7.5~8.5 的培养基中生长良好，无盐则不能生长，但当 NaCl 浓度高于 8% 时也不能生长。在 TCBS 培养基上，副溶血性弧菌形成绿色菌落。在一般血平板上不溶血或只产生 α 溶血，但某些菌株在含 7% NaCl 的人 O 型血或兔血及以 D- 甘露醇作为碳源的我妻琼脂平板上可产生 β 溶血，称为神奈川现象。神奈川现象阳性菌株为致病菌株。能发酵葡萄糖、甘露醇产酸不产气，不发酵蔗糖、乳糖，吲哚试验阳性。

3. 抵抗力　抵抗力弱，不耐热，不耐酸，56℃ 5 分钟可被灭活，1% 乙酸 5 分钟、淡水中 2 天内死亡，海水中可存活 47 天或更长。

【致病性与免疫】

1. 致病物质　已从有毒株中分离出两种致病因子：耐热直接溶血素（thermostable direct hemolysin，TDH）与耐热相关溶血素（thermostable related hemolysin，TRH）。副溶血性弧菌确切的致病机制尚不清楚，动物实验表明这两种致病因子具有细胞毒和心脏毒两种作用。

2. 所致疾病　该菌引起的食物中毒是经烹饪不当的海产品或盐腌制品传播，常见的为海蜇、海鱼、海虾及各种贝类，因食物容器或砧板生熟不分污染本菌后，也可发生食物中毒。副溶血性弧菌的感染常年均可发生，但多发生在夏秋季。潜伏期介于 5~72 小时之间，平均 24 小时，主要症状是腹痛、腹泻、呕吐、脱水和发热，粪便多为水样或糊状，少数为黏液血便，应注意与细菌性痢疾的区别。病程 1~7 天，一般恢复较快。该菌还可引起浅表创伤感染、败血症等。

病后免疫力不强，可重复感染。

第二节　螺杆菌属

螺杆菌属（*Helicobacter*）是 1989 年从弯曲菌属划分出来的新菌属。目前本属细菌共发现 23 个菌种。与人类疾病关系密切的主要是幽门螺杆菌（*H. pylori*）。此外，还有从雪貂胃内分离到的鼬鼠螺杆菌（*H. mustelae*），从猫胃内分离到的猫螺杆菌（*H. felis*），从平顶猴胃内分离到的猕猴螺杆菌（*H. nemistrinae*）等。

幽门螺杆菌是螺杆菌属的代表菌种，是 1982 年由澳大利亚临床微生物学家巴里·马歇尔（Barry Marshall）和罗宾·沃伦（Robin Warren）首先从慢性活动性胃炎病人黏膜活检标本中分离成功，当时命

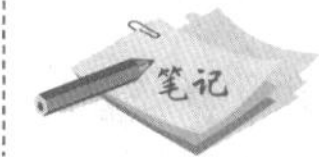

名为幽门弯曲菌。为表彰 Marshall 和 Warren 发现了人类罹患胃炎和消化性溃疡的病原菌——幽门螺杆菌所作出的突出贡献，2005 年诺贝尔奖授予了马歇尔和沃伦。幽门螺杆菌感染与胃窦炎、十二指肠溃疡、胃溃疡、胃腺癌、胃黏膜相关淋巴组织（mucosa-associated lymphoid tissue，MALT）淋巴瘤的发生密切相关。1994 年 WHO 癌症研究中心将幽门螺杆菌列为胃癌的Ⅰ类生物致癌因子。

【生物学性状】

图片：幽门螺杆菌革兰染色结果

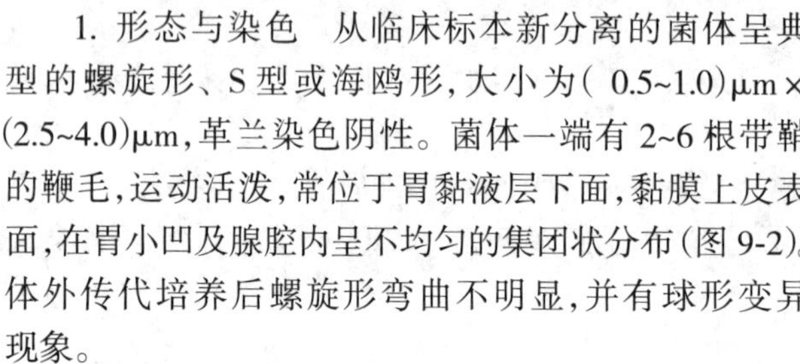

1. 形态与染色　从临床标本新分离的菌体呈典型的螺旋形、S 型或海鸥形，大小为（0.5~1.0）μm×（2.5~4.0）μm，革兰染色阴性。菌体一端有 2~6 根带鞘的鞭毛，运动活泼，常位于胃黏液层下面，黏膜上皮表面，在胃小凹及腺腔内呈不均匀的集团状分布（图 9-2）。体外传代培养后螺旋形弯曲不明显，并有球形变异现象。

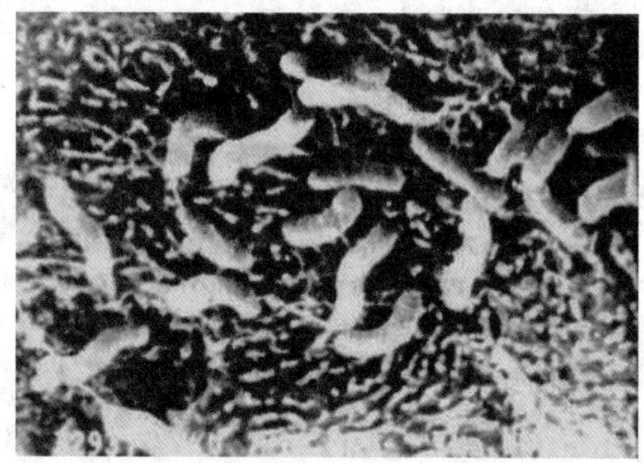

图 9-2　幽门螺杆菌组织切片图

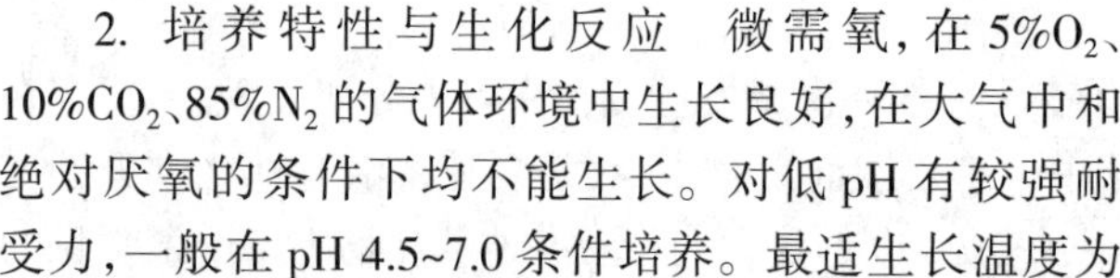

2. 培养特性与生化反应　微需氧，在 5%O_2、10%CO_2、85%N_2 的气体环境中生长良好，在大气中和绝对厌氧的条件下均不能生长。对低 pH 有较强耐受力，一般在 pH 4.5~7.0 条件培养。最适生长温度为 35~37℃，在 25℃或 42℃则不能生长。营养要求高，常用含血液、血清的 Karmali、Columbia 或心脑浸液培养基，生长缓慢，通常需要 2~3 天或更长时间培养，才形成细小、针尖状、无色透明菌落。生化反应不活泼，不分解糖类。尿素酶丰富，可迅速分解尿素释放氨，快速尿素酶试验呈强阳性，是鉴定该菌的主要依据之一。氧化酶、过氧化氢酶均阳性。

3. 抗原结构与分型　幽门螺杆菌不同菌株间有共同的外膜蛋白抗原，与空肠弯曲菌无交叉反应。其鞭毛抗原与弯曲菌属有明显交叉反应。根据细胞毒素相关蛋白 A 基因（cytotoxin-associated gene A，cagA）和空泡毒素 A 基因（vacuolating cytotoxin gene A，vacA）及其表达分为两型：Ⅰ型菌含有 cagA 基因和 vacA 基因，表达 CagA 和 VacA 蛋白，为高毒力株；Ⅱ型菌不含 cagA 基因，不表达 CagA 和 VacA 蛋白，为低毒力株。还可根据生化反应、抗原特性、DNA 酶切图谱等进行分型。

【致病性与免疫】

图片：幽门螺杆菌致病作用示意图

人群中的幽门螺杆菌感染非常普遍，在发展中国家 10 岁前儿童感染率达 70%~90%，在发达国家成人感染率为 45%。而在胃炎、胃溃疡和十二指肠溃疡病人的胃黏膜中本菌的检出率高达 80%~100%。幽门螺杆菌的传染源主要是人，传播途径主要是粪 - 口途径。但其传播过程和致病物质以及确切的致病机制还不十分清楚。

1. 致病物质　可能的致病因素主要有下列三种。

(1) 黏附定植因素：①鞭毛：使幽门螺杆菌活泼运动穿越黏稠的黏液层以到达胃上皮细胞；②黏附素：文献报道的幽门螺杆菌黏附素较多，如菌体外表面较厚的一层糖萼（glycocalyx），可能是黏附胃上皮细胞的主要因素；③尿素酶：幽门螺杆菌产生的大量尿素酶可分解尿素产 CO_2 和 NH_3，NH_3 中和胃酸，有利于本菌生存，并对胃黏膜上皮细胞又有毒性作用。并且其尿素酶活性可被共表达在菌体表面的热休克蛋白 B 所加强。

(2) 破坏胃黏膜上皮细胞的因素：①细胞毒素相关蛋白（CagA）和细胞空泡毒素（VacA）：目前认为这两种蛋白是幽门螺杆菌的主要毒力因子，CagA 可破坏上皮细胞，诱导上皮细胞产生 IL-1β、IL-6、TNF-α 及 IL-8 等炎症因子，吸引炎症细胞，释放胞内多种酶类，导致胃组织损伤，并可诱导胃上皮细胞凋亡；VacA 在体外能诱导多种哺乳动物细胞浆发生空泡样变性，小鼠体内试验可致胃黏膜细胞损伤和溃疡形成；②蛋白酶、脂酶和磷脂酶 A：可降解黏液层，破坏上皮细胞膜等；③LPS：抑制上皮细胞膜基质的合成。

(3) 可能的致癌相关因素：①幽门螺杆菌代谢产物使胃黏膜细胞发生转化；②幽门螺杆菌 DNA 片段整合于宿主细胞引起转化；③幽门螺杆菌感染累及胃壁黏膜相关淋巴组织，与胃 MALT 淋巴瘤发生有关。

2. 所致疾病　胃窦部是幽门螺杆菌感染定居的最佳部位。感染者大多不出现症状，少数感染者

出现以下疾病。

(1) 胃炎：幽门螺杆菌感染可引起急性胃炎、慢性浅表性胃炎、弥漫性胃窦胃炎，数年后可进展为多灶性、萎缩性胃炎。

(2) 消化性溃疡：少数感染者可发展为胃溃疡、十二指肠溃疡。几乎所有消化性溃疡病人均有幽门螺杆菌感染性胃炎，此感染根除后，溃疡治愈，复发率也明显降低。

(3) 胃癌与胃 MALT 淋巴瘤：幽门螺杆菌感染使胃中内源性突变原(亚硝胺、亚硝基化合物)增多，以及 NO 的合成导致 DNA 亚硝基化脱氨作用，可能使细胞突变，诱导胃癌的发生。极少数病人病变涉及胃壁淋巴组织，有导致胃 MALT 淋巴瘤的危险。

微课：
幽门螺杆菌

(4) 其他疾病：幽门螺杆菌感染还可能与血管性疾病(如冠心病)、自身免疫性疾病(如自身免疫性甲状腺炎)、皮肤病(如血管神经性水肿)等的发生有关。

幽门螺杆菌感染可刺激机体产生 IgM、IgG 和 IgA 型抗体，但是否对机体有保护作用尚不清楚。

第三节 弯曲菌属

弯曲菌属(*Campylobacter*)是一类弯曲呈 S 型的革兰阴性细菌，共有 21 个菌种。广泛分布于动物界，常定居于家禽和野鸟的肠道内，引起动物的多种疾病。对人致病的主要有空肠弯曲菌空肠亚种(*C. jejuni subsp. jejuni*)、结肠弯曲菌(*C. cali*)、胎儿弯曲菌(*C. fetus*)和唾液弯曲菌(*C. sputorum*)等 13 个菌种，主要引起腹泻及肠外感染等，其中以空肠弯曲菌空肠亚种最为常见。

空肠弯曲菌空肠亚种有广泛的动物宿主，尤其是禽类、家畜带菌率高，是人类腹泻的常见病原菌，在发达国家散发病例高于沙门菌引起的胃肠炎。由于水或牛奶被污染，还可造成暴发性胃肠炎。

【生物学性状】

1. 形态与染色 菌体细长，弯曲呈 S 形、逗点状、海鸥状或螺旋形(图 9-3)，革兰染色阴性，大小为 (0.2~0.5)μm × (1.5~2.0)μm。一端或两端有无鞘的单鞭毛，运动活泼。无荚膜，不形成芽胞。在陈旧培养物中易变为球形，并失去动力。

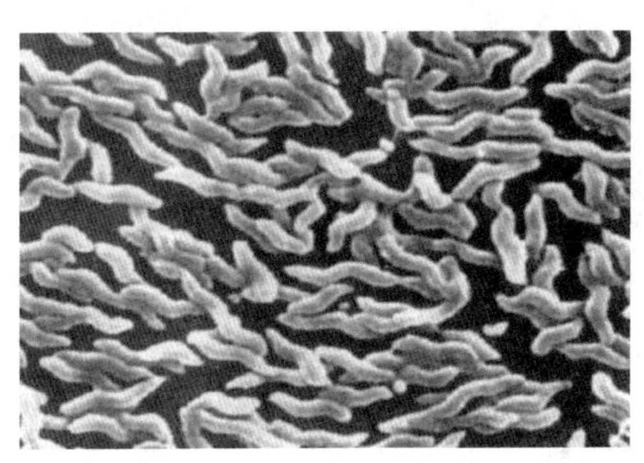

图 9-3 空肠弯曲菌电镜图

2. 培养特性与生化反应 微需氧，气体环境要求同幽门螺杆菌。21%O_2 浓度(大气环境)可抑制其生长。最适生长温度为 42℃，37℃也可生长，25℃则不能生长。营养要求高，需要有血液或血清的营养培养基。初次分离见两种菌落，一种细小、凸起、光滑型；另一种扁平、无色透明、呈毛玻璃状，边缘不整齐。在半固体培养基上呈迁徙生长现象。生化反应不活泼，不发酵糖类，不液化明胶，VP 试验、吲哚试验阴性，尿素分解阴性。产生 H_2S，氧化酶、过氧化氢酶阳性，马尿酸盐水解试验阳性。

3. 抗原结构与分型 主要有对热稳定的菌体(O)抗原和对热不稳定的表面(K)及鞭毛(H)抗原。根据 O 抗原不同，空肠弯曲菌空肠亚种可分为 42 个血清型，其中第 11、12、18 血清型最为常见。

4. 抵抗力 抵抗力较弱。培养物放置冰箱中很快死亡，56℃ 5 分钟即被杀死。干燥环境中仅存活 3 小时。在潮湿环境中 4℃下可存活数周。对氧、化学消毒剂敏感。

【致病性与免疫】

1. 致病物质 空肠弯曲菌空肠亚种的致病物质主要有黏附素、细胞毒性酶类和不耐热肠毒素，但其具体特异性作用机制尚不清楚。此外，此菌感染与感染剂量和宿主免疫状态亦有关。

2. 所致疾病 空肠弯曲菌空肠亚种是散发性细菌性胃肠炎最常见的病原菌之一。该菌主要通过污染的水源、食品、牛奶被食入。在发展中国家 50% 以上的感染由污染的鸡肉引起。该菌对胃酸敏感，经口摄入至少 10^4 个细菌才有可能致病。该菌在小肠内繁殖，侵入肠上皮引起炎症。临床表现为痉挛性腹痛、腹泻，血便或果酱样便、量多，头痛、不适、发热。通常该病有自限性，病程 5~8 天。

空肠弯曲菌空肠亚种可感染各年龄组人群。散发病例为主，但饮用严重污染的水、牛奶，食用未熟的食品(鸡、鸭等)也可暴发弯曲菌胃肠炎。肠外感染偶见脑膜炎、化脓性关节炎等。许多学者认为，空肠弯曲菌某些菌株感染人体后会导致吉兰 - 巴雷综合征(Guillain-Barrés syndrome，GBS)。大多数GBS病人发病前8周内有前驱感染史，GBS病人中约30%为空肠弯曲菌感染所致。

机体感染该菌后，产生特异性抗体，发挥调理作用，并激活补体，促进吞噬细胞吞噬、杀菌作用。

(李波清)

思考题

1. 霍乱弧菌主要有哪些致病物质？简述各致病物质的作用机制。
2. 简述副溶血性弧菌的致病特点。
3. 病人，男性，45岁，近1年来反复上腹中部、剑突下隐痛。体型偏瘦，无黑便，胃镜检查发现幽门周围有2个0.2~0.3cm浅表炎性灶，疑似幽门螺杆菌感染。为确诊是否为幽门螺杆菌感染，可以做何检查？如确诊为幽门螺杆菌感染，应如何做抗菌治疗？

扫一扫，测一测

思路解析

第十章 分枝杆菌属

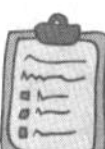

知识要点

分枝杆菌属细菌呈杆状，有分枝状生长的趋势，其细胞壁含有大量脂质，一般不易着色，因其经延长染色时间或加温着色后能抵抗盐酸乙醇脱色，故又称抗酸杆菌。本属可分为结核分枝杆菌、非结核分枝杆菌和麻风分枝杆菌三类，对人致病的主要有结核分枝杆菌和麻风分枝杆菌。

掌握结核分枝杆菌的主要生物学特性、致病性和免疫特点；熟悉结核菌素试验的原理、方法及结果分析，熟悉麻风分枝杆菌的致病特点及传播方式；了解锡克试验的原理及结果分析。

通过学习认识分枝杆菌的生物学特性、传播途径、致病机制、以及学会运用所学知识解决临床免疫预防接种及疾病的护理处置的能力。

分枝杆菌属（*Mycobacterium*）是一类细长弯曲的杆菌，因有分枝状生长的趋势而得名。细菌细胞壁含大量的脂质，菌体内含分枝菌酸，故一般不易着色，加温或延长染色时间着色后能抵抗盐酸乙醇的脱色，具抗酸性，故又称为抗酸杆菌。大量的脂质与细菌的染色性、致病性和抵抗力等密切相关。分枝杆菌属可分为结核分枝杆菌、非典型结核分枝杆菌和麻风分枝杆菌三类（表 10-1），其中结核分枝杆菌是引起人和动物结核病的病原菌，非典型分枝杆菌根据产色素和生长速度进一步分为 Run-you Ⅰ、Ⅱ、Ⅲ和Ⅳ群，麻风分枝杆菌是引起麻风病的病原菌。

表 10-1 分枝杆菌的分类

分类	生长速度	色素	代表菌种	致病性
结核分枝杆菌	生长缓慢	乳白色或米黄色菌落	人结核分枝杆菌 牛结核分枝杆菌	结核病
非典型结核分枝杆菌				
Run-you Ⅰ群	生长缓慢	暗处为淡黄色菌落，光照后为黄色或橙色	堪萨斯分枝杆菌 海分枝杆菌	肺结核样病变，皮肤丘疹、结节与溃疡
Run-you Ⅱ群	生长缓慢	暗处培养为橘红色菌落	瘰疬分枝杆菌 苏尔加分枝杆菌	儿童淋巴结炎
Run-you Ⅲ群	生长缓慢	不产色素	鸟分枝杆菌 胞内分枝杆菌	结核样病变
Run-you Ⅳ群	生长迅速	个别产色素	偶发分枝杆菌	极少致病
麻风分枝杆菌	不能培养			麻风

第一节 结核分枝杆菌

【生物学性状】

结核分枝杆菌(*M. tuberculosis*)简称结核杆菌，是引起人和动物结核病的病原菌，对人致病的有人型、牛型等。本菌可侵犯全身各器官，但以肺结核最多见。随着抗结核药物的不断发展和卫生状况的改善，结核病的发病率和死亡率曾大幅下降。但近年来由于艾滋病的流行使易感人群增加，结核分枝杆菌耐药菌株特别是多重耐药株的出现，人群流动性使病原体传播增加等原因，结核病的发病率又呈现明显上升趋势，结核病已成为全球重大公共卫生问题，据WHO统计，世界人口中有1/3感染过结核分枝杆菌，其中95%的结核病发生在发展中国家，每年新增病例约900万人，死亡达300万人之多，我国年因病死亡人数约25万人。

图片：结核分枝杆菌

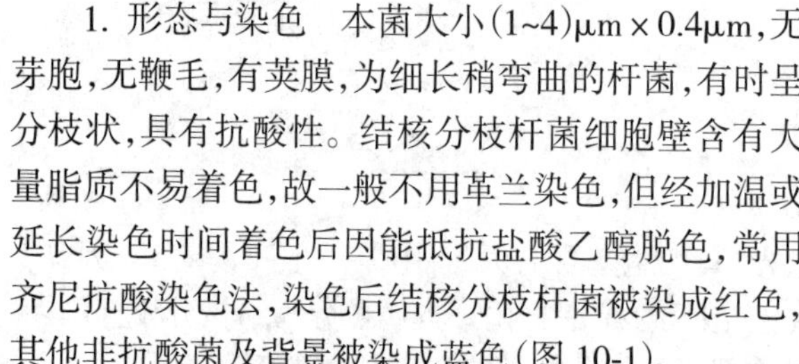

1. 形态与染色　本菌大小(1~4)μm×0.4μm，无芽胞，无鞭毛，有荚膜，为细长稍弯曲的杆菌，有时呈分枝状，具有抗酸性。结核分枝杆菌细胞壁含有大量脂质不易着色，故一般不用革兰染色，但经加温或延长染色时间着色后因能抵抗盐酸乙醇脱色，常用齐尼抗酸染色法，染色后结核分枝杆菌被染成红色，其他非抗酸菌及背景被染成蓝色(图10-1)。

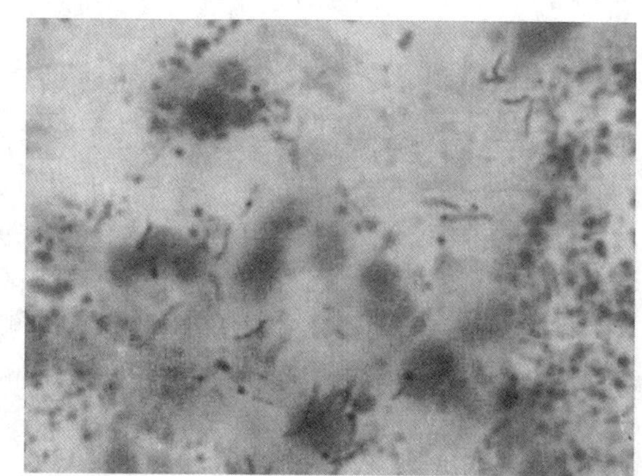

图10-1　结核分枝杆菌

图片：结核分枝杆菌在罗氏培养基上的菌落及生长特点

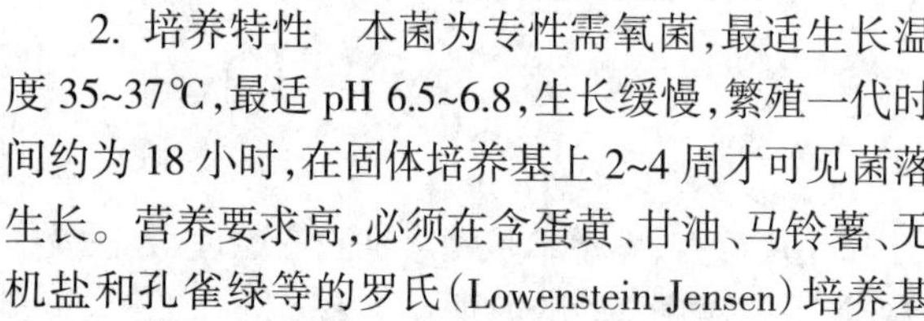

2. 培养特性　本菌为专性需氧菌，最适生长温度35~37℃，最适pH 6.5~6.8，生长缓慢，繁殖一代时间约为18小时，在固体培养基上2~4周才可见菌落生长。营养要求高，必须在含蛋黄、甘油、马铃薯、无机盐和孔雀绿等的罗氏(Lowenstein-Jensen)培养基上才能生长。典型菌落为粗糙型，表面干燥，乳白色或米黄色，呈菜花样。液体培养时形成粗糙皱纹状菌膜，有毒株在液体培养基中呈索状生长。

图片：结核分枝杆菌痰直接涂片

3. 抵抗力　由于结核分枝杆菌细胞壁中含大量类脂，对干燥、酸、碱、染料等有较强的抵抗力。黏附在尘埃上结核分枝杆菌可保持传染性8~10天，在干燥的痰内可存活6~8个月；在3%盐酸、6%硫酸和4%氢氧化钠中30分钟仍有活力，所以常用酸、碱处理污染的标本和消化标本中黏稠物质，进行分离培养。结核分枝杆菌特有的细胞壁能降低药物通透性，且本菌也能产生β-内酰胺酶等降解酶及其他药物修饰酶，所以结核分枝杆菌对常见的抗菌药物天然耐药。

结核分枝杆菌对湿热、乙醇、紫外线和抗结核药物等敏感。在液体中加热62~63℃ 15分钟或煮沸即被杀死；对紫外线敏感，直接日光照射数小时可被杀死；对乙醇敏感，在70%乙醇中2分钟死亡；对利福平、异烟肼、乙胺丁醇和链霉素等药物敏感，但长期用药易导致细菌耐药。

4. 变异性　结核分枝杆菌可发生形态、菌落、毒力和耐药性等多种变异。如卡介苗(BCG)就是Calmette和Guerin将有毒的牛型结核分枝杆菌在含胆汁、甘油、马铃薯的培养基中经13年230次传代培养获得的减毒株，现已广泛用于人类结核病的预防。近年来结核分枝杆菌的耐药性变异愈加突出，对两种及两种以上的抗结核药产生耐药的多重耐药结核菌(multiple-drug resistance tuberculosis，MDRTB)已成为全球共同面临的挑战。

【致病性与免疫】

结核分枝杆菌不产生内毒素、外毒素和侵袭性酶类。其致病性可能与脂质等菌体成分(尤其是脂质)引起的免疫损伤、结核分枝杆菌在细胞内大量繁殖引起的炎症和代谢产物的毒性有关。

1. 致病物质

(1) 脂质：结核分枝杆菌的毒力与脂质含量密切相关。有毒性的脂质有：①索状因子：存在于有毒力的结核分枝杆菌细胞壁中，因能使细菌在液体培养基中呈索状生长而得名。索状因子具有损伤细胞线粒体膜，影响细胞呼吸，且能抑制粒细胞游走和引起慢性肉芽肿。②磷脂：能促进单核细胞增生，

并使炎症灶中巨噬细胞转变成类上皮细胞，从而引起结核结节与干酪样坏死。③硫酸脑苷脂：可抑制吞噬体与溶酶体融合，使结核分枝杆菌能在吞噬细胞内长期存活。④蜡质 D：是一种肽糖脂与分枝菌酸的复合物，具有免疫佐剂作用，可激发机体产生迟发型超敏反应。

(2) 荚膜：荚膜能与吞噬细胞表面的补体受体 3(CR3) 结合，有助于结核分枝杆菌的黏附与侵入；荚膜能抑制吞噬体与溶酶体融合，使结核分枝杆菌能在吞噬细胞内存活；荚膜能防止某些药物和有害物质进入菌体，使结核分枝杆菌获得较强的耐药性和抵抗力。

(3) 蛋白质：主要是结核菌素，具有抗原性，与蜡质 D 结合后能使机体发生迟发型超敏反应，引起组织坏死和全身中毒症状，并在结核结节的形成中起一定的作用。

2. 所致疾病　结核分枝杆菌主要通过呼吸道感染、消化道和损伤的皮肤等途径感染机体，侵犯多种组织器官，引起相应的结核病。由于结核分枝杆菌易通过吸入的飞沫和尘埃侵入肺部，故结核病以肺部感染最常见。细菌进入机体后主要通过淋巴管、血液、支气管和消化道进行扩散。

(1) 肺部感染：据易感机体的免疫状态、侵入的结核分枝杆菌的毒力、数量不同，肺部感染可分为原发感染和原发后感染两大类。

1) 原发感染：多见于儿童，是指首次感染结核分枝杆菌在肺部发生病变，主要特点为急性渗出性炎症并快速向邻近组织和淋巴结扩散，引起干酪样坏死，结核菌素试验阳性。当结核分枝杆菌吸入肺泡后被巨噬细胞吞噬，由于细菌含有丰富的脂质，能抵抗吞噬作用而在细胞内大量繁殖，最终导致巨噬细胞崩解，释放出结核分枝杆菌被另一巨噬细胞吞噬，重复上述过程，引起渗出性炎症，称为原发灶。原发灶好发于肺上叶下部和下叶上部。此时，机体缺乏对结核分枝杆菌的特异性免疫力，故病灶局部反应轻微。原发灶内的结核分枝杆菌常沿淋巴管扩散到肺门淋巴结，引起肺门淋巴结肿大。原发灶、淋巴管炎和肺门淋巴结肿大，三者合称为原发综合征。感染 3~6 周后，随着机体特异性免疫(主要是细胞免疫)的建立和超敏反应的出现，使机体产生干酪样坏死，坏死灶外包上皮样细胞、淋巴细胞、巨噬细胞和成纤维细胞形成结核结节(即结核肉芽肿)，结核结节是结核的典型病理特征。90% 以上的原发感染可经纤维化或钙化自愈，但原发灶内仍有少量结核分枝杆菌长期潜伏，不断刺激机体维持特异性免疫，也可成为日后内源性感染的来源。感染后极少数免疫力低下者，结核分枝杆菌可经淋巴系统和血流播散至肾、脑膜及骨等部位，引起相应结核病。

2) 原发后感染：多见于成年人，常为原发感染的再活化，也可由外源性感染所致，好发于肺内通气最好的顶部。由于原发感染后机体已建立了特异性免疫，所以病灶多局限，一般不累及邻近的淋巴结，呈慢性组织损害，易发生结核结节、干酪样坏死和纤维化，被纤维素包绕的干酪样坏死灶可钙化而痊愈。若干酪样坏死液化，排入邻近支气管、气管，则可形成空洞并释放大量结核分枝杆菌至痰中，此为开放性肺结核，传染性很强。

(2) 肺外感染：部分感染病人结核分枝杆菌可进入血液循环引起肺外播散，导致肺外结核病，如脑、肾、骨、关节、生殖系统等结核。在极少数原发感染病儿或免疫力极度低下的个体(如艾滋病病人)中，严重时可形成全身粟粒性结核或播散性结核。肺结核病人也可因痰菌被咽入消化道引起肠结核、结核性腹膜炎等。结核分枝杆菌也可通过伤口感染导致皮肤结核。近年来肺外结核标本中 L 型检出率较高，应引起重视。

视频：结核分枝杆菌

3. 免疫性与超敏反应　结核分枝杆菌感染诱发的机体特异性免疫主要是细胞免疫，属传染性免疫。抗感染免疫与Ⅳ型超敏反应同时存在。

(1) 免疫性：结核分枝杆菌的感染率高，但发病率低，这表明人体对结核分枝杆菌有一定的免疫力。由于结核分枝杆菌是胞内感染菌，所以免疫主要是以细胞免疫为主，被结核分枝杆菌致敏的 T 淋巴细胞再次接触本菌时，可释放 TNF-α、IL-2、IL-6、INF-γ 等多种细胞因子，吸引巨噬细胞、T 细胞、NK 细胞等聚集炎症部位，并直接或间接地增强该类细胞的杀菌活性。

图片：结核分枝杆菌罗氏培养基菌落涂片

(2) 免疫与超敏反应：在机体对结核分枝杆菌产生特异性免疫的同时，也可以看到迟发型超敏反应的发生，这种情况可从郭霍现象(Koch phenomenon)看到。将结核分枝杆菌初次注入健康豚鼠皮下，表现为原发感染的特点，即 10~14 天后局部溃烂不愈，附近淋巴结肿大，细菌扩散至全身。若将结核分枝杆菌皮下注射曾感染过结核的豚鼠，则表现为继发感染的特点，即 1~2 天后接种的局部迅速发生溃烂，但溃疡浅，易愈合，附近淋巴结不肿大，细菌很少扩散。结果表明，原发感染时机体尚未形成特

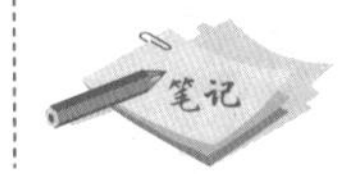

异性免疫和超敏反应，故病变发生缓慢，病菌易扩散。原发后感染时超敏反应可导致局部反应迅速强烈，但机体已有一定免疫力，细菌不易扩散，病变很快愈合。近年来研究表明，结核分枝杆菌诱导机体产生超敏反应和免疫的物质不同，超敏反应主要由结核菌素蛋白和蜡质D共同引起，而免疫则由结核分枝杆菌核糖体RNA（rRNA）引起。

（3）结核菌素试验（tuberculin test）：是用结核菌素进行皮试，测定机体对结核分枝杆菌是否能引起超敏反应的一种试验，以判断机体对结核分枝杆菌有无免疫力。①结核菌素：一种为旧结核菌素（old tuberculin，OT），为含有结核分枝杆菌蛋白的混合物；另一种为纯蛋白衍生物（purified protein derivative，PPD），是OT经三氯醋酸沉淀后的纯化物，每0.1ml含5单位；②方法：取5个单位PPD注入受试者前臂掌侧皮内，48~72小时内观察局部反应情况，红肿硬结直径<5mm为阴性，5mm≤红肿硬结直径<15mm为阳性，红肿硬结直径≥15mm为强阳性；③结果分析：阳性表明机体已感染过结核分枝杆菌或卡介苗接种成功，对细菌有迟发型超敏反应及一定的免疫力；强阳性则表明可能为活动性结核病；阴性说明未感染结核分枝杆菌，但应考虑为感染早期、严重结核病或患其他严重疾病（麻疹、恶性肿瘤、艾滋病等）等情况；④应用：筛选卡介苗接种对象及测定接种效果；作为婴幼儿结核病诊断的参考；在未接种过卡介苗的人群中调查结核病的流行情况；测定肿瘤等病人的细胞免疫功能。

第二节　麻风分枝杆菌

麻风分枝杆菌（*M. leprae*）简称麻风杆菌，是引发麻风病的病原体。麻风是一种慢性传染病，流行广泛，多见于偏僻山区、草原牧区以及贫困落后地区。目前在全球60多个国家或地区麻风仍然是一个公共卫生问题。

【生物学性状】

麻风分枝杆菌的形态、染色与其他分枝杆菌相似，革兰染色阳性，抗酸染色阳性且着色均匀，细长、略带弯曲，常呈束状或团状排列。麻风分枝杆菌为典型的胞内寄生菌，本菌的体外人工培养至今尚未成功，病人渗出物标本涂片中可见大量麻风分枝杆菌存在于细胞内，这种有麻风分枝杆菌存在的细胞胞浆呈泡沫状，称为麻风细胞，这对麻风分枝杆菌与其他分枝杆菌的区别有重要意义。

【致病性与免疫】

图片：麻风分枝杆菌

视频：麻风分枝杆菌

麻风是一种潜伏期长、发病缓慢、病程长的慢性传染病，主要表现为皮肤、黏膜和神经末梢的损害，晚期可侵犯深部组织和器官，形成肉芽肿。长期以来普遍认为麻风分枝杆菌是通过破损的皮肤、黏膜侵入机体。近年来发现，未经治疗的瘤型麻风病病人早期黏膜分泌物含大量细菌，表明呼吸道也是麻风分枝杆菌的重要感染途径。麻风分枝杆菌随病人痰、汗液、乳汁、精液与阴道分泌物排出，通过直接接触传播。麻风分枝杆菌感染几乎都不是显性感染，只有部分人发病，潜伏期一般6个月~5年，有时可达20年，具有发病缓慢、病程长、迁延不愈等特点。麻风发病缓慢，细菌缓慢沿末梢神经、淋巴、血行扩散至全身，特别是皮肤和眼。根据临床表现、免疫状态和病理变化等可将麻风分为结核样型、瘤型、界线类和未定类4种病型，大多数病人为结核样型和瘤型，少数病人处于两型之间的界线类和未定类，这两类可向两型转化。

1. 结核样型　为闭锁性麻风，极少演变，较稳定，传染性小，故亦称良性麻风，占麻风病例的60%~70%。此型病人的病变主要发生于皮肤，侵犯真皮浅层，也可累及神经，使受累皮肤出现感觉功能障碍。结核样型麻风病人细胞免疫功能损失较小，巨噬细胞可将大量麻风分枝杆菌杀灭，故病人体内不易检出细菌，麻风菌素试验多呈阳性。

2. 瘤型　为严重进行性麻风，如不及时治疗，将逐渐恶化，累及神经系统，传染性强，占麻风病例的20%~30%。此型病人的病变主要发生于皮肤、黏膜和各脏器，病人血清中自身抗体含量高，形成的免疫复合物沉积在皮肤和黏膜下，形成红斑和结节，面部结节融合可呈狮面状。瘤型麻风病人细胞免疫功能低下，麻风分枝杆菌能在机体内繁殖，易检出细菌，麻风菌素试验阴性。

3. 界线类　兼有结核样型和瘤型的特点，能向两型分化，程度可有不同，大多数病人麻风菌素试验阴性，病变部位可找到麻风细胞。

4. 未定类 为麻风病的前期病变，病变部位很少能找到麻风分枝杆菌，麻风菌素试验阳性，大多数病人最后向结核样型分化。

机体对麻风分枝杆菌感染的免疫主要依靠细胞免疫，其特点与结核免疫相似。

思考题

1. 简述结核分枝杆菌的主要致病物质及其在致病中的作用。
2. 简述结核菌素试验的原理、方法、结果分析及意义。
3. 简述麻风分枝杆菌的致病性及防治原则。

（曾凡胜）

扫一扫，测一测

思路解析

第十一章 厌氧性细菌

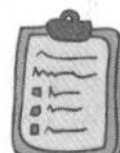

知识要点

厌氧性细菌广泛分布于自然界、人和动物体表以及与外界相通的腔道内，是人体正常菌群中的重要组成部分，容易引起相关部位的内源性感染。厌氧性细菌根据有无芽胞分为厌氧芽胞梭菌和无芽胞厌氧菌。本章主要介绍破伤风梭菌、产气荚膜梭菌、肉毒梭菌和无芽胞厌氧菌的生物学性状和致病性。

学习目标

掌握破伤风梭菌、产气荚膜梭菌、肉毒梭菌的致病性；熟悉破伤风梭菌、产气荚膜梭菌、肉毒梭菌的生物学性状；了解无芽胞厌氧菌的生物学性状和致病性。

通过学习厌氧芽胞梭菌的致病性，理解细菌的致病机制及临床引起的疾病；认识无芽胞厌氧菌在临床感染中的重要性；具有能够正确运用厌氧性细菌生物学特性、致病条件、致病机制及临床特点等相关知识和进行临床护理采集临床标本的能力。

厌氧性细菌（anaerobic bacteria）是一群必须在无氧环境下才能生长繁殖的细菌。根据菌体能否形成芽胞，可将厌氧性细菌分为厌氧芽胞梭菌和无芽胞厌氧菌两大类。

第一节 厌氧芽胞梭菌

厌氧芽胞梭菌（*Clostridium*）大多为严格厌氧菌，革兰染色阳性，能形成芽胞，芽胞直径比菌体粗，使菌体膨大呈梭状。对热、干燥和消毒剂抵抗力强。主要分布于土壤、人和动物肠道。多数为腐生菌，少数致病菌能产生强烈的外毒素和侵袭性酶，引起人类和动物疾病。对人类有致病作用的厌氧芽胞梭菌主要有破伤风梭菌、产气荚膜梭菌和肉毒梭菌等。

一、破伤风梭菌

破伤风梭菌（*C. tetani*）是破伤风的病原菌，大量存在于人和动物的肠道中，经粪便污染土壤后，在适宜的条件下形成芽胞，可在土壤中存活数年。当机体受到创伤感染或分娩过程中使用不洁器械剪断脐带时，本菌可侵入伤口并生长繁殖，释放外毒素，引起破伤风。发病后机体呈强直性痉挛、抽搐，可因窒息或呼吸衰竭而死亡。该病死亡率高，为外源性感染。

【生物学性状】

1. 形态与染色　革兰染色阳性，菌体细长，大小为（0.5~1.7）μm×（2.1~18.1）μm。芽胞呈圆形，直

径大于菌体，位于菌体的顶端，使细菌呈鼓槌状，是本菌典型的形态特征。有周身鞭毛、无荚膜。

2. 培养特性与生化反应　本菌为专性厌氧菌。在血平板上，37℃培养48小时后，可见薄膜状边缘不整齐的菌落，有β溶血环；在庖肉培养基中培养，液体部分浑浊，有少量气泡，肉渣被消化呈微黑色，有腐败恶臭味。大多数生化反应阴性，一般不发酵糖类，不分解蛋白质。

图片：破伤风梭菌

3. 抗原构造　破伤风梭菌有菌体抗原和鞭毛抗原。菌体抗原各型相同，鞭毛抗原有型特异性。根据鞭毛抗原的不同，可分为10个血清型，不同血清型菌株所产生毒素的生物学活性与免疫学活性均相同，可被任何型别的抗毒素中和。

图片：破伤风梭菌芽胞

4. 抵抗力　本菌繁殖体的抵抗力与一般细菌相似，但是芽胞抵抗力很强，可耐煮沸1小时，在干燥的土壤中可存活数十年。繁殖体对青霉素敏感。

【致病性与免疫】

1. 致病条件　破伤风梭菌由伤口侵入机体，局部伤口形成厌氧微环境是破伤风梭菌引起感染并致病的重要条件。下列情况极易造成厌氧环境，有利于破伤风梭菌的生长繁殖：①伤口深而窄，有泥土或异物污染；②大面积烧伤，坏死组织多，局部组织缺血；③同时伴有需氧菌或兼性厌氧菌混合感染。

2. 致病物质　破伤风梭菌侵袭力不强，其芽胞在适宜的厌氧微环境中可发育成细菌，随之生长繁殖进而分泌外毒素而引起破伤风。破伤风梭菌可产生破伤风溶血毒素和破伤风痉挛毒素两种外毒素。其中破伤风痉挛毒素是引起破伤风的主要致病物质，该毒素是一种神经毒素，其毒性极强，不耐热，化学成分为蛋白质，可被肠道中蛋白酶破坏。

3. 致病机制　破伤风梭菌经伤口侵入机体，在厌氧环境下生长繁殖，细菌不进入血流，在局部产生破伤风痉挛毒素，由末梢神经沿轴索从神经纤维间隙逆行至脊髓前角细胞，上行至脑干；也可通过淋巴液和血流到达中枢神经系统。该毒素对脑干神经细胞和脊髓前角神经细胞有高度亲和力，能够与神经节苷脂结合，阻止抑制性神经介质的释放，干扰抑制性神经元的协调作用，使肌肉活动的兴奋与抑制失调，导致屈肌、伸肌同时发生强烈持续性收缩，使骨骼肌出现强直性痉挛。

图片：破伤风苦笑面容、颈项强直

4. 所致疾病　破伤风发病的潜伏期可以几天到几周不等，平均7~14天，主要与原发感染部位距离中枢神经系统的远近有关，距离越近，潜伏期越短，病死率越高。发病早期有发热、头痛、肌肉酸痛等前驱症状。典型的症状是咀嚼肌痉挛所致的牙关紧闭，苦笑面容；颈部、躯干和四肢肌肉强直性痉挛导致的角弓反张；面部发绀，呼吸困难，最后可因窒息而死亡。

图片：破伤风角弓反张

机体对破伤风的免疫属于体液免疫，主要依靠抗毒素发挥中和作用。破伤风痉挛毒素毒性很强，极少量即可致病，但是少量的毒素尚不足以引起免疫，且毒素与组织结合后，不能有效的刺激免疫系统产生抗毒素，故病后一般不会获得牢固免疫力。因此，病愈后的病人仍需注射破伤风类毒素，使其获得免疫力。

二、产气荚膜梭菌

微课：破伤风梭菌的致病性

产气荚膜梭菌（*C. perfringens*）广泛分布于自然界、人和动物肠道中，其芽胞常存在于土壤中。该菌既能产生外毒素，又可产生多种侵袭性酶，是引起气性坏疽的主要病原菌。

【生物学性状】

1. 形态与染色　产气荚膜梭菌为革兰染色阳性粗大杆菌，大小为(0.6~2.4)μm×(3~19)μm。芽胞呈椭圆形，直径小于菌体横径，位于菌体的次级端。无鞭毛，在体内能形成明显的荚膜。

图片：产气荚膜梭菌

2. 培养特性与生化反应　本菌厌氧，但不十分严格。生长繁殖的温度范围广，37℃时分裂繁殖周期仅需8分钟。在血平板上形成中等大小、边缘整齐的光滑菌落，多数菌株出现双层溶血环，内环是由θ毒素引起的完全溶血，外环为α毒素引起的不完全溶血。本菌代谢活跃，能液化明胶，分解多种糖类产酸产气。在卵黄琼脂平板上，菌落周围出现乳白色浑浊圈，是由于细菌产生的α毒素分解蛋黄中的卵磷脂所致，这一现象称为Nagler反应。在牛奶培养基中分解乳糖产酸，使酪蛋白凝固，同时产生大量气体可将凝固的酪蛋白冲成蜂窝状，气势凶猛，称为“汹涌发酵”，这些生化反应特点有助于该菌的鉴定。

3. 分型　根据不同菌株产生的毒素种类的不同，可将产气荚膜梭菌分成A、B、C、D、E 5个型别。对人致病的主要为A型，可引起气性坏疽和食物中毒。此外，C型中的某些菌株可引起坏死性肠炎。

【致病性】

1. 致病物质　产气荚膜梭菌能产生多种外毒素和侵袭性酶，有些外毒素即为胞外酶，与致病相关。外毒素有α、β、γ等12种。主要的致病物质有：①α毒素（卵磷脂酶）：是最重要的致病物质，具有卵磷脂酶和神经鞘磷脂酶活性，能分解细胞膜上的卵磷脂，破坏细胞膜，引起溶血、组织坏死和血管内皮损伤，使血管通透性增加，造成水肿。另外，α毒素还能使血小板凝集，导致血栓形成，局部组织缺血。②β毒素：是引起组织坏死的重要致病物质。③κ毒素（胶原酶）：能分解肌肉及皮下组织的胶原蛋白，使局部组织崩解。④μ毒素（透明质酸酶）：能分解细胞间质中的透明质酸，有利于细菌的扩散。⑤ν毒素（DNA酶）：能分解DNA，降低坏死组织的黏稠度，有利于细菌的扩散。⑥肠毒素：有些菌株可产生肠毒素，引起食物中毒。此外，产气荚膜梭菌的荚膜与细菌的侵袭性和抗吞噬相关，有利于细菌的致病。

2. 所致疾病　产气荚膜梭菌引起的疾病主要有气性坏疽、食物中毒和坏死性肠炎。

(1) 气性坏疽：大多由A型产气荚膜梭菌引起，多见于有创口污染的战伤、大面积开放性骨折及组织损伤。其致病条件与破伤风梭菌相似，要求伤口形成厌氧环境。本病的潜伏期短，一般仅为8~48小时。病菌在局部生长繁殖产生多种毒素和侵袭性酶，分解肌肉组织中的糖类，产生大量气体，造成气肿，同时由于血管通透性增加，引起局部水肿，从而挤压软组织和血管，影响血液循环和供应，造成组织坏死。临床典型病例表现为组织肿胀剧烈，水气夹杂，触摸有捻发感，大块组织坏死并伴有恶臭，严重者可引起毒血症，甚至死亡。

图片：
气性坏疽

(2) 食物中毒：主要由A型产气荚膜梭菌污染食物引起，该菌可产生肠毒素，一般在食入大量被污染的食品后，潜伏期约10小时，可出现腹痛、腹胀、水样腹泻、便血等症状，一般1~2天后自愈，严重者也可致死。

(3) 坏死性肠炎：C型产气荚膜梭菌产生的β肠毒素可引起坏死性肠炎。此病发病急，有剧烈腹痛、腹泻、血便、肠黏膜出血性坏死，可并发肠穿孔，死亡率高。

三、肉毒梭菌

肉毒梭菌（*C. botulinum*）主要分布于土壤、海洋沉淀物以及动物粪便中。被该菌污染的食物在厌氧条件下可产生肉毒毒素，食入后可引起肉毒毒素中毒，出现独特的神经中毒症状，死亡率极高。

【生物学性状】

1. 形态与染色　肉毒梭菌为革兰染色阳性粗短杆菌，大小为(1~1.2)μm×(4~6)μm。芽胞呈椭圆形，宽于菌体，位于菌体的次级端，使菌体呈网球拍状。有周鞭毛，无荚膜。

2. 培养特性与生化反应　本菌严格厌氧，在血平板上形成不规则菌落，有β溶血环；在庖肉培养基中生长，可消化肉渣，使之变黑，有腐败恶臭。肉毒梭菌可分解葡萄糖、麦芽糖产酸产气，产生H_2S，液化明胶。

3. 分型　根据遗传特性分为Ⅰ~Ⅳ4组；根据产生毒素的抗原性不同，可分为A~G7个型。大多数菌株只产生一种型别的毒素，各型毒素只能被同型的抗毒素中和。Ⅰ、Ⅱ组可引起人类疾病，以Ⅰ组多见，主要型别为A、B型，E、F型偶见，我国引起肉毒病的毒素主要为A型毒素。

4. 抵抗力　肉毒梭菌芽胞对热的抵抗力强，可耐煮沸1小时以上，高压蒸汽121℃ 30分钟或干热180℃ 2小时才能杀死芽胞。肉毒毒素不耐热，煮沸1分钟即被破坏，但对酸的抵抗力较强，在胃液中24小时不被破坏。

【致病性】

1. 致病物质　肉毒梭菌的致病作用主要是依赖于肉毒毒素。肉毒毒素是目前已知毒素中毒性最强的一种外毒素，其毒性比氰化钾强1万倍，纯化结晶的肉毒毒素1mg能杀死2亿只小鼠，对人的致死量约为0.1μg。肉毒毒素的结构、功能和致病机制与破伤风外毒素相似。肉毒毒素为嗜神经毒素，食入后经胃肠道吸收进入血液扩散至全身，作用于脑神经核、外周神经肌肉接头处以及自主神经末梢，阻碍乙酰胆碱的释放，妨碍神经冲动的传导而引起肌肉出现弛缓性麻痹。

2. 所致疾病

(1) 食物中毒：肉毒毒素一般存在于被肉毒梭菌芽胞污染、处于封闭保存或腌制的食品中，如罐

头、腊肠、火腿、发酵豆制品等。肉毒毒素中毒的临床症状与其他食物中毒不同，胃肠道症状较少见，主要表现为神经末梢麻痹，在整个病程中病人并不发热且神志清楚。潜伏期可短至数小时，先出现乏力、头痛，继之发生复视、斜视、眼睑下垂等眼肌麻痹症状，然后出现咀嚼吞咽因难、口齿不清等咽部肌肉和膈肌麻痹症状，严重者最终可因呼吸麻痹或心脏麻痹而死亡。

图片：婴儿肉毒中毒

(2) 婴儿肉毒中毒：1 岁以下的婴儿食入被肉毒梭菌芽胞污染的食品后，芽胞发育成菌体，随之细菌繁殖并产生毒素，引起感染性中毒。症状与肉毒毒素食物中毒类似，临床表现为便秘、吮乳无力、眼睑下垂、全身肌张力降低，严重者可因呼吸肌麻痹而猝死。

(3) 创伤感染中毒：伤口被肉毒梭菌芽胞污染后，芽胞在局部厌氧的环境中繁殖并产生肉毒毒素造成毒血症。偶尔见于机体抵抗力低的成人、儿童。

第二节　无芽胞厌氧菌

无芽胞厌氧菌是一大类寄居于人和动物体内的正常菌群，包括革兰染色阳性和阴性的球菌及杆菌，是人体正常菌群中的优势菌群，分布于人体皮肤及与外界相通的各种腔道中。在一些特定条件下，它们作为条件致病菌可导致内源性感染。在临床厌氧菌感染中，无芽胞厌氧菌的感染率占 90% 以上，且以混合感染多见。

无芽胞厌氧菌共有 23 个属，其中与人类疾病相关的主要有 10 个属。包括①革兰阴性厌氧杆菌：有 8 个属，以类杆菌属（*Bacteroides*）中的脆弱类杆菌（*B. fragilis*）最为重要；②革兰阴性厌氧球菌：有 3 个属，其中韦荣菌属（*Veillonella*）最重要，该菌是寄生在咽喉部主要厌氧菌，但在临床厌氧菌分离标本中，分离率小于 1%，并且多为混合感染菌之一；③革兰阳性厌氧杆菌：有 7 个属，包括丙酸杆菌属、双歧杆菌属、真杆菌属等；④革兰阳性厌氧球菌：有 5 个属，其中有临床意义的是消化链球菌属，主要寄居于阴道。

无芽胞厌氧菌是寄居于人体皮肤及黏膜表面的正常菌群。在适宜的感染环境中，可成为条件致病菌。其致病条件主要包括：①寄居部位发生改变；②机体免疫功能下降；③菌群失调；④局部形成厌氧微环境。

无芽胞厌氧菌感染无特定病型，引起的感染可累及全身各种器官和组织。多见于：①中枢神经系统感染：中耳炎、乳突炎、鼻窦炎等局部感染厌氧菌后，可直接扩散和转移引起脑脓肿，以革兰阴性厌氧杆菌常见；②口腔与牙齿感染：口腔厌氧菌感染大多起源于牙齿感染，主要由革兰阴性厌氧杆菌和消化链球菌等引起；③呼吸道感染：无芽胞厌氧菌可感染呼吸道的任何部位，可引起扁桃体周围蜂窝织炎、吸入性肺炎、坏死性肺炎、肺脓肿和脓胸等；④腹腔感染：因胃肠道手术、损伤、穿孔及其他异常引起的腹膜炎、腹腔脓肿等感染主要与消化道厌氧菌有关，其中以脆弱类杆菌为主；⑤女性生殖道和盆腔感染：手术或其他并发症引起的盆腔脓肿、输卵管卵巢脓肿、子宫内膜炎等；⑥皮肤和软组织感染：多因外伤、手术及其他感染或局部缺血所致，常为混合感染。其中软组织感染与脆弱类杆菌有关。

（程丹丹）

思考题

1. 破伤风梭菌的致病条件和机制是什么？
2. 主要的厌氧芽胞梭菌有哪几种？简述各菌的致病物质。
3. 无芽胞厌氧菌的致病条件及感染特征是什么？

扫一扫，测一测

思路解析

第十二章 动物源性细菌

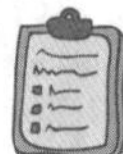

动物源性细菌是人畜共患病的病原菌，可通过直接接触病畜或其污染物、或经媒介动物叮咬等途径而传播，引起的疾病称为动物源性疾病，该病主要发生在畜牧区或自然疫源地。动物源性细菌主要有布鲁菌、炭疽芽胞杆菌和鼠疫耶尔森菌等，感染这些细菌均可使动物或人类发病。本章主要介绍常见的动物源性细菌的生物学性状、致病性与免疫。

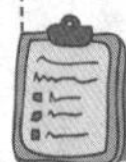

掌握布鲁菌、炭疽芽胞杆菌和鼠疫耶尔森菌的致病性；熟悉布鲁菌、炭疽芽胞杆菌和鼠疫耶尔森菌的生物学性状；了解布鲁菌的免疫性，炭疽芽胞杆菌和鼠疫耶尔森菌的免疫性。

通过学习动物源性细菌的生物学性状和致病性，理解动物源性细菌的致病机制及临床引起的疾病；具有能够正确运用动物源性细菌的相关知识特点在临床护理布鲁菌病、鼠疫和炭疽病过程中的自我防护能力。

动物源性细菌是人畜共患传染病的病原菌，即由一种病原菌同时可引起动物和人类的某些传染病，称为人畜（兽）共患病，其中绝大多数是以动物作为传染源的，称为动物源性疾病（zoonosis）。由于人类直接接触病畜或其污染物及媒介动物叮咬等途径感染而致病，这些病主要发生在畜牧区或自然疫源地。动物源性细菌主要有布鲁菌属、炭疽芽胞杆菌和鼠疫耶尔森菌等。

第一节 布鲁菌属

布鲁菌属（*Brucella*）是一类人畜共患病的病原菌，因最早由美国医师 David Bruce 首先分离出，故得名。布鲁菌属有 6 个生物种、19 个生物型，其中使人致病的有牛布鲁菌（*B. abortus*）、羊布鲁菌（B. melitensis）、猪布鲁菌（*B. suis*）和犬布鲁菌（*B. canis*）。在我国流行的主要是羊布鲁菌病，其次为牛布鲁菌病。

【生物学性状】

1. 形态与染色　布鲁菌为革兰阴性小球杆菌或短杆菌，大小为（0.4~0.8）μm×（0.5~1.5）μm。无芽胞、无鞭毛、光滑型菌株有微荚膜。

2. 培养特性与生化反应　本菌为专性需氧菌，初次分离培养时需要 5%~10%CO_2。营养要求较高，在普通培养基上生长缓慢，若加入血清或肝浸液等可促进生长。最适生长温度为 37℃，最适 pH 为

6.6~6.8。在血平板或肝浸液培养基上经37℃培养48小时长出微小、无色、透明的光滑型(S)菌落，经人工传代培养后可转变为粗糙型(R)菌落。在血琼脂平板上不溶血，在液体培养基中可形成轻度浑浊并有沉淀。大多菌株能分解尿素，产生H_2S。根据产生H_2S的多少和在含碱性染料培养基中的生长情况，可鉴别牛、羊和猪三种布鲁菌。

3. 抗原构造　光滑型布鲁菌含有两种抗原物质，即A抗原和M抗原。两种抗原在不同的布鲁菌中含量不同，牛布鲁菌含A抗原多，羊布鲁菌含M抗原多，故A抗原又称牛布鲁菌抗原，M抗原又称羊布鲁菌抗原。由于A抗原与M抗原量的比例在不同的布鲁菌中有差异，如牛布鲁菌A∶M为20∶1，而羊布鲁菌A∶M为1∶20，猪布鲁菌A∶M为2∶1，所以用A与M因子进行血清凝集试验可鉴别三种布鲁菌。

4. 抵抗力　布鲁菌抵抗力较强，在水中可生存4个月，在土壤、毛皮、病畜的脏器、分泌物及乳制品中可存活数周至数月。但在湿热60℃ 20分钟、日光直接照射下20分钟可死亡；对常用消毒剂均较敏感，如3%甲酚作用数分钟即被杀死。对常用的广谱抗生素也较敏感。

【致病性与免疫】

1. 致病物质　布鲁菌的主要致病物质是内毒素。另外，荚膜与侵袭酶(透明质酸酶、过氧化氢酶等)增强了该菌的侵袭力，使细菌能通过完整皮肤、黏膜进入宿主体内，并在机体脏器内大量繁殖和快速扩散入血流。

2. 所致疾病　布鲁菌感染家畜后引起母畜流产，病畜还可表现为睾丸炎、附睾炎、乳腺炎和子宫炎等。病原体可随流产的胎畜和羊水大量排出，也可经乳汁、粪、尿等长期排菌污染外界。人类主要通过接触病畜及其分泌物，或接触被污染的病畜产品，经皮肤、黏膜、眼结膜、消化道和呼吸道等不同途径感染。

布鲁菌潜伏期为1~6周，该菌侵入机体后，先被吞噬细胞吞噬，成为胞内寄生菌，并随吞噬细胞进入淋巴结生长繁殖形成感染灶。当细菌繁殖达到一定数量时，突破淋巴结而侵入血流，出现第一次菌血症。随后细菌进入肝、脾、骨髓和淋巴结等脏器细胞，发热也渐渐消退。细菌在细胞内繁殖到一定程度可再度入血，再次出现菌血症而致使体温升高。如此反复形成的菌血症，使病人的热型呈波浪式，临床上称为波浪热。感染易转为慢性，在全身各处引起迁徙性病变，伴随发热、关节痛和全身乏力等症状，体征有肝脾肿大。

微课：
布鲁菌的致病性

布鲁菌的致病过程与该菌引起的Ⅳ型超敏反应有关，病人布鲁菌素试验常呈阳性。菌体抗原成分和相应抗体形成的免疫复合物可导致急性炎症和坏死，病灶中有大量的中性粒细胞浸润，可能是一种Ⅲ型超敏反应(Arthus反应)。

布鲁菌为胞内寄生菌，故机体感染布鲁菌以细胞免疫为主，病后机体产IgM和IgG型抗体，可发挥免疫调理作用，且各菌种和生物型之间有交叉免疫。一般认为此免疫力是有菌免疫，即当机体内有布鲁菌时，对再次感染则有较强免疫力。但近来认为，随着病程的延续，机体免疫力不断增强，病菌不断被消灭，最终可变为无菌免疫。

第二节　炭疽芽胞杆菌

炭疽芽胞杆菌(*E. anthracis*)是动物和人类炭疽病的病原菌，也是人类历史上第一个被发现的病原菌，俗称炭疽杆菌。主要感染牛、羊等食草动物，人可通过接触或食用患病动物及畜产品而感染，多见皮肤炭疽，也有肠炭疽、肺炭疽和脑膜炎炭疽等。

【生物学性状】

1. 形态与染色　炭疽芽胞杆菌为革兰染色阳性粗大杆菌，是致病菌中最大的细菌，大小为(1~3)μm×(5~10)μm，两端平切，无鞭毛。病人或病畜新鲜标本直接涂片时，常呈单个或短链排列，经体外人工培养后，则形成长链状，呈竹节样排列(图12-1)。有氧条件下易形成芽胞，呈椭圆形，位于菌体中央，其宽度小于菌体。有毒菌株在人和动物体内或含血清的培养基中可形成荚膜。

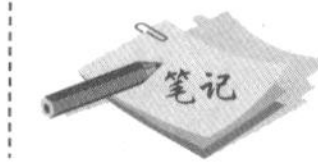

2. 培养特性与生化反应　本菌为需氧或兼性厌氧菌，最适生长温度为30~35℃。营养要求不高，

在普通琼脂培养基上培养24小时，形成灰白色粗糙型菌落，边缘不整齐，在低倍镜下观察边缘呈卷发状。在血琼脂平板上不溶血。在肉汤培养基培养24小时，管底有絮状沉淀生长，无菌膜。在明胶培养基中经37℃培养24小时可使表面液化呈漏斗状，细菌沿穿刺线向四周扩散成倒松树状。将有毒菌株接种在含碳酸氢钠的血琼脂平板上，置5%CO_2孵箱，37℃培养24~48小时可产生荚膜，变为黏液型菌落，用接种针挑取时可见拉丝状，而无毒株仍形成粗糙型菌落，此特征有助于对该菌的鉴别。本菌能分解葡萄糖、麦芽糖等，不分解甘露醇、乳糖。

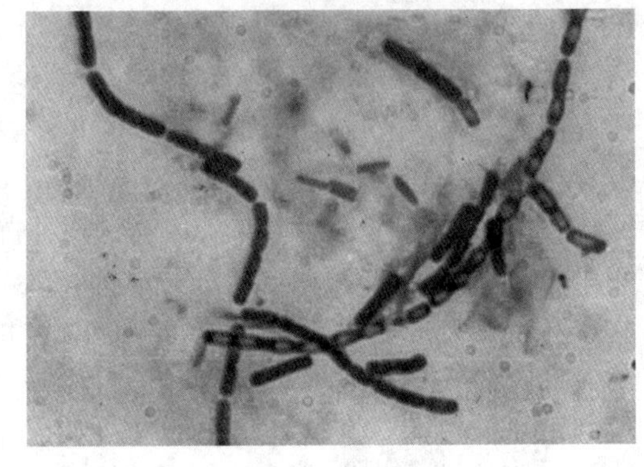

图12-1　炭疽芽胞杆菌

3. 抗原构造　炭疽芽胞杆菌的抗原有荚膜抗原、菌体抗原和保护性抗原。

(1) 荚膜抗原：由D-谷氨酸多肽组成，与毒力有关，具有抗吞噬作用，抗原性较弱，所产生的抗体无免疫保护性。若以高效价抗荚膜血清与具有荚膜的炭疽芽胞杆菌作用，在其周边外发生抗体的特异性沉淀反应，镜下可见荚膜肿胀，称为荚膜肿胀试验，对本菌有鉴别意义。

(2) 菌体抗原：由等相对分子质量的N-乙酰葡萄糖胺和D-半乳糖组成，耐热，与毒力无关。能与特异性抗体发生环状沉淀反应，称为Ascoli沉淀反应，该试验可用于炭疽芽胞杆菌病原的流行病学调查。

(3) 保护性抗原：是炭疽芽胞杆菌代谢过程中产生的一种蛋白质，是炭疽毒素的组成部分，具有免疫原性，其相应的抗体有抗炭疽芽胞杆菌感染的作用。

4. 抵抗力　炭疽芽胞杆菌繁殖体的抵抗力与一般无芽胞细菌相似，抵抗力不强，易被一般消毒剂杀灭。但其芽胞对外界因素的抵抗力很强，在室温干燥环境中能存活20余年，在皮革中能存活数年，牧场一旦被芽胞污染，传染性可持续数十年。煮沸10分钟、干热140℃ 3小时或121℃高压蒸汽灭菌15分钟可将芽胞杀死。芽胞对化学消毒剂的抵抗力也很强，5%的苯酚需5天才能杀死。但对碘及氧化剂较敏感，1∶2500碘液10分钟、3%H_2O_2 1小时、0.5%过氧乙酸10分钟、4%高锰酸钾15分钟可以杀死芽胞。本菌对青霉素类抗生素敏感。若在含微量青霉素的培养基上，链状排列的杆菌形态发生变异，变成大而均匀的串珠状，称串珠试验，对本菌有鉴别意义。

【致病性与免疫】

1. 致病物质　炭疽芽胞杆菌主要致病物质是荚膜和炭疽毒素。

(1) 荚膜：具有抗吞噬作用，有利于炭疽芽胞杆菌在宿主组织内繁殖扩散。

(2) 炭疽毒素：是造成感染者致病和死亡的主要原因。炭疽毒素由保护性抗原、水肿因子和致死因子三种成分组成。任何一种毒素性抗原单独存在都不能引起毒性反应，三种成分同时存在则引起典型的炭疽中毒症状。炭疽毒素直接损伤脑血管内皮细胞，增强血管壁的通透性，使有效血容量不足，致微循环灌注量减少，血液呈高黏滞状态，易发生DIC和感染性休克而导致死亡。

图片：
皮肤炭疽

2. 所致疾病　炭疽芽胞杆菌的主要传染源为患炭疽病的食草动物(牛、羊、马等)，病原菌可经皮肤、呼吸道和胃肠道侵入机体引起炭疽病。临床类型有皮肤炭疽、肺炭疽和肠炭疽三种。

(1) 皮肤炭疽：是最常见的一种。因接触病畜或受染毛皮而引起，由颜面、四肢等皮肤小伤口侵入，经1天左右局部出现小痂，继而周围形成水疱、脓疮，最后形成坏死、溃疡并形成特有的黑色焦痂，故名炭疽。

(2) 肺炭疽：由于吸入含有大量病原菌芽胞的尘埃所致。病人出现严重的呼吸道症状，很快出现全身中毒症状而死亡。

(3) 肠炭疽：较为少见。是由于食入未煮熟的病畜肉类、奶或被污染食物而感染。病人出现连续性呕吐、肠麻痹及血便等消化道症状，但以全身中毒为主，2~3天因毒血症而死亡。

上述三型均可并发败血症，偶见引起炭疽性脑膜炎，死亡率极高。

感染炭疽后可获得持久性免疫力，再次感染者甚少，主要是由于体液免疫和特异性抗体对吞噬细胞的调理作用所造成。

第三节　鼠疫耶尔森菌

鼠疫耶尔森菌（*Y. pestis*）俗称鼠疫杆菌，是鼠疫的病原菌。鼠疫是一种自然疫源性烈性传染病，人类鼠疫是通过直接接触带菌动物或通过鼠蚤的叮咬而被传染。历史上曾发生过三次有文字记载的世界性鼠疫大流行，给人类带来严重的灾难。

【生物学性状】

1. 形态与染色　鼠疫耶尔森菌为革兰染色阴性短杆菌，呈卵圆形，大小为(0.5~0.8)μm×(1~2)μm，用瑞氏-吉姆萨染色后菌体两端出现浓染现象。有荚膜，无鞭毛，无芽胞。一般单个散在，偶尔成双或呈短链。从死于鼠疫的尸体或动物脏器新鲜标本中观察到的鼠疫耶尔森菌形态比较典型，但在化脓或溃疡性病灶及腐败材料中可见菌体膨大成球形，且不易着色。如在陈旧培养物或含高盐(30g/L NaCl)的培养基上培养后，菌体呈明显多形性，如球形、杆形、棒形或哑铃状等，有时仅见到着色极浅的细菌轮廓。

图片：鼠疫耶尔森菌

2. 培养特性　本菌为兼性厌氧菌。最适生长温度27~30℃，最适pH为6.9~7.1。营养要求不高，在普通培养基上能生长，但生长速度缓慢。在含血液或组织液的培养基上培养48小时，可形成细小、圆形和黏稠的粗糙型菌落。在肉汤培养基中开始呈浑浊，24小时后表现为沉淀生长，48小时在液体表面形成薄菌膜，稍加摇动后菌膜呈钟乳石状下沉，此特征有一定的鉴别意义。

3. 抗原构造　鼠疫耶尔森菌的抗原结构复杂，种类较多，至少有18种抗原，重要的有F_1抗原、V-W抗原和外膜蛋白抗原、鼠毒素和内毒素等抗原。

4. 抵抗力　鼠疫耶尔森菌对理化因素抵抗力较弱，湿热70~80℃ 10分钟或100℃ 1分钟可以杀灭，5%甲酚或5%苯酚20分钟内可将痰液中鼠疫耶尔森菌杀死。但在自然环境中的生存能力强，在干燥的咳痰和蚤粪中能存活数周，在冻尸中能存活4~5个月，可耐日光直射1~4小时。对链霉素、卡那霉素和四环素敏感。

【致病性与免疫】

1. 致病物质　鼠疫耶尔森菌的致病性极强，少数几个细菌即可使人致病。致病物质主要包括F_1抗原、V-W抗原和外膜蛋白抗原以及鼠疫耶尔森菌产生的毒素。

(1) F_1抗原：是鼠疫耶尔森菌的荚膜成分，为一种不耐热的糖蛋白，具有抗吞噬作用，与细菌的毒力有关。F_1抗原的抗原性强，特异性高，其相应抗体具有免疫保护作用。

(2) V-W抗原：由毒力质粒DNA编码，W抗原位于菌体表面，是一种脂蛋白，V抗原存在于细胞质中，为可溶性蛋白。V-W抗原具有抗吞噬作用，与细菌的毒力有关。

(3) 外膜蛋白抗原：其编码基因与V-W基因存在于同一个质粒上，具有抗吞噬作用，能使细菌突破宿主的防御机制导致机体发病。

(4) 鼠毒素：是一种由质粒DNA编码产生的外毒素，为可溶性蛋白，具有很强的抗原性，经0.2%甲醛处理可制成类毒素，用于预防鼠疫或用于免疫动物制备抗毒素。该毒素只有当细菌自溶后才释放，对大鼠和小鼠的毒性很强。

(5) 内毒素：其性质与肠道杆菌内毒素相似，可引起机体发热、产生休克和DIC等。

2. 所致疾病　鼠疫耶尔森菌主要寄生于啮齿类动物，传播媒介以鼠蚤为主。鼠疫是自然疫源性传染病，一般先在鼠类间发病和流行，当大批病鼠死亡后，失去宿主的鼠蚤通过叮咬而传染人类，引起人类鼠疫。人患鼠疫后，可通过人蚤或呼吸道等途径在人群中流行。临床上常见的鼠疫主要有腺鼠疫、肺鼠疫和败血型鼠疫三种类型。

(1) 腺鼠疫：鼠疫耶尔森菌通过鼠蚤叮咬进入人体后，可被吞噬细胞吞噬并在细胞内生长繁殖，再沿淋巴引流到达局部淋巴结，引起严重的淋巴结炎。最常侵犯腹股沟淋巴结，其次是腋下和颈部淋巴结，一般为单侧，引起局部肿胀、出血和坏死。

(2) 肺鼠疫：原发性肺鼠疫是由于吸入空气中的鼠疫耶尔森菌引起的，传染性极强，在寒冷季节里很容易造成扩大流行；而继发性肺鼠疫是由腺鼠疫、败血症型鼠疫继发而致。病人以高热、寒战、咳嗽、

胸痛、咯血、呼吸困难、全身衰竭等严重中毒症状为特征，如不及时治疗，多于2~4天内死亡。病人死亡后，皮肤常呈紫黑色，故有“黑死病”之称。

（3）败血型鼠疫：腺鼠疫和肺鼠疫病人的病原菌可侵入血流大量繁殖，引起败血症型鼠疫。病人体温可升高至39~40℃，继而发生休克和DIC，皮肤黏膜出现出血点及瘀斑，常并发支气管肺炎和脑膜炎等症状，多迅速恶化而死亡。

人体对鼠疫耶尔森菌无天然免疫力，病后可获得持久性免疫力，很少再次感染。病菌的消灭主要依赖机体吞噬细胞的吞噬。

（程丹丹）

思考题

1. 主要的动物源性细菌有哪些？各引起哪些人兽共患病？
2. 炭疽芽胞杆菌可通过哪些途径感染人体？各引起何种临床类型的炭疽？
3. 鼠疫耶尔森菌传播媒介是什么？可引起何种临床类型的鼠疫？

扫一扫，测一测

思路解析

笔记

第十三章　其他致病性细菌

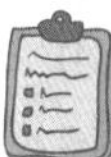

知识要点

本章主要介绍通过呼吸道侵入人体造成感染性疾病的白喉棒状杆菌、百日咳鲍特菌、流感嗜血杆菌，以及引起医院感染的一些主要病原菌，包括嗜肺军团菌、铜绿假单胞菌和鲍曼不动杆菌的生物学特性、致病性和防治原则。

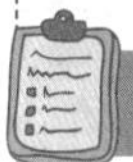

学习目标

掌握白喉棒状杆菌、百日咳鲍特菌的生物学性状和致病性；熟悉医院感染性致病菌的传播途径和防治原则；了解流感嗜血杆菌、嗜肺军团菌、铜绿假单胞菌、鲍曼不动杆菌的生物学特性。

具有能够正确应对白喉、百日咳等急性传染病的暴发流行，控制医院内感染的发生以及防控耐药性细菌传播扩散的能力。

其他致病性细菌包括分属于不同菌属的细菌，主要是通过呼吸道感染的细菌和造成医院感染的细菌。

呼吸道感染细菌是指通过呼吸道侵入人体引起呼吸道局部或呼吸道器官以外组织器官病变的细菌，主要包括白喉棒状杆菌、百日咳鲍特菌、流感嗜血杆菌、嗜肺军团菌等。

造成医院感染的主要致病菌包括嗜肺军团菌、铜绿假单胞菌和鲍曼不动杆菌等。医院感染多发生在免疫功能低下的病人，对于病人健康的恢复产生严重不利影响，并且造成巨大的经济损失。

第一节　白喉棒状杆菌

白喉棒状杆菌（*C. diphtheriae*）俗称白喉杆菌，是引起人类白喉的病原菌。白喉是一种急性呼吸道传染病，因病人咽、喉等处黏膜可出现灰白色假膜故而得名。人群对白喉棒状杆菌普遍易感，多发生于幼儿。

【生物学性状】

1. 形态与染色　白喉棒状杆菌的菌体细长微弯，一端或两端膨大呈棒状的革兰阳性杆菌。排列不规则，多单个存在或排列呈 V、Y、L 等形状及栅栏状。亚甲蓝染色菌体着色不均匀，可见浓染的颗粒。用 Albert 染色，这些颗粒呈蓝黑色，与菌体着色不同，称异染颗粒，是白喉棒状杆菌的鉴别特征。

2. 培养特性　需氧或兼性厌氧菌。营养要求高，在吕氏血清斜面或鸡蛋斜面培养基上生长良好。37℃培养 24 小时，形成灰白色、圆形、凸起、直径 1~3mm 的光滑菌落。在亚碲酸钾血平板上培养，因

组图：
白喉棒状杆菌形态

细菌能还原碲元素而使菌落呈黑色。分解葡萄糖、麦芽糖、果糖等产酸不产气，还原硝酸盐，触酶试验阳性。

3. 抵抗力　白喉棒状杆菌对湿热和消毒剂的抵抗力较弱，煮沸1分钟或60℃ 10分钟即死亡。5%苯酚作用1分钟、3%甲酚10分钟均可将之杀灭，但对干燥、寒冷和日光的抵抗力较强，在衣物、儿童玩具等物品中可存活数日至数周。对青霉素、红霉素及广谱抗生素敏感。

图片：
白喉外毒素结构模式图

【致病性与免疫】

1. 致病物质　主要致病物质是白喉外毒素，由β-棒状杆菌噬菌体的外毒素基因编码产生，只有携带该噬菌体DNA的白喉棒状杆菌才能产生白喉外毒素。该毒素化学性质是蛋白质，分别由A、B两个亚单位组成。A亚单位有毒性，B亚单位有受体结合区。毒素与宿主细胞结合后，通过B亚单位的转位介导，使A亚单位进入细胞质内，干扰细胞内蛋白质的合成，导致细胞变性和坏死。

2. 所致疾病　白喉多在秋冬季流行，传染源是病人或带菌者。白喉棒状杆菌存在于病人和带菌者的鼻咽部，随飞沫或污染的物品传播，易感者主要是儿童。细菌感染后在鼻咽黏膜处生长繁殖并产生外毒素，引起局部黏膜上皮细胞产生炎性、渗出性、坏死性反应和全身中毒症状。血管渗出液中含有纤维蛋白，可将炎性细胞、黏膜坏死组织和白喉棒状杆菌凝集在一起，形成灰白色膜状物，称为假膜。假膜与组织紧密粘连不易拭去，如强行剥离可引起出血。假膜若向气管内延伸则易脱落而引起呼吸道阻塞，导致呼吸困难甚至窒息，这是白喉早期致死的主要原因。白喉棒状杆菌不侵入深部组织或血流，而外毒素可迅速与易感组织结合，引起心肌炎、软腭麻痹、吞咽反流、声嘶、肾上腺功能障碍和血压下降等各种临床症状，常发生在病后2~3周，成为白喉晚期致死原因。该菌偶尔可侵犯结膜、外耳道、阴道和皮肤伤口等处，亦能形成假膜。

白喉病人应及时隔离治疗。人对白喉棒状杆菌普遍易感，以体液免疫为主。病后、隐性感染或预防接种后，体内产生的抗毒素抗体可中和毒素，均可获得特异性免疫力。白喉病人和接触白喉病人的易感人群可接种白喉抗毒素进行紧急预防；特异性预防措施是接种白喉类毒素（常用白百破三联疫苗）进行人工自动免疫。由于婴幼儿及学龄前儿童普遍进行预防接种，儿童与少年发病率显著下降，近年来发现该病有向成年人转移的趋势。

第二节　百日咳鲍特菌

百日咳鲍特菌（*B. pertussis*）简称百日咳杆菌，是引起人类百日咳的病原菌。百日咳是儿童常见的急性呼吸道传染病。

组图：
百日咳鲍特菌形态

【生物学性状】

1. 形态与染色　百日咳鲍特菌为革兰阴性卵圆形短小杆菌，大小(0.5~1.5)μm×(0.2~0.5)μm，光滑型（有毒力）菌株有荚膜和菌毛，无鞭毛和芽胞。

2. 培养特性　营养需求高，专性需氧，最适pH 6.8~7.0，初次分离培养常用含甘油、马铃薯、血液的鲍-金培养基。35~37℃培养3~5天后，可形成细小、光滑、凸起、银灰色的不透明水银珠状菌落。生化反应弱，一般不分解糖类，触酶试验阳性。

3. 抵抗力　百日咳鲍特菌抵抗力弱，对干燥和一般消毒剂敏感，56℃ 30分钟或日光照射1小时即死亡。对多种抗生素如红霉素、氨苄西林和氯霉素敏感，但对青霉素不敏感。

【致病性与免疫】

1. 致病物质　主要包括荚膜、菌毛、内毒素及百日咳毒素、腺苷酸环化酶毒素和血凝素等多种生物活性物质。百日咳毒素为外毒素，是该病的主要致病因子，能引起呼吸道纤毛上皮细胞的炎症和坏死，与痉挛性咳嗽有关。

2. 所致疾病　早期病人和带菌者是重要的传染源，病原菌主要通过飞沫传播，经呼吸道感染。潜伏期7~10天，5岁以下儿童易感。细菌黏附于气管和支气管黏膜纤毛上皮细胞，生长繁殖并释放多种毒素，抑制纤毛上皮细胞的正常运动，影响对黏稠分泌物的排出，刺激支气管黏膜引起剧烈的连续性咳嗽。

临床上典型病程分为三期：①卡他期：类似感冒的症状，持续 1~2 周，传染性最强；②痉挛期：阵发性痉挛性咳嗽，并伴有高调的“鸡鸣样”吸气尾声，是百日咳典型症状，同时伴有呕吐、呼吸困难、发绀，每天可发作 10~20 次，持续 1~6 周；③恢复期：2~3 周，症状逐渐减轻。由于以咳嗽为主的症状持续时间较长，故名百日咳。

百日咳病人应早发现、早隔离，隔离期为发病起至第 7 周。百日咳病人康复后或预防接种后，体内可出现多种特异性抗体，免疫力较为持久。仅少数病人可再次感染，再发的病情亦较轻。目前常用百白破三联疫苗进行自动免疫。

第三节　流感嗜血杆菌

流感嗜血杆菌（*H. influenzae*），简称流感杆菌，本菌最先从流感病人鼻咽部分离出，曾被误认为是流行性感冒的病原体，现已确定流行性感冒由病毒引起，本菌只是流行性感冒发生时引起继发性感染的细菌，也可引起鼻窦炎、中耳炎等化脓性炎症。

【生物学性状】

1. 形态与染色　流感嗜血杆菌为革兰阴性小杆菌，可呈球杆状、长杆状和丝状等多种形态。无芽胞，无鞭毛，多数菌株有菌毛。

2. 培养特性　需氧或兼性厌氧。最适生长温度为 37℃。初次分离培养需 5%~10%CO_2，生长时需要 X 和 V 因子，故常用巧克力琼脂平板培养。经过 37℃培养 24 小时后，在巧克力平板上可出现无色透明的露珠样细小菌落，48 小时后可形成灰白色、光滑、边缘整齐的较大菌落。若将流感嗜血杆菌与金黄色葡萄球菌在血平板上共同培养，由于后者能够合成 V 因子，故在金黄色葡萄球菌的菌落周围，流感嗜血杆菌的菌落较大，而远离金黄色葡萄球菌菌落周围的流感嗜血杆菌菌落则较小，此称为卫星现象，有助于对流感嗜血杆菌的鉴定。

图片：流感嗜血杆菌卫星现象

3. 抵抗力　该菌抵抗力较弱，对热、干燥和一般消毒剂敏感，50~55℃作用 30 分钟即可杀灭。在干燥痰中生存时间不超过 48 小时。本菌对磺胺、青霉素、链霉素、四环素、氨苄青霉素和氯霉素均敏感，近年来耐氨苄青霉素菌株逐年增加，临床治疗以氯霉素为首选。

【致病性与免疫】

1. 致病物质　主要致病物质是内毒素。荚膜有抗吞噬作用，菌毛具有黏附人类口咽部细胞的能力。致病力强的流感嗜血杆菌还可产生 IgA 蛋白酶，能水解 sIgA，降低局部免疫力。

2. 所致疾病　流感嗜血杆菌广泛寄居于人类上呼吸道，主要通过呼吸道途径在人群中传播。所致疾病分为原发性与继发性感染两类：①原发性感染：多为荚膜菌株所致，引起急性化脓性感染，如鼻咽炎、喉炎、脑膜炎、支气管炎等，以小儿多见；②继发性感染：常继发于流感、百日咳、结核病等，临床症状有鼻窦炎、中耳炎、慢性支气管炎等，多见于成人，多由无荚膜的菌株引起。

该菌感染后可产生多种抗体，如抗荚膜多糖抗体、抗外膜蛋白抗体等。流感嗜血杆菌的预防目前尚无特异性方法。1 岁以下幼儿可用流感嗜血杆菌荚膜多糖疫苗，但预防效果欠佳。

第四节　嗜肺军团菌

1976 年在美国费城召开全美退伍军人会议期间，暴发了一种原因不明的严重肺炎，与会者有 221 人感染疾病，其中 34 人死亡。从死亡者肺组织中分离到一种新的病原菌，命名为军团菌，其代表菌为嗜肺军团菌（*L. pneumophila*）。

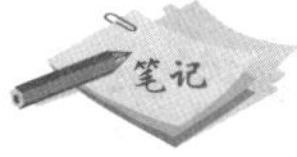

组图：嗜肺军团菌形态

【生物学性状】

1. 形态与染色　嗜肺军团菌为革兰染色阴性、两端钝圆小杆菌，有显著多形性。无荚膜，无芽胞，有鞭毛和菌毛，能运动。革兰染色法不易着色，常用镀银染色或吉姆萨染色。

2. 培养特性　专性需氧，营养要求高，生长缓慢。多数菌株在 2.5%~5%CO_2 环境中生长良好，最适生长温度为35℃。常用培养基为缓冲液-活性炭-酵母浸出液琼脂(buffer-carbo-yeast extract agar, BCYE)。本菌生长缓慢,培养3~5天可形成直径1~2mm、圆形、凸起、灰白色、黏稠、光滑的菌落,有特殊臭味。

目前已发现军团菌属至少有39个菌种和61个血清型,嗜肺军团菌是当前流行的主要菌种。根据O抗原的不同分为15个血清型,其中嗜肺军团菌血清1型(LP1)与人类疾病关系最密切,其次为血清4型(LP4)和6型(LP6),我国分离较多的是1型和6型。

3. 抵抗力　本菌在自然界中抵抗力很强,在自来水中可生存一年左右。常见于供水系统污染而造成传播流行,如蓄水池、空调的冷却水塔等。对热和一般化学消毒剂敏感,耐酸,对pH 2的盐酸可耐受30分钟。治疗首选红霉素。

【致病性与免疫】

1. 致病物质　嗜肺军团菌可产生多种与致病有关的酶,主要致病物质是菌毛、外毒素和内毒素样物质,引起军团菌病。

2. 所致疾病　本菌通过呼吸道侵入机体,黏附于肺泡和支气管。吞噬细胞将其吞噬但不能将其杀灭,而该菌在吞噬细胞内生长繁殖导致吞噬细胞裂解死亡。军团菌病有肺炎型和流感样型两种。肺炎型为重症型,多见于夏季,以中老年人多见,临床表现较严重。感染后经过2~10天潜伏期后,先出现轻微头痛、肌肉痛和全身不适,继而出现寒战、高热、干咳、呕吐、腹痛腹泻和肾功能减退等症状,可因呼吸衰竭而死亡,死亡率为10%~20%;流感样型症状较轻,表现为肌肉酸痛、发热、寒战和头痛等,症状持续3~5天,预后良好。

嗜肺军团菌是医院感染的主要病原菌之一,医院中央空调冷却塔污染的循环水气溶胶是病原菌的主要来源。加强水资源管理及人工输水管道和设施的消毒处理,是预防军团菌病扩散的重要措施。

嗜肺军团菌是细胞内寄生菌,主要以细胞免疫为主,病后也可获得保护性抗体,目前尚无特异性预防方法。

第五节　铜绿假单胞菌

铜绿假单胞菌(*P. aeruginosa*)俗称绿脓杆菌,自然界中分布广泛,本菌存在的重要条件是潮湿的环境。铜绿假单胞菌是一种常见的条件致病菌,多见于伤口感染。当机体免疫力低下时引起继发感染和混合感染,可导致菌血症和败血症,是医院感染的主要致病菌之一。

【生物学性状】

1. 形态与染色　本菌为革兰阴性小杆菌,大小(0.5~1.0)μm × (1.5~3.0)μm,长短不一,呈多形态。无芽胞,有荚膜,有端鞭毛和菌毛。

组图:铜绿假单胞菌形态

2. 培养特性　营养要求不高,专性需氧。生长温度范围是25~42℃,该菌在4℃不生长而在42℃可以生长的特点可用以鉴别。在普通平板上35℃培养24小时,可形成大小不一、形态各异、扁平、光滑的菌落,且常相互融合。由于本菌可产生绿色水溶性色素(绿脓素),使培养基呈绿色。

该菌能分解葡萄糖产酸,利用枸橼酸盐,分解尿素,液化明胶,氧化酶试验阳性。

3. 抵抗力　本菌抵抗力较强,56℃ 1小时才被杀灭,对化学药物的抵抗力比一般革兰阴性菌强大。临床分离菌株对多种抗生素耐药,但对多黏菌素、羧苄西林及新型沙星类及头孢类抗生素等敏感,联合用药可减少耐药菌株的产生。

【致病性与免疫】

1. 致病物质　铜绿假单胞菌除产生内毒素外,还能产生多种致病因子,包括胞外酶和外毒素,如溶蛋白酶、磷脂酶及对小鼠、猴等实验动物有致死作用的外毒素。此外,尚有菌毛和荚膜。

2. 所致疾病　铜绿假单胞菌为人体正常菌群,广泛分布于皮肤与肠道,常引起机会感染。当机体免疫力低下时,可造成多种组织的感染,以皮肤、黏膜常见,如烧伤、创伤感染、中耳炎、尿道炎、心内膜炎、脓肿、气管插管感染等。本菌引起的局部感染可导致菌血症。本菌约占医源性感染菌的10%,约占烧伤病人感染的30%,是引起医院感染的主要致病菌之一,并通过多种途径在医院内传播。因此,

对器械、敷料必须严格消毒，医护人员等认真执行无菌操作，病人隔离，其敷料焚毁。

铜绿假单胞菌菌苗分多价和单价两种，两者对感染的防治均有一定效果，与多价高效抗血清合用可以提高菌苗的免疫原性。该菌具有 O、H 抗原，O 抗原可作为血清分型的依据。

第六节　鲍曼不动杆菌

鲍曼不动杆菌(*A. baumannii*)属于条件致病菌，广泛分布于土壤和水中，是引起医院感染的主要病原菌之一。近年来由该菌造成的感染逐渐增多，且其耐药性日益严重，已引起临床医生和微生物学者的关注。

【生物学性状】

1. 形态与染色　革兰染色阴性。球形或球杆状，无芽胞，无鞭毛，黏液型菌株有荚膜。

组图：鲍曼不动杆菌形态

2. 培养特性　专性需氧菌。营养要求不高，在普通营养琼脂及麦康凯琼脂培养基上生长良好。在麦康凯琼脂培养基上形成粉红色菌落，最适生长温度 35℃。氧化酶试验阴性，不发酵糖类。

3. 抵抗力　鲍曼不动杆菌在医院环境中分布很广且可以长期存活，极易造成危重病人的感染。该菌对湿热、紫外线及化学消毒剂有较强抵抗力，常规消毒只能抑制其生长而不能杀灭。由于鲍曼不动杆菌极易对抗菌药物产生耐药性，临床常采用β-内酰胺类＋氟喹诺酮类或氨基糖苷类等联合用药。

【致病性与免疫】

1. 致病物质　该菌的黏附力极强，易黏附在各类医用材料上而可能成为贮菌源。目前已知的致病因素有外膜蛋白 A、内毒素、荚膜多糖和磷脂酶等。

2. 所致疾病　在医院里，污染的医疗器械及工作人员的手是重要的传播媒介，通过接触和空气传播。主要引起呼吸道感染，也可引发菌血症、泌尿系感染、继发性脑膜炎、手术部位感染和呼吸机相关性肺炎等，对危重病人、CCU 及 ICU 病人威胁很大。该菌携带多种耐药基因，耐药率逐年增加，近期出现“全耐药”鲍曼不动杆菌。

该菌感染后无特异性抗体产生。防治措施为加强耐药性监测，实施有效的消毒隔离措施，严格无菌操作，保护易感人群。

(海晓欧)

思考题

1. 病儿，男性，3 岁。10 天前出现感冒样症状，咳嗽、流涕、低热。近日咳嗽症状加重，剧烈阵咳可达数分钟之久，咳后伴有鸡鸣样吸气尾声，同时有呕吐、发绀、呼吸困难症状。血细胞检查：白细胞总数 23×10^9/L。请问该病儿可能感染什么疾病？该病的病原体及主要致病物质是什么？在人群中传播流行的基本环节有哪些？

2. 结合本章所学知识，讲解一下引起医院感染的主要致病菌有哪些？简述它们的传播途径及如何控制医院感染的发生？

扫一扫，测一测

思路解析

第十四章 其他原核细胞型微生物

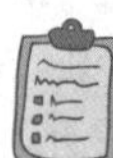

知识要点

钩端螺旋体病为人兽共患病，鼠类和猪为主要传染源。人与污染的水源或土壤接触时感染；梅毒螺旋体可经性接触感染，也可垂直感染。梅毒病程分三期，第三期时可累及全身组织器官甚至危及生命。莫氏立克次体的传播媒介是鼠蚤或鼠虱，引起地方性斑疹伤寒。普氏立克次体的传播媒介是人虱，引起流行性斑疹伤寒。沙眼衣原体通过眼 - 眼或眼 - 手 - 眼途径接触传播引起沙眼；沙眼是目前世界上致盲的首要病因。肺炎支原体通过呼吸道传播，引起人类原发性非典型肺炎。

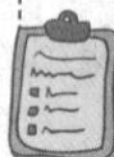

学习目标

掌握梅毒螺旋体传播途径、致病性及防治原则；熟悉钩端螺旋体、立克次体、支原体、衣原体的传播途径、致病性及防治原则；了解钩端螺旋体、立克次体、支原体、衣原体的生物学性状及抵抗力。

通过学习其他原核细胞型微生物，理解其导致人类感染致病的传播途径与类型的关系；深刻认识人们的行为在此类病原体感染中的重要作用；培养具有运用所学知识开展有关性病防治、护理和健康教育的能力。

第一节 螺 旋 体

螺旋体(*Spirochete*)是一类细长、柔软、弯曲呈螺旋状、运动活泼的原核细胞型微生物。其基本结构和生物学性状与细菌相似，以二分裂方式繁殖，对抗生素敏感等。

螺旋体在自然界和动物体内广泛存在，种类很多，对人致病的主要有 3 个属：①钩端螺旋体属(*Leptospria*)：对人致病的有钩端螺旋体；②密螺旋体属(*Treponema*)：对人致病的主要有梅毒螺旋体等；③疏螺旋体属(*Borrelia*)：对人致病的主要有回归热螺旋体等。

一、钩端螺旋体

钩端螺旋体分为致病和不致病两大类，致病性钩端螺旋体引起人和动物钩端螺旋体病。

【生物学性状】

1. 形态与染色　螺旋排列细密而规则，一端或两端弯曲呈钩状，常呈 S 或 C 形，故名钩端螺旋体。

大小为长 6~12μm，直径为 0.1~0.2μm，革兰染色阴性，但不易着色，镀银染色呈棕褐色。在暗视野显微镜下可直接观察悬液标本中钩端螺旋体的形态和运动方式（图 14-1）。

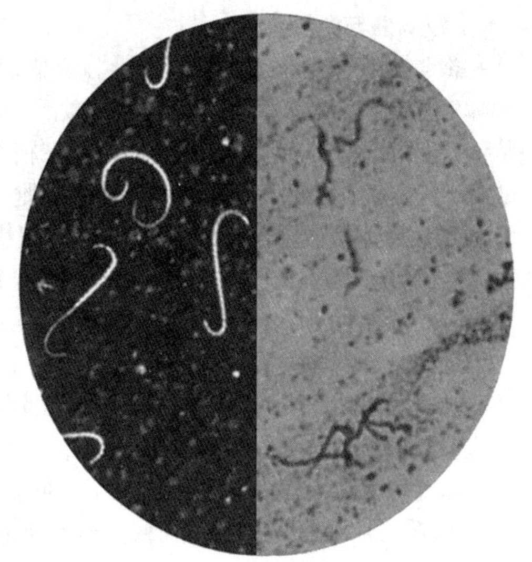

图 14-1　钩端螺旋体
暗视野 / 镀银染色

2. 培养特性　需氧或微需氧。营养要求较高，在含 10% 兔血清的柯索夫（Korthof）培养基中生长良好。适宜生长温度为 28~30℃，最适 pH 7.2~7.4，生长缓慢，3~4 天开始生长，2 周左右生长良好，可形成透明、不规则、直径约 2mm 的扁平菌落。

3. 抗原与分类　致病性钩体有表面抗原和内部抗原，是钩体分型和分群的依据。目前世界上钩端螺旋体至少可分 25 个血清群、273 个血清型。我国发现至少有 19 个血清群、74 个血清型。

4. 抵抗力　钩端螺旋体抵抗力弱，加热 60℃ 1 分钟死亡，0.2% 甲酚、1% 苯酚 10~30 分钟即可被杀死。对青霉素敏感。钩端螺旋体在酸碱度中性的潮湿土壤中可存活数月，这在传染上有重要意义。

【致病性与免疫】

1. 致病物质　钩端螺旋体的致病因素主要是内毒素样物质、溶血素、细胞毒性因子。钩端螺旋体细胞壁中含有类似革兰阴性菌的脂多糖物质，其致病机制与细菌的内毒素相似，但毒性较低；溶血素能破坏红细胞膜而致溶血；细胞毒性因子注入小鼠，可出现肌肉痉挛和呼吸困难。

2. 所致疾病　钩体病是一种人畜共患病，是我国农村某些地区常见的急性传染病之一。鼠类和猪为主要储存宿主，动物感染钩端螺旋体后大多呈隐性感染，少数家畜感染后可引起流产。钩端螺旋体在感染动物的肾脏内长期繁殖，并不断从尿液排出体外污染水和土壤。人接触污染的水和土壤而被感染。钩端螺旋体还可通过胎盘垂直感染胎儿。

钩端螺旋体能穿透完整的皮肤、黏膜或其破损处侵入人体，在局部迅速繁殖，并经淋巴系统或直接进入血液循环引起钩端螺旋体血症，出现全身中毒症状，临床表现有发热、头痛、乏力、全身肌肉酸痛、眼结膜充血、浅表淋巴结肿大、腓肠肌压痛等典型症状。由于钩端螺旋体血清型别不同、毒力不同及宿主免疫水平的差异，临床表现相差很大。轻者仅出现感冒样症状及轻微的自限性发热，重者可出现黄疸、出血、休克、DIC、心肾功能不全、脑膜炎甚至死亡。

病后对同型钩端螺旋体可产生持久的免疫力。

二、梅毒螺旋体

梅毒螺旋体（*T. pallidum*，TP）是引起梅毒的病原体。梅毒是一种危害较严重的性传播疾病。

【生物学性状】

螺旋致密而规则，两端尖直，运动活泼。大小为长 6~15μm，直径 0.1~0.2μm，有 8~14 个致密而规则的螺旋（图 14-2）。用普通染料不易着色，经镀银染色法染成棕褐色。也可用暗视野显微镜直接观察标本中梅毒螺旋体的形态和运动方式。梅毒螺旋体至今尚不能用人工培养基培养。抵抗力极弱，对冷、热、干燥特别敏感，加热 50℃ 5 分钟或离体后干燥 1~2 小时死亡。血液中 4℃放置 3 天后死亡，故血库 4℃冰箱储存 3 天以上的血液无传染梅毒的危险。对常用化学消毒剂敏感，对青霉素、四环素、红霉素或砷剂敏感。

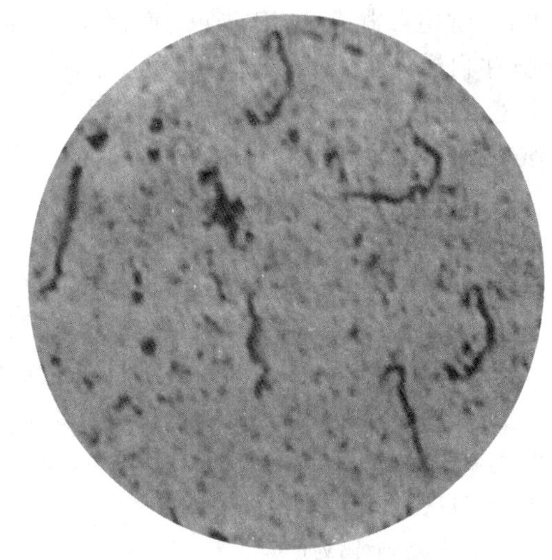

图 14-2　梅毒螺旋体
暗视野 / 镀银染色

【致病性与免疫】

梅毒螺旋体的致病因素尚不十分清楚，但梅毒螺旋体具有很强的侵袭力，可能与其表面的黏多糖和唾液酸有关。黏多糖可干扰补体的激活，阻止补体的杀菌作用；唾液酸能刺激巨噬细胞的抑制活性，从而降低机体的抵抗力，有利于病原体在宿主内存活和扩散。此外，还发现梅毒螺旋体能产生透明质酸酶，该酶除了有利于病原体吸附宿主细胞外，还能分解组织、细胞基质内和血管基底膜的透明质酸，有利于病原体扩散至血管周围组织，导致组织坏死、溃疡，形成梅毒特征性的病理损害。

梅毒属于性病的一种，人是唯一的传染源。主要通过性接触传播，引起后天性梅毒；也可经胎盘由母体传染给胎儿，引起先天性梅毒。

后天性梅毒按病程分为三期。

组图：第二期梅毒

1. 第一期梅毒　感染后3周左右局部出现无痛性硬性下疳，多见于外生殖器，其溃疡渗出物中含有大量梅毒螺旋体，传染性极强。经1个月左右下疳自然愈合。进入血液中的梅毒螺旋体可潜伏体内，经2~3个月无症状的潜伏期后进入第二期。

2. 第二期梅毒　全身皮肤黏膜出现梅毒疹，全身淋巴结肿大，有时亦可累及骨、关节、眼及其他脏器。在梅毒疹和淋巴结中含有大量梅毒螺旋体，如不治疗，一般3周至3个月后体征可自行消退。从硬性下疳至梅毒疹消失后1年，这段时间称早期梅毒（即一、二期梅毒），但隐伏一段时间后又可反复发作。此期传染性强，但破坏程度较小。

组图：第三期梅毒

3. 第三期梅毒　亦称晚期梅毒。此期不仅出现皮肤黏膜溃疡性坏死病灶，而且侵犯内脏器官或组织，严重者10~15年后，引起心血管及中枢神经系统病变。此期病灶中不易查到梅毒螺旋体，传染性虽小，但破坏性大，病程长，可危及生命。

图片：先天性梅毒锯齿形牙

先天性梅毒由梅毒孕妇经胎盘传播给胎儿，引起胎儿全身性感染，导致流产、早产或死胎；出生后存活的新生儿常呈现锯齿形牙、间质性角膜炎、先天性耳聋等。

梅毒的免疫属带菌免疫，以细胞免疫为主，体液免疫只有一定的辅助防御作用，意义不大。当螺旋体从体内清除后仍可再感染梅毒，而且仍可出现一期梅毒症状。此病周期性潜伏与再发的原因可能与体内产生的免疫力有关，如机体免疫力强，螺旋体能变成颗粒形或球形，在体内一些部位潜伏起来，一旦机体免疫力下降，螺旋体又可侵犯体内某些部位而复发。

三、其他螺旋体

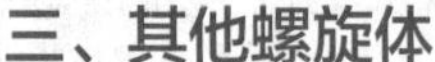

（一）伯氏疏螺旋体

伯氏疏螺旋体（*B. burgdorferi*）是莱姆病的病原体，莱姆病是人畜共患性传染病，主要经蜱叮咬动物或人而传播。

伯氏疏螺旋体菌体细长，长11~39μm，宽0.18~0.25μm，有7~11根鞭毛，3~10个不规则而疏松的螺旋，常用吉姆萨或瑞氏染色，可见螺旋弯曲、运动活泼的菌体；营养要求高，能在含有葡萄糖、氨基酸、牛血清白蛋白及长链脂肪酸的1%软琼脂培养基中生长，经35℃ 2~3周培养，可形成细小、规则的菌落；抵抗力弱，畏热怕光，室温可存活1个月，低温下可存活较长时间。对青霉素、头孢霉素、四环素敏感。

本病的传染源为患病或带菌动物，储存宿主为啮类动物和蜱类。人因被携带螺旋体的硬蜱叮咬而感染。螺旋体进入人体后，随血流播散至全身，并可在体内长期存在，从而诱发复杂的炎症反应。潜伏期3~32天，平均7天。病人临床症状可分三期。叮咬部位出现缓慢扩展的异性行红斑，伴有全身不适、头痛、关节痛、肌肉痛、发热及局部淋巴结肿大。一般可持续3~8周。发病数周或数月后，病人出现明显的神经系统症状和心脏受累的征象。表现为脑膜炎、脑炎、舞蹈病、小脑共济失调、颅神经炎、运动及感觉神经根炎以及脊髓炎等多种病变，但以脑炎、颅神经炎、神经根炎多见。感染后数周至2年内，病人出现程度不等的关节疼痛、关节炎或慢性侵蚀性滑膜炎。以膝、肘、髋等大关节多发。关节炎常反复发作或呈慢性持续数年。

（二）回归热螺旋体

回归热螺旋体（*B. recurrentis*）是引起人类回归热的病原体。其临床特点为急起急退的高热，周期性反复发作。全身肌肉酸痛，肝脾肿大，重症可出现黄疸和出血倾向。

回归热螺旋体大小为长 3~20μm，直径 0.2~0.5μm，有 3~10 个不规则而疏松的螺旋，有内鞭毛，运动活泼。革兰染色阴性，常用吉姆萨或瑞氏染色。微需氧，最适生长温度为 28~30℃。最大特点是抗原极易发生变异，可逃避机体免疫系统的攻击，可使病人反复发作。

根据回归热传播媒介昆虫的不同，可分为两类。一为虱传回归热，引起流行性回归热；另一为蜱传回归热，又称地方性回归热，其病原体多至 15 种，如杜通疏螺旋体（*B. duttonii*）、赫姆斯疏螺旋体（*B. hermsii*）等。

流行性回归热主要通过人体虱传播。人被虱叮咬后，螺旋体经皮肤创伤进入人体。螺旋体在人血流中大量繁殖，数量可高达 10 万条 /mm^3。病人高热、头疼、肝脾肿大，持续 3~4 天后，热退；隔 1 周左右，又高热。如此反复发作 3~9 次，亦有多达 14 次者。其机制是螺旋体外膜蛋白易发生变异之故。

蜱传回归热主要通过软蜱传播，蜱叮咬人后，病原体可直接从皮肤创口注入体内。蜱传回归热的病程和临床表现与虱传型相似，只是病程较短、症状较轻。

预防以灭虱为主。治疗首选青霉素。

此外，能导致机体感染的螺旋体还有奋森螺旋体（*B. vincentii*），属于疏螺旋体，寄居在人类口腔中，一般不致病，当机体抵抗力降低时，常与寄居在口腔的梭杆菌协同引起奋森咽峡炎、齿银炎等。

第二节　支　原　体

支原体（*Mycoplasma*）是一类没有细胞壁、高度多形性、能通过滤菌器、可用人工培养基培养增殖的最小原核细胞型微生物。由于这一类微生物缺乏细胞壁，能形成丝状与分枝形状，故称为支原体。支原体主要以二分裂方式繁殖，亦可以出芽方式繁殖，分枝形成丝状后断裂呈球杆状颗粒。在固体培养基上培养，形成“油煎蛋”状菌落。支原体对理化因素的抵抗力和一般细菌繁殖体相似，不耐热，对 75% 乙醇、甲酚敏感，对红霉素、四环素、螺旋霉素、链霉素和卡那霉素等药物敏感。

支原体广泛分布于人及动物体内，大多不致病，对人致病的主要有肺炎支原体（*M. pneumoniae*）和溶脲脲原体（*U. urealyticum*）。

一、肺炎支原体

从正常人和动物的呼吸道黏膜上可分离出多种支原体，其中能确定对人致病的只有肺炎支原体，主要引起人类原发性非典型肺炎。

【生物学性状】

肺炎支原体多为球形或长丝状，大小为 0.2~0.3μm，普通染色不易着色，吉姆萨染色呈淡紫色。培养要求较高，培养基中必须加入 10%~20% 的人或动物血清才能很好生长。肺炎支原体由于没有细胞壁，故对理化因素敏感。

【致病性】

肺炎支原体主要通过呼吸道传播，是原发性非典型肺炎的病原体。本病大多发生于夏末秋初，以 1~15 岁人群发病率较高。肺炎支原体进入呼吸道后，借助顶端的特殊结构（黏附因子 P_1 蛋白）以及荚膜、毒性代谢产物等致病物质，引起以细胞损害和细胞间质炎症为主要病理变化的间质性肺炎，亦可合并支气管肺炎，故称为原发性非典型肺炎。潜伏期 2~3 周，症状较轻，有不规则发热、头痛、刺激性咳嗽。临床上常用分离培养、血清学试验如冷凝集试验、生长抑制试验等进行检查。治疗可用多西环素、红霉素、卡那霉素或庆大霉素等药物。

二、溶脲脲原体

溶脲脲原体形态同肺炎支原体，直径约 0.3μm，吉姆萨染色呈紫蓝色。其菌落小，能分解尿素，可与肺炎支原体区别。溶脲脲原体是人类泌尿生殖道常见的病原体之一，现已明确其通过性接触传播，引起尿道炎、前列腺炎等泌尿生殖道感染；亦可经胎盘传播引起早产、自然流产、先天畸形、死胎和不孕症等，经产道感染可致新生儿肺炎或脑膜炎。

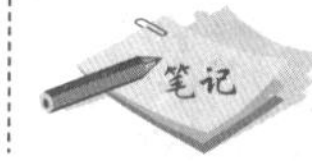

支原体与性传播性疾病

引起泌尿生殖道感染的支原体主要有溶脲脲原体、人型支原体和生殖器支原体。这部分支原体在人体的定植可有二次上升趋势。在分娩时由母体产道感染新生儿，以后迅速减少；但在成长后从性生活开始又渐增多。现已被列为性传播性疾病的病原体。

我国于1986年首次分离出溶脲脲原体，20世纪90年代开始受到广泛重视。在非淋菌性尿道炎（NGU）中，除衣原体外溶脲脲原体是一种很重要的病原体。淋病病人中溶脲脲原体检出率比非淋菌性尿道炎的溶脲脲原体高2倍多，可能因淋病奈瑟菌损伤泌尿生殖道黏膜有利于溶脲脲原体的黏附，也是淋病治愈后有些人仍有症状遗留的原因。生殖器支原体与非淋菌性尿道炎有关。生殖道的支原体感染对自然流产、出生缺陷、死胎和不孕（育）均有关系。

第三节　立克次体

立克次体（*Richettsia*）是一类严格细胞内寄生的原核细胞型微生物。其生物学性状与细菌类似。立克次体是引起斑疹伤寒、恙虫病、Q热等的病原体。常见的立克次体有普氏立克次体、斑疹伤寒立克次体（亦称莫氏立克次体）和恙虫病立克次体。

立克次体的共同特点是：①大小介于细菌和病毒之间，形态以球杆状或杆状为主，革兰染色阴性；②专性细胞内寄生，以二分裂方式繁殖；③有DNA和RNA两类核酸；④与节肢动物关系密切，节肢动物可成为寄生宿主、储存宿主或同时成为传播媒介；⑤大多是人兽共患病原体；⑥对多种抗生素敏感。

【生物学性状】

立克次体大多呈球杆状，大小为(0.3~0.6)μm×(0.8~2.0)μm，革兰染色阴性，但不易着色，吉姆萨染色呈紫蓝色。在感染的宿主细胞内，立克次体排列不规则，多存在于感染细胞的细胞质或细胞核内。培养立克次体的常用方法有动物接种、鸡胚接种和细胞培养。立克次体对热敏感，加热56℃ 30分钟死亡，0.5%苯酚和甲酚5分钟可杀灭，对低温和干燥抵抗力较强，在干虱粪中存活2个月左右。对四环素、氯霉素敏感。

立克次体细胞壁中的脂多糖与变形杆菌某些菌株，如OX_{19}、OX_2、OX_K的菌体（O）抗原有共同抗原成分。由于立克次体难以培养，变形杆菌抗原易于制备，故可用变形杆菌OX_{19}、OX_2、OX_K菌株代替相应的立克次体进行立克次体病的血清学诊断，此反应称为外斐反应。

【致病性与免疫】

立克次体寄生于人虱、鼠蚤、恙螨等节肢动物体内，通过节肢动物叮咬或其粪便污染伤口进入人体，或通过接触、呼吸道或眼球结膜进入人体。立克次体的致病物质主要有内毒素和磷脂酶A两类。内毒素的主要成分为脂多糖，可引起机体发热、血管内皮细胞损伤等；磷脂酶A能溶解宿主细胞膜或细胞内吞噬体膜，有利于立克次体穿入宿主细胞内生长繁殖。

由立克次体引起的疾病统称为立克次体病。但不同的立克次体所引起的疾病各不相同，其中普氏立克次体引起流行斑疹伤寒，斑疹伤寒立克次体引起地方性斑疹伤寒，恙虫病立克次体引起恙虫病（表14-1）。

表14-1　主要立克次体的致病及媒介昆虫

病原体	所致疾病	媒介昆虫	储存宿主
普氏立克次体	流行性斑疹伤寒	人虱	人
斑疹伤寒立克次体	地方性斑疹伤	鼠蚤	鼠
恙虫病立克次体	恙虫病	恙螨	鼠

立克次体病后可获得牢固的免疫力，主要以细胞免疫为主。

第四节　衣　原　体

衣原体（*Chlamydia*）是一类严格细胞内寄生、有独特发育周期、能通过细菌滤菌器的原核细胞型微生物。

衣原体的共同特征是：①为球形或椭圆形，革兰染色阴性；②具有细胞壁，其组成与革兰阴性菌相似；③有独特的发育周期，以二分裂方式繁殖；④有 DNA 和 RNA 两类核酸；⑤缺乏能量来源，需宿主提供，故严格的细胞内寄生；⑥对多种抗生素敏感。

衣原体广泛寄生于人类、哺乳动物及禽类，仅少数能致病。能引起人类疾病的衣原体主要有沙眼衣原体、肺炎衣原体及鹦鹉热衣原体（表 14-2），其中最常见的是沙眼衣原体。人类是沙眼衣原体的自然宿主。根据沙眼衣原体的生长特性和致病性的差异，将沙眼衣原体分为沙眼生物亚种、性病淋巴肉芽肿亚种和鼠亚种 3 个亚种。

【生物学性状】

沙眼衣原体呈球形或椭圆形，直径为 0.2~0.4μm。吉姆萨染色呈紫红色，在光学显微镜下可以看见。沙眼衣原体在感染细胞内有独特的发育周期，包括原体和始体两个阶段。原体在胞外，性质稳定，具有感染性；始体在胞内，为衣原体的分裂象，是一种过渡形态，以二分裂方式繁殖，形成许多子代原体。大量原体堆积在细胞内形成多种不同形状的包涵体，包涵体经碘液染色呈棕褐色。原体发育成熟后，从感染细胞中释放出来，再感染新的易感细胞，开始新的发育周期。

图片：衣原体发育周期

表 14-2　常见三种衣原体性状比较

	自然宿主	所致人类主要疾病	原体形态	对磺胺的敏感性
沙眼衣原体	人和小鼠	沙眼、性传播疾病、幼儿肺炎	圆、椭圆形	敏感
肺炎衣原体	人	肺炎（少儿为主）、呼吸道感染	梨形	不敏感
鹦鹉热衣原体	禽类和低等哺乳动物	肺炎（青少年为主）、呼吸道感染	圆、椭圆形	不敏感

沙眼衣原体对热和常用消毒剂敏感，在 60℃仅存活 5~10 分钟；70% 乙醇 30 秒或 2% 甲酚 5 分钟均可杀死衣原体；对低温抵抗力强，-70℃可存活数年；对红霉素、多西环素和四环素等敏感。

【致病性与免疫】

沙眼衣原体主要寄生于人类，其沙眼生物亚种的某些血清型是引起沙眼的病原体。沙眼是致盲的第一位病因。1956 年我国学者汤飞凡采用鸡胚卵黄囊接种法在世界上首次分离培养出沙眼衣原体。

沙眼衣原体的主要致病物质是内毒素样物质及其主要外膜蛋白。沙眼衣原体通过吸附于易感的柱状或杯状黏膜上皮细胞，引起沙眼、包涵体结膜炎、泌尿生殖道感染及沙眼衣原体肺炎等。

沙眼生物亚种引起沙眼病，主要通过眼 - 眼或眼 - 手 - 眼传播，传播媒介主要有玩具、公用毛巾和洗脸盆等。沙眼衣原体侵袭眼结膜上皮细胞引起炎症，早期以流泪、黏液脓性分泌物、结膜充血及滤泡增生为主要症状和体征，后期炎症灶出现纤维组织增生，瘢痕挛缩，引起眼睑内翻、倒睫以及角膜血管翳，造成角膜损害，影响视力或致盲。沙眼病后免疫力不强，易重复感染。

图片：沙眼

沙眼生物亚种还可引起包涵体结膜炎。婴儿经产道感染，成人系性接触经手传染至眼，或通过游泳池水传染至眼。沙眼生物亚种通过性接触传播能引起泌尿生殖道感染，通常引起尿道炎、附睾炎、前列腺炎或阴道炎、宫颈炎、输卵管炎、盆腔炎等。某些沙眼生物亚种的血清型还可引起婴儿沙眼衣原体肺炎。

性病淋巴肉芽肿亚种通过性接触传播，所致疾病为性病淋巴肉芽肿。在男性侵犯腹股沟淋巴结，引起化脓性淋巴结炎和慢性淋巴肉芽肿，并可引起瘘管；在女性侵犯会阴、肛门和直肠，可形成肠 - 皮肤瘘管，还可引起会阴 - 肛门 - 直肠狭窄和梗阻。

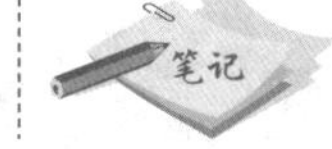

（曹元应）

思考题

1. 试述梅毒螺旋体的传播途径及致病特点。

2. 简述引起人类立克次体病病原体的传播媒介及所致疾病。

3. 简述主要衣原体的种类及所致的人类疾病。

4. 病人,男性,25岁,农民,一向体健,发病前数周有下田劳作及污水接触史,7月份某天因寒战、咳嗽、气短1天入院。体检:体温39.3℃,两腋下及腹股沟淋巴结肿大、压痛,结膜充血,两肺闻及湿啰音,腓肠肌压痛。并做了相关实验室检查和胸片检查,钩端螺旋体血清学诊断试验阴性。当晚初诊为钩体病后给予抗钩体病治疗(以青霉素为主),病情稳定,继续以青霉素为主等治疗6天后,作胸片复查,原来两肺病灶已完全吸收消失,不留痕迹,临床症状、体征消失,康复出院。

根据上述内容,你能给出初步诊断为钩体病的依据吗?钩端螺旋体血清学诊断试验阴性能否排除诊断?为什么?

扫一扫,测一测

思路解析

笔记

第十五章　细菌的微生物学检查及防治原则

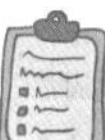

知识要点

细菌的微生物学检查是通过形态学检查、分离培养与鉴定、病原菌成分检测、血清学反应及其他方法做出病原学诊断。细菌感染的预防有一般性或特异性预防方法，治疗主要采用抗菌药物。

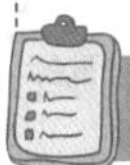

学习目标

掌握标本采集的原则、细菌感染的防治原则；熟悉革兰染色和抗酸染色的方法及革兰染色的临床意义；了解细菌感染的微生物学检查法。

通过学习细菌感染的微生物学检查和防治原则，理解病原菌的分离培养与鉴定、病原菌成分的检测、血清学反应的方法和原理；认识常见病原菌感染的防治；具有运用标本采集的原则正确采集临床标本的能力，具有运用常见病原菌防治原则对临床常见细菌感染性疾病进行正确预防、护理和治疗的能力。

进行细菌感染的微生物学检查的目的是对标本中致病菌的种属甚至型别进行鉴定，必要时进行动物试验和药物敏感试验等，以明确感染的病原菌，指导合理用药或开展感染性疾病的流行病学调查。细菌感染的微生物学检查主要包括细菌学诊断（bacteriolgical diagnosis）和血清学诊断（serological diagnosis）。

细菌感染性疾病的预防包括一般性预防和特异性预防，特异性预防主要通过人工主动免疫和人工被动免疫实现。细菌感染的治疗主要采用抗菌药物。

第一节　细菌感染的微生物学检查

细菌感染的微生物学检查是对采集的标本进行形态学检查和分离培养，根据细菌的形态和菌落特征进行初步鉴定，必要时通过生化反应或其他试验做进一步鉴定。

图片：细菌的微生物学检查流程图

一、细菌学诊断

（一）标本采集

标本采集是细菌学诊断的第一步，标本的质量直接关系到检查结果的准确性。标本采集应遵循以下原则。

1. 无菌操作　严格无菌操作，避免周围组织、器官或分泌物中的杂菌污染标本。采集局部病变标

本时，勿用消毒剂，必要时宜以无菌生理盐水冲洗，拭干后再取材。标本应以无菌容器盛放且不能混有消毒剂。

2. 早期采集　尽量在使用抗菌药物之前和疾病早期采集标本。

3. 区别采集　应根据不同感染性疾病及感染性疾病的不同时期采集适宜的标本。如葡萄球菌、链球菌、铜绿假单胞菌等引起的化脓性感染，可采集脓汁、咽拭、分泌物等；疑为流脑病人，可采取脑脊液、血液或出血瘀斑；疑为淋病病人可采集泌尿生殖道脓性分泌物；疑为白喉病人可用无菌棉拭取假膜或其边缘分泌物；疑为霍乱病人应采集米泔水样粪便或呕吐物，严密包装，专人送检；无芽胞厌氧菌的感染应在正常无菌部位采集，如血液、腹腔液、深部脓肿等，采集标本后应立即排尽注射器内空气，将针头插入无菌胶皮塞内送检；菌血症或败血症采集血液；食物中毒则采集剩余食物、呕吐物等；疑为肺炎支原体感染者，可采集痰、咽拭子标本；疑为立克次体感染者应采集血液；溶脲脲原体感染者可采集精液、阴道分泌物、中段尿等标本；沙眼衣原体感染者应采集眼穹隆或眼结膜分泌物涂片，也可进行眼结膜刮片；大肠埃希菌引起的肠道感染和泌尿道感染，应分别采集粪便或中段尿；菌痢病人应采集服药前的新鲜粪便的脓血黏液部分，中毒性菌痢病人可采取肛拭子法；肠热症病人在病程的 1~2 周内取血液，2~3 周时取粪便或尿液。必要时，某些细菌的感染应采集血清标本，进行血清学试验。

4. 尽快送检　采集的标本应尽快送检，如不能立即送检，大多数细菌标本可冷藏送检，但对脑膜炎奈瑟菌、淋病奈瑟菌的标本应注意保温并立即送检，条件允许时尽量床边接种。

（二）形态学检查

图片：革兰染色结果图

某些在形态、染色和排列上具有特征性的病原菌，标本采集后可直接涂片、染色后进行显微观察，或采用压滴法、悬滴法直接进行显微观察，具有初步诊断意义。如在脓液中发现葡萄串状革兰阳性球菌，可初步确定为葡萄球菌感染；在痰标本中检出细长略弯、有时呈分枝状的抗酸菌，可初步诊断为结核分枝杆菌感染。细菌的形态学检查法较多，本节仅介绍常用的细菌染色法、压滴法和悬滴法。

1. 革兰染色法　是最常用的细菌鉴别染色法，由丹麦细菌学家革兰（Christian Gram）于 1884 年创建。具体方法是：细菌标本经涂片、干燥、固定后，结晶紫初染，卢戈碘液媒染，95% 乙醇脱色，稀释复红复染。通过革兰染色，可将细菌分为两大类：被染成蓝紫色者为革兰阳性（G^+）菌，被染成红色者为革兰阴性（G^-）菌。

图片：抗酸染色结果图

革兰染色法具有重要临床意义：①鉴别细菌：通过革兰染色可将细菌分为革兰阳性菌和革兰阴性菌两大类，便于初步鉴别细菌；②选择治疗药物：G^+ 菌和 G^- 菌因细胞壁结构的差异，使之对抗生素的敏感性不同，如大多数 G^+ 菌对青霉素和头孢菌素等敏感，而大多数 G^- 菌对红霉素、链霉素、庆大霉素等敏感；③与细菌致病性有关：大多数 G^+ 菌主要以外毒素致病，而 G^- 菌则多以内毒素致病。

2. 抗酸染色法　本染色法可鉴别抗酸性细菌与非抗酸性细菌。方法是将固定的标本经苯酚复红加温或延长时间染色后，用盐酸乙醇脱色，再用亚甲蓝进行复染。抗酸性细菌如结核分枝杆菌、麻风分枝杆菌等含有分枝菌酸，能与苯酚复红牢固结合，不易被盐酸乙醇脱色而染成红色，非抗酸性细菌则染成蓝色。

图片：变形杆菌鞭毛染色结果图

3. 特殊染色法　细菌的特殊结构，如鞭毛、荚膜、芽胞以及细胞壁、异染颗粒等，上述染色法不易着色，需用特殊染色法才能着色。通过特殊染色法使这些结构着色并与菌体其他结构染成不同颜色，以利于对细菌的观察和鉴别。

4. 压滴法　将细菌标本滴在载玻片上，加盖玻片覆盖后不经染色直接进行暗视野观察，主要用于观察细菌的动力。有鞭毛的细菌有方向性位移，为真正运动；无鞭毛的细菌因水分子的撞击而在原位颤动，是布朗运动。

微课：细菌感染的形态学检查

5. 悬滴法　取洁净凹玻片，在凹孔周围涂一层凡士林，将细菌标本滴于凹孔，加上盖玻片后迅速翻转，进行暗视野观察。亦用于不染色标本观察细菌的动力。

（三）分离培养与鉴定

大多数病原菌不能依靠形态、排列方式和染色特性进行明确鉴别，需进行分离培养与鉴定。

1. 分离培养　将标本在相应固体平板上进行划线接种，培养后分离出单菌落，获得病原菌的纯培养物。无菌部位的标本如血液、脑脊液等可直接接种于培养基；有正常菌群部位的标本，应接种于选择或鉴别培养基。大多数病原菌接种后置 37℃孵育，经 18~24 小时即可形成肉眼可见菌落，幽门螺杆

菌等通常需2~3天才形成菌落，结核分枝杆菌、布鲁菌等生长缓慢，需3~4周或4~8周才形成可见菌落。根据细菌所需要的营养、生长条件、菌落特征（形状、大小、颜色、质地、透明度及溶血情况等）可作初步鉴别，明确鉴定还需对纯培养物进行形态染色特征、生化反应和血清学反应等分析。由于各种细菌的生物学特性不同，所选用的培养基和培养方法等也不尽相同。以下主要介绍病原性球菌、肠道杆菌及厌氧性细菌的分离培养。

图片：链球菌在血琼脂平板上的菌落

(1) 病原性球菌的分离培养：病原性球菌如葡萄球菌、链球菌可用血琼脂平板分离培养，置37℃温箱18~24小时，根据菌落特征取可疑菌落，经形态学特征及生化反应等鉴定。脑膜炎奈瑟菌、淋病奈瑟菌标本须接种巧克力琼脂平板分离培养，置含5%~10% CO_2环境中，37℃温箱培养24~48小时，取可疑菌落，经形态学特征及生化反应等进一步鉴定。

(2) 肠道杆菌的分离培养：肠道杆菌的分离培养常用SS、麦康凯、伊红亚甲蓝或中国蓝等肠道致病菌选择或鉴别培养基，37℃培养18~24小时，挑取可疑菌落进行鉴定。肠道杆菌在鉴别培养基上的菌落特征是鉴别细菌的基础，如大肠埃希菌在SS琼脂平板上形成红色菌落，而沙门菌和志贺菌形成无色半透明菌落。肠道杆菌的明确鉴定主要通过生化反应和血清学反应。

图片：肠道杆菌在SS琼脂平板上的菌落

(3) 厌氧性细菌的分离培养：严格无氧环境是分离培养厌氧性细菌的必要条件。因厌氧菌对氧敏感，暴露在空气中易死亡，故采集的标本应立即接种到含有还原剂的培养基或特殊的选择性培养基中。常用的培养基有庖肉培养基和以牛心脑浸液为基础的血琼脂平板。在厌氧环境中接种，37℃培养2~3天，如无菌落生长，继续培养至1周。挑取生长菌落接种2个血琼脂平板，分别置于有氧和无氧环境中培养，只能在无氧环境中生长的是专性厌氧菌，在两种环境中都生长的是兼性厌氧菌。获得纯培养物后，依据菌落特征、菌体形态、染色特性及生化反应等进行鉴定。

2. 生化反应（biochemical reaction）　不同细菌具有的酶系不同，故对营养物质的分解能力及其代谢产物不尽相同。检测细菌对糖或蛋白质等的代谢作用和代谢产物的差异，借以区别和鉴定细菌，称之为细菌的生化反应。生化反应对菌落特征、菌体形态和染色特性相同或相似的细菌（如肠杆菌科的病原菌）的鉴定尤为重要。常见的生化反应有糖发酵试验、VP试验、甲基红试验、枸橼酸盐利用试验、吲哚试验、硫化氢试验、尿素酶试验等。目前微量、快速、半自动化或全自动化的细菌生化鉴定和药物敏感分析系统已应用于临床，如VITEK-AMS系统可鉴定细菌和真菌200~300多种及近100种不同抗菌药物的敏感性测试。

图片：尿素酶试验结果

3. 血清学反应　用含有已知特异性抗体的免疫血清（或称诊断血清），不仅可快速、准确地检测临床标本中微量的病原菌特异性抗原，还可以进一步确定病原菌的血清群和型，是细菌学诊断的常规方法。常用的方法有酶联免疫吸附试验（enzyme-linked immunosorbent assay，ELISA）、凝集试验、免疫荧光技术等。如用O1群多价和单价血清做玻片凝集试验鉴定霍乱弧菌的血清群和型，用凝集试验、ELISA等快速早期诊断粪便、血清或尿液中的沙门菌可溶性抗原。

4. 毒力检测　主要以动物实验测定半数感染量（median infective dose，ID_{50}）或半数致死量（median lethal dose，LD_{50}），可经灌胃、注射（皮下、腹腔、静脉）等在实验动物体内进行，如常用豚鼠体内中和实验测定白喉棒状杆菌是否产生白喉毒素。也可进行体外实验，如用Elek平板毒力试验测定白喉毒素，或家兔结扎肠段测定产毒性大肠埃希菌的不耐热肠毒素。

5. 药物敏感试验（antimicrobial susceptibility testing）　进行药物敏感试验的目的是了解病原菌对各种抗菌药物的敏感（或耐受）程度，以指导临床合理选用抗菌药物。常用的药物敏感试验方法有扩散法、稀释法、E试验等。扩散法是将受试菌接种在适当的培养基上，于一定条件下培养，同时将含有定量各种抗菌药物的纸片贴在培养基表面（或用不锈钢圈，内放定量抗菌药物溶液），培养一定时间后观察结果。由于致病菌对各种抗菌药物的敏感程度不同，便在药物纸片周围出现不同大小的抑制病原菌生长而形成的“空圈”，称为抑菌圈。抑菌圈大小与病原菌对各种抗菌药物的敏感程度呈正比关系。稀释法是将抗菌药物稀释为不同浓度，作用于被检菌株，定量测定药物对细菌的最低抑菌浓度（minimal inhibitory concentration，MIC）及最低杀菌浓度（minimal bactericidal concentration，MBC），包括液体稀释法和琼脂稀释法。E试验是一种结合了稀释法和扩散法的原理和特点测定微生物对抗菌药物敏感度的定量技术。近年已有自动化的药物敏感试验仪器应用于临床，更加快速、准确。

图片：纸片扩散法药物敏感试验结果

6. 动物实验　主要用于病原菌的分离与鉴定、细菌毒力的检测等，但应注意选择对实验菌敏感的动物。常用实验动物有小鼠、豚鼠和家兔等。应根据细菌致病性及实验动物的特点选用不同的接种途径，常用接种途径有注射（皮内、皮下、腹腔、肌肉、静脉、脑内）和灌胃等。如对可疑的葡萄球菌引起的食物中毒，可用残余食物等标本经肉汤培养后的滤液接种幼猫肠腔，观察其发病情况。动物实验一般不作为常规细菌学诊断。

（四）病原菌成分的检测

1. 病原菌抗原的检测　利用已知的特异性抗体测定有无相应的细菌抗原，可以确定菌种或菌型。抗原检测的优点是特异性高、快速、敏感，可检测标本中的微量抗原。即使病人应用抗生素治疗后细菌生长被抑制，利用培养方法不能检出的细菌，因尚有特异性抗原存在，在短期内仍可被检出，从而有助于明确病因。常用的方法有凝集试验（玻片凝集、协同凝集、间接血凝、乳胶凝集）、对流免疫电泳、酶免疫、放射免疫、荧光免疫技术等。例如，利用对流免疫电泳可检测细菌性脑膜炎病人脑脊液中的肺炎链球菌、脑膜炎奈瑟菌及流感嗜血杆菌。

2. 病原菌核酸的检测　不同病原菌的基因组结构不同，故可以通过测定细菌的特异性基因序列对病原菌做出鉴定。常用的方法主要有核酸分子杂交（nucleic acid molecular hybridization）技术、PCR（polymerase chain reaction）技术和基因芯片（gene chips）技术。

（五）其他检测法

随着现代科学与技术的发展，出现了一些新型的细菌检测技术。如气相色谱法鉴别厌氧性细菌，^{13}C 或 ^{14}C 呼气试验检查幽门螺杆菌感染等。

二、血清学诊断

血清学诊断主要通过血清学反应的方法来实现。用已知的细菌或其特异性抗原检测病人血清或其他体液中有无相应特异性抗体及其效价（titer）的动态变化，可作为某些感染性疾病的辅助诊断。由于多采取病人的血清进行试验，故这类方法通常称为血清学反应。血清学反应主要适用于抗原性较强、生化反应不易区别、难以培养或不能培养的致病菌以及病程较长的感染性疾病，也可用于调查疫苗接种后的效果。

病人血清中抗体的出现除患有与该抗体相应的疾病外，亦可因受过该菌隐性感染或近期预防接种所致。因此血清学诊断中，最好采取病人急性期和恢复期双份血清，抗体效价明显高于健康人群的水平或随病程递增才有诊断价值。当恢复期的抗体效价比急性期升高4倍以上时，可确定为现症感染。若病人在疾病早期应用抗菌药物或病人免疫功能低下等情况，感染后抗体效价可无明显升高。

常用的血清学反应方法有玻片或试管凝集试验、乳胶凝集试验、中和试验、补体结合试验和ELISA。如辅助诊断链球菌感染后风湿热的抗链球菌溶血素O试验（简称抗O试验）；辅助诊断肠热症的肥达试验；诊断立克次体病的外斐试验；非螺旋体抗原试验和螺旋体抗原试验用于梅毒的辅助诊断，前者用于梅毒的筛选，后者用于梅毒的确认。

第二节　细菌感染的防治原则

细菌感染性疾病的防治应做到早发现、早诊断、早治疗。除一般性预防方法外，对某些细菌感染性疾病还可通过人工主动免疫或人工被动免疫（见第三十三章），用疫苗或抗毒素进行特异性预防、紧急预防或治疗。应用抗菌药物治疗细菌感染时，需通过药物敏感试验选择敏感药物。由于各种病原菌的致病机制不同，故其具体防治措施也各不相同。

一、球菌感染的防治原则

球菌感染主要通过接触或飞沫传播，其预防应注意及时发现和治疗病人，以控制和减少传染源。如对葡萄球菌引起的局部皮肤化脓性感染，应注意个人卫生，保持皮肤清洁，皮肤创伤应及时消毒处理，防止扩散；手部皮肤感染者治愈前不能从事食品制作或饮食业服务，以防葡萄球菌引起食物中毒；

医疗诊治中应严格无菌操作，防止医源性感染。对链球菌引起的急性咽炎、扁桃体炎等，要及时彻底治疗，防止超敏反应性疾病的发生。应用多价肺炎链球菌荚膜多糖疫苗可预防肺炎链球菌的感染。预防流脑可针对易感人群接种流脑荚膜多糖疫苗，流行期间可口服磺胺药物等预防。淋病的预防应加强性卫生宣传教育，杜绝不洁性行为；新生儿分娩后立即用1%硝酸银滴眼，以防止淋病性眼结膜炎的发生。

球菌感染的治疗原则上需通过药物敏感试验选择敏感抗生素进行治疗。一般情况下，A群链球菌、肺炎链球菌及淋病奈瑟菌所致的感染应首选青霉素治疗；脑膜炎奈瑟菌所致感染要尽早使用磺胺、青霉素治疗。

二、肠道杆菌感染的防治原则

加强卫生宣传教育、切断传播途径是预防肠道杆菌感染的重要措施。加强饮食卫生及粪便管理，培养良好的饮食卫生习惯；对病人及带菌者应早发现、早隔离、早治疗，其排泄物应彻底消毒；对饮食加工人员和餐饮服务人员定期进行检查，严禁志贺菌、沙门菌的带菌者从事饮食服务工作。此外，为防止大肠埃希菌和变形杆菌引起尿道感染，尿道插管和膀胱镜检查应严格无菌操作。对重点人群应用疫苗如志贺菌链霉素依赖株的多价活疫苗、伤寒Vi荚膜多糖疫苗等进行预防，可有效控制相关疾病的发生。

诺氟沙星、氯霉素、氨苄西林及呋喃唑酮（痢特灵）等对志贺菌感染有疗效；环丙沙星、氯霉素等可用于治疗沙门菌属的感染。但由于肠道杆菌对抗生素易产生耐药性，所以应根据药敏试验结果选择敏感药物进行治疗。

三、螺形菌感染的防治原则

预防霍乱弧菌感染和流行的重要措施有改善社区环境，加强水源管理，培养良好的个人卫生习惯，不生食贝类海产品等。特异性预防可使用O1群霍乱弧菌灭活疫苗。空肠弯曲菌感染的预防主要是注意饮食卫生，加强人、畜、禽类的粪便管理。

治疗霍乱的关键是及时补充液体和电解质。四环素、多西环素、呋喃唑酮、氯霉素和复方SMZ-TMP等抗菌药物的使用可加速霍乱弧菌的清除和减少霍乱肠毒素的产生。副溶血性弧菌感染的治疗可用庆大霉素或复方SMZ-TMP，严重病例需输液和补充电解质。幽门螺杆菌感染的治疗一般采用质子泵抑制剂加两种抗生素的三联疗法，疗程为2周，敏感抗菌药物有阿莫西林、甲硝唑、替硝唑、克拉霉素、四环素、多西环素（强力霉素）、呋喃唑酮等。空肠弯曲菌感染的治疗可用红霉素、氯霉素、氨基糖苷类抗生素。

四、分枝杆菌感染的防治原则

分枝杆菌主要经飞沫传播，发现和控制传染源及切断传播途径是基本预防措施。对肺结核（痰菌阳性者）、麻风病病人早发现、早隔离和早治疗，加强卫生宣传教育，对环境、病人的分泌物及接触的物品进行管理及消毒，以防止病原菌扩散传播。特异性预防结核分枝杆菌的感染应接种卡介苗（BCG），接种对象为新生儿和结核菌素试验阴性的儿童，接种方法为皮内注射0.1ml的卡介苗。目前我国规定出生后即接种卡介苗，7岁时复种，在农村12岁时再复种一次。卡介苗接种后2~3个月应做结核菌素试验，如为阴性说明接种失败，须再接种，接种后免疫力可维持3~5年。在某些麻风病高发国家和地区用卡介苗预防麻风病也收到一定效果。

治疗结核分枝杆菌感染的常用药物有异烟肼、利福平、吡嗪酰胺、乙胺丁醇等，遵循早期、适量、规律、全程、联合用药原则。我国采用WHO建议推广的“直接督导下的短程化疗”（DOTS）方案，即病人每次由“督导员”（医务人员、社区志愿者或家属）在场目睹其服用规定药物，疗程可缩短至6个月。国内外均推行三药联合方案，即异烟肼、利福平、吡嗪酰胺为主药。在耐药病例发生率较高地区，前2个月强化期需加第4种药，如乙胺丁醇，此方案可使病人获得约95%的治愈率。近年来结核分枝杆菌耐药菌株日益增多，所以应通过药物敏感试验，测定细菌耐药性，以指导临床合理用药。治疗麻风病的药物主要是砜类，如氨苯砜、苯丙砜、醋氨苯砜等，利福平也有较强的抗麻风分枝杆菌的作用，为防止耐药性产生，应采用多种药物联合治疗。

五、厌氧性细菌感染的防治原则

消除厌氧微环境是防治厌氧菌感染的关键。用3% 过氧化氢溶液清洗伤口并及时清创扩创，防止厌氧微环境的形成；对伤口较深且污染严重者，应立即注射破伤风抗毒素（TAT）做紧急预防，注射前必须做皮试，过敏者可采用脱敏疗法；对儿童、军人等易感人群，接种破伤风类毒素可有效预防破伤风。目前，对无芽胞厌氧菌无特异预防方法。

治疗破伤风应注射破伤风抗毒素，并注意防止发生过敏反应；病人应早期足量用破伤风抗毒素中和血液中游离的外毒素，并选择敏感抗生素抗菌治疗。对肉毒病和气性坏疽，早期使用多价抗毒素血清有较好疗效，高压氧舱疗法对气性坏疽的治疗也有一定效果，但必要时也应给予截肢手术。厌氧芽胞梭菌多对青霉素敏感；大多数无芽胞厌氧菌则对甲硝唑、青霉素、克林霉素等敏感。

六、动物源性细菌感染的防治原则

动物源性细菌感染的预防以控制和消灭病畜、切断传播途径和预防接种为主要措施。对布鲁菌病和炭疽病的预防重点是加强病畜管理，病畜应严格隔离或处死深埋、焚烧，杜绝在无防护条件下现场剖检取材，严禁剥皮或煮食。对易感人群应接种减毒活疫苗进行预防，人群接种对象主要是疫区牧民、屠宰牲畜人员、兽医、制革工人等。预防鼠疫首先是灭鼠灭蚤，发现疑似鼠疫病人应立即以紧急疫情向有关机构报告，并进行严密隔离；流行地区可接种鼠疫减毒活疫苗，增强人群免疫力。此外，应加强国境和海关检疫。

布鲁菌病急性病人用抗生素治疗，慢性病人可用特异性疫苗脱敏治疗。青霉素是治疗炭疽病的首选药物。治疗鼠疫可用磺胺类、链霉素、氨基糖苷类抗生素，必须早期足量用药。

七、其他致病性细菌感染的防治原则

预防白喉棒状杆菌和百日咳鲍特菌的感染可接种白喉类毒素、百日咳灭活疫苗和破伤风类毒素的混合制剂，简称白百破三联疫苗。对与白喉病人密切接触的易感儿童需作紧急预防，应立即肌内注射白喉抗毒素血清，注射前需进行皮试，防止发生超敏反应。预防流感嗜血杆菌引起的侵袭性感染，应接种流感嗜血杆菌荚膜多糖疫苗。预防军团菌病应加强环境及人工管道（呼吸机、空调冷凝水、循环水淋浴、热水管等）的管理与监测，防止该菌以气溶胶形式传播。

白喉的治疗应尽早足量使用白喉抗毒素，同时要选用敏感的抗生素作抗菌治疗。百日咳、军团菌病的治疗首选红霉素。铜绿假单胞菌的感染，可选用多黏菌素 B、庆大霉素等。鲍曼不动杆菌耐药率较高，治疗时在经验用药阶段可用头孢哌酮 / 舒巴坦、亚胺培南 / 西司他丁；对病情较重者，建议 β- 内酰胺类与氨基糖苷类抗生素（或氟喹诺酮类药物、利福平）联合应用，并注意根据药物敏感试验的结果调整治疗方案。

八、其他原核细胞型微生物感染的防治原则

预防支原体感染应避免接触传染源。预防立克次体病的措施是灭虱、灭蚤、灭螨，特异性预防主要用死疫苗或减毒活疫苗。预防衣原体感染应注意个人卫生，不使用公共毛巾和脸盆，杜绝不洁性行为。预防钩体病以防鼠灭鼠、圈养家畜、保护水源、避免与疫水接触等为主要措施，对易感人群可进行多价死疫苗接种。预防梅毒的主要措施是加强性卫生教育，杜绝不洁性行为。

支原体感染的治疗常用红霉素、阿奇霉素、四环素等药物。立克次体病的治疗可用环丙沙星、氯霉素等药物。衣原体感染的治疗应早期使用利福平、红霉素、诺氟沙星、磺胺等药物。钩端病和梅毒的首选治疗药物为青霉素。

（李波清）

思考题

1. 进行药物敏感试验的目的是什么？常用的方法有哪些？

2. 细菌感染的预防和治疗原则是什么?

3. 病人,男性,45 岁。主诉:2 日前参加聚餐,昨日感到不适,今晨起发热、腹痛、水样腹泻,已腹泻 8 次,第 5 次腹泻时便量不多且便中有黏液及血,第 6、7 次时想大便但无粪便排出,第 8 次仅排出一点黏液和血。对上述病人进行微生物学检查时,应采取哪种标本? 采集标本时的注意事项有哪些?

扫一扫,测一测

思路解析

笔记

第十六章　真　菌

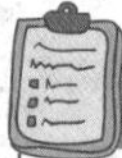

真菌是一类具有典型细胞核和完善细胞器，不含叶绿素，无根、茎、叶分化的真核细胞型微生物。真菌比细菌大几倍至几十倍，用普通光学显微镜放大数百倍可进行观察。分为单细胞真菌和多细胞真菌两类。真菌的营养要求较低，鉴定时常用沙保弱培养基，最适酸碱度为 pH 4~6，浅部感染真菌的最适温度为 22~28℃，但某些深部感染真菌一般在 37℃中生长最好。单细胞真菌可形成酵母型菌落或类酵母型菌落，多细胞真菌形成丝状菌落。真菌的致病主要有致病性真菌感染、条件致病性真菌感染、超敏反应性疾病、真菌性中毒症、真菌毒素与肿瘤等类型。真菌的形态结构有一定的特征，一般可通过直接镜检和培养进行鉴定。真菌感染尚无特异性预防方法，皮肤癣菌主要是注意清洁卫生，避免接触，深部感染真菌多为条件致病菌，预防措施主要是提高机体抵抗力，避免滥用抗生素、激素和免疫抑制剂。

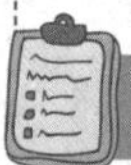

掌握真菌的基本生物学性状，掌握白假丝酵母菌和新型隐球菌的致病性；熟悉浅部感染真菌的种类和致病性，以及真菌所致疾病的类型；了解浅部感染真菌的微生物学检查方法，以及曲霉菌和毛霉菌的致病性。

具有能够运用所学知识对真菌类感染疾病的预防、护理及宣传教育的能力。

真菌（fungus）是一类真核细胞型微生物，细胞结构比较完整，有细胞壁和典型的细胞核，不含叶绿素，无根、茎、叶的分化。少数为单细胞，大多数为多细胞。真菌以腐生或寄生方式摄取营养，在自然界分布广泛，种类繁多，有 10 余万种，大多对人有益，如可以食用及用于酿酒、制酱、制药等工业生产。危害人类健康的真菌约 300 余种，与人类疾病关系最为密切的有 50~100 种，可引人类感染性、中毒性及超敏反应性疾病。近年来由于抗生素、激素及免疫抑制剂的大量使用、介入性诊疗技术和器官移植等的开展，真菌感染特别是条件致病性真菌感染的发生率急剧上升，受到医学界的广泛关注。

第一节　真菌概述

【生物学性状】

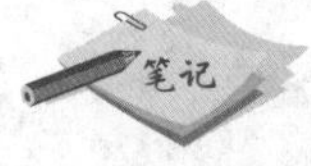

真菌可分为单细胞真菌和多细胞真菌两大类，比细菌大几倍至几十倍，真菌细胞壁从外到内由糖苷类、糖蛋白、蛋白质、几丁质微原纤维四层不同的结构组成。由于细胞壁不含肽聚糖，真菌通常对青

霉素或头孢菌素不敏感。单细胞真菌呈圆形或卵圆形，以出芽方式繁殖，如酵母菌或类酵母菌，对人致病的主要有新型隐球菌和白假丝酵母菌。多细胞真菌由菌丝和孢子组成，菌丝伸长分枝，交织成团，称丝状菌，又称霉菌，对人致病的有皮肤癣菌等。有些真菌，如球孢子菌、组织胞浆菌、芽生菌和孢子丝菌等，在不同的环境条件下（营养、温度、氧气等），可发生单细胞真菌与多细胞真菌两种形态的相互转变，称为二相性真菌（dimorphic fungus）。二相性真菌在体内或在含有动物蛋白的培养基上，经 37℃培养呈酵母菌型，在普通培养基 25℃培养时则呈丝状菌。

真菌的细胞壁和细胞膜具有重要的医学意义，真菌细胞壁的主要成分是几丁质和葡聚糖，所以真菌对作用于葡聚糖的抗真菌药物卡泊芬净敏感。此外，真菌细胞膜的主要成分是麦角固醇，所以真菌对两性霉素 B 和氟康唑、酮康唑等唑类药物敏感。

1. 形态与结构

(1) 菌丝（hypha）：真菌的孢子在环境适宜的条件下长出芽管，逐渐延长成中空、细长的微管，称为菌丝。菌丝又可长出许多分支，交织成团称菌丝体。向下伸入培养基吸取营养以供生长的菌丝称为营养菌丝，突出培养基表面暴露于空气中的菌丝称为气生菌丝，能产生孢子的气生菌丝称为生殖菌丝。

图片：真菌菌丝示意图

大部分菌丝间隔一定的距离有横隔，称为隔膜（septum）。隔膜将一条菌丝分隔为多个细胞，横隔之间为一个细胞，可含一个至数个核，称为有隔菌丝。有的菌丝中无隔膜，一条菌丝即为一个细胞，称为无隔菌丝。不同的真菌菌丝有不同形态，如结节状、球拍状、梳状、鹿角状、螺旋状和关节状等，了解菌丝形态有助于不同真菌的鉴别（图 16-1）。

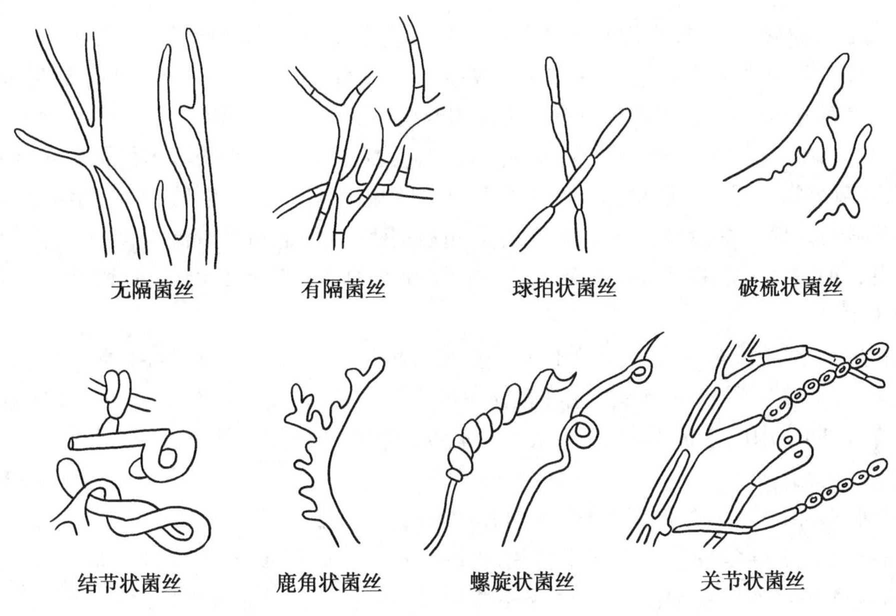

图 16-1 真菌的菌丝

(2) 孢子（spore）：真菌的繁殖器官，一条菌丝可长出多个孢子。条件适宜时，孢子可发芽长出芽管，发育成菌丝。真菌孢子的抵抗力不强，加热 60~70℃可将其杀死，但孢子易于传播，其对不利环境的抵抗力强于菌丝，所以孢子大大增强了真菌的生存能力。根据真菌繁殖方式的差异，孢子可分为有性孢子与无性孢子两种，致病性真菌大多通过形成无性孢子进行繁殖。无性孢子根据形态可分为叶状孢子、分生孢子和孢子囊孢子 3 类。叶状孢子又分为芽生孢子、厚膜孢子和关节孢子 3 种。其中，分生孢子、厚膜孢子和关节孢子在鉴别真菌时具有重要意义（图 16-2）。

图片：真菌的无性孢子

2. 培养特性 真菌大多数为需氧菌，少数为兼性厌氧菌。真菌的营养要求不高，实验室常用沙保弱培养基进行培养，真菌的最适 pH 为 4.0~6.0，最适生长温度为 22~28℃，但深部感染真菌最适温度为 37℃。真菌主要依靠菌丝和孢子进行有性和无性繁殖，无性繁殖是真菌的主要繁殖方式。多数病原性真菌生长缓慢，特别是皮肤癣菌，需培养 1~4 周才能形成典型菌落。酵母型真菌生长快，一般经

微课：
真菌

图片：
类酵母型菌落

图片：
丝状菌落

24~48 小时即可形成肉眼可见的菌落，真菌培养后可形成 3 种菌落。

(1) 酵母型菌落：为单细胞真菌的菌落。形态与一般细菌菌落相似，但较大，为光滑、湿润、柔软、边缘整齐、乳白色的圆形菌落，如新型隐球菌的菌落。

(2) 类酵母型菌落：亦为单细胞真菌的菌落，也称酵母样菌落，但在培养时可形成假菌丝，伸入培养基中，如白假丝酵母菌。

(3) 丝状菌落：为多细胞真菌的菌落。菌落呈棉絮状、绒毛状或粉末状，并产生不同的色素，使菌落正背面呈不同的颜色。丝状菌落的形态、结构和颜色是鉴别真菌的重要依据。

3. 抵抗力　真菌对干燥、日光、紫外线及一般消毒剂有较强的抵抗力，但真菌的菌丝和孢子均不耐热，60℃ 1 小时即可被杀死。真菌对 1% 苯酚、2.5% 碘酊、0.1% 升汞等化学物质较敏感。真菌对常用的抗菌药物如青霉素、红霉素等均不敏感，但两性霉素 B、酮康唑、克霉唑等唑类药物对多种病原性真菌有抑菌作用。

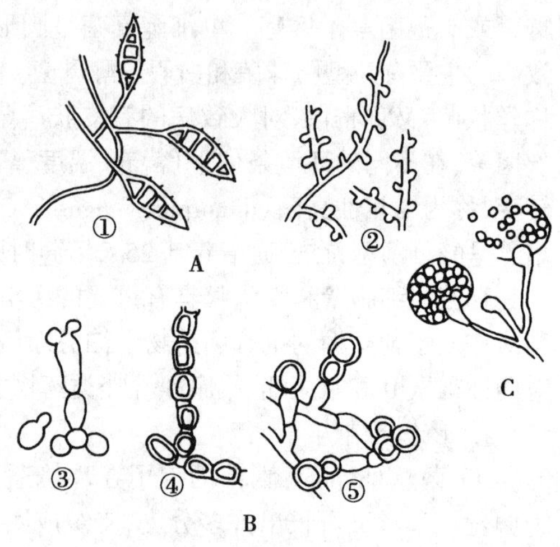

图 16-2　真菌的无性孢子
A. 分生孢子：①大分生孢子；②小分生孢子；B. 叶状孢子：③芽生孢子；④关节孢子；⑤厚膜孢子；C. 孢子囊孢子

【致病性】

真菌病（mycosis）是指由致病性真菌和条件致病性真菌感染引起的疾病。与细菌和病毒相比，通常真菌的毒力较弱，但真菌能通过多种途径、多种机制使机体患病，有些真菌毒素可导致全身或某些脏器中毒，有的甚至还能致癌，真菌感染有时也能引起各型超敏反应性疾病。

1. 致病性真菌感染　多为外源性真菌感染，可引起皮肤、皮下组织和全身性感染，包括浅部、皮下组织和深部真菌感染 3 类。皮肤癣菌等浅部真菌具有嗜角质性，可侵犯皮肤、毛发和指（趾）甲等角质层组织，在潮湿的条件下真菌繁殖形成菌丝，穿入角质层组织，引起机械刺激损害，同时产生酶及酸性代谢产物，引起细胞病变和炎症反应。新型隐球菌等深部真菌侵犯深部组织、内脏及全身，引起慢性肉芽肿和坏死等。

2. 条件致病性真菌感染　多为内源性真菌感染，感染源多为白假丝酵母菌、曲霉菌、毛霉菌等正常菌群。这类真菌毒力不强，感染多发生在机体免疫力下降时，如放疗和化疗、肿瘤、AIDS 和免疫缺陷病病人等。在长期使用广谱抗生素、皮质激素和免疫抑制剂或应用导管、手术等过程中，易导致感染的发生。

3. 真菌中毒症　某些真菌在粮食、油料作物和发酵食品等物体上生长，可产生毒素，目前已发现的真菌毒素达 200 多种。真菌毒素作用的主要靶器官有肝脏、肾脏、心脏、神经、造血器官、皮肤等。食入真菌污染的食物可导致急性或慢性中毒，中毒症状因损害靶器官不同而表现不同，如霉甘蔗中毒脑为主要靶器官，镰刀菌毒素等引起肝、肾、血液系统功能障碍，食入毒蘑菇可引起急性中毒。

4. 真菌毒素与肿瘤　近年来已不断发现与肿瘤有关的真菌毒素，其中以黄曲霉毒素最受关注。黄曲霉毒素的毒性很强，小剂量即可诱发肝癌，肝癌高发区的花生、玉米、粮油作物中黄曲霉毒素的污染率高，含量高达 1ppm(大鼠饲料中含 0.015ppm 即可诱发肝癌)。其他致癌的真菌毒素还有：灰黄霉素，可诱发小鼠肝癌和甲状腺瘤；镰刀菌 T-2 毒素，诱发大鼠胃癌、胰腺癌和脑肿瘤等。

5. 真菌超敏反应性疾病　有些真菌如青霉菌、曲霉菌等本身并不致病，但真菌孢子、菌丝、代谢产物及其他成分可作为变应原，经吸入、食入或接触可引起超敏反应。经消化道进入机体或经皮肤黏膜接触后，真菌的某些成分或代谢产物可引起过敏性鼻炎、过敏性哮喘、荨麻疹、接触性皮炎等超敏反应。

第二节　常见病原性真菌

根据真菌的侵犯部位及临床表现，可分为深部感染真菌和浅部感染真菌。其中深部感染真菌主要包括地方性流行真菌和机会致病性真菌，浅部感染真菌包括皮肤癣真菌、角层癣菌和皮下组织感染真菌。

一、深部真菌

深部感染真菌是指侵犯深部组织和内脏的一类真菌，主要引起慢性肉芽肿样炎症、溃疡及坏死等，多数为地方性流行真菌和条件致病性真菌两大类。

(一) 地方性流行真菌

这些真菌均属双相型真菌，对环境温度敏感，一般在宿主体内或37℃培养时呈酵母型，在25℃培养时呈菌丝型。主要有荚膜组织胞浆菌、粗球孢子菌、皮炎芽生菌、巴西副球孢子菌和马尔尼菲青霉。地方性流行真菌属外源性真菌，在正常人体内不存在，通过呼吸道、消化道、黏膜及伤口侵入机体，感染后大多无症状或仅有轻微症状，受地理、气候等条件限制感染具有地方性。

(二) 条件致病性真菌

条件致病性真菌主要有白假丝酵母菌、新型隐球菌、曲霉、毛霉和肺孢子菌等。条件致病性真菌多为非致病菌或宿主正常菌群的成员，当宿主免疫力下降、菌群失调或寄居部位改变时，通过内源性或外源性途径侵入机体。近年来随着广谱抗生素、激素类药物、免疫抑制剂和抗肿瘤药物等广泛使用，条件致病性真菌成为了医院感染的重要病原体之一，感染病例呈现上升趋势。

1. 白假丝酵母菌　俗称白色念珠菌，菌体圆形或卵圆形，革兰染色阳性，着色不均匀。出芽繁殖，孢子长出芽管，芽管不与母体脱离，形成较长的假菌丝。白假丝酵母菌在沙保弱培养基、普通琼脂平板和血琼脂平板上均生长良好，需氧，37℃或室温培养2~3天，可形成类酵母型菌落。白假丝酵母菌常存在于人的体表、口腔、上呼吸道、肠道等部位，感染多见于免疫力低下者，感染类型有以下几种类型。①皮肤黏膜感染：皮肤感染好发于腋窝、腹股沟、乳房下及肛周等皮肤皱褶处，黏膜感染有鹅口疮、口角糜烂、外阴与阴道炎等，其中以鹅口疮最常见，多见于新生儿；②内脏及中枢神经系统感染：白假丝酵母菌可经血流扩散，引起肺炎、支气管炎、肠炎和肾盂肾炎等，也可侵犯中枢神经系统，引起脑膜炎、脑膜脑炎和脑脓肿等。

2. 新型隐球菌　广泛分布于自然界，尤其在鸽粪中大量存在，正常人体表、口腔及粪便也可检出本菌。新型隐球菌为圆球形酵母菌，外包有较厚的荚膜，因常规染色不被着色而难以发现，故称隐球菌。检测时多采用墨汁负染色后镜检，可在黑色背景中见到有圆形或卵圆形的透亮菌体。主要传染源是鸽子，多通过呼吸道进入机体，首先侵入肺部，大多数新型隐球菌感染临床症状不明显，且能自愈，少数可引起支气管肺炎。部分病人一旦发生血行播散，可累及中枢神经系统及其他组织，引起亚急性或慢性脑膜炎，临床首先表现脑膜刺激症状、头痛、颈项强直，病程进展缓慢，最后可导致瘫痪。

3. 曲霉　广泛分布于自然界，多达800余种。烟曲霉、黄曲霉、构巢曲霉、黑曲霉和土曲霉等少数属于条件致病性真菌，其中以烟曲霉感染最为常见。曲霉菌丝为分枝状多细胞性有隔菌丝，接触培养基的菌丝可形成一个菊花样的头状结构，称为分生孢子头。曲霉在SDA培养基上生长良好，可形成绒毛状、粉末状或丝状菌落。曲霉能侵犯机体许多部位，所致疾病有感染性、中毒性和超敏反应性疾病。目前，曲霉病的治疗包括抗真菌药物及外科局部病灶切除，以及进行免疫调节辅助治疗。伊曲康唑、伏立康唑等唑类药物，两性霉素B等多烯类药物，卡泊芬净、米卡芬净等棘白菌素类药物均具有抗曲霉活性。

二、浅部真菌

浅部感染真菌可分为皮肤感染真菌和皮下组织感染真菌。皮肤感染真菌可分为表面感染真菌和皮肤癣菌两类，主要侵犯表皮、毛发和指(趾)甲等角质层组织，引起花斑癣、体癣、手足癣和股癣等。

皮下组织感染真菌主要为孢子丝菌和着色真菌，可经外伤感染侵入皮下，感染一般多限于局部，亦可经淋巴管或血行等途径扩散。

（一）皮肤感染真菌

1. 表面感染真菌（superficial mycoses）　主要侵犯人体皮肤浅表的角质层和毛干，引起角层型和毛干型病变。此类真菌不侵犯组织细胞，通常也不引起免疫应答。表面感染真菌主要有糠秕马拉色菌、韦内斯基外瓶柄真菌、黑毛结节菌和白毛结节菌等。其中以引起花斑癣的糠秕马拉色菌最常见，花斑癣皮疹好发于颈部、躯干、上臂及腹部等部位，本病与多汗有关，俗称"汗斑"。

2. 皮肤癣菌（dermatophytes）　是侵犯表皮、毛发和指（趾）甲等表面角化组织引起皮肤癣症的一类真菌。主要通过接触病人、患病动物或染菌物体而感染，皮肤癣菌具有嗜角质蛋白特性，在皮肤繁殖后可通过机械刺激和代谢产物的作用，引起局部病变和炎症。皮肤癣菌主要有毛癣菌、表皮癣菌和小孢子癣菌 3 个属，均可侵犯皮肤，引起体癣、手足癣和股癣等。毛癣菌和表皮癣菌可引起甲癣，俗称灰指（趾）甲；毛癣菌和小孢子癣菌可侵犯毛发，引起头癣、发癣与须癣。

（二）皮下组织感染真菌

皮下组织感染真菌主要有孢子丝菌和着色真菌，可通过外伤感染，在局部皮下组织繁殖，可经淋巴、血液缓慢向周围扩散。

1. 孢子丝菌（*Sporotrichum*）　广泛分布于土壤和植物表面，主要为具有致病性的申克孢子丝菌（*S. schenckii*），是一种二相性真菌，可经皮肤微小伤口侵入，沿淋巴管扩散，引起慢性肉芽肿，使淋巴管形成链状硬结，有的出现溃疡和坏死，称孢子丝菌下疳。本真菌也可通过口或呼吸道感染，经血液播散至其他器官，引起其他脏器或全身性感染。

2. 着色真菌（*Demafiaceous*）　广泛存在于自然界中，好生于潮湿地带的腐烂植物和土壤中。有卡氏枝孢霉、裴氏着色芽生菌、疣状瓶霉、紧密着色芽生菌和鼻毛癣菌 5 种，我国以卡氏枝孢霉最常见，其次为裴氏着色芽生菌和疣状瓶霉。着色真菌主要经伤口感染，多侵犯四肢皮肤，一般人与人之间不直接传播。潜伏期约 1 个月，有的达数月乃至 1 年，病程呈慢性，可长达几十年。早期病人皮肤发生丘疹，丘疹增大形成结节，结节融合成菜花状或疣状，呈红色或暗红色。随着病情发展，原病灶结疤愈合，新病灶又在四周产生，日久瘢痕广泛，影响淋巴回流，形成肢体"象皮肿"。免疫功能低下者可经血液播散累及脏器，乃至侵犯中枢神经或颅内感染。

第三节　真菌的微生物学检查及防治原则

一、微生物学检查

真菌的微生物学检查与细菌的检查方法相似，由于真菌的形态结构等具有一定的特殊性，一般可通过显微镜检查真菌形态、分离培养、检测真菌的抗原与抗体、核酸检测和毒素检测等进行检查，但应根据标本种类和检查目的选择相应的检查方法。

1. 标本采集　真菌感染标本应在用药前进行采集，已用药病人需停药一定时间后再采集标本。浅部感染真菌标本的采集，可用 70% 乙醇溶液棉签擦拭局部后刮取病变边缘的皮屑、痂，发癣应取折断的病发。深部感染真菌标本可根据病情采集痰、血液、脑脊液和穿刺液等。

2. 直接显微镜检查　真菌因具有孢子和菌丝等结构，直接镜检对真菌鉴定较细菌更重要。毛发、指（趾）甲、皮屑等浅部真菌感染的标本需先滴加少量 10%（或 20%）的 KOH 液，加盖玻片在火焰上微微加热，溶解标本组织至透明，低倍镜或高倍镜下观察真菌的孢子、菌丝或假菌丝。皮肤癣菌常用湿片不染色；疑假丝酵母可经革兰染色查假菌丝；怀疑深部真菌如新型隐球菌感染时，经墨汁负染后镜检，观察菌体外荚膜进行诊断。

3. 分离培养　直接镜检不能诊断时应用统一的沙保弱培养基进行鉴定，22~28℃条件下培养数天至数周，观察菌落生长情况进行鉴定。为观察自然状态下真菌的形态结构，必要时可做玻片小培养，即在培养基边缘接种待检真菌，盖上盖玻片后置 22~28℃培养 1 周，直接镜检或用乳酚棉蓝染色后镜

下观察真菌形态、结构和排列等特征。

4. 抗原与抗体检测　采用免疫学方法检测真菌抗原，常用的方法有 ELISA、胶乳凝集试验和半定量放射免疫测定法等。如用 ELISA 快速检查病人血清和脑脊液标本中的隐球菌多糖荚膜抗原，用胶乳凝集试验检查标本中的白假丝酵母菌甘露聚糖抗原，用半定量放射免疫测定法检测血清、尿液和脑脊液标本中组织胞浆菌的循环多糖抗原。检测抗体时，待测血清中的抗体效价须明显高于正常效价才有诊断意义。

5. 核酸检测　核酸检测操作简便、快速、特异性和敏感性高，对一些疑难、特殊或侵袭性真菌感染的早期诊断具有重要价值，是具有广阔发展前景的新技术。核酸检测主要有 PCR、PCR 限制性酶切片段长度多态性分析（PCR-RFLP）、随机扩增多态性 DNA（RAPD）和 DNA 探针等方法，但大多仍处于实验研究阶段，目前还不可能完全替代常规鉴定方法，可作为真菌鉴定的有效补充。

图片：真菌

6. 毒素检测　有些真菌在生长繁殖过程中可产生有毒的代谢产物，污染食物后可引起真菌中毒症，有的毒素甚至与肿瘤密切相关。检查真菌毒素有许多不同的方法，如薄层层析法、ELISA 法等检查黄曲霉毒素等。

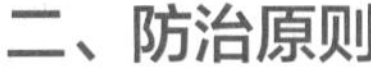

二、防治原则

由于真菌的表面抗原性弱，无法制备有效的预防性疫苗，所以真菌感染目前尚无特异性的预防方法。真菌为真核细胞型微生物，要找到对宿主细胞无毒的抗真菌药物十分困难。

1. 真菌感染的预防　浅部感染真菌的预防主要是注意清洁卫生，避免直接或间接与病人接触。保持鞋袜干燥，防止皮肤癣菌孳生，预防足癣。深部感染真菌多为条件致病菌，预防主要是提高机体抵抗力，去除诱发因素，如临床要合理选用抗生素，减少二重感染；在侵入性诊疗过程中要严格无菌操作，防止医源性感染；对应用免疫抑制剂、肿瘤及糖尿病、年老体弱的病人，更应该注意防止内源性感染。真菌性食物中毒的预防主要是加强市场管理和卫生宣传，严禁销售和食用发霉的食品。

2. 真菌感染的治疗　随着抗菌药物的不断应用及免疫缺陷病人的增加，真菌感染的发生率急剧上升。真菌易出现耐药，真菌感染的治疗应根据病人的基础状况、感染部位、真菌种类选择用药。临床常用抗真菌药物根据作用机制可分为：①作用于细胞壁的药物，如卡泊芬净、普拉米星及尼可霉素等；②作用于细胞膜的药物，如两性霉素 B、制霉菌素、氟康唑、酮康唑、克霉唑及伊曲康唑等；③干扰 DNA 合成的药物，如 5- 氟胞嘧啶等；④其他，如大蒜新素及冰醋酸等。近年来主要使用氟康唑和伊曲康唑等抗真菌药物，对皮肤癣菌和深部感染真菌均有疗效。此外，研究发现灰黄霉素对小鼠具有致癌作用，使用时应注意。

（曾凡胜）

思考题

1. 真菌致病的方式主要有哪些？
2. 皮肤癣菌为何能引起皮肤癣？如何进行微生物学检查？
3. 简述白假丝酵母菌的主要生物学性状、致病性及微生物学检查要点。
4. 简述新型隐球菌的致病性及微生物学检查方法。

扫一扫，测一测

思路解析

第十七章 病毒概述

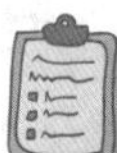

知识要点

病毒是一类体积微小、结构简单、严格胞内寄生的非细胞型微生物。它的基本结构是由蛋白质衣壳包绕着单一类型的核酸(DNA 或 RNA),有的病毒在衣壳外面有一层包膜,在包膜外面还有刺突。病毒以复制方式增殖,增殖过程包括吸附、穿入、脱壳、生物合成、组装与成熟、释放六个阶段。病毒的毒力、抗原性及对理化因素的抵抗力可发生变异。病毒种类很多,包括动物病毒和植物病毒,其中动物病毒是引起人类疾病的重要病原体。

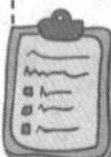

学习目标

掌握病毒的概念、结构和化学组成、干扰现象及病毒的感染途径与感染类型;熟悉病毒的增殖、致病机制和遗传变异;了解病毒的防治原则。

通过学习病毒的形态和结构、干扰现象及病毒的感染途径与感染类型,为最终控制病毒性疾病的流行提供重要的理论基础和科学依据。

第一节 病毒的基本性状

一、病毒的大小与形态

微课:
病毒的结构

病毒体积微小,其测量单位为纳米(nm)(图 17-1)。通常利用电子显微镜放大数千倍甚至数万倍才能够观察到。不同种类的病毒大小不一,目前发现最大的病毒直径在 300nm 左右,相当接近于最小的细菌,最小的病毒直径只有 20nm 左右,大多数病毒的直径在 150nm 以下。

病毒的形态多种多样,多数病毒呈球形或者近似球形,少数呈杆状、丝状、砖形或蝌蚪形等,引起人类和动物疾病的病毒多数为球形(图 17-2)。

二、病毒的结构与化学组成

病毒的结构非常简单,没有完整的细胞结构。病毒的核心(即核衣壳)由一个核酸(nucleic acid)的核心和一个被称为衣壳(capsid)的蛋白质外壳组成,另外,有一些病毒在衣壳外面还有一层被称为包膜(envelope)的脂质双层分子(图 17-3),这类具有包膜的病毒称为包膜病毒。核衣壳和包膜病毒都是结构完整的具有感染性的病毒粒子,统称为病毒体。有些病毒包膜表面还有刺突。

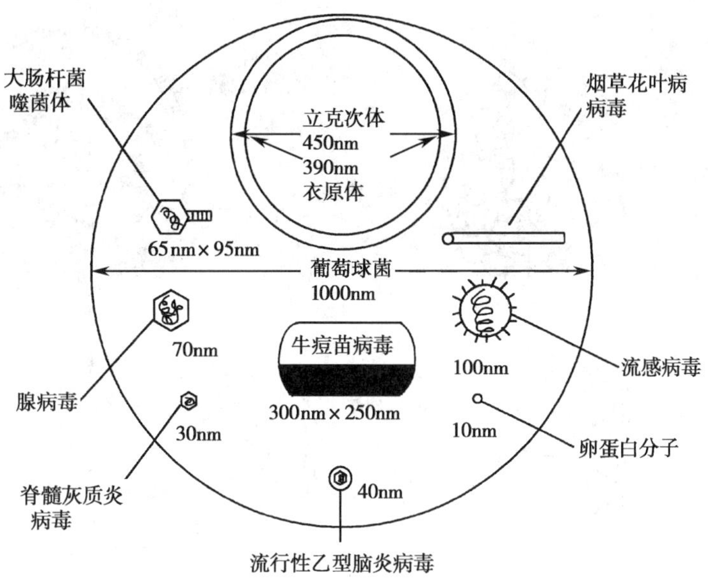

图 17-1 微生物大小比较

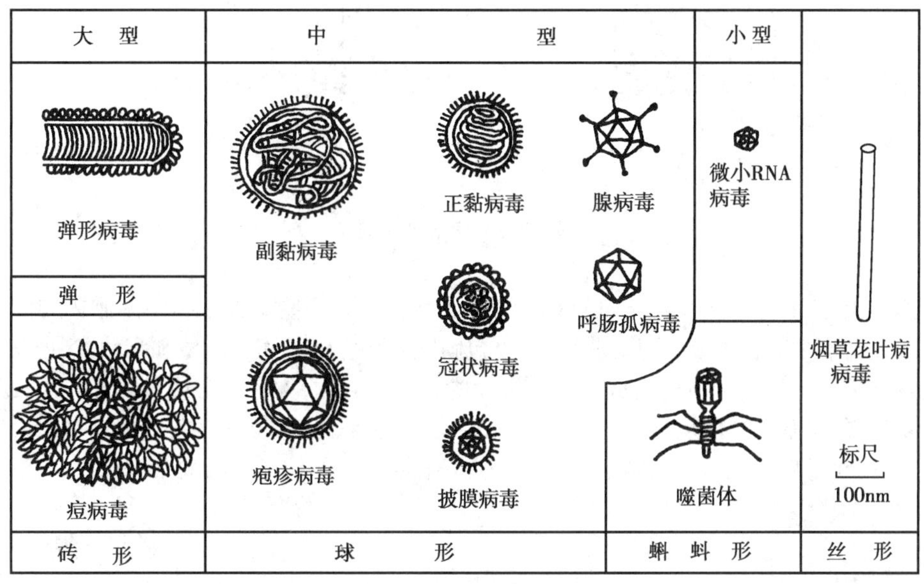

图 17-2 病毒的形态与结构

1. 核心 核心是病毒的中心结构,其基因组只有 DNA 或 RNA 一种核酸,是病毒遗传信息的物质基础。1960 年诺贝尔奖获得者英国免疫学家 Peter Medawar 对病毒是这样形容的:“一个包在蛋白质里的坏消息”。那是因为病毒利用这些基因组在宿主细胞内进行感染、增殖、遗传和变异。有些病毒的核心还有少量的功能性蛋白,如转录酶和反转录酶等。

病毒的核酸可以分为单链或双链,也可分为线性、环状或分节段的。单链 RNA 病毒又有正链和负链之分。有些病毒的核酸去除衣壳后,仍有感染性,这些核酸进入宿主细胞后能自我复制和增殖,这种核酸被称为感染性核酸。

2. 衣壳 每个病毒体的核酸都包在衣壳之中,衣壳是由壳粒(蛋白质亚单位)组成。衣壳的主要功能:①因为它包围在病毒核心之外,所以它保护了病毒的核酸不受一些酶类和其他理化因素的破坏;②衣壳表面的配体可与宿主细胞膜上的受体发生特异性结合,使病毒可以顺利地进入宿主细胞引起感染;③壳粒可排列成 20 面体立体对称型、螺旋对称型或复合对称型 3 种,可作为病毒分类和鉴别的依据。

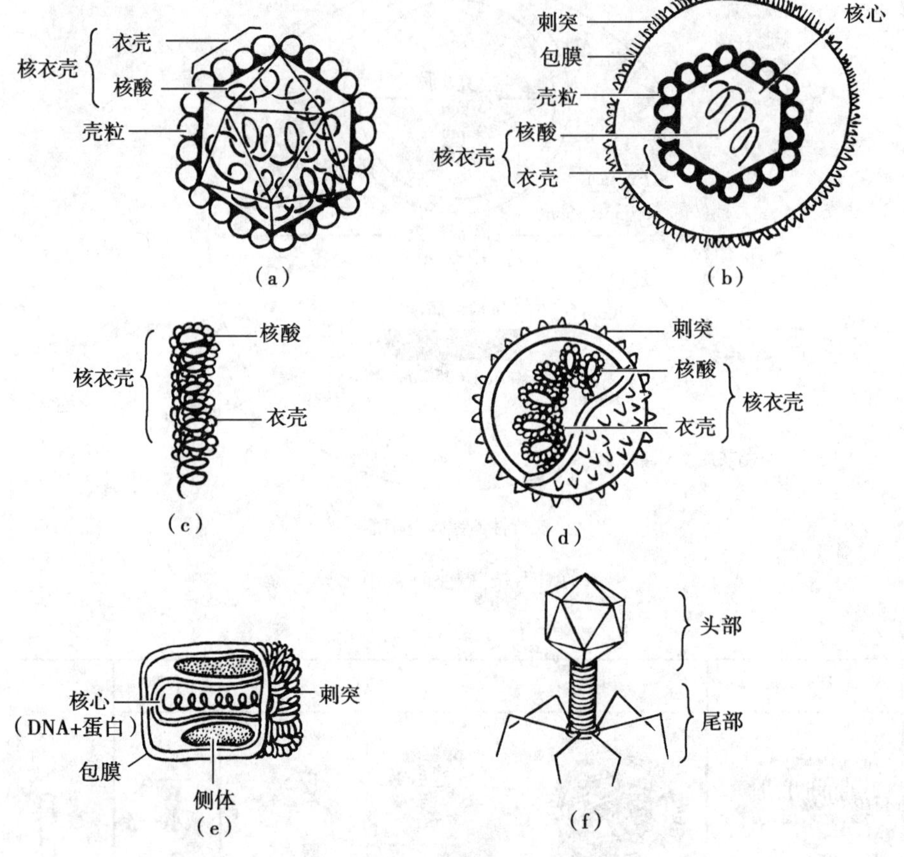

图 17-3　病毒的结构

3. 包膜　是包在病毒核衣壳外面的双分子层膜结构。有一些病毒在宿主细胞内装配完成后以出芽的方式穿出宿主细胞膜或核膜时获得，所以包膜既有宿主细胞膜的脂质和多糖成分，又有病毒基因组编码的糖蛋白。这些糖蛋白形成了包膜表面的钉状突起物，称为刺突或包膜子粒。没有包膜的病毒称为裸病毒。包膜的功能：①保护病毒内部结构，包膜来自宿主细胞膜，这就可以躲过宿主免疫系统的攻击；②参与病毒吸附穿入细胞，与病毒的感染性有关；③构成病毒的表面抗原，与病毒的致病性、免疫性及分型有关。

三、病毒的增殖

微课：
病毒的增殖过程

(一) 病毒的复制周期

病毒进入易感的宿主细胞，经基因组复制到释放出子代病毒，这个过程称为一个复制周期(图 17-4)。病毒经复制周期产生更多的病毒体。一般需要吸附、穿入、脱壳、生物合成、组装与成熟、释放六个阶段。

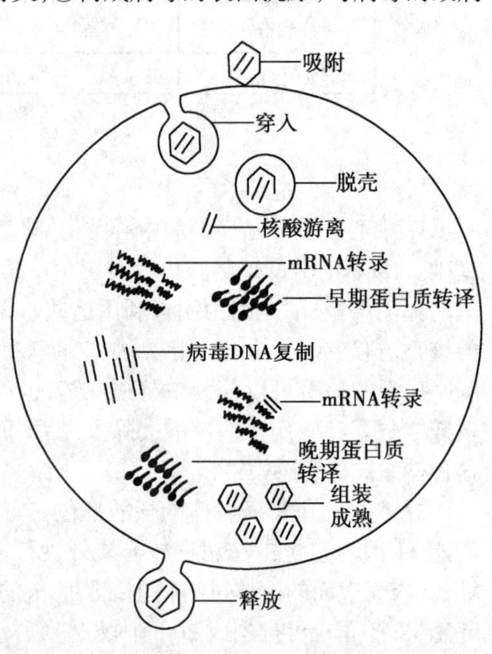

图 17-4　病毒的复制周期

1. 吸附(adsorption)　这是病毒增殖的第一步，病毒体与宿主细胞特异性的结合，这个过程是不可逆的。吸附的特异性决定了病毒嗜组织的特征，如脊髓灰质炎病毒的衣壳蛋白可与灵长类动物细胞表面脂蛋白受体结合，但不吸附家兔和小鼠的细胞。

2. 穿入(penetration)　吸附在易感细胞上的病毒穿过细胞膜进入细胞的过程称为穿入。穿入的方式有三种。①吞饮(engulfment)：与细胞表面结合后，细胞膜向内凹陷形成类似吞噬泡，使病毒完整的进入细胞质，无

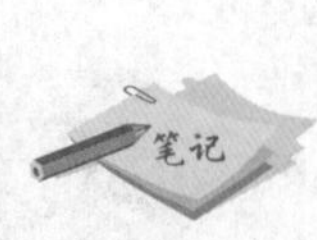

微课：吞饮

包膜病毒多以这种方式进入易感动物细胞内部。②融合(fusion):病毒的包膜与宿主细胞膜融合到一起,再将病毒的核衣壳释放到细胞质里,有包膜病毒多以这种方式进入宿主细胞内。③转位(transition):无包膜病毒吸附宿主细胞膜时蛋白衣壳的多肽发生改变,可直接穿过宿主细胞膜,这种方式较为少见。

3. 脱壳(uncoating) 病毒穿入到宿主细胞质之后脱去衣壳,使其基因组核酸裸露的过程称为脱壳。这是病毒能否进行复制的关键。不同种类的病毒脱壳方式也有不同。大多数病毒如流感病毒在被宿主细胞吞饮后,形成的吞饮体在细胞溶酶体酶的作用下,将衣壳裂解并释放出病毒的基因组核酸;少数病毒如痘病毒进入细胞后,先被溶酶体酶脱去外层衣壳,再经过脱壳酶脱去内层衣壳,释放它的核酸。

4. 生物合成(biosynthesis) 以病毒的核酸为模板由宿主细胞提供原料复制出子代病毒的核酸、蛋白质的过程称为生物合成。病毒的合成方式因为核酸的类型不同而不同,一般包括以下过程:①合成早期病毒蛋白;②进行病毒 mRNA 转录,复制出子代病毒核酸;③特异性 mRNA 翻译出子代病毒蛋白。生物合成阶段用电子显微镜和血清学方法检查都找不到病毒体,所以这个阶段被称为隐蔽期。

5. 组装(assembly)与成熟(maturation) 刚刚合成的子代病毒核酸和子代病毒蛋白在宿主细胞内组合成病毒体的过程称为组装。不同种类的病毒,组装的部位不同。DNA 病毒是在宿主细胞核内组装,RNA 病毒多在宿主细胞质中组装。核衣壳组装完成后,病毒发育成有感染性的病毒体的过程称为成熟。有包膜的病毒,其核衣壳必须获得完整的包膜时才能成熟为病毒体。

6. 释放(release) 成熟的病毒从宿主细胞内游离出来的过程称为释放。根据病毒的种类不同,其释放的方法方式也不同。释放的方式有:①破胞释放:无包膜病毒是通过破坏宿主细胞膜的方式释放;②芽生:有包膜病毒是通过出芽的方式不断地从宿主细胞核膜或细胞膜上获得包膜;③其他方式:有些病毒可以通过细胞间桥梁或者细胞融合的方式在细胞间传播,还有些肿瘤病毒将其基因整合到宿主细胞的基因上,随宿主细胞的分裂遗传给后代。

(二) 病毒的异常增殖

并不是所有的病毒在宿主细胞内复制时都能组装成完整的病毒体,这是因为病毒体本身的基因组产生变化或被感染细胞内的环境不适合病毒体进行复制,从而出现异常增殖。

1. 缺陷病毒(defective virus) 因病毒基因组不完整或发生改变,导致病毒不能复制出子代病毒,称为缺陷病毒。

2. 顿挫感染(abortive infection) 病毒进入宿主细胞后,宿主细胞缺乏病毒复制所需的酶或能量等必要条件,致使病毒不能在其中合成本身的成分;或虽然合成部分或全部病毒成分,但不能组装和释放完整的病毒体。

3. 干扰现象(interference) 两种病毒感染同一细胞时,可发生一种病毒抑制另一种病毒增殖的现象,称为病毒的干扰现象。

四、病毒的遗传与变异

与其他生物一样,病毒也具有遗传性和变异性。病毒的遗传是指病毒在复制过程中,子代保持与亲代性状的相对稳定。病毒的变异是指其在复制的过程中出现了某些性状的改变。病毒在自然条件下或经过人工诱导可发生很多方面的变异。

(一) 性状的变异

性状变异包括毒力变异、抗原性变异、耐药性变异和宿主范围变异。

1. 毒力变异 是指病毒对宿主致病性的变异,即病毒从强毒株变成弱毒株或无毒株,或从无毒株或弱毒株变成强毒株。采用人工方法在动物体内或组织培养后,可使某些病毒的毒力降低,同时仍然具有免疫原性,根据此种方法可以制备疫苗。反之,如果病毒在人群中传播引起流行病时,还可由弱毒株变成强毒株从而引起大的流行。

2. 抗原性变异 自然界中某些病毒抗原不稳定,容易发生变异。例如,甲型流感病毒其包膜表面有血凝素和神经氨酸酶,这两种抗原易发生变异,形成新的变异株,容易引起大流行。

3. 耐药性变异 在治疗病毒感染的过程中应用某种药物也可能使病毒发生耐药性变异,从而产

生对抗病毒药物和干扰素的耐药。例如，长期使用拉米夫定治疗，使乙型肝炎病毒对其产生耐药。

4. 宿主范围变异 一些原来只在动物身上感染的病毒发生了变异，从而感染人体，造成人兽共患疾病，如禽流感病毒等。

（二）变异的机制

变异的机制包括基因突变和基因重组。

1. 基因突变 由病毒基因组中碱基序列改变（置换、插入和缺失）而引起，可自发也可诱导发生。由基因突变产生的病毒表型性状改变的毒株称为突变株。突变株可以有多种表型改变，如形态、抗原性、宿主范围、致病性、毒力和耐药性等方面的改变。

2. 基因重组 两种不同病毒感染同一细胞时，有时可发生基因交换，称为基因重组。核酸分节段的病毒发生基因突变频率要高于其他病毒，这种方式也是引起抗原性改变的主要原因。同时，基因重组也可发生在活病毒之间、灭活病毒之间、活病毒与灭活病毒之间。病毒既可以在病毒间发生基因重组，有一些病毒也可以与宿主细胞的基因组发生重组，这种方式称为基因整合。已有证据表明，某些DNA病毒如疱疹病毒、腺病毒和多瘤病毒的DNA都能整合到宿主细胞基因组上，从而使宿主细胞基因组发生突变，导致细胞转化而发生肿瘤。利用病毒的减毒株和基因重组株制备减毒活疫苗、基因工程疫苗、核酸疫苗、多肽疫苗等特异性疫苗进行预防接种是预防病毒性疾病的最有效的措施，有强大的发展前景。

五、理化因素对病毒的影响

病毒受理化因素影响失去感染性称为灭活（inactivation）。病毒被灭活后，仍然能保留一些原有的特性，如抗原性、红细胞吸附、血凝及细胞融合等。病毒灭活的机制可能是破坏病毒包膜从而使病毒蛋白质变性及核酸损伤等。由于病毒的种类不同，对理化因素的敏感性也不同。因此，了解理化因素对病毒的影响对控制病毒感染、分离病毒及疫苗的制备等都有重要的意义。

（一）物理因素对病毒的影响

大多数病毒耐冷不耐热，加热50~60℃ 30分钟或100℃数秒钟即可灭活。有些包膜病毒对热更为敏感，加热35℃就会迅速被灭活。病毒在液氮（-196℃）和干冰（-70℃）条件下，其感染性可维持数月至数年。因此，保存病毒的标本应采用低温冷却方法。反复冻融可使病毒失活。此外，X射线、γ射线或紫外线都能灭活病毒。

（二）化学因素对病毒的影响

某些脂溶剂如乙醚、氯仿和去氧胆酸盐可使有包膜的病毒的包膜脂质溶解而灭活。另外，有些病毒对氧化剂、卤素和醇类等敏感，可使其灭活，如肝炎病毒对过氧乙酸、次氯酸盐较敏感。甲醛可灭活病毒但可保持其免疫原性，因而常用甲醛制备灭活疫苗。很多病毒对甘油有耐受力，所以运送和保存病毒标本时常用含50%甘油的盐水。

第二节 病毒的致病性

一、病毒感染

（一）病毒感染的类型

病毒侵入机体后在体内增殖，与机体发生相互作用的过程称为病毒感染。根据感染是否有临床症状，可分为隐性感染和显性感染。

1. 隐性感染（inapparent or subclinic infection） 病毒侵入机体后不会引起临床症状称为隐性感染。大多数人类感染的病毒都属于此类，原因可能与病毒毒力弱或机体免疫力强有关。隐性感染者虽然没有明显临床症状，但可成为病毒携带者，不断向外排出病毒，是重要的传染源，在流行病学研究中具有重要的意义。

2. 显性感染（apparent infection） 病毒侵入机体后引起明显的临床症状称为显性感染。依据病人

的发病状况以及病毒在机体内滞留时间的长短，显性感染又可分为急性感染和持续性感染两大类。

(1) 急性感染（acute infection)：病毒潜伏期短，起病急，病程数日至数周，病愈后病毒在机体内消失同时病人获得特异性免疫。如甲型肝炎病毒、流行性感冒病毒等的感染。

(2) 持续性感染（persistent infection)：病毒在机体内可长期滞留，持续存在数月、数年甚至终身。病人可出现临床症状或成为无症状携带者，成为重要的传染源。持续性感染可以引起慢性进行性疾病，也可引起自身免疫性疾病，有时也与肿瘤的发生有关。持续性感染发生的主要原因是：①机体在免疫力低下时机体没有能力清除病毒，导致病毒在体内长期存留；②免疫逃逸：病毒受到机体内组织器官的保护或者病毒自身发生了基因突变，使病毒逃脱了宿主免疫对其的清除；③免疫应答力弱：有一些病毒抗原性较弱，难以刺激机体产生免疫应答从而很难将病毒清除；④基因重组与组合：病毒的基因组在增殖的过程中，将其整合到宿主的基因组中，长期与宿主细胞共存。

此外，由于病毒 DNA 与宿主细胞染色体整合而诱发正常细胞转化为肿瘤细胞。至目前为止，已知与人类肿瘤相关的病毒有人类反转录病毒、EB 病毒、人乳头状病毒和嗜肝 DNA 病毒等。

（二）病毒感染的传播途径

病毒接触宿主并侵入宿主的途径称为病毒感染的传播途径。它是由病毒固有的生物学特性决定的。病毒的种类不同，侵入机体的途径也不尽相同，并在相对适合的靶器官或组织寄居、定植、生长和繁殖，并引起感染。不同种类的病毒感染途径相对固定，主要取决于病毒的生物学特性和侵入的部位。某些病毒可以通过多种途径感染机体。

1. 水平传播（horizontal transmition）　病毒在人群个体之间的传播。

(1) 呼吸道传播：病毒不进入血流，只是侵入呼吸道后在纤毛柱状上皮细胞内增殖，并沿着细胞扩散。

(2) 消化道传播：通过粪 - 口途径传播的病毒先进入肠黏膜和肠壁淋巴滤泡内增殖，然后进入血流，引起病毒血症，最后到达靶细胞，在其中大量增殖并引起典型症状。

(3) 接触传播：如病毒直接接触眼结膜可引起角膜结膜炎；通过性接触病毒可经生殖道黏膜感染引起性传播疾病。

(4) 昆虫叮咬或动物咬伤传播：病毒从皮肤侵入机体而致病，如狂犬病病毒、流行性乙型脑炎病毒等。

(5) 通过血液及血液制品传播：某些病毒通过输血、器官移植、血液及血清制品的使用等，经血液感染机体，如乙型肝炎病毒、丙型肝炎病毒及人类免疫缺陷型病毒。此外，通过注射感染机体的病毒有乙型肝炎病毒、人类免疫缺陷病毒等。

2. 垂直传播（vertical transmition）　病毒由亲代直接传给子代的感染称为垂直传播。病毒存在于母体之中，经过胎盘或产道进入胎儿或新生儿体内引起感染。垂直传播是病毒感染的特点之一。在其他微生物中这种传播方式极为少见。有很多病毒，如风疹病毒、乙型肝炎病毒以及人类免疫缺陷病毒，都可以通过垂直传播的方式由母亲传染给胎儿或新生儿。在临床上，这类病毒感染可引起早产、先天性畸形、死胎等症状。通过垂直传播的乙型肝炎病毒感染者，经常是乙型肝炎病毒的携带者。垂直传播是很难控制的，应在妊娠期及围生期加以预防，尤其是妊娠期 3 个月内应特别注意。

病毒侵入机体后，按照一定的方式进行不同程度的传播。有些病毒只在局部散播，称为局部感染或表面感染。还有一些病毒可以经过血液或神经系统向全身或者离侵入部位比较远的器官散播，成为全身感染。经血流散播的病毒首先侵入机体的局部及其所属淋巴结增殖，随后进入静脉，引起第一次病毒血症；此时如果病毒未被抗体中和，则在脾、肝细胞内进一步增殖，再次进入血流，引起第二次病毒血症，并散播至全身，最后到达靶器官、组织，从而引起各种临床症状。

二、病毒的致病机制

病毒的致病机制是主要表现为在宿主细胞内增殖引起对宿主细胞的直接损害以及诱发机体免疫应答造成的免疫病理反应两个方面。不同种类的病毒与宿主细胞相互作用，可导致不同的结果。

（一）直接损害

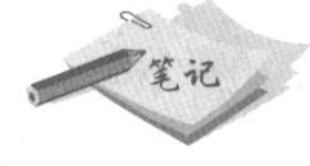

1. 杀细胞效应　病毒在宿主细胞内大量增殖，破坏其溶酶体或使其代谢紊乱，导致细胞病变、溶

解或死亡。如人类免疫缺陷病毒可直接杀伤 $CD4^+T$ 细胞，造成 T 细胞缺损的严重免疫缺陷病。

2. 细胞膜的改变　病毒感染细胞后，会在细胞膜上形成新的抗原，同时也可以使宿主细胞与相邻的细胞产生融合，从而形成多核巨细胞，有利于病毒在细胞间扩散。

3. 包涵体的形成　有些病毒在感染宿主细胞以后，在细胞质或细胞核中形成圆形或椭圆形、嗜酸性或嗜碱性的团块结构，称为包涵体（inclusion）。病毒的包涵体是由病毒颗粒或未被装配的病毒组成。包涵体能够破坏宿主细胞的结构和功能，也可导致宿主细胞的损伤。与此同时，它在临床上又能够辅助诊断病毒感染。

4. 细胞的转化　病毒将自己的核酸在增殖过程中整合到宿主细胞的核酸上，导致宿主细胞的遗传物质发生改变，有时可导致宿主细胞的癌变。

5. 染色体的畸变　有些病毒在感染宿主细胞以后，使宿主细胞染色体丢失、断裂或错位等，称为染色体畸变。若这些病毒被胎儿早期感染，可造成胎儿畸形、死胎或流产。

（二）免疫病理损伤

某些病毒感染可以影响机体的免疫功能，包括病毒直接侵染免疫细胞或使被感染的抗原发生改变，从而导致异常的免疫应答，这些都可以造成宿主的免疫病理损伤而引起疾病。

1. 细胞免疫作用　病毒感染以后，致敏的 T 细胞再次与宿主细胞表面的病毒抗原结合，可直接杀伤宿主细胞或通过释放大量的细胞因子造成组织器官的病理损伤。

2. 体液免疫作用　某些病毒感染宿主细胞后，能诱导宿主细胞表面出现新的抗原。这些新的抗原可以与相应的特异性抗体结合，并激活补体，在补体的参与下使宿主细胞溶解，同时也可以通过 ADCC 作用导致被感染细胞的破坏，还可通过免疫复合物的形成并沉积在血管基底膜，激活补体，造成一定的组织损伤。

3. 免疫抑制作用　有些病毒感染宿主细胞后，能抑制宿主的免疫功能，如麻疹病毒、风疹病毒、巨细胞病毒等都可在淋巴细胞内增殖，引起暂时性的免疫抑制。

第三节　病毒感染的检查与防治原则

一、病毒感染检查

病毒感染能引起各种严重的传染病，其特点是传染性强、传播迅速及流行广泛等。因此，对病人的感染早期做出病原学诊断，对控制疾病的传播和及时采取有效的防治措施是至关重要的。目前病毒的分离与鉴定是病原学诊断的金标准。但是由于病毒是严格的胞内寄生，培养时必须有活细胞的支持，所以病毒的分离鉴定有一定的困难，而且耗时较长，最主要的是至今很多病毒还不能培养。基于以上特点，临床检查经常绕过分离培养而采取快速的诊断方法。病毒性疾病的实验一般诊断原则是快速、特异、简便和敏感。

（一）标本的采集与送检

病毒是严格细胞内寄生的，所以在对病毒进行检测时特别要注意病毒标本采集和送检的特殊性。

1. 标本的采集　标本应在早期或急性期采集，采集标本时应严格按照无菌操作，避免细菌、支原体等外源性微生物对标本的污染，同时也要防止病毒标本的传播和自身污染。大多数病毒标本应在感染早期（1~2 天内）采集。采集部位要依据临床症状及流行病学资料选取合适的标本。根据嗜组织性不同，采集的部位也有所不同，通常包括鼻咽分泌液、痰液、粪便、血液和脑脊液等。目前临床上主要采取血清学试验，一般采取病人急性期双份血清，观察抗体效价是否呈有意义的上升。

2. 标本的送检　病毒在室温中很容易被灭活，所以采集完后应立即送检。如无法立即送检时，应保存在 5% 甘油盐水中或二甲基亚砜（DMSO）的冻存液中。如标本需要比较长的运送时间时，可在装有冰块的冰壶中存放。若为污染标本如粪便、咽漱液等，可以加入适量抗生素处理后送检。

（二）形态学检查

1. 光学显微镜检查　仅能用于检查病毒包涵体和一些大颗粒病毒（痘病毒类），根据包涵体在宿主细胞内的部位、数量、形状等特点，对可疑的病毒性感染做出辅助诊断。如巨细胞病毒感染后在上皮细胞核内出现嗜酸性的包涵体，呈“猫头鹰眼”样，可辅助诊断巨细胞病毒感染。

2. 电子显微镜检查　将病毒标本进行有效的处理后，在电子显微镜下可直接观察到病毒颗粒的形态、结构以及病毒感染所引起的组织细胞的病理性变化。本方法可直接检测标本，简便易行，反差好，分辨率很高，可直观显示组织活细胞内的病毒形态，将病毒染色后仍保持活性。同时，病毒标本也可用免疫电镜检测法进行检测，方法为将标本与特异性的抗血清混合使病毒颗粒凝聚，再用电子显微镜观察，可以进一步提高阳性检出率。

（三）分离培养

病毒的培养必须在活细胞、组织或易感动物内进行。目前细胞培养法是培养病毒最常用的方法，用离体的活组织块或分散的活细胞在体外进行病毒的培养，根据病毒的种类和嗜组织性不同，将被检标本接种于适当的活细胞内，如人胚肾细胞、肿瘤传代细胞株等。病毒感染细胞以后，能引起被感染细胞病变，通过光学显微镜可以观察其包涵体。

（四）其他检查方法

1. 血清学诊断　原理是依据抗原抗体的特异性结合。用已知抗体去检测未知的病毒抗原，或用已知的病毒抗原去检测病人血清中有无相应的抗体效价的增长倍数。此种方法用于病毒的感染性辅助诊断和流行病学调查。检测特异性抗体 IgM 抗体，对某些病毒性疾病进行早期快速的诊断。检测特异性 IgG 抗体可作为曾经感染过某种病毒的指标。临床上双份血清抗体效价增长 4 倍以上具有诊断意义。血清学检查的常用方法有很多，最常用的有如中和试验、补体结合试验、血凝及凝血抑制试验等。随着科学技术的发展，现代免疫技术如免疫荧光技术、酶联免疫吸附试验、放射免疫测定、蛋白印迹等技术已经广泛用于病毒感染的早期诊断。

2. 核酸检测　检测病毒核酸可对病毒感染性疾病做出快速诊断。核酸杂交技术、聚合酶链式反应（PCR）技术、基因芯片技术检测病毒特异性基因片段已在许多病毒的检测中得到应用，使临床病毒学诊断进入基因诊断水平。

二、病毒感染的防治原则

由于病毒感染缺乏特效药物治疗，所以特异性预防病毒感染就显得尤为重要。目前，预防病毒感染的最有效手段是接种疫苗。另外，干扰素、化学药物以及中草药在治疗病毒性疾病中也发挥了重要的作用。

（一）病毒感染的预防

1. 人工主动免疫　目前常用的疫苗有减毒活疫苗（脊髓灰质炎疫苗、麻疹疫苗、流感疫苗和甲型肝炎疫苗等）、亚单位疫苗（乙型肝炎亚单位疫苗等）、灭活疫苗（狂犬病疫苗、流行性乙型脑炎疫苗等）和基因工程疫苗等。

2. 人工被动免疫　用于某些病毒性疾病紧急预防的生物制剂有丙种球蛋白、胎盘球蛋白及含有特异性抗体的免疫血清等。如用于麻疹、甲型肝炎、脊髓灰质炎紧急预防的胎盘球蛋白、丙种球蛋白。高滴度的特异性乙型肝炎免疫球蛋白（HBIg）用于预防乙型肝炎的母婴传播。

另外，避免接触传染源、切断传播途径仍然是预防病毒性疾病的重要措施，特别是对目前还没有疫苗的病毒性疾病更为重要。

（二）病毒感染的治疗

1. 干扰素（interferon，IFN）　干扰素是病毒或其他干扰素诱生剂诱导宿主细胞产生的一类糖蛋白，具有抗病毒、抗肿瘤和免疫调节等多种生物学活性。由人类细胞（白细胞、成纤维细胞、T 细胞）产生的干扰素有 α、β、γ 三种。α、β- 干扰素统称为Ⅰ型干扰素，γ- 干扰素又称Ⅱ型干扰素，前者具有较强的抗病毒作用，后者具有较强的免疫调节作用。干扰素对某些病毒性感染疾病的治疗具有一定的效果，优点是具有广谱抗病毒活性，治疗中不良反应小，不易产生耐药性等。

2. 化学药物　抗病毒药物应对病毒有选择性抑制作用而又不损伤宿主细胞，故迄今为止还没有

理想的抗病毒药物。近年来随着病毒分子生物学的研究，研制出很多对某些病毒有明显抑制作用的药物，如核苷类药物和蛋白酶抑制剂类药物等。

3. 中草药　中草药也可用于病毒的治疗，如黄芪、板蓝根、贯众等。

（魏　冉）

思考题

1. 简述病毒体的结构。
2. 病毒有哪些主要的形状变异？
3. 简述病毒的增殖过程。
4. 如何采集、运送和保存病毒标本？有哪些注意事项？

扫一扫，测一测

思路解析

笔记

第十八章 呼吸道感染病毒

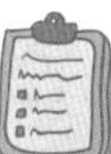

知识要点

呼吸道病毒是指一大类能侵犯呼吸道,引起呼吸道局部病变或呼吸道外组织器官病变的病毒。多数呼吸道病毒具有传播快、传染性强、潜伏期短、发病急、病后免疫力不持久和易继发细菌性感染等特点。呼吸道病毒致病特点各异,主要经飞沫或气溶胶传播,易引起疾病的暴发流行。

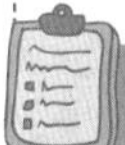

学习目标

掌握流行性感冒病毒的抗原变异特点和致病性,呼吸道病毒的传播特点及预防;熟悉麻疹病毒、腮腺炎病毒、风疹病毒、冠状病毒的致病性;了解其他呼吸道病毒的致病性。

通过学习流行性感冒病毒的生物学性状,理解甲型流感病毒易造成世界大流行的原因;认识呼吸道病毒在临床感染中的重要性;具有运用呼吸道感染病毒的致病特点预防呼吸道感染性疾病发生的健康宣教能力。

呼吸道病毒是指一类能侵犯呼吸道引起呼吸道感染或以呼吸道为侵入门户引起其他组织器官发生病变的病毒。较为常见的呼吸道病毒有正黏病毒科中的流行性感冒病毒、副黏病毒科中的副流感病毒、麻疹病毒、腮腺炎病毒、呼吸道合胞病毒,以及其他病毒科的腺病毒、风疹病毒、冠状病毒、鼻病毒和呼肠病毒等。据统计,大约 90% 以上的呼吸道感染是由病毒所引起。多数呼吸道病毒感染具有传播快、传染性强、潜伏期短、发病急、可反复感染和易继发细菌性感染等特点。

第一节 流行性感冒病毒

流行性感冒病毒(influenza virus),简称流感病毒,属正黏病毒科,分甲(A)、乙(B)、丙(C)、丁(D)四型,是流行性感冒(简称流感)的病原体。甲型流感病毒除引起人类流感外,还可引起禽、马、猪等多种动物感染,且易发生变异,曾多次引起世界性大流行。乙型流感病毒仅感染人类且致病性较低,一般引起局部或小流行。丙型流感病毒可感染人类和猪,但感染后症状轻微,很少引起流行。丁型流感病毒是近几年新发现的、主要感染牛的牛流感病毒,是否导致人发病并不清楚。

图片:流感病毒的形态与结构模式图

【生物学性状】

1. 形态与结构 流感病毒形态多为球形,直径为 80~120nm,初次从体内分离出的病毒有时呈丝状或杆状。其核酸为 RNA,核衣壳呈螺旋对称,有包膜。病毒体可分为核心和包膜两部分(图 18-1)。

(1) 核心:病毒核心为病毒的核衣壳,由核酸、核蛋白(NP)和 RNA 多聚酶(PB_1、PB_2、PA)组成。其

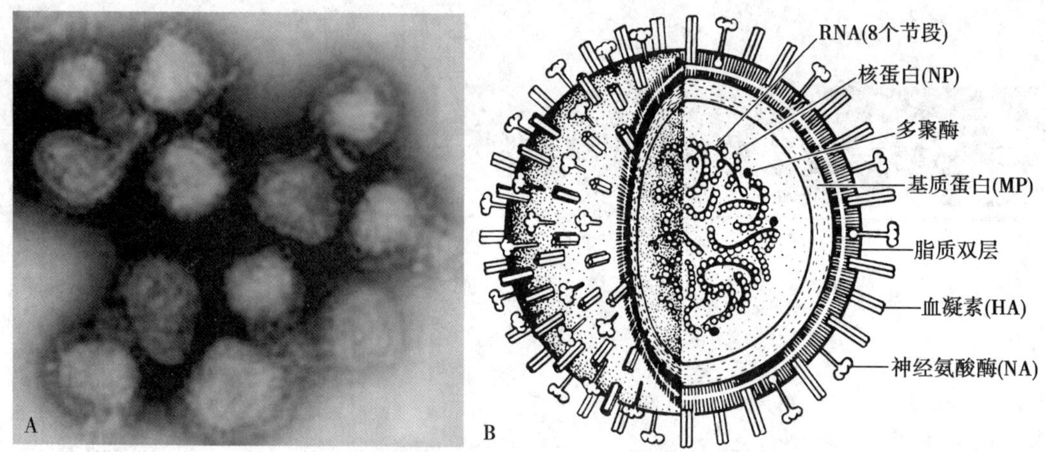

图 18-1　流感病毒的形态与结构
A. 病毒形态　负染色，透射电镜 ×100 000；B. 甲型流感病毒结构模式图

核酸为分节段的单负链 RNA，甲型、乙型流感病毒分 8 个节段，丙型流感病毒分 7 个节段，每个节段即为一个基因组，能编码相应的结构或功能蛋白，这一结构特点使病毒在复制过程中易发生基因重组，从而导致基因编码的蛋白抗原发生变异而出现新的病毒株。核蛋白是病毒主要结构蛋白，抗原结构稳定，很少发生变异，具有型特异性。核蛋白是一种可溶性抗原，其相应抗体没有中和病毒的能力。核蛋白、三种 RNA 多聚酶复合体一起与 RNA 节段相连形成核糖核蛋白（RNP），即呈螺旋对称的核衣壳。

（2）包膜：流感病毒包膜分两层。内层为基质蛋白 M_1，位于包膜与核心间，具有保护病毒核心和维持病毒形态的作用。基质蛋白 M_1 抗原结构稳定，具有型特异性。外层为脂质双层构成的包膜，位于基质蛋白之外，来源于宿主细胞膜。包膜内嵌膜蛋白 M_2，构成膜通道，利于病毒的脱壳及血凝素的产生。包膜表面镶嵌有两种由病毒基因编码的糖蛋白刺突，即血凝素和神经氨酸酶。

1）血凝素（hemagglutinin，HA）：呈柱状，其主要功能有：①与病毒吸附、穿入宿主细胞和病毒的传播有关；②凝集红细胞，HA 能与人、鸡、豚鼠等多种动物红细胞表面受体结合，引起红细胞凝集，简称血凝，这种现象可用以检测流感病毒的增殖；③具有亚型和株的特异性，可刺激机体产生中和抗体，抑制病毒的感染性。HA 抗原结构不稳定，易发生变异，它是甲型流感病毒划分亚型的主要依据之一。

2）神经氨酸酶（neuraminidase，NA）：呈蘑菇状，其主要功能有：①参与病毒的释放，NA 可水解宿主细胞表面糖蛋白末端的 N- 乙酰神经氨酸，有利于成熟病毒的芽生释放；②促进病毒的扩散，NA 可破坏细胞膜上病毒特异的受体，液化细胞表面的黏液，使病毒从细胞上解离，有利于病毒的扩散；③刺激机体产生抗神经氨酸酶抗体，此抗体可抑制酶的水解作用，从而抑制病毒的释放与扩散，但无中和病毒的感染性能力。NA 抗原结构也不稳定，易发生变异，也是甲型流感病毒划分亚型的主要依据之一。

2. 分型与变异

（1）分型：根据 NP 和 M 蛋白抗原性的不同可将流感病毒分为甲、乙、丙三型，三型之间无交叉免疫。甲型流感病毒根据其表面 HA 和 NA 抗原性的不同，又可分为若干亚型。目前已发现 HA 有 18 种（H1~H18），NA 有 11 种（N1~N11），其构成的亚型均可从禽类中分离到。乙型、丙型流感病毒尚未发现亚型。

1980 年 WHO 规定流感病毒株命名法：型别 / 宿主 / 分离地点 / 毒株序号 / 分离年代（亚型），若宿主是人则可省略，如 A/Hong Kong/1/68（H3N2）。

（2）变异：三型流感病毒中最易发生变异的是甲型流感病毒，主要是 HA 和 NA 的抗原性易发生变异，尤以 HA 为甚。两者变异可同时出现，也可单独发生，病毒的变异幅度与流行关系密切。流感病毒抗原变异有两种形式：①抗原漂移（antigenic drift）：由病毒基因点突变造成，其变异幅度小，属量变，即亚型内变异，每 2~5 年出现一次，常引起局部中、小型流行；②抗原转换（antigenic shift）：可能主要是人流感和禽流感病毒间基因重组所致，其变异幅度大，属质变，产生新亚型（如 H1N1→H2N2、

H2N2→H3N2)，因人群对新亚型缺乏免疫力而发生大流行。近一个世纪甲型流感病毒已经历过数次抗原转换，每次抗原转换都曾引起世界性的流感暴发流行(表 18-1)。同一时期可有两个亚型同时流行，如果不同型别病毒同时流行，也可发生基因重组而形成新的亚型。乙型和丙型流感病毒抗原性较稳定，没有抗原转换，仅引起局部流行和散发病例。

表 18-1　甲型流感病毒抗原转换

抗原转换年代	亚型类别	代表病毒株
1918	H0N1(原甲型 A0)	可能为猪流感病毒
1947	H1N1(亚甲型 A1)	A/FM/1/47(H1N1)
1957	H2N2(亚洲甲型 A2)	A/singapore/1/57(H2N2)
1968	H3N2(香港甲型 A3)	A/HongKong/1/68(H3N2)
1977	H1N1、H3N2(新甲型 A1 与香港甲型 A3 交替)	A/USSR/90/77(H1N1) A/Beijing/32/92(H3N2) A/California/7/2009(H1N1)

微课：流感病毒的变异与流行的关系

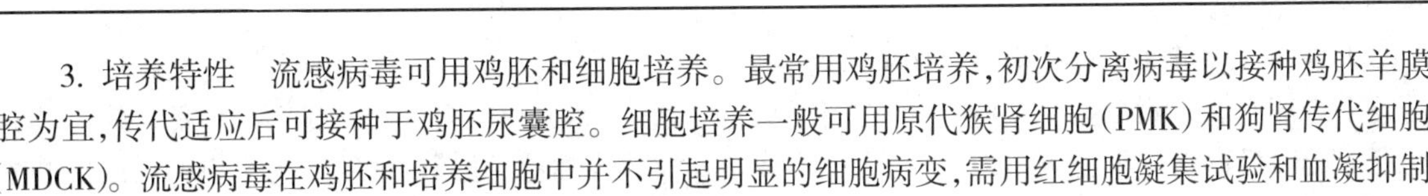

3. 培养特性　流感病毒可用鸡胚和细胞培养。最常用鸡胚培养，初次分离病毒以接种鸡胚羊膜腔为宜，传代适应后可接种于鸡胚尿囊腔。细胞培养一般可用原代猴肾细胞(PMK)和狗肾传代细胞(MDCK)。流感病毒在鸡胚和培养细胞中并不引起明显的细胞病变，需用红细胞凝集试验和血凝抑制试验等免疫学方法证实病毒的存在并进行种的鉴定。

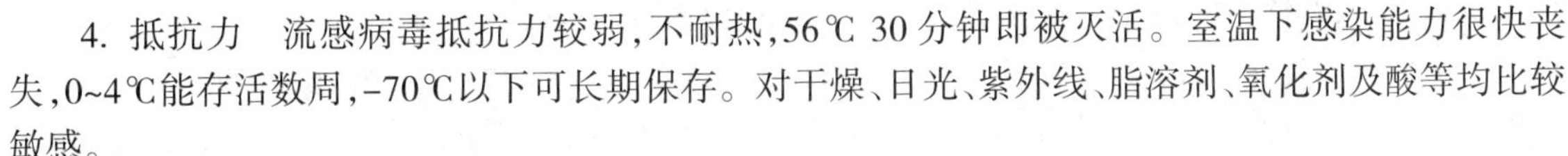

4. 抵抗力　流感病毒抵抗力较弱，不耐热，56℃ 30 分钟即被灭活。室温下感染能力很快丧失，0~4℃能存活数周，-70℃以下可长期保存。对干燥、日光、紫外线、脂溶剂、氧化剂及酸等均比较敏感。

【致病性与免疫】

流感病毒的传染源主要是病人。病毒主要经飞沫或气溶胶传播，冬季多为流行季节。病毒侵入呼吸道黏膜上皮细胞后可在细胞内增殖，病毒增殖可引起细胞产生空泡变性、坏死并迅速扩散至邻近细胞，导致纤毛坏死和脱落、黏膜水肿、充血等病理改变。

人对流感病毒普遍易感。潜伏期通常为 1~4 天，病人出现鼻塞、流涕、咽痛和咳嗽等局部症状。发病初期 2~3 天鼻咽部分泌物中病毒含量最高，此时传染性最强。病毒仅在局部增殖，一般不产生病毒血症，但可释放内毒素样物质入血，引起畏寒、发热、乏力、头痛、全身酸痛等症状，有时伴有呕吐、腹痛、腹泻等消化道症状。流感属于自限性疾病，无并发症病人通常 5~7 天即可恢复。但年老体弱者和婴幼儿等抵抗力较差的人群易继发细菌感染，一般为继发细菌性感染所引起的肺炎，病死率较高。继发感染的常见细菌是肺炎链球菌、金黄色葡萄球菌和流感嗜血杆菌等。

值得注意的是，近年来世界许多国家发生了禽流感大流行，并从多种禽类和候鸟中分离到甲型禽流感病毒 H5N1 亚型。2013 年我国也发现了人感染 H7N9 禽流感病毒病例。禽流感病毒根据致病强弱分为高致病性、低致病性和非致病性三种，H5N1 及 H7N9 亚型毒株属于高致病性禽流感病毒。通常禽流感病毒与人流感病毒存在受体特异性差异，禽流感病毒不易感染给人。禽流感病毒目前尚未证实具有人传人的能力，但重组形成的新病毒有可能会引起人与人之间流行。近年来在我国流行的 H1N1、H7N9 等亚型的防控引起了社会的普遍关注。为进一步做好流感暴发疫情的应对处置工作，保护人民群众的生命安全和身体健康，我国制定了《流感样病例暴发疫情处置指南(2012 年版)》，规范了流感样病例暴发疫情的处置和管理，提高了各级机构对流感样病例暴发疫情的处置能力，做到早发现、早报告、早处置，及时采取各项防控措施，有效控制疫情的传播、蔓延，保障公众健康和公共卫生安全。

感染流感病毒后，人体可获得对同型病毒的免疫力，一般维持 1~2 年，对不同型流感病毒无交叉保护作用，对新亚型也无交叉免疫。呼吸道局部 sIgA 在清除呼吸道病毒、抵抗再感染起主要作用；HA 中和抗体、NA 抗体及 CTL 在阻止病毒吸附感染细胞及在细胞间扩散起重要作用。

第二节　麻 疹 病 毒

麻疹病毒(measles virus)是麻疹的病原体,属副黏病毒科。麻疹是一种以发热和呼吸道卡他症状及全身性出疹为特征的急性呼吸道传染病。麻疹病毒可感染任何年龄段的易感人群,好发于6个月~5岁的婴幼儿,无免疫力者接触后发病率几乎达100%,常因并发症的发生而导致死亡。我国自广泛应用麻疹减毒活疫苗以来其发病率显著降低,但近年来出现发病年龄推迟的现象。

【生物学性状】

麻疹病毒呈球形,直径120~250nm。病毒核酸为完整的不分节段的单负链RNA,核衣壳为螺旋对称,包膜表面有血凝素(HA)和融合因子(F)两种刺突。病毒能在多种原代或传代细胞中增殖,产生融合、多核巨细胞病变,在胞质及胞核内均可见嗜酸性包涵体。病毒对理化因素抵抗力较弱,加热56℃ 30分钟可被灭活,对脂溶剂、一般消毒剂和紫外线敏感。

麻疹病毒只有一个血清型,但自20世纪80年代以来各国都有关于麻疹病毒抗原性变异的报道。核苷酸序列分析表明,麻疹病毒存在着基因漂移。

图片：麻疹病儿

【致病性与免疫】

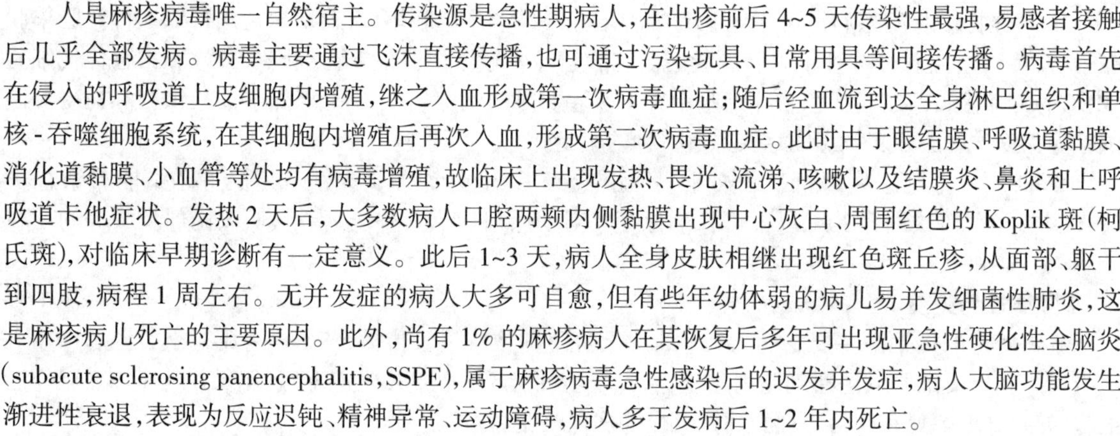

人是麻疹病毒唯一自然宿主。传染源是急性期病人,在出疹前后4~5天传染性最强,易感者接触后几乎全部发病。病毒主要通过飞沫直接传播,也可通过污染玩具、日常用具等间接传播。病毒首先在侵入的呼吸道上皮细胞内增殖,继之入血形成第一次病毒血症;随后经血流到达全身淋巴组织和单核-吞噬细胞系统,在其细胞内增殖后再次入血,形成第二次病毒血症。此时由于眼结膜、呼吸道黏膜、消化道黏膜、小血管等处均有病毒增殖,故临床上出现发热、畏光、流涕、咳嗽以及结膜炎、鼻炎和上呼吸道卡他症状。发热2天后,大多数病人口腔两颊内侧黏膜出现中心灰白、周围红色的Koplik斑(柯氏斑),对临床早期诊断有一定意义。此后1~3天,病人全身皮肤相继出现红色斑丘疹,从面部、躯干到四肢,病程1周左右。无并发症的病人大多可自愈,但有些年幼体弱的病儿易并发细菌性肺炎,这是麻疹病儿死亡的主要原因。此外,尚有1%的麻疹病人在其恢复后多年可出现亚急性硬化性全脑炎(subacute sclerosing panencephalitis,SSPE),属于麻疹病毒急性感染后的迟发并发症,病人大脑功能发生渐进性衰退,表现为反应迟钝、精神异常、运动障碍,病人多于发病后1~2年内死亡。

图片：柯氏斑

麻疹病后可获得牢固的免疫力,一般为终身免疫。

第三节　腮腺炎病毒

【生物学性状】

腮腺炎病毒(mumps virus)是流行性腮腺炎的病原体,属副黏病毒科。病毒呈球形,直径100~200nm,核酸为单负链RNA,核衣壳呈螺旋对称。包膜表面有血凝素-神经氨酸酶(HN)和融合因子(F)两种刺突。该病毒可在鸡胚羊膜腔或鸡胚细胞、猴肾细胞内增殖,可引起细胞融合,出现多核巨细胞,但细胞病变不明显。腮腺炎病毒只有一个血清型。该病毒抵抗力较弱,56℃ 30分钟可被灭活,对紫外线及脂溶剂敏感。

【致病性与免疫】

图片：腮腺炎病人

人是腮腺炎病毒的唯一宿主,病毒主要通过飞沫传播,传染源是病人和病毒携带者,5~14岁儿童易感,好发于冬春季节。该病传染性强,潜伏期一般为1~3周。病毒侵入呼吸道上皮细胞和面部局部淋巴结内增殖后入血,形成短暂的病毒血症,再通过血液侵入腮腺及睾丸或卵巢等其他器官。病人的主要症状为一侧或双侧腮腺肿大,并伴有发热、肌痛和乏力等,病程1~2周。青春期感染者,男性易合并睾丸炎(约20%),女性易合并卵巢炎(约5%),也有少数病人(约0.1%)并发无菌性脑膜炎。腮腺炎性脑膜炎或脑膜脑炎的死亡率较低,通常预后良好且无后遗症。腮腺炎病毒感染是导致男性不育和儿童获得性耳聋的常见病因。

病后人体可获得牢固免疫力，甚至亚临床感染也能获得终生免疫。婴儿可从母体获得被动免疫，故6个月以内婴儿很少患腮腺炎。对于腮腺炎病人应及时隔离以防传播，疫苗接种是有效预防措施。目前我国使用的为S97株减毒活疫苗，免疫效果良好，90%出现抗体。美国等国家已研制出麻疹-腮腺炎-风疹三联疫苗（MMR），大多数国家使用MMR以预防腮腺炎。

第四节 风疹病毒

【生物学性状】

风疹病毒（rubella virus）是风疹的病原体，属披膜病毒科。病毒呈不规则球形，直径50~70nm，核酸为单正链RNA，核衣壳呈20面体立体对称，包膜表面有刺突，具有血凝和溶血活性。风疹病毒能在多种细胞内增殖，不产生细胞病变效应（CPE），但以兔肾细胞（RK-13）培养时可出现CPE，故常用RK-13细胞分离培养该病毒。风疹病毒只有一个血清型，不耐热，对脂溶剂敏感，紫外线可使其灭活。

【致病性与免疫】

人是风疹病毒的唯一自然宿主。人群对风疹病毒普遍易感，儿童是主要易感者。病毒主要通过呼吸道传播，在上呼吸道黏膜上皮细胞内增殖后入血引起病毒血症。病人主要临床症状为发热和麻疹样出疹，并伴有耳后和枕下淋巴结肿大。成人症状较重，除皮疹外，常伴有关节疼痛、血小板减少、出疹后脑炎等。

风疹病毒易发生垂直感染，若孕妇在妊娠早期(20周内)感染风疹病毒，病毒可通过胎盘感染胎儿，引起流产或死胎，也可导致胎儿发生先天性风疹综合征（congenital syndrome，CRS），其主要表现是先天性心脏病、白内障和神经性耳聋等。

风疹病毒感染后，机体可获得持久而牢固的免疫力。接种风疹减毒活疫苗或MMR三联疫苗是预防风疹的有效措施，接种对象是风疹病毒抗体阴性的育龄妇女和学龄前儿童。风疹病毒抗体阴性的孕妇，如接触风疹病人，应立即注射大剂量丙种球蛋白紧急预防。

第五节 冠状病毒

冠状病毒（coronavirus）是普通感冒的重要病原体，属于冠状病毒科冠状病毒属。冠状病毒属包括人冠状病毒、禽传染性支气管炎冠状病毒、鼠肝炎病毒等。目前从人体分离的冠状病毒主要有呼吸道冠状病毒229E和OC43、人肠道冠状病毒、SARS冠状病毒(SARS-CoV)等。冠状病毒只感染脊椎动物，可引起人和动物的呼吸道、消化道、肝脏和神经系统疾病。现已证实，2002年11月至2003年6月在世界33个国家和地区流行的严重急性呼吸综合征（severe acute respiratory syndrome，SARS）的病原体是一种新的冠状病毒，被称为SARS冠状病毒（SARS-coronavirus，SARS-Cov）。

【生物学性状】

冠状病毒呈多形性，主要呈圆形或类圆形，直径60~220nm，核酸为单正链RNA，核衣壳呈螺旋对称。因包膜表面有排列间隔较宽的刺突，电镜下整个病毒形如日冕或花冠，故命名为冠状病毒（图18-2）。根据中和试验可将从人体分离到的冠状病毒分为3个血清型。冠状病毒可在人胚肾或肺原代细胞浆中增殖。对理化因素抵抗力较弱，对常用消毒剂、脂溶剂、紫外线及热均敏感，56℃ 30分钟或37℃数小时便丧失感染性。但SARS冠状病毒对热的抵抗力比普通冠状病毒强。通过对世界各地15个SARS冠状病毒毒株的基因测序表明，该病毒与人普通冠状病毒的同源性较小，但与某些动物（果子狸等）冠状病毒的同源性较高。因此，SARS冠状病毒是一种新的冠状病毒。

【致病性与免疫】

冠状病毒主要经飞沫传播，可感染各年龄组人群，引起上呼吸道感染。感染一般为轻型或亚临床感染，但有些毒株可导致免疫力较弱的老人和儿童发生严重的下呼吸道感染，某些冠状病毒株还可引起成人的腹泻或胃肠炎，偶有冠状病毒引起新生儿坏死性结肠炎的报道。冠状病毒引起10%~30%的

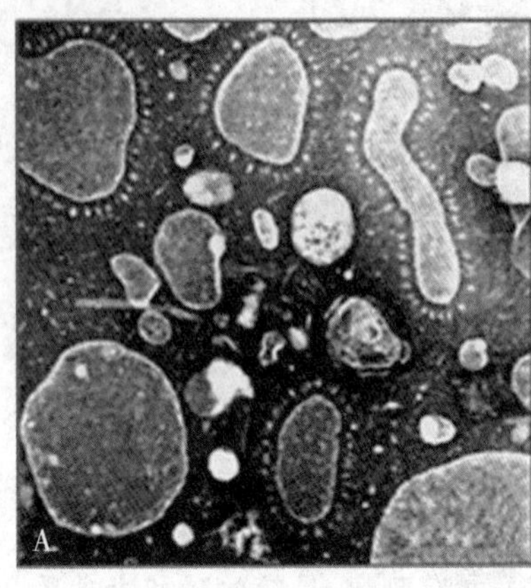

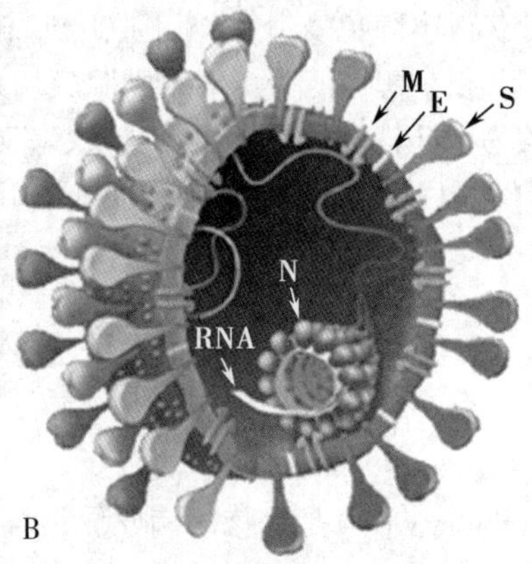

图 18-2 冠状病毒的形态与结构

普通感冒，其重要性仅次于鼻病毒。病后病人免疫力不强，可发生再感染。

SARS 冠状病毒突发性地在人群间流行，其源头是否来源于野生动物目前尚不明了。传染源主要是 SARS 病人，以近距离飞沫传播为主。病毒经病人分泌物、排泄物或血液污染的媒介从呼吸道或眼结膜侵入人体，但也不排除粪 - 口等其他途径传播的可能。潜伏期一般为 4~5 天。起病急，传播快，以发热为首发症状（持续高于 38℃），伴乏力、头痛、关节痛，继而出现干咳、胸闷气短等呼吸困难症状，肺部出现明显病理变化，有的病人伴有腹泻。严重者肺部病变进展迅速，同时出现低氧血症和呼吸窘迫，常伴有心律失常、过敏性血管炎和 DIC 等症状。此种病人传染性极强且很难抢救，死亡率很高。

从现有资料看，感染 SARS 冠状病毒后病人可获得牢固的免疫力。SARS 的预防主要是严密隔离病人和严格的消毒，在疫情控制后坚持监测，WHO 提出病情过后至少还需要坚持监测 1 年。SARS 的治疗主要是采取综合性支持疗法和对症治疗。用恢复期血清治疗是一种有效措施，但要严防血液传播疾病的发生。目前，尚未发现有肯定疗效的抗 SARS 病毒药物，用于 SARS 特异性预防的疫苗正在研制中。

第六节 其他呼吸道病毒

其他呼吸道病毒及其主要特性见表 18-2。

表 18-2 其他呼吸道病毒的主要特性

病毒名称	病毒科	大小(nm)	形态与结构	血清型	所致疾病
副流感病毒	副黏病毒科	100~300	球形，-ssRNA，核衣壳螺旋对称，有包膜，刺突有 HN 蛋白和 F 蛋白	1~5 型	普通感冒、小儿气管炎、支气管炎、肺炎等
腺病毒	腺病毒科	60~90	球形，dsDNA，核衣壳 20 面体立体对称，无包膜	A~F6 个亚组 49 型	婴幼儿咽炎、支气管炎、肺炎、眼结膜炎、胃肠炎、急性出血性膀胱炎等
呼吸道合胞病毒	副黏病毒科	100~350	球形，-ssRNA，核衣壳螺旋对称，有包膜，刺突有 G 蛋白和 F 蛋白	1 个型 2 个亚型	婴幼儿细支气管炎和肺炎、成人普通感冒等
鼻病毒	小 RNA 病毒科	28~30	球形，+ssRNA，核衣壳 20 面体立体对称，无包膜	114 个型	婴幼儿细支气管炎和支气管肺炎、成人普通感冒等
呼肠病毒	呼肠病毒科	60~80	球形，dsRNA，核衣壳 20 面体立体对称，无包膜	3 个型	上呼吸道疾病和胃肠道疾病等

（田维珍）

思考题

1. 甲型流感病毒为什么容易引起世界性大流行？

2. 人类对流感病毒和麻疹病毒的免疫力有何区别？为什么？

3. 某病儿，1 岁，5 天前体温升高，伴咳嗽、流涕、流泪，两眼分泌物多、结膜充血、畏光。3 天前其母发现在病儿口腔下磨牙相对应的颊黏膜上有周围红晕的细小沙粒状白点。1 天前在全身症状加重的同时，病儿头、面、颈部出现一些淡红色斑丘疹。就医后被诊为麻疹。麻疹早期诊断的重要依据是什么？麻疹的临床特征有哪些？

扫一扫，测一测

思路解析

第十九章 肠道感染病毒

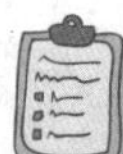

知识要点

肠道感染病毒是一大群经消化道感染和传播，并在肠道细胞内增殖引起相关疾病的病毒，肠道病毒虽经消化道感染和传播，但引起的主要疾病却在肠道外。其中对人类致病的主要有脊髓灰质炎病毒、轮状病毒、柯萨奇病毒、埃可病毒和星状病毒等。本章主要介绍肠道感染病毒的种类、共同特征以及常见肠道病毒的生物学性状和致病性。

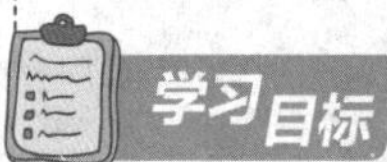

掌握脊髓灰质炎病毒的生物学性状和致病性；熟悉肠道感染病毒的种类和共同特性；了解柯萨奇病毒、埃可病毒、轮状病毒、星状病毒的生物学性状和致病性。

通过学习肠道感染病毒的生物学性状和致病性，能够正确理解常见的肠道病毒的传播、致病特点以及与人类之间的关系；具有针对常见肠道病毒所引起疾病的健康评估、护理及防控的能力。

肠道感染病毒是一类经过消化道感染，主要引起肠道外及肠道病变的病毒。肠道感染病毒种类繁多，主要包括：小RNA病毒科中的脊髓灰质炎病毒、柯萨奇病毒、埃可病毒、新型肠道病毒等；呼肠病毒科中的轮状病毒；腺病毒科中的肠道腺病毒以及杯状病毒科中的杯状病毒等（表19-1）。

表19-1 肠道感染病毒常见种类及型别

科	属	种	血清型
小RNA病毒科	肠道病毒属	脊髓灰质炎病毒	3（Ⅰ~Ⅲ）
		柯萨奇病毒A组	23（A1~A22，A24）
		柯萨奇病毒B组	6（B1~B6）
		埃可病毒	31（1~9，11~27，29~33）
		新型肠道病毒	4（68~71）
	嗜肝病毒属	甲型肝炎病毒	1
	鼻病毒属	人类鼻病毒	115
呼肠病毒科	轮状病毒属	人轮状病毒	39
腺病毒科	乳腺腺病毒属	人腺病毒	49
杯状病毒科	杯状病毒属	人肠道杯状病毒	3（基因组）
星状病毒科	星状病毒属	人星状病毒	7

肠道病毒的共同特点：①传播途径：经粪-口途径传播；②形态结构：病毒体呈球形，直径24~30nm，无包膜，核心为单股正链RNA，衣壳为20面体对称；③增殖与致病：在宿主细胞内增殖，以破胞方式释放，引起细胞病变，临床表现多样化；④抵抗力：耐乙醚，耐酸，在pH 3~5条件下稳定，不易被胃酸和胆汁灭活，56℃ 30分钟可被灭活，对紫外线、干燥敏感。

第一节 脊髓灰质炎病毒

脊髓灰质炎病毒（poliovirus）是脊髓灰质炎的病原体。该病毒可侵犯脊髓前角运动神经细胞，导致弛缓性肢体麻痹，因本病多见于儿童，故又称为小儿麻痹症。

图片：脊髓灰质炎病毒结构模式图

【生物学性状】

1. 形态结构 脊髓灰质炎病毒呈球形，直径27~30nm（图19-1）。无包膜结构，病毒核心为单股正链RNA，衣壳为VP_1、VP_2、VP_3、VP_4四种蛋白组成的20面体立体对称结构。VP_1、VP_2、VP_3暴露于病毒衣壳表面，是病毒与宿主细胞表面受体相结合的部位，同时也是中和抗体的主要结合位点。VP_4位于衣壳内部与病毒RNA相连接，可维持病毒的空间构型。

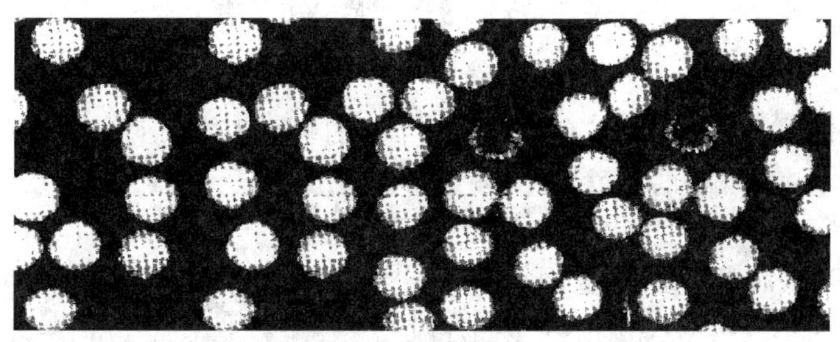

图19-1 脊髓灰质炎病毒

2. 培养特性 脊髓灰质炎病毒仅能在人胚肾、人羊膜及猴肾等灵长类动物细胞中增殖。病毒在胞质内增殖后出现典型的溶细胞性病变，导致细胞变圆、坏死和脱落，甚至最终使细胞裂解释放大量的病毒。

3. 抗原构造与分型 脊髓灰质炎病毒有两种不同的病毒颗粒，一种为具有感染性的完整病毒颗粒，称致密（dense，D）抗原，又称为中和抗原，可与中和抗体结合，具有型特异性；另一种为空壳颗粒，是完整病毒颗粒经56℃灭活后RNA释放出来，或为未装配核心的空心衣壳，称为无核心（coreless，C）抗原。根据抗原免疫原性的不同，脊髓灰质炎病毒可以分为Ⅰ、Ⅱ、Ⅲ三个血清型，三型病毒之间无交叉免疫反应，我国以Ⅰ型致病为主。

4. 抵抗力 脊髓灰质炎病毒对理化因素的抵抗力较强，在污水和粪便中可存活数月，耐酸，不易被胃酸、蛋白酶和胆汁灭活。但对干燥、热和紫外线敏感，56℃加热30分钟可被迅速灭活，但1mol/L $MgCl_2$和其他二价阳离子能显著提高病毒对热的抵抗力。过氧化氢、漂白粉也可迅速将其灭活。

【致病性与免疫】

1. 传染源与传播途径 病人、隐性感染者以及无症状病毒携带者均为传染源，主要经粪-口途径传播，夏秋季流行，5岁以下儿童为主要的易感者。

2. 所致疾病 脊髓灰质炎病毒经呼吸道、口咽和肠道侵入机体，先在局部黏膜和咽、肠道集合淋巴结中增殖，90%以上被感染者，由于机体免疫力较强，病毒仅限于肠道，不进入血流，不出现症状或只出现轻微发热、咽喉痛、腹部不适等，多表现为隐性感染。少数感染者因机体抵抗力较弱，在肠道局部淋巴结内增殖的病毒可侵入血流形成第一次病毒血症，病人可出现发热、头疼等症状。随后病毒随血流扩散至全身淋巴组织和易感的非神经组织细胞内进一步增殖，再次释放，侵入血流形成第二次病毒血症，病人主要表现为发热、头疼、咽喉痛或伴有恶心呕吐等症状。此时免疫系统若能阻止病毒入侵，则中枢神经系统不受侵犯，表现为顿挫感染，病程终止，上述症状于数日内消失。若机体免疫系统

较弱，则病毒突破血脑屏障并在脊髓前角运动神经等靶细胞中增殖，导致细胞变性坏死。初始症状与顿挫感染相似，病人可出现背痛、颈项强直等脑膜刺激征。若细胞病变轻微则仅引起暂时性肌肉麻痹，以四肢多见，下肢尤甚，病人多于数日至数月内可自行恢复；少数病人由于细胞受损严重，造成永久性的弛缓性肢体麻痹后遗症，即小儿麻痹症。极少数病人可发展为延髓麻痹，常因呼吸和心脏功能衰竭而死亡。

显性或隐性感染后，机体可获得对同型病毒牢固的免疫力。肠道局部产生的特异性 sIgA 可阻止病毒进入血流，并可从肠道中清除病毒；血清中 IgG、IgM 等中和抗体能终止病毒血症的发展，可阻止病毒进入中枢神经系统。中和抗体在体内维持时间很长，对同型病毒具有牢固的免疫力，对异型病毒感染也有交叉免疫作用。胎儿可通过胎盘从母体获得特异性 IgG，IgG 可在新生儿体内维持数月，故 6 个月以内的婴幼儿少有发病。

微课：即将消失的疾病——脊髓灰质炎

病毒侵入的数量、病毒的毒力以及宿主的免疫状态是决定感染结局的关键因素。目前尚无特异性的治疗脊髓灰质炎病毒感染的药物，疫苗接种是预防脊髓灰质炎最有效的措施。常用的疫苗有脊髓灰质炎灭活疫苗和减毒疫苗，两者均为三价混合疫苗，免疫后均可获得三个血清型脊髓灰质炎病毒感染的免疫力。

第二节　轮状病毒

轮状病毒（rotavirus）是导致婴幼儿急性胃肠炎重要的病原体，属于呼肠病毒科。该病毒呈世界性分布，全球每年患轮状病毒肠炎的儿童超过 1.4 亿，其中有数 10 万儿童因其死亡。

【生物学性状】

1. 形态结构　轮状病毒呈球状，直径 60~80nm（图 19-2），核心由 11 个不连续的双股 RNA 基因片段组成，周围包绕两层衣壳，无包膜。电镜下可见病毒的内衣壳由 22~24 个呈辐射状结构的亚单位附着在病毒核心上，并向外延伸与外衣壳汇合形成车轮状，故称其为轮状病毒。轮状病毒有 4 种颗粒形态：双壳含核心颗粒、双壳空心颗粒、单壳含核心颗粒和单壳空心颗粒。其中仅双壳含核心颗粒具有感染性。

图片：轮状病毒形态模式图

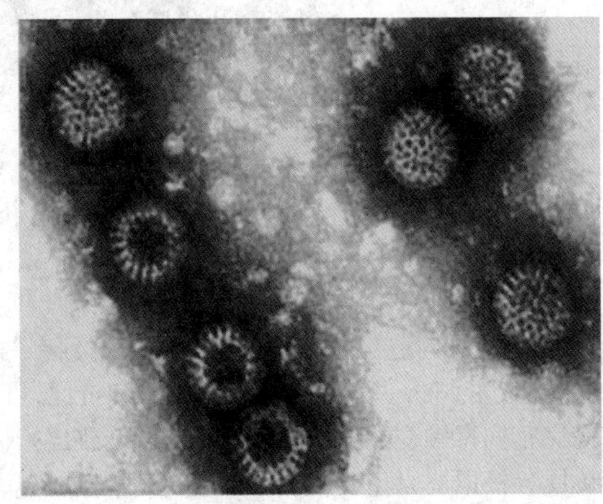
图 19-2　轮状病毒

2. 抗原构造与分型　轮状病毒基因组共编码 6 种结构蛋白（VP_1~VP_4，VP_6 及 VP_7）和 6 种非结构蛋白（NSP_1~NSP_6）。结构蛋白中，VP_1~VP_3 位于核心，VP_4 和 VP_7 位于外衣壳，决定病毒的血清型；VP_6 为内衣壳，带有组和亚组特异性抗原，是主要的病毒蛋白成分。非结构蛋白为病毒酶或调节蛋白，在病毒复制中起主要作用。根据病毒内衣壳抗原性的差异可将轮状病毒分为 A~G 7 个组。

3. 抵抗力　轮状病毒对理化因素及外界环境的抵抗力较强，室温下非常稳定，在粪便中可存活数日至数周，耐乙醚、酸、碱，在 pH 3.5 或 pH 10 时仍具有感染性，经胰酶作用后其感染性增强。不耐热，55℃ 30 分钟可被灭活。

【致病性与免疫】

1. 传染源与传播途径　轮状病毒主要通过粪 - 口途径和密切接触传播，也可通过呼吸道传播。传染源为病人及无症状的病毒携带者，病人每克粪便中排出的病毒颗粒可达到 10^{10} 个。

2. 所致疾病　7 组轮状病毒中，A~C 组可引起人和动物腹泻，而 D~G 组仅引起动物腹泻。A 组轮状病毒的感染呈世界性分布，是引起 6 个月至 2 岁婴幼儿严重胃肠炎的主要病原体，占病毒性胃肠炎的 80% 以上，也是发展中国家导致婴幼儿死亡的主要原因之一。B 组轮状病毒可引起成人急性胃肠炎，但仅见于我国有过报道，多为自限性感染。C 组轮状病毒对人的致病性与 A 组相类似，但发病率较低。

温带地区婴幼儿轮状病毒腹泻有比较明显的季节性，多发于秋冬季节，在我国常称为“秋季腹泻”。

轮状病毒侵入人体后在小肠黏膜绒毛细胞内增殖，使细胞受损，造成微绒毛萎缩、变短和脱落。由于受损细胞合成双糖酶的能力丧失，乳糖及其他双糖在肠腔内潴留，同时腺窝细胞增生也可导致水和电解质分泌增加，重吸收减少，所以病人可出现严重的腹泻与消化不良。其主要临床表现为呕吐、水样腹泻、腹痛和脱水，并伴有发热。少数病儿因严重脱水和电解质平衡紊乱而死亡。

微课：
轮状病毒

人感染轮状病毒后可很快产生血清中和抗体及分泌型抗体。这些免疫分子对同型病毒感染有免疫保护作用，其中以肠道局部 sIgA 最为重要。但不同的病毒血清型间无交叉免疫，故可再次感染。新生儿可通过胎盘从母体获得特异性 IgG，从初乳中获得 sIgA，故新生儿常不受感染或仅为亚临床感染。

第三节　其他肠道病毒

一、柯萨奇病毒

柯萨奇病毒（coxsackie virus）是 1948 年从美国纽约州柯萨奇镇 2 名疑似麻痹型脊髓灰质炎病儿粪便中分离出来的一株病毒，故而得名。

柯萨奇病毒的生物学性状与脊髓灰质炎病毒基本相同，但柯萨奇病毒除了对灵长类动物细胞易感外，对新生乳鼠也具有致病性。根据其对乳鼠致病性特点的不同分为 A、B 两组。利用中和试验和交叉保护试验可进一步将 A 组分为 23 个血清型（A1~A22、A24，其中 A23 现归类为埃可病毒 9 型），B 组分为 6 个血清型（B1~B6）。

柯萨奇病毒的传播途径及致病过程与脊髓灰质炎病毒基本相似，以隐性感染多见。感染多不出现临床症状或仅表现为轻微的上呼吸道感染及腹泻等症状，偶尔可侵犯中枢神经系统，损害脊髓前角运动神经细胞，引起弛缓性肢体麻痹，但症状较轻，一般无后遗症。柯萨奇病毒可侵犯多种组织和器官，导致多种疾病的发生。同一型别病毒感染可引起不同的疾病，同一疾病又可由不同型别的病毒感染所引起。临床表现多样化是其致病特点之一，除可引起弛缓性肢体麻痹外，还可引起无菌性脑炎、疱疹性咽炎、胸痛、心肌炎、心包炎、婴幼儿腹泻、手足口病和肝炎等。

人体感染柯萨奇病毒后，血清中很快出现特异性抗体，对同型病毒有持久的免疫力。因该病毒所致的临床症状多样化，所以仅根据临床症状不能对病因做出准确的诊断，必须进行病毒分离或根据血清学检测结果进行进一步的综合判定。目前对柯萨奇病毒尚无特效防治方法，加强粪便、水源和饮食管理尤为重要。

二、埃可病毒

埃可病毒（ECHO virus）是 1951 年在脊髓灰质炎流行期间，偶然从健康儿童的粪便中分离出来的，因当时对其与人类疾病的关系不清楚，故称其为人类肠道致细胞病变孤儿病毒。

埃可病毒的生物学性状与脊髓灰质炎病毒相似，无易感动物，对乳鼠也不致病，只能在人等灵长类动物组织细胞中增殖。根据病毒免疫原性的不同，可分为 29 个血清型（1~9、11~21、24~27、29~33），其中有 11 个型别的病毒具有血凝素，能凝集人 O 型血红细胞。

埃可病毒经粪 - 口途径侵入机体，少数也可通过呼吸道感染。感染者多处于隐性感染状态，严重感染者少见。病毒进入人体在咽部及肠黏膜细胞增殖后，侵入血流，形成病毒血症。感染所致的疾病与柯萨奇病毒相似，感染后常出现多种临床综合征，其中较严重的疾病是无菌性脑膜炎和类脊髓灰质炎。此外，有些型别可引起出疹性发热、呼吸道感染和婴幼儿腹泻等。某些健康人的咽部及肠道也可分离出埃可病毒。

病毒感染后机体可产生特异性中和抗体，对同型病毒感染具有持久免疫力。目前尚无特效治疗和自动免疫预防措施。

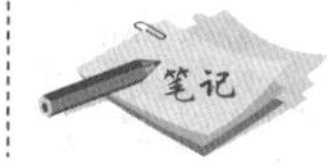

三、新型肠道病毒

新型肠道病毒(new enteroviruses)是指1969年以后陆续分离出来的肠道病毒，包括68、69、70、71型。除69型外均与人类疾病有关。新型肠道病毒形态结构、基因组及理化性状与脊髓灰质炎病毒相似。

1. 肠道病毒68型(EV68)　由呼吸道感染病儿标本中分离获得，主要引起儿童肺炎及支气管肺炎。

2. 肠道病毒70型(EV70)　是人类急性出血性结膜炎(俗称“红眼病”)的病原体。与其他肠道病毒不同的是EV70并不能感染肠道细胞，而是直接感染眼结膜。主要通过接触传播，传染性强，多感染成人。治疗以对症治疗为主，干扰素滴眼液有较好的治疗效果，预后效果良好，一般无后遗症。

3. 肠道病毒71型(EV71)　是引起人类中枢神经系统感染的重要的病原体，可引起疱疹性咽峡炎、无菌性脑膜炎、脑干脑炎及类脊髓灰质炎等多种疾病，严重者可致死。

手足口病(hand-foot-mouth disease，HFMD)的暴发流行是由多种肠道病毒引起的，而EV71是手足口病的主要病原体之一。HFMD是一种急性传染病，传染源是病人和隐性感染者，主要通过食物、口鼻飞沫及接触传播。多发于5岁以下儿童，发病急，主要表现为手、足、皮肤出现皮疹，伴有口腔黏膜溃疡等。个别病人出现心肌炎、肺水肿、无菌性脑膜脑炎等严重并发症。对HFMD预防应做到：①注意饮食卫生，避免病从口入；②避免与病儿接触，发现病儿应及时采取隔离措施；③应加强体育锻炼；④调理脾胃，及早治疗食积。目前针对EV71引发的HFMD尚无特效抗病毒药物和特异性治疗手段，临床采用常规的抗病毒和对症治疗方法。

1905

图片：肠道病毒71型与手足口病症状体征

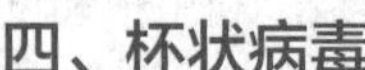

四、杯状病毒

杯状病毒(calic ivirus，HuCV)是一种具有典型杯状形态、无包膜的单链RNA病毒(图19-3)。杯状病毒是引起儿童和成人非细菌性胃肠炎的主要病原体之一。传染源为病人、隐性感染者及健康携带者，主要经手-粪-口途径传播。感染后多出现食欲减退、恶心、频繁的呕吐、胃蠕动减弱、排空延长、胃胀、腹胀、腹鸣、腹痛与腹泻，并伴有头痛、寒颤、肌痛、咽痛等症状，偶有呼吸道症状和体征。杯状病毒类型较多，感染一类型病毒不能预防其他类型的感染。自然感染后缺乏交叉保护，所以目前还未曾有杯状病毒疫苗的研制。

五、星状病毒

星状病毒(astrovirus)在电镜下呈星形，有5~6个角，所以被命名为星状病毒(图19-4)。病毒大小为28~30nm，核衣壳为规则20面体，无包膜，核酸为单正链RNA。该病毒呈世界性分布，粪-口途径传播，是星状病毒性胃肠炎的主要病原体，病人、隐性感染者和病毒携带者是其主要传染源。主要引起婴幼儿和老年人腹泻，冬季多见。星状病毒侵犯十二指肠黏膜细胞，并在其中大量繁殖，造成细胞死亡，释放病毒于肠腔中，引起持续性的呕吐、腹泻、发热和腹痛。感染后可产生保护性抗体，免疫力

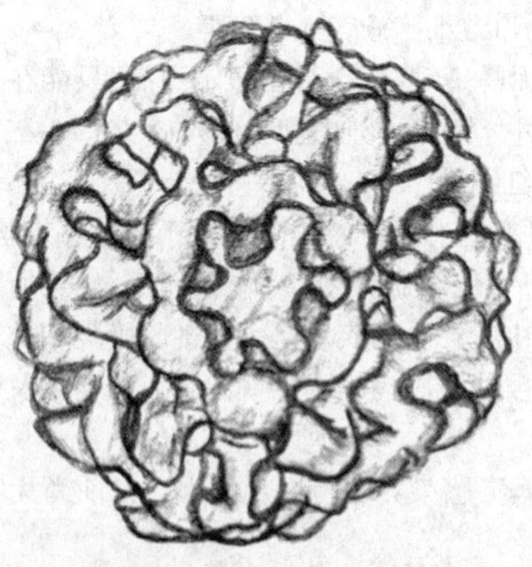

图19-3　杯状病毒结构模式图

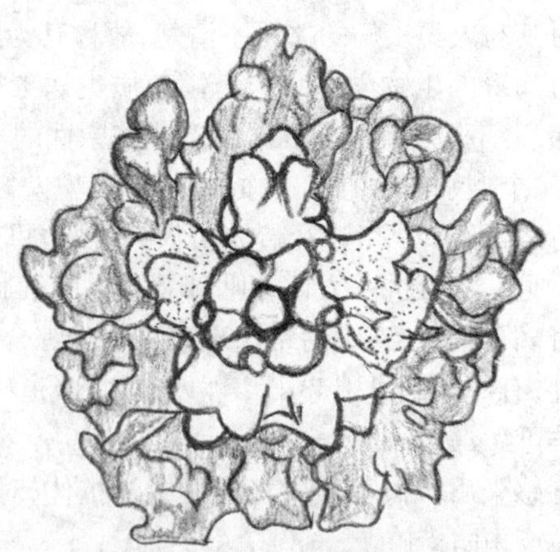

图19-4　星状病毒结构模式图

较牢固。目前尚无特效的抗病毒药物以及星状病毒疫苗研制的报道。因此,应遵循以切断传播途径为主的综合性防治原则,对症或支持治疗为主要治疗措施。

（吴　颖）

思考题

1. 病人,女性,54 岁,幼年时患小儿麻痹,并留有后遗症:双下肢长短、粗细不同,患侧下肢肌肉萎缩、无力,走路颠簸。试简述小儿麻痹症的发病机制。

2. 病儿,女性,2 岁。“发热待诊”住院治疗,体温波动在 39~40℃之间,持续高热 2 天。手足出现形态为圆形或椭圆形的疱疹,疱壁厚,疱液少,不易破溃,周围有炎性红晕,上覆以较薄的灰黄色假膜,触之疼痛,饮食受限。住院期间,3 天内疱疹出齐,持续 5 天全部消退,皮疹大多不结痂、无瘢痕。并且伴随有口腔黏膜病变,流涎明显。进行血清学检查,为肠道病毒 EV71 型病毒感染。试分析:该病儿所患何种疾病?该采取何种措施?

3. 病儿,女性,2 岁。体温 39.2℃住院治疗,高烧持续 3~4 天,急性起病。每日大便 4~10 次,有时数十次,呈白色水样便,有时出现黏液便。入院后出现口渴的症状明显,眼球下陷、皮肤干燥,呼吸加快加深。实验室检查诊断为轮状病毒感染。请简述轮状病毒的生物学特性及其所致疾病。

扫一扫,测一测

思路解析

第二十章　肝炎病毒

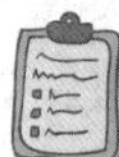

肝炎病毒是指引起病毒性肝炎的病原体。人类肝炎病毒主要分为甲型、乙型、丙型、丁型和戊型。除了甲型和戊型病毒为通过肠道感染外，其他类型病毒均通过密切接触、血液和注射方式传播。乙型、丙型和丁型肝炎病毒可引起慢性肝炎，并与肝硬化、肝癌相关。丁型肝炎病毒为缺陷病毒，需在乙型肝炎病毒或其他嗜肝 DNA 病毒的辅助下才能复制。血清学指标是诊断肝炎病毒感染的重要工具。

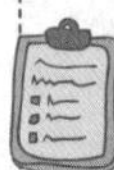

掌握肝炎病毒的种类及传播途径；熟悉甲型肝炎病毒、乙型肝炎病毒主要的生物学性状和致病性；了解甲型肝炎病毒、乙型肝炎病毒的微生物学检查及防治原则。

通过学习肝炎病毒的致病性，理解一般性预防在控制肝炎病毒传播中的医学意义；正确认识生化指标、血清学指标与病毒性肝炎感染的相关性；具有运用血清学和病原学知识，提高护理相关疾病以及免于职业暴露的意识和能力。

肝炎病毒（hepatitis virus）是指引起病毒性肝炎的病原体。目前普遍认可的人类肝炎病毒至少有甲型肝炎病毒、乙型肝炎病毒、丙型肝炎病毒、丁型肝炎病毒和戊型肝炎病毒 5 种类型。近年来研究还发现其他人类肝炎可能有关的病毒，如庚型肝炎病毒、已型肝炎病毒和 TT 型肝炎病毒等，但尚缺乏对这些病毒的致病机制的深入性研究，所以这些病毒是否为新型人类肝炎病毒尚待进一步证实。此外，还有一些病毒如风疹病毒、EB 病毒、巨细胞病毒、单纯疱疹病毒、黄热病毒等也可引起肝脏炎症，但由于此症状仅属该类病毒全身感染的一部分，故未列入肝炎病毒之内。

近年来病毒性肝炎特别是乙型肝炎传播广泛，已成为一个严重的全球性公共卫生问题。

第一节　甲型肝炎病毒

甲型肝炎病毒（hepatitis A virus，HAV）是在 1973 年由 Feinstone 运用免疫电镜技术从急性期病人的粪便中首先发现。据世界卫生组织估计，2015 年甲型肝炎在全世界造成约 11 000 人死亡（占病毒性肝炎死亡率的 0.8%）。

【生物学性状】

1. 形态与结构 HAV现归类于小RNA病毒科、嗜肝RNA病毒属(原归类为新型肠道病毒72型)。形态球形,直径为27~32nm,无包膜,大小与肠道病毒相似。核衣壳呈正20面体立体对称。核心为单股正链RNA,基因组长约7500个核苷酸,具有感染性。HAV的免疫原性非常稳定,目前仅发现有1个血清型(图20-1)。

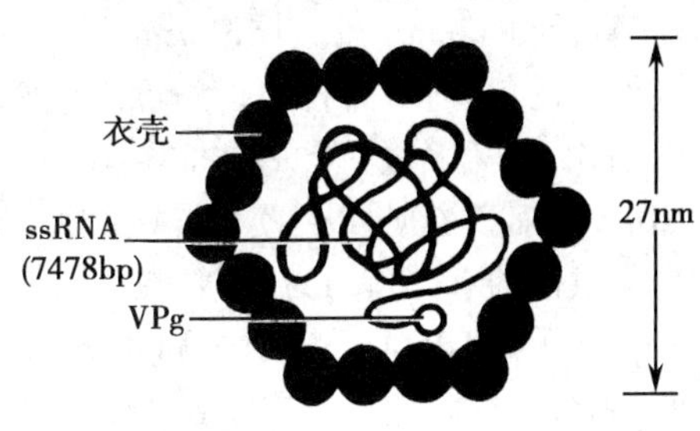

图20-1 HAV结构示意图

2. 抵抗力 HAV对温度、乙醚、酸、碱等抵抗力较强,可耐受60℃ 1小时,100℃ 5分钟才能使其灭活。对紫外线敏感,常用的消毒剂如乙醇、甲醛、苯酚、漂白粉均可消除其传染性。

【致病性与免疫】

1. 传染源与传播途径 HAV的主要传染源是病人和隐性感染者,主要经粪-口途径传播。病毒污染食物、水源、海产品、食具等可引起暴发或散在流行,其传播流行与卫生条件差和不良个人卫生习惯有紧密联系。1988年我国上海发生了因食用HAV污染的毛蚶等贝类食物,导致多达30余万的病人传染HAV。

甲型肝炎的潜伏期通常为14~28天,在潜伏期末,病人转氨酸升高前,病毒就可以出现在病人的血液和粪便中。临床典型症状出现2~3周后,机体血清中开始出现特异性抗体,所以血液和粪便的传染性逐渐消失。感染HAV后,多数人表现为隐性感染,但病毒通过粪便排出污染环境,成为重要的传染源。

2. 致病机制 甲型肝炎只引起急性肝炎,不会造成慢性肝病。HAV经口侵入机体后,首先在口咽部或唾液腺中增殖,然后进入小肠淋巴结中增殖,继而进入血流形成病毒血症,最终侵犯肝脏,在肝细胞内大量增殖,并通过胆汁进入肠腔,随粪便排出。由于HAV在体外培养细胞中增殖缓慢,细胞损害轻微,所以HAV体内致病机制除了与病毒的直接损害有关外,机体的免疫应答也可能是引起肝组织损害的重要原因。

感染HAV的肝细胞往往发生变性、肿胀、溶解,而甲型肝炎病人的病情程度从无症状、无黄疸到黄疸性肝炎均有。临床症状轻重不一,可能出现发热、不适、食欲缺乏、腹泻、恶心、腹部不适、深色尿和黄疸(皮肤和眼白发黄),但并非每个感染者都会出现所有症状。成人出现疾病体征和症状的情况多于儿童。通常6岁以下受感染儿童没有明显的症状,只有10%出现黄疸。年龄较大的儿童和成人中,感染症状往往较严重,70%以上的病例会出现黄疸。在老年人群中,疾病的严重程度和致命性比较高。

图片:正确区分生化指标、肝炎与病毒性肝炎间的关系

HAV无论是隐性感染还是显性感染,都可诱导产生持久的免疫力。抗-HAV IgM出现在感染早期,于发病后1周达到高峰,可以在体内维持2个月左右。抗-HAV IgG出现在急性期后期或恢复期,可在体内维持多年,对同型病毒的再感染有免疫力。另外,有活力的NK细胞、特异性效应CTL细胞在消灭病毒、控制HAV感染中亦很重要。

第二节 乙型肝炎病毒

乙型肝炎病毒(hepatitis B virus,HBV)是乙型肝炎的病原体。1965年乙型肝炎病毒抗原首次在澳大利亚土著人血清中发现,1970年Dane在肝炎病人血清中观察到了完整的乙肝病毒颗粒(Dane颗粒),首次确认了HBV。根据世界卫生组织2015年统计数据,全球有3.5亿乙型肝炎病毒感染者(乙肝表面抗原阳性),我国约有1亿乙肝病毒慢性感染者,人群感染率及携带者约8%~9%。2015年乙型肝炎在全球导致88.7万人死亡,大多死于并发症(包括肝硬化和肝癌)。慢性乙型肝炎在中国每年导致33万多例相关癌症死亡,已经成为严重的全球性公共卫生问题。

【生物学性状】

1. 形态与结构 电子显微镜下,HBV感染者血清中可见到病毒颗粒有3种的不同形态,即大球形颗粒、小球形颗粒和管型颗粒(图20-2)。

(1) 大球形颗粒：又称为 Dane 颗粒，是完整的、有感染性的 HBV 颗粒。在电子显微镜下呈双层结构，直径约 42nm。外壳层厚 7nm，含脂质双层和病毒编码的包膜蛋白，相当于病毒的包膜，其中包膜蛋白由 HBV 表面抗原（hepatitis B surface antigen，HBsAg）、前 S_1 抗原（$PreS_1$）和前 S_2 抗原（$PreS_2$）组成。内层表面的衣壳蛋白为 HBV 核心抗原（hepatitis B core antigen，HBcAg），相当于病毒的衣壳，呈正 20 面体立体对称，直径约 27nm。Dane 颗粒中心部含有 HBV 的 DNA 和 DNA 多聚酶（图 20-3）。

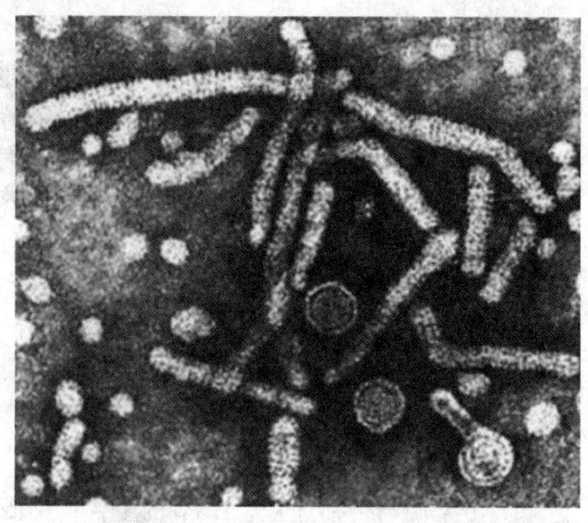

图 20-2　乙型肝炎病毒三种病毒颗粒形态

(2) 小形球颗粒：直径约 22nm，HBV 感染后可大量存在于血液中。主要由 HBsAg 即病毒的包膜蛋白所组成。

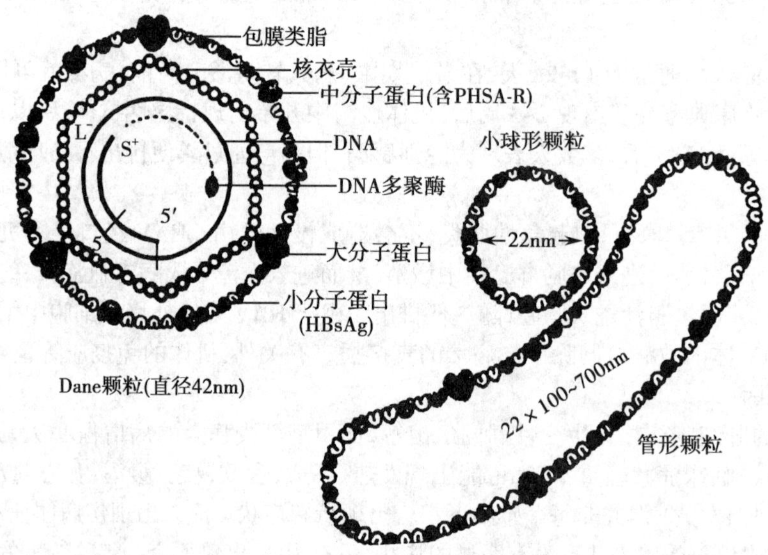

图 20-3　乙型肝炎病毒形态结构示意图

(3) 管形颗粒：直径 22nm，长度可在 100~500nm，是由小形球颗粒连接而形成，所以具有与 HBsAg 相同的免疫原性，亦存在于血液中。小球形颗粒和管形颗粒均不是完整的 HBV 病毒，而是由 HBV 在肝细胞内复制过程中合成的过剩病毒衣壳形成，因不含有 HBV DNA 及 DNA 多聚酶，故无感染性。三种 HBV 血清病毒颗粒的结构见图 20-4。

2. 基因结构　HBV DNA 是由长链 L（负链）和短链 S（正链）组成的不完全双链环状 DNA，长链有 3200 个左右核苷酸，短链的长度可变，为长链的 50%~80%。HBV 负链 DNA 载有编码病毒蛋白质的全部基因，至少含有 4 个开放读码框架（ORF），分别称为 S、C、P、和 X 区。各读框互相重叠，以提高基因组的利用率。①S 区：包括 S 基因、前 S_1（$PreS_1$）基因和前 S_2（$PreS_2$）基因，均有独立的起始密码子，分别编码 HBV 的 HBsAg、$PreS_1$ 和 $PreS_2$ 三种抗原；②C 区：包括前 C 基因（PreC）和 C 基因，分别编码 HBcAg 和 HBeAg 两种蛋白；③P 区：最长，约占基因组 75% 以上，编码 HBV DNA 多聚酶、逆转录酶

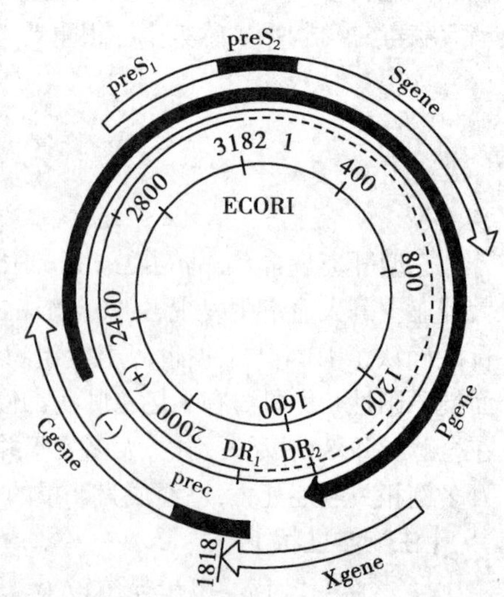

图 20-4　乙型肝炎病毒基因结构示意图

图片：HBV DNA 分区及主要功能

及 RNA 酶 H(RNaseH)等与复制有关的酶。HBV 的 DNA 多聚酶为内源性，可修补 DNA 短链成为完整双链 DNA；④X 区：编码的蛋白称为 HBxAg，由 154 个氨基酸组成，可以反式激活细胞内的原癌基因及 HBV 基因，与肝癌的发生、发展有关。HBV 各编码基因区连接紧密，其中 P 基因与 S 基因、PreS 基因重叠，X 基因与 P 基因间也有部分重叠(图 20-5)。

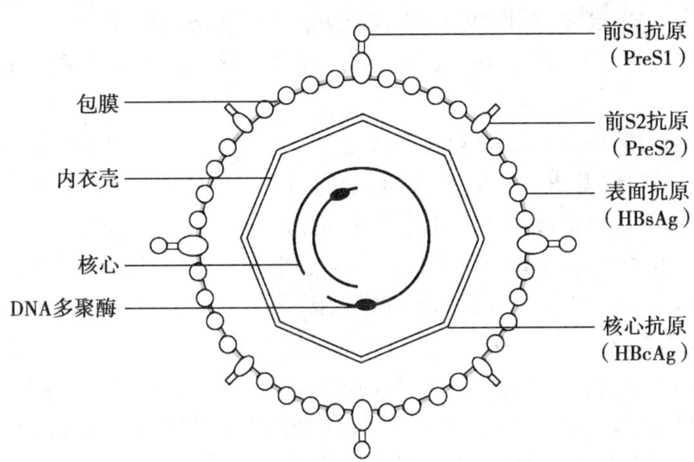

图 20-5 乙型肝炎病毒抗原结构

HBV DNA 易发生变异，特别是前 S 或 S 区基因较易突变。基因突变可影响基因复制表达，也可影响机体免疫应答。

3. 抗原组成(图 20-5)

(1) 表面抗原(HBsAg)：HBsAg 的化学成分是糖蛋白，存在于 Dane 颗粒、小球形颗粒和管型颗粒表面，是机体受 HBV 感染的主要标志之一。广义的 HBsAg 有三种蛋白形式：①主要蛋白(S 蛋白，小分子 HBsAg)，由 S 基因编码的 226 个氨基酸组成；②中分子蛋白(中分子 HBsAg)，由前 S_2、S 基因编码的 281 个氨基酸组成；③大分子蛋白(大分子 HBsAg)，由前 S_1 和前 S_2、S 基因编码的 400 个氨基酸组成。狭义 HBsAg 指主要蛋白(S 蛋白)，在每个 Dane 颗粒表面有 300~400 个 S 蛋白，所以 HBsAg 检测指标阳性即提示有 HBV 感染。S 蛋白作为完全抗原，能刺激机体产生相应的保护性抗体(anti-HBs)，即抗 -HBs 抗体。HBsAg 是制备乙型肝炎疫苗的主要成分。

不同亚型的 HBsAg 均有共同的 a 抗原决定簇以及两组互相排斥的亚型抗原决定簇 d/y 和 w/r。HBsAg 有 10 个亚型，主要的亚型有 4 个：adr、adw、ayr 和 ayw。我国长江以北以 adr 为主，江南为 adr 与 adw 混存，而新疆、西藏、内蒙古等各少数民族地区几乎全为 ayw。

(2) 核心抗原(HBcAg)：HBcAg 存在于 Dane 颗粒核心结构的表面和乙型肝炎病人的感染肝细胞核内，是内衣壳成分，因其表面被 HBsAg 所覆盖，故不易从感染者的血清中检出。HBcAg 免疫原性很强，可刺激感染者机体产生相应抗 -HBc IgM 抗体，但此抗体对病毒无中和作用，所以对机体无保护作用。在乙型肝炎的急性期、恢复期和 HBsAg 携带者的血清中常可测出此抗 -HBc 抗体。抗 -HBc IgM 抗体阳性表示提示 HBV 正在肝内持续复制。

(3) e 抗原(HBeAg)：HBeAg 是一种可溶性蛋白质，是由 PreC 基因和 C 基因编码的产物，病毒在肝细胞内首先合成其前体，经切割加工后形成 HBeAg 可释放到细胞外。因此，HBeAg 只存在于 HBV 感染者的血清中。HBeAg 的消长与 HBV 复制及病毒 DNA 多聚酶在血清中的消长基本一致，故 HBeAg 阳性可作为体内 HBV 复制与血清具有强传染性的指标之一。HBeAg 可刺激机体产生抗体，对 HBV 感染有一定保护作用。但是由于 PreC 基因可发生突变，导致 e 抗体阳性时，HBV 仍可大量复制，所以需同时辅以 HBV-DNA 检测以判断预后。

4. 抵抗力 HBV 对外界环境的抵抗力强，能耐受干燥、低温、紫外线和一般化学消毒剂(如 70%~75% 乙醇)，可在体外存活 7 天。加热煮沸 100℃ 10 分钟、高压蒸汽、干烤 160℃ 2 小时可灭活 HBV。对 0.5% 过氧乙酸、5% 次氯酸钠、3% 漂白粉溶液敏感，可用于消除其传染性。但是 HBV 的传

染性和 HBsAg 的免疫原性的消长并不同步，上述手段消除 HBV 的传染性，但 HBsAg 的免疫原性不受影响。

【致病性与免疫】

1. 传染源与传播途径

(1) 传染源：乙型肝炎主要的传染源是病人和无症状 HBsAg 携带者。乙型肝炎病毒感染后的潜伏期较长(45~250 天)，处于潜伏期、急性期、慢性活动期的病人血液和体液(如唾液、乳汁、羊水、精液和阴道分泌物等)均有传染性。无症状 HBsAg 携带者不易被察觉，是更危险的传染源。

(2) 传播途径

1) 血液和血制品传播：HBV 可大量存在于血循环中，人体极易感染 HBV，极微量的污染物进入无特异保护力的机体即可导致感染。因此，输血、血液制品、注射、外科和牙科手术、针刺(如纹眉、穿耳、纹身)、共用剃刀或牙刷等均可造成传播。此外，医院内污染的器械如内镜等均可引起医院内传播。

2) 性传播及密切接触传播：HBV 可存在于 HBV 感染者的唾液、精液和阴道分泌物中，所以同性或异性的性行为、HBsAg 阳性的家庭成员间长期密切接触均可传播乙肝病毒。

3) 垂直传播：HBV 的垂直感染多发生于胎儿期和围生期，如果母亲 HBsAg 和 HBeAg 均为阳性，则胎内感染率约为 10%，感染后导致新生儿出生时就呈血清 HBsAg 阳性。围生期感染发生在分娩时，新生儿被产道分泌物所感染。HBsAg 和 HBeAg 双阳性的母亲，其婴儿 1 年内 HBsAg 阳转率达 64%，提示围生期 HBV 感染率也较高。此外，HBV 还可通过乳汁传播。

2. 致病机制　迄今尚未完全清楚 HBV 的致病机制。乙型肝炎临床表现复杂，有 HBsAg 无症状携带者、急性肝炎、慢性肝炎、慢性活动性肝炎、重症肝炎多种类型。近期研究表明，病毒与宿主细胞间的相互作用以及免疫病理反应是肝细胞损伤的主要原因。HBV 进入机体后，首先感染以肝细胞为主的多种细胞，在细胞内复制后产生完整的病毒颗粒，受感染细胞可向血清中释放多种抗原成分，如 HBsAg、HBcAg、HBeAg 等，可诱导机体产生特异性体液免疫应答和细胞免疫应答，而且免疫应答的强弱与临床症状的轻重、转归和预后有密切关系。

(1) 自身免疫反应：肝细胞感染 HBV 后，除在细胞膜上会表达病毒特异性抗原，还会导致细胞表面抗原结构发生改变，从而暴露出肝特异性脂蛋白(liver specific protein，LSP)抗原，并作为自身抗原诱导机体产生自身抗体，通过经典途径激活补体、ADCC 作用、效应 CTL 的杀伤作用或效应 Th1 释放淋巴因子等多种机制导致肝细胞损伤。通常可在慢性肝炎病人血清中检测出 LSP 抗体。

(2) 免疫复合物沉积引起的损害：病人血清中的 HBsAg 和 HBeAg 抗原可与相应抗体结合成中等大小免疫复合物(IC)，沉积于肝内小血管、肾小球基底膜及关节膜腔后，通过经典途径激活补体，引起Ⅲ型超敏反应。因此，乙型肝炎可伴随肾小球肾炎、关节炎等肝外损害。若大量 IC 沉积于肝内，可栓塞肝毛细血管，引起急性肝细胞坏死，临床上表现为重症肝炎。

(3) 病毒变异和免疫功能的抑制：HBV PreC 基因、S 基因和 C 基因容易发生变异，可逃避机体免疫系统监视功能。HBV 感染后引起的肝功能损伤，可降低机体免疫功能，减少干扰素的生成，还会引起靶细胞膜表面的 HLAⅠ类抗原表达下降。由于 HLAⅠ类抗原参与 CTL 对靶细胞的识别与杀伤，HLAⅠ类抗原表达低下，则减弱 CTL 的免疫监视功能，从而影响机体对 HBV 的有效清除。

(4) HBV 与原发性肝癌：HBV 感染与原发性肝癌关系密切。研究发现，HBV 基因组可全部或部分插入肝细胞染色体 DNA 中，其中 X 基因编码的 X 蛋白可激活肝细胞内的原癌基因或生长因子基因等，影响细胞周期，导致细胞转化，最后发展为原发性肝癌。流行病学研究显示，在我国原发性肝癌病人群中有 90% 以上感染过 HBV，而 HBsAg 携带者发生原发性肝癌的风险要比非 HBV 感染者高 217 倍；HBV 先天性感染的新生儿常常转为慢性携带者，并具有更高的原发性肝癌发病率；此外，HBV S 基因整合于宿主细胞染色体后，可使细胞不断产生 HBsAg，使感染者成为持续性 HBsAg 携带者。

图片：乙型肝炎病毒的致病机制

(5) HBV 感染与肠道菌群：成人被乙型肝炎病毒(HBV)感染后，95% 可自发清除；而超过 90% 新生儿和 30% 1~5 岁儿童感染肝炎病毒后却无法清除，并发展成慢性感染。研究表明，肠道菌群组成物可能通过信号通路激活 TLR4 基因，该基因编码产物在获得性免疫中发挥重要作用。人类肠道细菌移植用于治疗慢性乙型肝炎的应用正在研究中。

机体受 HBV 感染后，能产生一系列抗体，其中有免疫防御作用的主要是抗 $PreS_2$ 和抗 -HBs，其中抗 -HBs 是中和抗体，可特异性结合体液中 HBV，使其失去感染性。$PreS_2$ 抗体可以封闭病毒与肝细胞表面受体的结合位点，阻止病毒吸附肝细胞。体液免疫是清除血清中游离 HBV 的重要机制。同时，HBV 抗原还能刺激免疫系统产生的效应 CTL，既可通过直接杀伤 HBV 感染的肝细胞而中止病毒复制，又可分泌 IFN-γ 和 TNF-α 等细胞因子灭活胞内病毒。其中，杀伤 HBV 感染的肝细胞是机体清除胞内 HBV 的最主要因素。HBV 引起的免疫应答有双重效应，既表现有免疫防御作用，同时又造成免疫病理损伤。

此外，近年发现人体 TRIM22 分子可通过抑制乙型肝炎病毒核心启动子的活性来抑制病毒复制，该分子属人体固有免疫分子。乙型肝炎病毒感染后能否激活 TRIM22 可影响感染后的疾病进程。TRIM22 分子还参与干扰素的抗病毒机制。

【微生物学检查及防治原则】

乙型肝炎的实验室诊断常用血清学方法检测血清标志物，包括抗原 - 抗体系统和病毒核酸等。目前临床上诊断乙型肝炎的检测方法包括 ELISA 和 RIA，其中 ELISA 检测病人血清中 HBV 抗原和抗体最为常用，主要检测 HBsAg、抗 -HBs，HBeAg、抗 -HBe 及抗 -HBc（又俗称为“两对半”）。因为 HBV 抗原、抗体在感染机体内消长情况与临床表现相关，对其血清学指标进行综合分析有助于乙型肝炎的临床诊断（图 20-6）。临床上 HBV 抗原 - 抗体检测常用于：①筛选供血员；②诊断乙型肝炎及判断预后；③乙型肝炎的流行病学调查；④判定乙型肝炎疫苗的接种效果；⑤卫生行业管理人员的定期健康检查。

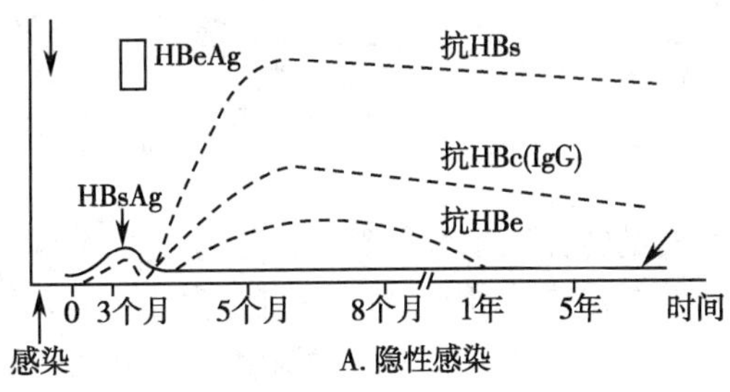

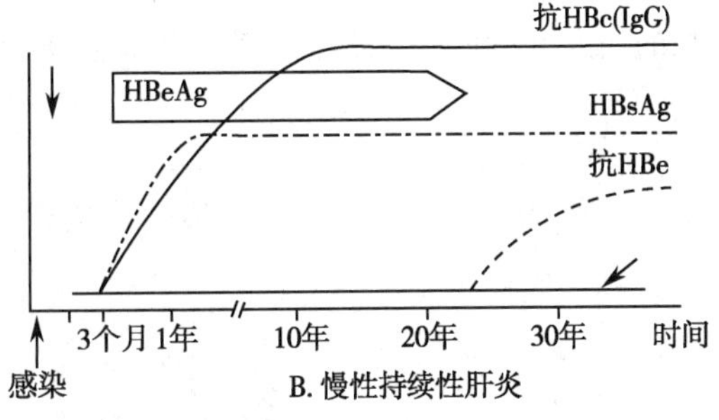

图 20-6　乙型肝炎的临床经过与免疫反应关系示意图

图片：乙型肝炎五项检测临床意义

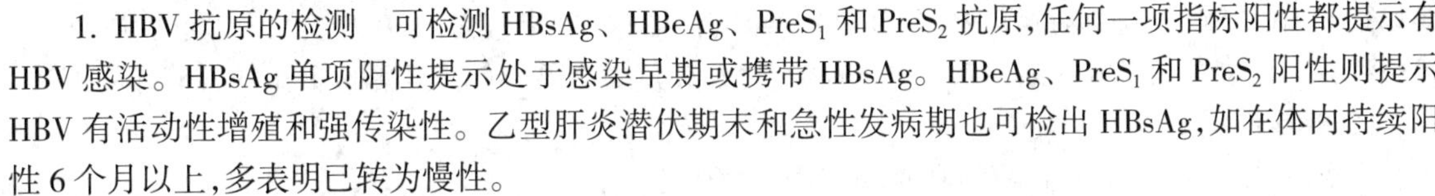

1. HBV 抗原的检测　可检测 HBsAg、HBeAg、$PreS_1$ 和 $PreS_2$ 抗原，任何一项指标阳性都提示有 HBV 感染。HBsAg 单项阳性提示处于感染早期或携带 HBsAg。HBeAg、$PreS_1$ 和 $PreS_2$ 阳性则提示 HBV 有活动性增殖和强传染性。乙型肝炎潜伏期末和急性发病期也可检出 HBsAg，如在体内持续阳性 6 个月以上，多表明已转为慢性。

2. HBV 抗体的检测　HBV 感染后，机体可产生抗 -HBs、抗 -$PreS_1$、抗 -$PreS_2$、抗 -HBc 及抗 -HBe 等多种特异性抗体。感染早期即可从血清中检测出抗 -HBc IgM，是 HBV 感染早期诊断的重要指标，该抗体下降速度与病人病情相关，如 1 年内不降至正常，则提示有转为慢性肝炎的可能；抗 HBc IgG 的产生晚于 IgM，慢性 HBV 感染者，抗 HBc IgG 呈持续阳性。抗 -HBs、抗 -$PreS_1$、抗 -$PreS_2$ 对 HBV 感染有保护作用，这些抗体出现时，相应的病毒抗原检测结果则转阴，预示病情开始好转。抗 -HBe 随着 HBeAg 的消失而出现，标志着病毒的复制减少、传染性降低。以前认为，一旦由 HBeAg（+）转为抗 -HBe（+），即表明病人无传染性。但通过 PCR 检测 HBV DNA 发现，16.3%~30% 的抗 -HBe 阳性者血清 HBV DNA 仍阳性。原因可能是前 C 基因发生突变，而使病毒不能分泌 HBeAg，即所谓变异株。此类病人病毒复制及肝脏炎症仍持续存在，且易加重病情、易演变为肝硬化，干扰素抗病毒治疗效果亦差。

图片：抗-HBe 检出的临床意义

HBV 抗原、抗体的血清学标志与临床关系较为复杂，必须对几项指标同时分析，方能做出正确的诊断，结果分析见表 20-1。

采用实时荧光定量 PCR 可以定量检测病人血清中的 HBV DNA，特异性强、敏感性高。HBV DNA 的定量检测是病毒存在和复制的可靠指标，结合 HBV 血清学检测，广泛用于 HBV 的临床诊断和药物效果评价。

乙型肝炎病毒的一般性预防重点包括：①加强供血员筛选，以提高血液及血液制品的安全性；②严格消毒病人生活物品和医疗器械，杜绝医源性传播；③保证使用一次性注射器和输液器。乙型肝

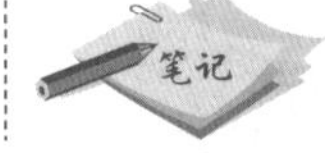

表 20-1 HBV 抗原、抗体检测结果的临床分析

HBsAg	HBeAg	抗 -HBs	抗 -HBe	抗 -HBc	结果分析
+	+	−	−	+	急性或慢性乙型肝炎(传染性强,俗称“大三阳”)
+	−	−	+	+	急性感染趋向恢复(有传染性,俗称“小三阳”)
+	+	−	−	−	急性或慢性乙型肝炎,或无症状携带者(血清传染性强)
+	−	−	−	−	无症状携带者,有传染性
−	−	+	+	+	感染恢复期(传染性弱)
−	−	+	+	−	感染恢复期(传染性弱)
−	-	+	−	−	既往感染或接种过疫苗

2006
图片:关于乙型肝炎治疗的重要概念

炎病毒的特异性预防主要针对高危人群,分为人工主动免疫和人工被动免疫。人工主动免疫最有效的预防方法是接种乙型肝炎疫苗,现在普遍采用的 0、1、6 个月的接种程序,抗 HBs-Ab 的阳转率可达 90% 以上;人工被动免疫为使用乙型肝炎免疫球蛋白(HBIg),主要用于紧急预防。乙型肝炎的治疗主要针对进展期的肝纤维化或肝硬化 HBV 感染者,HBV 复制但谷丙转氨酶(ALT)水平持续正常或轻度增高的病人可不必治疗,但需要充分追踪随访,并每 3~6 个月监测肝癌标志物。

第三节 其他肝炎病毒

一、丙型肝炎病毒

丙型肝炎病毒(hepatitis C virus,HCV)是丙型肝炎的病原体。1989 年美国科学家 Michael Houghton 利用分子生物学方法首先克隆出了丙肝病毒基因序列,1991 年阿部贤治在免疫电镜下直接观察到 HCV 颗粒。根据世界卫生组织 2015 年统计数据,全球约有 7100 万慢性丙型肝炎感染者。2016 年我国丙型肝炎发病人数为 20.7 万,占法定甲乙类传染病第 5 位,应引起医务工作者的高度重视。

【生物学性状】

HCV 病毒体呈球形,直径 40~60nm,基因组为单股正链 RNA,约 9500 个核苷酸,核衣壳外为脂质包膜和刺突(图 20-7)。基于病毒基因组中至少 2 个相对保守区域的序列同源性,将 HCV 分为 6 个主要的基因型,我国以Ⅱ型为主,Ⅲ型为辅。丙型肝炎病毒包膜蛋白的抗原性易发生变异,不断逃避机体的免疫监视功能,使病毒长期存在于体内,这是丙型肝炎易发展为慢性感染的原因之一。HCV 只感染人类和黑猩猩,但在 2014 年我国科学家通过转基因小鼠建立世界首个丙型肝炎病毒持续感染的动物模型。HCV 对脂溶剂(如乙醚、氯仿等)敏感,加热 100℃ 5 分钟、紫外线照射、甲醛处理等可使之灭活。

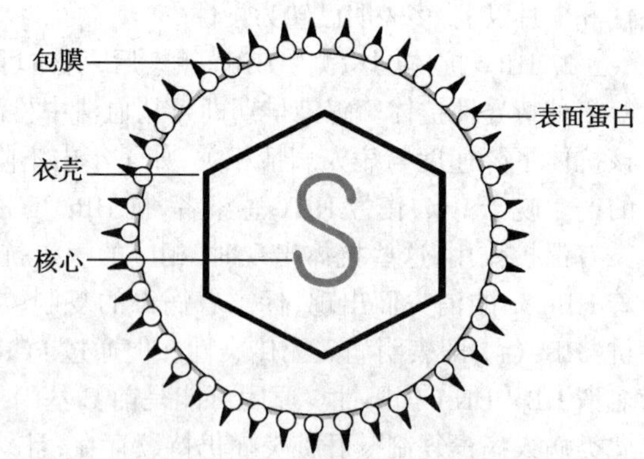

图 20-7 丙型肝炎病毒结构

【致病性与免疫】

HCV 的传染源主要是丙型肝炎病人和无症状 HCV 携带者,主要经输入含 HCV 或 HCV-RNA 的血浆或血液制品而传播,重复使用或者未彻底消毒医疗器械(如注射器等)是重要途径,丙型肝炎病毒也可通过性接触方式和垂直方式传播,但不常见。丙型肝炎不会通过母乳、食品或水源传播,也不会通过与感染者拥抱、接吻以及共用食品或饮料等偶然接触传播。

HCV 的致病机制,临床症状及免疫与 HBV 相似,不同之处主要包括:①多为隐性感染者:有

15%~45% 的感染者不经任何治疗，即可在感染后 6 个月之内自行清除病毒。②易发展为慢性肝炎：55%~85% 的感染者会发生慢性丙型肝炎病毒感染。在这些慢性丙型肝炎病毒感染者中，20 年内出现肝硬化的风险为 15%~30%。我国肝癌病人中约 10% 为体内 HCV 抗体呈阳性。这可能与 HCV 基因易发生变异，能够逃避免疫清除作用有关。③易诱导免疫耐受，对再感染无保护力。

目前诊断 HCV 最常用的方法是使用 ELISA 和放射免疫法等检测血清中抗 -HCV 抗体，可用于快速筛选献血员、辅助诊断丙型肝炎。当抗 -HCV 抗体的检测呈阳性反应时，需对丙型肝炎病毒 RNA 进行检测，以确定是否存在慢性丙型肝炎病毒感染。当得到慢性丙型肝炎感染诊断后，还需确定丙型肝炎病毒的基因类型，以选择治疗方案。

图片：HBV 和 HCV 职业暴露的处理方式

丙型肝炎的一般预防措施与乙型肝炎相同。目前，预防丙型肝炎的重点是加强对献血员的管理。我国抗 -HCV 的检测是献血员筛选的必需步骤，可以减少 HCV 通过血液和血制品的感染和传播。加强医院内易污染器械的消毒及隔离措施，以防止医源性传播。目前尚无丙型肝炎疫苗，但正在开展这方面的研究。

二、丁型肝炎病毒

丁型肝炎病毒（hepatitis D virus，HDV）是在 1977 年意大利学者用免疫荧光法对慢性乙型肝炎病人作组织切片时所发现的一种新病毒抗原，当时命名为 δ 抗原，以后证实其为缺陷病毒，需在 HBV 或其他嗜肝 DNA 病毒的辅助下才能复制，于 1983 年正式命名为丁型肝炎病毒。全球乙肝病毒表面抗原（HBsAg）阳性人群中约有 5% 合并感染丁型肝炎病毒。

【生物学性状】

HDV 呈球形，直径 35~37nm，核心为单股负链 RNA，含约 1700 核苷酸，是已知动物病毒中最小的基因组。HDV 的包膜蛋白来自 HBV 编码的 HBsAg，HDV 的基因组 RNA 与丁型肝炎病毒抗原（HDAg）相结合。HDV 为缺陷病毒，不能独立复制，必须与 HBV 或其他嗜肝 DNA 病毒一起侵入肝细胞才能增殖。

【致病性与免疫】

HDV 感染呈世界性分布，病人是主要传染源，HDV 传播途径与 HBV 基本相同。HDV 感染方式有 2 种类型：①联合感染：即未感染过 HBV 的正常人，同时发生 HBV 和 HDV 的感染；②重叠感染：即在已有 HBV 感染的基础上再感染 HDV。与乙肝病毒单一感染相比，丁型肝炎病毒重叠感染可使肝硬化的发展速度加快近十年，尤其是重叠感染常可导致原有的乙型肝炎病情加重与恶化，病死率高。故在发现重症肝炎时，应注意检查和防范 HBV 和 HDV 的重叠感染。HDV 的致病机制与 HDV 对肝细胞的直接损伤以及机体的病理性免疫反应有关。HDAg 感染 2 周后可刺激机体产生特异性 IgM 和 IgG 抗体，但无保护作用，不能清除病毒。

目前诊断 HDV 感染的常规方法是用 ELISA 或放射免疫法测定感染者血清中抗 HDV 和 HDAg。其中，抗 HDV IgM 升高有助于早期诊断，抗 HDV IgG 升高及 IgM 的持续阳性有助于诊断慢性感染。

预防丁型肝炎的重要措施是切断 HDV 的传播途径。因为 HDV 的传播途径与 HBV 相同，防治乙型肝炎的措施同样适用于丁型肝炎。因 HDV 感染需 HBV 的辅助，故接种 HBV 疫苗也可预防 HDV 的感染。聚乙二醇干扰素 α 是有效抗丁型肝炎病毒的唯一药物。

三、戊型肝炎病毒

戊型肝炎病毒（hepatitis E virus，HEV）是戊型肝炎的病原体。过去曾被称为经消化道传播的非甲非乙型肝炎病毒。1989 年美国雷耶斯（Reyes）成功克隆了戊肝病毒，同年在日本国际非甲非乙型肝炎和经血传播的传染病学术会议上正式将其命名为戊型肝炎病毒。全球每年大约有 2000 万人感染戊肝病毒，流行率最高的地区是东亚和南亚。

【生物学性状】

HEV 为单股正链 RNA 病毒，球形，直径 32~34nm，无包膜，表面的锯齿状缺刻和突起，形似杯状，曾归类于杯状病毒科。HEV 尚不能进行体外细胞中培养。黑猩猩、食蟹猴、恒河猴、非洲绿猴、须狨猴及乳猪等多种动物对 HEV 感染敏感，可用病毒分离。HEV 在碱性溶液和液氮中稳定，镁、锰离子可增

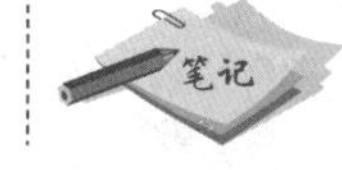

加其完整性和稳定性。对高热和氯仿敏感，煮沸可使其灭活。

【致病性与免疫】

HEV的传染源为病人和隐性感染者，尤其是处于潜伏期末和急性期的病人传染性最强，是戊型肝炎的重要传染源，经粪-口途径传播，主要是通过被污染的水传播。HEV随病人粪便排出后污染食物、餐具、水源引起散发或暴发流行，发病高峰期多在雨季或洪水后。潜伏期为暴露后2~10周，平均为5~6周。病毒经血液进入肝脏，在肝细胞内复制，释放入血液和胆汁中，并经粪便排出体外。HEV通过对肝细胞的直接损伤和免疫病理作用引起肝细胞的炎症或坏死，常见的临床表现有急性戊型肝炎(包括急性黄疸型和无黄疸型)、胆汁淤滞性以及重症肝炎肝炎。多数病人于发病后6周左右开始好转，不发展为慢性。HEV主要侵犯青壮年，儿童感染多表现为亚临床型，但成人感染症状较重，孕妇(尤是怀孕6~9个月，第3孕期)患戊型肝炎病情最为严重，可发生急性肝衰竭、流产或死胎，病死率高达20%~25%。

目前临床上诊断HEV感染常用的方法是用ELISA法检测血清中的抗-HEV IgM或IgG，其中抗-HEV IgM是HEV感染早期诊断的依据，还可以通过逆转录聚合酶链反应(RT-PCR)等检测手段来检测。HEV一般性预防原则与甲型肝炎相同，但无特异性免疫球蛋白和抗病毒药物以供防治。2011年我国开发和批准了全球首个预防戊肝病毒感染的重组亚单位疫苗。

临床常见的甲型、乙型、丙型、丁型、戊型肝炎病毒的主要特点见表20-2。

表20-2 常见肝炎病毒的特点

病毒	核酸类型	致病特点	传播途径
HAV	RNA	主要表现为急性肝炎，一般不转变为慢性肝炎	粪-口途径
HBV	DNA	急性，可转为慢性，与肝纤维化、硬化、肝癌相关	血源途径
HCV	RNA	与乙肝相似，容易发展成为慢性肝炎，是输血后引起肝炎肝硬化的主要病因	血源途径
HDV	RNA	属于缺陷病毒，可与乙肝同时感染，导致乙肝的病情加重或恶化	血源途径
HEV	RNA	与甲肝相似，不发展成为慢性肝炎	粪-口途径

四、肝炎相关病毒

图片：新近发现的肝炎相关病毒

目前除公认的甲、乙、丙、丁、戊型肝炎外，仍然有相当比例的急慢性输血后肝炎、散发性、急性重型肝炎病因不明，统称为非甲~戊型肝炎，病原包括庚型肝炎病毒、己型肝炎病毒、TT型肝炎病毒。

（满永宏）

思考题

1. 病人，女性，工人，35岁，主诉：恶心、呕吐、右上腹胀痛、尿黄3天。无性乱史及静脉用毒品史，3个月前因外伤曾接受输血1次。查体：体温38℃，皮肤、眼球巩膜黄染，肝肿大肋下3.8cm。讨论：该病人可能患什么疾病？由哪种病原体引起？如何进一步确诊？特异性预防原则是什么？

2. 比较肝炎病毒的传播方式及预防原则。

3. 何谓乙肝检测的“两对半”、“大三阳”和“小三阳”？并简述其临床意义。

扫一扫，测一测

思路解析

第二十一章 其他病毒及朊粒

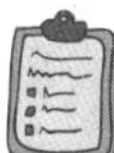

知识要点

HIV 病毒主要引起 AIDS，传播途径为血液、密切接触、垂直传播；乙型脑炎病毒通过蚊虫传播，猪是中间宿主，多为隐性感染，极少数引起脑膜炎；森林脑炎由蜱虫传播，此病毒引起的森林脑炎是一种发生于中枢神经系统的急性传染病，属于自然疫源性疾病；汉坦病毒主要由鼠传播，引起以发热、出血和严重的肾功能衰竭等为主要症状的急性病毒性感染，又名为肾综合征出血热；登革病毒主要通过蚊虫传播，引起登革热以及发病率和死亡率很高的登革出血热和登革休克综合征；新疆出血热主要经蜱传播，临床表现主要为发热、出血，但无肾脏损害；疱疹病毒是一群 DNA 病毒，多为潜伏感染，先天性感染多见；狂犬病病毒主要通过犬类动物传播，引起神经病变。朊粒由蛋白质组成，主要引起神经系统退行性病变。

学习目标

掌握不同病毒的传播途径及病变特征、防治措施；熟悉不同病毒的致病机制；了解不同病毒的生物学性状。

通过学习能够正确运用各类病毒的生物学特征、致病机制及临床特点的相关知识，具有预防、处置和护理相关疾病的能力。

第一节 人类免疫缺陷病毒

人类免疫缺陷病毒（human immunodeficiency virus，HIV）是获得性免疫缺陷综合征（acquired immunodeficiency syndrome，AIDS）即艾滋病的病原体。HIV 有 HIV-1 和 HIV-2 两个血清型，全球艾滋病大多由 HIV-1 所致，HIV-2 只见于非洲西部。

【生物学性状】

1. 形态与结构 HIV 为球形包膜病毒，直径 100~120nm。电镜下病毒核衣壳呈圆锥状，核心含两单正链 RNA 和逆转录酶、整合酶、蛋白酶等，核心外为核衣壳蛋白 P7 和具有高度特异性的衣壳蛋白 P24；外层为脂蛋白包膜，嵌有特异性糖蛋白刺突 gp120 和 gp41。gp120 是 HIV 与宿主细胞表面 CD4 分子结合的部位；gp41 为跨膜蛋白，介导病毒包膜与宿主细胞膜的融合。HIV 的基因组由两条相同的单正链 RNA（长约 9.2kb）组成。每条 RNA 链含有 gag、pol、env 3 个结构基因和 tat、rev 等 6 个调节基因（调控病毒增殖）。结构基因中，gag 编码 p24 衣壳蛋白、p17 内膜蛋白、P7 核衣壳蛋白等结构蛋白，pol 编码

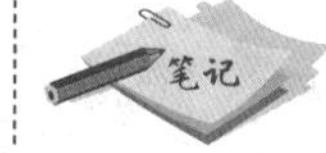

逆转录酶、整合酶、蛋白酶、RNA 酶 H，env 编码 gp120 和 gp41 两种包膜糖蛋白并构成病毒包膜表面的刺突。6 个调节基因的编码产物调控着 HIV 的基因表达，在 HIV 致病中起着重要作用。HIV 具有高度的变异性，尤以 env 基因的变异率最高，故由其编码的包膜糖蛋白 gp120 抗原变异性较大，这与病毒逃避机体免疫系统攻击进而在体内持续存在有关，这也给疫苗研制带来了巨大困难。

2. 病毒的复制　病毒复制的第一步是吸附，需要与靶细胞表面的特异受体结合。HIV 选择性侵犯表达 CD4 分子的细胞，进而完成病毒的复制增殖。表达 CD4 分子的细胞主要是 $CD4^+T$ 细胞，在单核 / 巨噬细胞等细胞上也有表达。当 HIV 与靶细胞接触时，病毒的包膜糖蛋白 gp120 与靶细胞表面 CD4 分子结合，在辅助受体的帮助和 gp41 的参与下病毒包膜与细胞膜发生融合，核衣壳穿入细胞内，随后脱去衣壳释放其基因组 RNA，再以病毒 RNA 为模板，在逆转录酶的作用下逆转录生成负链 DNA，再以负链 DNA 为模板合成互补的正链 DNA，形成双链 DNA。在整合酶的作用下，双链 DNA 整合到宿主细胞染色体中形成前病毒。某些条件下前病毒 DNA 被激活，转录形成病毒 mRNA 和子代病毒 RNA，mRNA 进一步翻译合成病毒的结构蛋白和非结构蛋白，最后病毒蛋白包裹子代 RNA 组装成核衣壳，从宿主细胞膜获得包膜，并以出芽方式释放到细胞外。

3. 抵抗力　HIV 对理化因素的抵抗力较弱，高压蒸汽灭菌法或 56℃ 30 分钟可被灭活。70% 乙醇、0.5%H_2O_2 或 0.1% 漂白粉等均可灭活 HIV。冻干血制品加热 68℃ 72 小时可彻底灭活病毒。

【致病性与免疫】

1. 传染源和传播途径　艾滋病的传染源是 HIV 无症状携带者和艾滋病病人。HIV 主要存在于感染者的血液、精液、阴道分泌物、乳汁及脑脊液等体液中。主要传播途径有：①性传播：性接触传播是目前 HIV 的主要传播方式；②血液传播：输血、血制品或器官移植、共用 HIV 污染的注射器和针头及其他医疗器械或理发美容工具等，静脉吸毒者为高危人群；③母婴传播：指经胎盘、产道或母乳喂养方式传播，其中经胎盘传播最为多见。

2. 致病机制及临床表现　HIV 能选择性地侵犯表达 CD4 分子的细胞，主要指 $CD4^+T$ 细胞和单核 / 巨噬细胞，使 $CD4^+T$ 细胞数量减少和功能障碍，引发免疫功能进行性衰退。HIV 感染整个过程可分为 4 期：

(1) 急性感染期：HIV 感染后在体内大量复制增殖，引起病毒血症。病人出现发热、咽炎、乏力、淋巴结肿大、皮疹等症状，一般 2~3 周后症状自然消失，转入无症状感染期。在急性感染期可以从感染者血中检测到 HIV 抗原 P24。

(2) 潜伏期：一般长达 6 个月 ~10 年甚至更长。机体多无临床症状或症状轻微，有无痛性淋巴结肿大。此期内感染者血中可检出 HIV 抗体。

(3) AIDS 相关症状期：随着受染细胞数量的增多，$CD4^+T$ 细胞数量不断减少，免疫损伤进行性加重。病人出现持续性低热、盗汗、全身不适、体重下降、腹泻、持续性全身淋巴结肿大等症状和体征。

(4) 典型 AIDS 期：由于感染者免疫功能严重缺陷，出现多种机会性感染和恶性肿瘤等。常见的机会感染病原微生物有白假丝酵母菌、卡氏肺孢子菌、结核分枝杆菌、巨细胞病毒、EB 病毒等。AIDS 相关的恶性肿瘤主要包括 Kaposi 肉瘤、非霍奇金淋巴瘤等。病人 5 年内死亡率达 90%，未经治疗的病人多于临床症状出现后 2 年内死亡。

HIV 感染后诱导机体产生体液免疫和细胞免疫，包括出现中和抗体抗 gp120、发挥 ADCC 效应的 NK 细胞及 CTL 细胞等，但均不能完全清除病毒，致使 HIV 在体内持续复制，形成长期的慢性感染状态。

【微生物学检查及防治原则】

1. 微生物学检查　HIV 感染的实验室检查包括 HIV 抗体检测、抗原检测、核酸检测或病毒的分离培养。

(1) 抗体检测：抗体检测是目前最常用的方法，其检测主要是通过 ELISA 法进行初筛，敏感性高，但由于 HIV 的全病毒抗原与其他逆转录病毒有交叉反应，故有一定的假阳性，所以抗体阳性者需进一步用免疫印迹试验进行确认。免疫印迹试验可以检测到抗 p24 抗体、抗 gp120 抗体和抗 gp41 抗体等多种抗体。

(2) 抗原检测：一般指 P24 抗原的检测。在感染早期可检测 P24 抗原。

(3) 核酸检测：目前常用定量 RT-PCR 方法测定血浆中 HIV RNA 的拷贝数（病毒载量），此方法具有灵敏、快速、高效和特异等优点，多用于监测病情进展及评价治疗效果，也可用于早期诊断、新生儿

诊断等。

(4) CD4$^+$T 细胞计数:HIV 主要侵犯破坏 CD4$^+$T 细胞,致使感染者免疫功能发生严重缺陷。CD4$^+$T 细胞计数可用于 HIV 感染临床分期、疾病进展监测、机会性感染的风险评估、抗病毒治疗适应证选择及疗效评价等。临床常用流式细胞仪测定 CD4$^+$T 细胞的数量及其占淋巴细胞的百分率。

2. 防治原则　AIDS 是世界范围内严重危害人类健康的重大疾病,目前尚无有效疫苗和特效疗法,故重在采取切断其传播途径等一般性的预防措施进行预防。根据我国流行现状可以采取以下措施:①广泛深入开展艾滋病防治的宣传教育,普及艾滋病预防知识,营造关爱艾滋病病毒感染者及艾滋病病人和支持艾滋病防治的社会环境;②洁身自好,提倡安全性生活;③宣传无偿献血知识,加强采供血机构和血液的管理,确保输血和血液制品安全;④注意个人卫生,不共用注射器、剃须刀、牙刷等;⑤艾滋病病人或感染者避免妊娠,出生婴儿应避免母乳喂养;⑥健全艾滋病检测监测体系,完善艾滋病检测监测网络;⑦提高艾滋病医疗服务质量,开展对艾滋病病人、感染者及其家庭的关怀救助。

HIV 的抗病毒治疗药物主要有 4 类:①逆转录酶抑制剂:包括核苷类逆转录酶抑制剂和非核苷类逆转录酶抑制剂;②蛋白酶抑制剂;③病毒入胞抑制剂;④整合酶抑制剂。目前主要采用多种抗 HIV 药物的联合方案,通常选用两种核苷类逆转录酶抑制剂和一种非核苷类逆转录酶抑制剂或蛋白酶抑制剂组合成三联疗法,抑制病毒的复制增殖,在一定程度上可延长病人寿命,但不能根治 AIDS。

第二节　虫媒病毒和出血热病毒

一、虫媒病毒

(一) 乙型脑炎病毒

乙型脑炎病毒(epidemic type B encephalitis virus)属黄病毒科、黄病毒属,1935 年由日本学者首先从脑炎病人的脑组织中分离获得,曾命名为日本乙型脑炎病毒,在我国称为流行性乙型脑炎病毒。

病毒颗粒呈球形,外被脂蛋白包膜,核酸为 RNA。抵抗力弱。对热敏感,56℃ 30 分钟或 100℃ 2 分钟可灭活;但在低温中能较长时间保存,-20℃可以存活数月,在 -70℃可以保存数年。对乙醚、丙酮等脂溶剂较敏感。病毒可以在短时间内被消毒剂(如 3%~5% 苯酚液等)灭活。

流行性乙型脑炎病毒在自然界中主要存在于蚊虫及家畜体内,通过蚊虫等昆虫传播。病毒感染有明显的季节性,多发生于夏季,蚊虫叮咬猪、牛、羊等牲畜后,病毒可在蚊虫和动物间不断循环传播,猪是主要的中间宿主。当带病毒的蚊虫叮咬人时,则引起人感染致病,感染人类后主要引起流行性乙型脑炎。临床表现多样,儿童为易感人群。蚊虫是流行性乙型脑炎病毒的长期储存宿主。在广东、福建等地,蠛蠓也可能是传播媒介。家畜被病毒感染后一般仅出现短暂的(4 天左右)的病毒血症,而多无明显的临床症状,有时可发生脑炎、流产或死胎等临床病变。人被感染后病情多数不会继续发展,表现为顿挫感染。极少数免疫力低下的病人,病毒可突破血脑屏障引起脑实质和脑膜炎症,出现高热、剧烈头痛、呕吐、惊厥和抽搐等症状,部分病人可留有痴呆、失语、瘫痪等不同程度的后遗症。

感染后免疫力持久,主要以体液免疫为主,完整的血脑屏障和细胞免疫也起重要作用。防蚊、灭蚊和易感人群的预防接种、动物接种是预防本病的关键。

(二) 森林脑炎病毒

森林脑炎病毒(forest encephalitis)又称俄罗斯春夏脑炎病毒(Russian spring-summer encephalitis virus)或蜱传脑炎病毒(tick-borne encephalitis virus)。森林脑炎病毒呈球形,直径为 30~40nm,衣壳二十面体对称,外有包膜,核酸为单正链 RNA。该病毒嗜神经性较强,引起的森林脑炎是一种中枢神经系统的急性传染病,属于自然疫源性疾病。

森林脑炎由蜱传播,主要发生在春夏季(5~7 月)。感染者以林区人群、野外工作者等为主,在我国东北和西北的一些林区有森林脑炎的流行。蜱在春夏季大量繁殖,当易感人群进入林区,可被蜱叮咬而感染。此外,山羊被带病毒蜱叮咬之后,在 2~10 天内可以排病毒于羊奶中,饮用此新鲜羊奶,也可能受到感染。人被病毒感染后,潜伏期为 10~14 天,起病急,突然出现高热、头痛、恶心和呕吐,继之出

现昏睡、外周型弛缓性麻痹等症状。

病后可获得牢固、持久的免疫力。森林脑炎的预防应以灭蜱及防蜱叮咬为重点，尤其是林区工作者应当采取防护措施。可进行疫苗接种，对病人早期注射高效价的免疫血清可缓解症状。

(三) 登革病毒

登革病毒(dengue virus)主要通过蚊虫等昆虫媒介传播，引起登革热以及发病率和死亡率很高的登革出血热(dengue hemorrhagic fever，DHF)和登革休克综合征(dengue shock syndrome，DSS)。登革病毒多引起无症状的隐性感染。病人的主要临床表现有登革热、登革出血热以及登革热 - 休克综合征。登革热以全身毛细血管内皮细胞的广泛性肿胀、皮肤轻微出血的病理变化为主，主要表现为发热，肌肉痛和骨、关节酸痛，伴有皮疹或轻微的皮肤出血点，血小板轻度减少。登革出血热的病情较重，伴有明显的皮肤和黏膜的出血症状、血小板减少等，登革热 - 休克综合征除上述症状外，主要表现为循环衰竭、血压降低和休克等。

登革病毒广泛流行于热带和亚热带地区，分布广、发病多，发病后对病人的危害性较大。

病毒颗粒呈球形，病毒核心是由病毒的单股、正链 RNA(+ssRNA)和病毒衣壳蛋白 C 共同组成的20面体核衣壳结构。病毒 RNA 具感染性。病毒对热敏感，56℃ 30分钟可以灭活。氯仿、丙酮等脂溶剂、脂酶或去氧胆酸钠可以通过破坏病毒包膜而灭活登革病毒。乙醇、1% 碘酒、2%~3% 过氧化氢等消毒剂可以灭活登革病毒。登革病毒对胃酸、胆汁和蛋白酶均敏感，对紫外线、γ 射线敏感。

登革病毒感染后产生的同型病毒特异性抗体可以保持终身免疫，但同时获得的对其他血清型的免疫能力(异型免疫)仅持续 6~9 个月。目前尚无安全、有效的登革病毒疫苗。

二、出血热病毒

病毒性出血热(viral hemorrhagic fever)主要是指某些由节肢动物或啮齿类动物等传播的具有出血和发热等症状的病毒感染性疾病，属于自然疫源性疾病。引起病毒性出血热的病原体统称为出血热病毒(hemorrhagic fever virus)，包括不同病毒科、属的病毒。目前，在我国已发现的出血热病毒主要有汉坦病毒和新疆出血热病毒。近年在非洲流行的出血热主要由埃博拉病毒或马堡病毒引起，由于发病迅速、病情严重和死亡率极高而受到世界各国的关注。

(一) 汉坦病毒

根据病毒形态学和核酸序列分析的特点，汉坦病毒(hantavirus)在分类上归属于布尼雅病毒科(Bunyaviridae)的汉坦病毒属。由于该毒株是在韩国汉坦河附近的肾综合征出血热疫区分离到的，被命名为汉坦病毒。

汉坦病毒主要引起以发热、出血和严重的肾功能衰竭等为主要症状的急性病毒性感染，1982 年由 WHO 命名为肾综合征出血热(hemorrhagic fever with renal syndrome，HFRS)。汉坦病毒对热(60℃ 60分钟)、酸(pH<3)等敏感，对各种脂溶剂亦敏感。

在我国汉坦病毒的传染源主要是鼠类。病毒在鼠体内增殖后，可以随唾液、尿、呼吸道分泌物及粪便等长期、大量地排毒和污染周围环境，经呼吸道、消化道或直接接触等途径传播给人。实验证明，病毒感染的大鼠或小鼠等实验动物也可以传播病毒，引起汉坦病毒的实验室感染。

人被汉坦病毒感染后，经 1~3 周潜伏期，出现发热、出血及肾脏损害为主的临床症状。HFRS 的典型临床经过分为 5 期，即发热期、低血压(休克)期、少尿期、多尿期及恢复期。病死率的高低除了与病毒类型的不同、病情的轻重等有关外，还与治疗时间的早晚、治疗措施是否得当等也有很大关系。HFRS 的病理改变以肾脏最为突出，主要表现为肾小球血管的充血和出血、上皮细胞变性和坏死、肾间质水肿出血等。

HFRS 病后可获持久免疫力，再次感染发病者极少。积极采取有效措施防鼠、灭鼠，并注意处理鼠的排泄物，加强实验动物的管理，改善家庭和个人的居住生活环境；注意个人防护，特别是野外工作人员和动物实验工作者的防护，避免与啮齿类动物密切接触，并防止经呼吸道或消化道摄入啮齿类动物的排泄物、污染物等。目前已有相应的疫苗进行接种预防。

(二) 新疆出血热病毒

新疆出血热病毒(Xinjiang hemorrhagic fever virus，XHFV)在分类上归属于布尼雅病毒科的内罗病毒属(nairovirus)，因于 1966 年首次从我国新疆塔里木盆地出血热病人血液、尸体脏器及硬蜱中分离成

功而得名。该病毒所致疾病称为新疆出血热(Xinjiang hemorrhagic fever，XHF)，主要经蜱传播，临床表现主要为发热、出血。

新疆出血热是一种主要发生于荒漠、牧场的自然疫源性疾病，有严格的地区性和明显的季节性。野生动物(啮齿类动物)和家畜(羊、牛、马、骆驼、狐狸和塔里木兔等)是自然宿主和传染源。蜱也是病毒的长期储存宿主。由于蜱在每年的4~6月间大量增殖，故此时也是人群发病的高峰。

新疆出血热病后可获得持久免疫力。病毒灭活疫苗具有一定的预防效果。

(三) 埃博拉病毒

非洲出血热(Africa hemorrhagic fever)主要包括埃博拉热(Ebola fever)和马堡热(Marburg fever)，分别由埃博拉病毒(Ebola virus)和马堡病毒(Marburg virus)感染所致。非洲出血热的主要临床特点是高热、皮肤瘀血、紫癜、鼻出血、消化道和泌尿生殖道出血、血小板减少以及明显的全身中毒症状，常导致休克和死亡。非洲出血热病毒的储存宿主是啮齿类动物，经密切接触可以传播给人。人与人主要是通过密切接触及体液(尿或粪便)等的污染而传播。埃博拉病毒感染的引起埃博拉热因首先在非洲中部的埃博拉河流域引起大流行而命名。

埃博拉病毒感染者是主要的传染源，在暴发流行期间可以通过与病人接触后被病人的体液感染而发病。病毒可以通过血流感染全身的组织细胞，特别是肝脏细胞，在细胞内增殖后释放入血，引起相应的症状。埃博拉热的临床特点是经过3~7天的潜伏期后，突然发病，早期出现流感样非特异症状(如发热、肌肉疼痛等)，发病后5~7天出现严重的出血，伴有剧烈腹泻、呕吐和皮肤瘀斑，进而迅速衰竭，于发病后7~16天出现死亡，死亡率高达50%~80%。病人死亡的主要原因是严重的皮肤和内脏出血以及失血性休克等，与病毒感染后血小板功能异常和血管损伤有关。

目前尚无特异性防治措施。主要采取维持水及电解质平衡、积极控制出血和休克等支持疗法进行治疗。加强对感染者的隔离以及对实验室和医护人员的防护，避免接触感染者的血液、分泌物等以减少被感染的机会。高效价埃博拉病毒抗体可以在一定程度上防止病毒感染，在感染埃博拉病毒后48小时内使用有较高的保护作用，可用于发生意外感染人员的紧急处理。

第三节　单纯疱疹病毒

疱疹病毒(herpes viruses)是一群中等大小的有包膜的双股DNA病毒，其中与人感染有关的人疱疹病毒已发现8种(表21-1)。

表21-1　人类疱疹病毒的种类及其所致主要疾病

正式命名	常用名	所致疾病
人类疱疹病毒1型	单纯疱疹病毒1型	齿龈炎、咽炎、唇疱疹、角膜结膜炎、疱疹性脑炎、脑膜炎
人类疱疹病毒2型	单纯疱疹病毒2型	生殖器疱疹、新生儿疱疹
人类疱疹病毒3型	水痘-带状疱疹病毒	水痘、带状疱疹
人类疱疹病毒4型	EB病毒	传染性单核细胞增多症、Burkitt淋巴瘤、鼻咽癌
人类疱疹病毒5型	巨细胞病毒	巨细胞包涵体病、先天性畸形、输血后传染性单核细胞增多症、肝炎、间质性肺炎
人类疱疹病毒6型	人类疱疹病毒6型	婴儿急疹、幼儿急性发热病
人类疱疹病毒8型	人类疱疹病毒8型	Kaposi肉瘤

【生物学性状】

疱疹病毒共同的特征是：病毒体呈球形，核心为双链线性DNA，衣壳呈20面体立体对称，有包膜，包膜表面有刺突。除EB病毒外，均能在人二倍体细胞内增殖，引起细胞病变，核内形成嗜酸性包涵体，病毒可以使受染细胞融合，形成多核巨细胞。病毒感染后，引起多种类型感染：①增殖感染：病毒大量增殖，并破坏宿主细胞；②潜伏感染：病毒或病毒基因潜伏于宿主细胞，不增殖，一旦被激活，可转为增

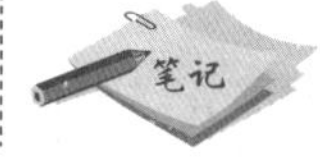

动画：疱疹病毒侵入细胞繁殖的过程

殖感染；③整合感染：病毒基因组一部分整合至宿主细胞的DNA中，导致细胞转化；④先天性感染：病毒经胎盘感染胎儿，可引起先天畸形。病毒感染后产生的免疫具有清除病毒、阻止病毒经血流播散和限制病程的作用，对再感染具有抵抗力，但不能消灭潜伏感染的病毒和阻止复发。

单纯疱疹病毒（herpes simplex virus，HSV）有两个血清型，即HSV-1型和HSV-2型。HSV-1型常引起口唇和角膜疱疹，HSV-2型主要引起生殖器疱疹，多数通过直接接触病灶而传播。

【致病性】

单纯疱疹病毒是人类最常见的病原体，人是其唯一的自然宿主。此病毒存在于病人、恢复者或者健康携带者的水疱液、唾液及粪便中，传播方式主要是直接接触传染，亦可通过被唾液污染的餐具而间接传染。病毒经呼吸道、口腔、生殖器黏膜以及破损皮肤进入体内，潜伏于人体正常黏膜、血液、唾液及感觉神经节细胞内。当机体抵抗力下降时，体内潜伏的HSV被激活而发病。HSV-1型主要侵犯躯体腰以上部位，可引起口腔、唇、眼、脑及腰以上部位感染，多为隐性感染，一般不表现出症状；HSV-2型多侵犯躯体腰以下部位，主要是生殖器，是引起性病的主要病原体之一。病变部位会产生米粒般大小的水疱，发生单一或群集小水疱，主要侵犯皮肤及黏膜。

HSV可通过胎盘感染，引起胎儿流产、畸形、智力低下等。若孕妇感染，分娩后可给新生儿注射丙种球蛋白作紧急预防。

第四节　水痘-带状疱疹病毒

【生物学性状】

水痘-带状疱疹病毒（varicella-zoster virus，VZV）的特点是同一种病毒可引起两种不同的病症。在儿童时期初次感染引起水痘，之后病毒潜伏于体内。成年后潜伏体内的病毒受到某些刺激后复发，引起起带状疱疹。本病毒基本性状与HSV相似。只有一个血清型，一般动物和鸡胚对VZV不敏感，在人或猴成纤维细胞中增殖，可形成多核巨细胞，受感染细胞核内可见嗜酸性包涵体。

【致病性】

人是水痘-带状疱疹病毒的唯一自然宿主。水痘病人是主要传染源，经呼吸道、口、咽、结膜、皮肤等处侵入人体。病毒先在局部淋巴结增殖，进入血液散布到其他脏器继续大量增殖。经2~3周潜伏期后，全身皮肤广泛发生丘疹、水疱疹和脓疱疹。皮疹分布主要是向心性，以躯干较多。皮疹内含大量病毒，感染细胞内生成嗜酸性核内包涵体和多核巨细胞。水痘消失后不遗留瘢痕，病情一般较轻，但偶有并发间质性肺炎和感染后脑炎。细胞免疫缺陷病、白血病、肾脏病病人或使用皮质激素、抗代谢药物的儿童病情较严重。

带状疱疹是潜伏在体内的VZV复发感染。由于儿童时期患过水痘愈合，病毒潜伏在脊髓后根神经节或脑神经节中，当机体受到某些刺激如发热、受冷、机械压迫、使用免疫抑制剂、X线照射、白血病及肿瘤等细胞免疫功能损害或低下时，导致潜伏病毒激活，病毒沿感觉神经下行，到达该神经所支配的皮肤细胞内增殖，在皮肤上沿着感觉神经的通路发生串联性水疱疹，形似带状，故名。多发生于腰腹部和面部，局部疼痛剧烈。

水痘感染后机体产生特异性体液免疫和细胞免疫，终身不再感染，但对长期潜伏于神经节中病毒不能清除，故不能阻止病毒激活而发生带状疱疹。

水痘-带状疱疹病毒疫苗预防水痘感染和传播有良好效果。应用含特异抗体的人免疫球蛋白，也有预防效果。

第五节　狂犬病病毒

【生物学性状】

狂犬病病毒（rabies virus，RV）外形呈子弹状，大小约75nm×180nm（图21-1）。核酸是单股负链

RNA。狂犬病病毒只有一种血清型，毒力可发生变异。从自然感染动物体内分离的病毒株称为野毒株或街毒株，致病力强，自脑外接种易侵入脑组织及唾液腺。将野毒株在家兔脑内传代50代后，家兔致病潜伏期逐渐缩短，由2~4周缩短至4~6日，再继续传代则不再缩短，称为固定毒株。固定毒株对人及动物致病力较弱，脑外接种不侵入脑内增殖，不引发狂犬病，使用固定毒株制成减毒活疫苗，可以预防狂犬病。

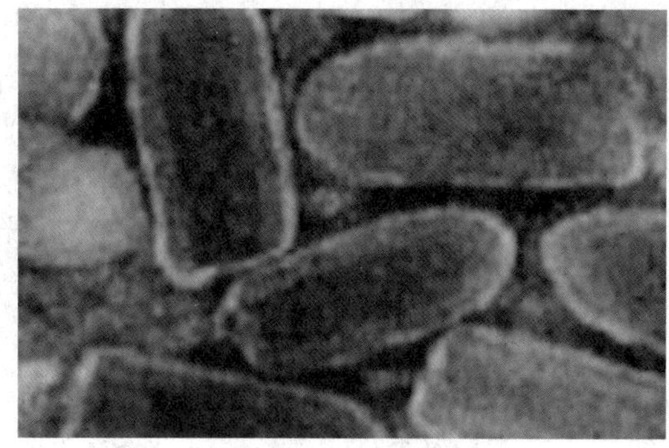

图21-1　狂犬病病毒
电镜照片×200 000

狂犬病病毒对热、日光、紫外线、干燥抵抗力较弱，加热50℃ 1小时、60℃ 5分钟即被灭活，也易被强酸、强碱、碘、甲醛、乙酸、肥皂水及离子型和非离子型去污剂灭活。于4℃可保存1周，室温下可保持活性1~2周。

【致病性】

狂犬病是人兽共患性疾病，主要在家畜和野生动物中传播。人类狂犬病主要是被患病动物咬伤所致，也可能通过与病畜密切接触经破损皮肤、黏膜而感染。人被咬伤后，病毒通过伤口进入体内，先在肌纤维细胞中增殖，沿着传入感觉神经纤维上行至脊髓后角，然后散布至脊髓和脑各部位增殖发生损害。在发病前数日，病毒从脑内和脊髓沿传出神经进入唾液腺内增殖，不断随唾液排出。潜伏期常为1~2个月，短者5~10天，长者1年至数年。潜伏期的长短取决于咬伤部位与头部距离的远近、伤口的深浅和大小、有无衣服阻挡以及侵入病毒的数量。人发病时，主要表现为发热、头痛。侵入部位有刺痛或出现虫爬蚁走的异常感觉，早期症状为脉速、出汗、流涎、瞳孔放大，吞咽时咽喉肌发生痉挛，水或其他轻微刺激可引起发作，故又名"恐水病"。继而出现神经兴奋性增强，疾病发展最后转入麻痹、昏迷、呼吸及循环衰竭而死亡，病程5~7天，死亡率几乎100%。

狂犬病病毒进入机体后刺激免疫系统产生抗体，该抗体对人体具有一定保护作用，可中和游离狂犬病病毒、阻断病毒进入神经细胞内。

人被动物咬伤后，可以检查可疑动物是否患有狂犬病。首先将咬伤人的可疑动物捕获，观察10~14天，若不发病，则可认为该动物未患狂犬病或咬人时唾液中不含狂犬病病毒，被咬伤的人不需预防注射疫苗。如观察期动物发病，杀死动物取脑组织进行切片或涂片，采用免疫荧光抗体法检查病毒抗原，同时做组织切片检查细胞内的包涵体，也称内基小体（图21-2）。

预防家畜及野生动物的狂犬病是防止人狂犬病的根本措施。人被疑似狂犬病动物咬伤时，伤口局部要及时、彻底处理，立即用20%肥皂水、0.1%新洁尔灭或清水反复冲洗伤口，再用碘酒及70%乙醇涂擦。用高效价抗狂犬病病毒血清在伤口周围与底部浸润注射及肌内注射，同时立即肌内注射狂犬病病毒疫苗1次，于第一次注射后第3、7、14、28天再行注射，共5次，可防止发病。

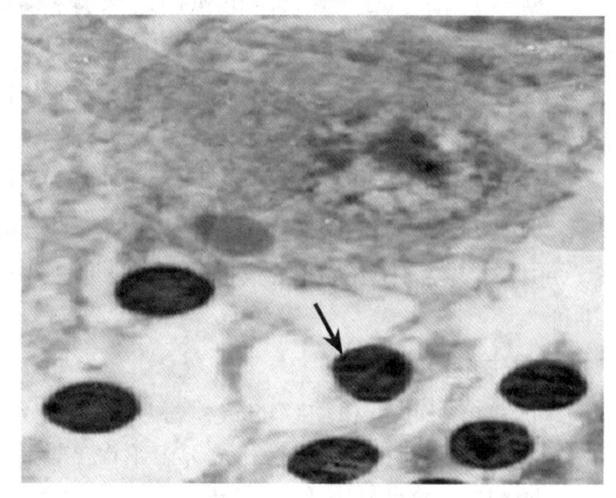

图21-2　内基小体
×1000HE染色

第六节　人乳头瘤病毒

【生物学性状】

人乳头瘤病毒（human papilloma virus，HPV）属乳多空病毒科，是球形DNA病毒，能引起人体皮肤

黏膜的鳞状上皮增殖，表现为寻常疣、生殖器疣（尖锐湿疣）等症状。HPV 根据感染部位不同，可分为嗜皮肤性和嗜黏膜性两大类，两类之间有一定交叉。

不同的型别引起不同的临床表现，根据侵犯的组织部位不同可分为：①皮肤低危型，与寻常疣、扁平疣、跖疣等相关；②皮肤高危型，与疣状表皮发育不良有关，其他还与可能 HPV 感染有关的恶性肿瘤包括外阴癌、阴茎癌、肛门癌、前列腺癌、膀胱癌等；③黏膜低危型，感染生殖器、肛门、口咽部、食管黏膜；④黏膜高危型，引起宫颈癌、直肠癌、口腔癌、扁桃体癌等。

【致病性】

皮肤受紫外线或 X 射线等照射造成的很小损伤，以及其他理化因素造成的皮肤、黏膜损伤，均可为 HPV 感染创造条件。主要通过直接接触感染者的病变部位或间接接触被病毒污染的物品传播。HPV 引起的生殖道感染是性传播疾病（sexually transmitted disease，STD）之一，可以引起垂直传播。HPV 由于型别及感染部位不同，所致疾病不尽相同，包括皮肤疣、生殖道湿疣和喉部乳头瘤等。

乳头瘤病毒目前已分离出 100 多种，不同的型别引起不同的临床表现。皮肤表面的疣大多属于自限性和一过性损害，而且病毒仅停留于局部皮肤和黏膜中，不产生病毒血症。可引起手和足部角化上皮细胞感染，即寻常疣，多见于少年和青春期；肉类加工从业者的手部皮肤感染，称为肉贩疣；扁平疣常多发于青少年颜面及手背、前臂等处；尖锐湿疣主要感染泌尿生殖道，也称为生殖器疣，该病是性传播疾病。高危型乳头瘤病毒可引起宫颈、外阴及阴茎等生殖道上皮内瘤样变，长期可发展为恶性肿瘤，宫颈癌最为常见。

目前有效的预防措施是根据 HPV 传染方式切断传播途径。小的皮肤疣有自行消退的可能，一般无需处理。尖锐湿疣病损范围大，可施行手术，但常规外科切除有较高复发率。一些物理疗法如电烙术、激光治疗、液氮冷冻疗法有较好的治疗效果。可用干扰素治疗生殖器 HPV 感染，同时结合一些相应的辅助疗法。在感染病灶出现 1~2 个月内，血清内出现抗体，阳性率为 50%~90%，病灶消退后，抗体尚维持数月到数年，但多数无保护作用。目前已有疫苗预防 HPV 引起的子宫颈癌。

第七节　朊　　粒

朊粒（prion）是一类特殊的蛋白感染颗粒，即朊蛋白（prion protein，PrP），不含核酸。可引起传染性海绵状脑病（TSE），是一种人和动物的慢性、进行性、退化性和致死性的中枢神经系统疾病。美国学者 Prusiner 于 1982 年首先提出朊粒一词，并对 PrP 进行了大量的深入细致的研究，并于 1997 年获得诺贝尔奖。

【生物学性状】

朊粒对甲醛、蛋白酶、电离辐射和紫外线等的抵抗力强，对酚类、乙醚和漂白剂等敏感。朊粒耐强碱（手术器械需用 2mol/L 的氢氧化钠浸泡 2 小时）、耐高温，高压灭菌需 134℃ 2 小时才能使其失去传染性。

【致病性】

朊粒可引起人和动物的致死性中枢神经系统慢性退行性疾病。该疾病的共同特点是：①潜伏期长，可达数月至数年甚至数十年；②死亡率高，一旦发病，多呈慢性、进行性发展，以死亡告终；③病理特征明显，病理学特征是大脑皮质神经元空泡变性、死亡、缺失，而星形胶质细胞高度增生，故大脑皮质疏松呈海绵状；有淀粉样斑块形成，脑组织中无炎症反应，无淋巴细胞和炎症细胞浸润；④无抗原性，不能诱导产生特异性免疫应答；⑤临床症状特殊，病人以痴呆、共济失调、震颤等神经系统症状为主要临床表现。

现已知人和动物的朊粒病主要有库鲁病、羊瘙痒病、克雅病（CJD）、水貂传染性脑病、鹿慢性消瘦症、牛海绵状脑病（BSE）、致死性家族失眠症等。

（孙运芳）

思考题

1. 朊粒有何特点?

2. 某男性病人出国入境时,红外体温监测仪发出警报,经流行病学调查和医学检查发现,腋下体温 38.6℃,近日出现畏寒、咳嗽、肌肉痛等症状,近期居住于越南河内,否认蚊虫叮咬史。采集咽拭子、血液做甲乙型流感、登革热、疟原虫等快速检测,实验室检测结果显示:血液样本登革病毒Ⅱ型核酸检测阳性。结合其流行病学史、临床症状及体格检查,诊断为登革热。请问登革病毒主要传播途径是什么? 主要症状有哪些? 如何预防?

扫一扫,测一测

思路解析

笔记

第二篇 人体寄生虫学

第二十二章 人体寄生虫学总论

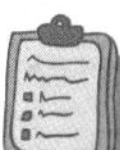

知识要点

人体寄生虫学是研究与人类健康有关的寄生虫的形态结构、生长繁殖及其与人体及环境因素相互作用规律的一门科学。本章主要介绍了寄生虫学的相关概念、寄生生活对寄生虫的影响、寄生虫与宿主的相互作用、寄生虫感染人体的特点、寄生虫病的实验诊断及流行防治原则。

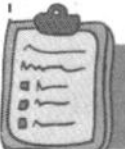

学习目标

掌握寄生现象、寄生虫、宿主、生活史等概念，寄生虫与宿主的相互作用；熟悉寄生生活对寄生虫的影响、寄生虫感染人体的特点、寄生虫病的实验诊断及流行防治原则。

通过学习人体寄生虫学总论，培养具有理解人体寄生虫学的相关概念和分析寄生虫的特点及与人体的相互关系的能力，初步具备解决寄生虫病实验诊断及防治的能力。

人体寄生虫学（human parasitology）是研究与人体健康有关的寄生虫的形态结构、生活活动和生存繁殖规律，阐明寄生虫与人体及外界因素的相互关系的科学。人体寄生虫学的内容包括医学原虫、医学蠕虫和医学节肢动物三部分。学习目的是为了控制或消灭人体寄生虫病以及防制与疾病有关的医学节肢动物，保障人类健康。在临床护理尤其是社区护理中，了解和掌握我国常见寄生虫的生物学特征、致病机制和流行与防治措施尤为重要。

第一节 寄生虫的生物学

一、寄生现象、寄生虫、宿主及生活史

（一）寄生现象

生物在长期的演化过程中各种生物之间逐渐地形成相互联系、互相依存的生存关系，其中两种不同的生物共同生活的现象，称为共生（symbiosis）。根据共生生物之间的利害关系，可将共生关系分为三种类型。

1. 共栖（commensalism） 两种生物在一起生活，其中一方受益，另一方既不受益也不受害。如海洋中的鲫鱼用其吸盘吸附在大型鱼类的体表被带到各处，觅食时暂时离开，这对鲫鱼有利，对大鱼无利也无害。

2. 互利共生(mutualism) 两种生物在一起生活,双方互相依赖,彼此受益。如白蚁的消化道内有大量鞭毛虫,鞭毛虫依靠白蚁消化道中的木屑作为食物获得营养,而鞭毛虫合成和分泌的纤维素酶能将纤维素分解成可被白蚁利用的复合物。白蚁为鞭毛虫提供食物和生活场所,鞭毛虫为白蚁提供了必需的、自身不能合成的酶。

3. 寄生(parasitism) 两种生物在一起生活,其中一方受益,另一方受害,后者为前者提供营养物质和居住场所,这种生活关系称为寄生现象。如寄生于人、动物、植物的病毒、细菌、寄生虫等。

(二) 寄生虫

寄生关系中长期或短暂地依附于另一种生物体内或体表、获得营养并给对方造成损害的低等生物称为寄生虫(parasite)。按照生物学系统分类,人体寄生虫分属于动物界原生动物亚界的肉足鞭毛门、顶复门和纤毛门以及无脊椎动物中的线形动物门、扁形动物门、棘头动物门、节肢动物门。按照人体寄生虫与宿主的关系,可分为以下几类。

1. 按寄生部位 可分为体内寄生虫和体外寄生虫,如寄生于小肠内的蛔虫和寄生于体表的虱。

2. 按寄生性质 可分为:①专性寄生虫:至少有一个发育阶段营寄生生活,如钩虫,其幼虫虽可在自然界自由生活,但发育到某一阶段后必须侵入人体内才能进一步发育为成虫。②兼性寄生虫:可寄生也可营自生生活,如粪类圆线虫既可寄生于宿主肠道内,也可以在土壤中营自生生活;③偶然寄生虫:因偶然机会侵入非正常宿主而营寄生生活,如某些蝇蛆进入消化道内寄生;④机会致病寄生虫:有些寄生虫在人体内通常处于隐性感染状态,当宿主免疫功能受损时出现异常增殖并致病,如刚地弓形虫。

3. 按寄生时间 可分为长期寄生虫和暂时性寄生虫,如成虫阶段必须过寄生生活的钩虫和只在获取食物时侵袭人体的蚊、蚤等。

(三) 宿主

在寄生关系中,被寄生虫寄生的生物称为宿主(host)。寄生虫在生命活动过程中,有的只需一个宿主,有的需要两个或两个以上宿主。按寄生关系的性质,可分为以下类别。

1. 终宿主(definitive host) 寄生虫成虫或有性生殖阶段所寄生的宿主。

2. 中间宿主(intermediate host) 寄生虫幼虫或无性生殖阶段所寄生的宿主。有些寄生虫发育过程中需要多个中间宿主,按其寄生顺序依次称为第一、第二中间宿主。

3. 保虫宿主(reservoir host) 有些寄生虫除寄生于人体外,还可寄生于某些脊椎动物体内,这些动物是人体寄生虫病的重要传染源,在流行病学上起到保虫和储存的作用,又称储存宿主。

4. 转续宿主(paratenic host) 某些寄生虫的幼虫侵入非适宜宿主后不能发育为成虫,长期保持幼虫状态,待该幼虫有机会进入适宜宿主体内后,才能发育为成虫。这些不适宜宿主称为转续宿主。

(四) 生活史

寄生虫完成一代生长、发育、繁殖的全过程及所需的环境条件称为寄生虫的生活史(life cycle)。寄生虫的生活史具有多样性,有的比较简单,有的比较复杂。按照生活史过程中是否需要中间宿主,可将生活史分为直接型和间接型两类。①直接型生活史:在完成生活史的过程中不需要中间宿主,如蛔虫,成虫寄生于宿主小肠,虫卵随粪便排出体外,在外界土壤中发育至感染期虫卵后,经口感染人体,在人体内发育为成虫。②间接型生活史:有些寄生虫在完成生活史的过程中需要在中间宿主体内发育至感染期后才能感染宿主,如丝虫,成虫寄生于人体的淋巴系统,微丝蚴寄生于人体血液系统中,当蚊虫叮咬人时微丝蚴随血液进入蚊体内,在蚊体内发育成丝状蚴,当蚊虫再次叮咬人时进入人体发育为成虫。在流行病学上将直接型生活史的蠕虫称为土源性蠕虫,间接型生活史的蠕虫称为生物源性蠕虫。

微课:
生活史

人体寄生虫的生活史一般包含五个环节,即感染人体、体内移行、定位寄生、排离人体、外界发育。寄生虫生活史过程中具有感染人体能力的发育阶段称为感染期(infective phase)。如血吸虫生活史中有虫卵、毛蚴、胞蚴、尾蚴、童虫、成虫等多个阶段,只有尾蚴能够通过接触人体皮肤而感染人体,故尾蚴是血吸虫的感染阶段。

二、寄生关系的演化

从自然生活演化为寄生生活,寄生虫经历了漫长的适应宿主环境的过程。寄生生活使寄生虫的形态结构和生理功能发生了变化。

（一）形态特征的改变

1. 外形改变　形成适应寄生部位的体形，如肠道和血管内寄生的寄生虫，虫体为细长圆柱形，以减少阻力。

2. 某些器官退化或消失　由于大多数寄生虫生活在营养丰富的环境中，能轻而易举获得营养及消化酶，本身的运动器官和消化器官发生退化甚至消失，如绦虫依靠体壁吸收营养，消化道已完全退化。

3. 某些器官发达　如体内寄生线虫的生殖器官高度发达，几乎充满原体腔的全部，大大增加了产卵能力。

4. 新器官的产生　为避免因肠蠕动而被排出，吸虫和绦虫产生了吸盘或吸槽，增加了吸附能力。

（二）生理功能的改变

为了抵抗消化液的作用，消化道寄生虫能分泌抗胃蛋白酶和抗胰蛋白酶等物质，并且许多消化道内的寄生虫能在低氧环境中以酵解的方式获取能量。寄生虫的繁殖能力也大大增强，如雌蛔虫日产卵约 24 万个，更有利于其种族繁衍。

第二节　寄生虫与宿主的相互作用

寄生虫侵入宿主后，可对宿主产生不同程度的损害，同时宿主对寄生虫的感染也会产生不同程度的免疫力加以清除。两者相互作用会出现何种结果，与宿主遗传因素、营养状态、免疫功能及寄生虫种类、数量等有密切关系。当寄生虫的致病力大于宿主的防御力，寄生虫在宿主体内发育甚至大量繁殖，出现明显的临床症状，称为寄生虫病（parasitosis）；当宿主的防御能力强于寄生虫的致病力，宿主将寄生虫全部清除，并具有抵御再感染的能力；当宿主的防御能力与寄生虫的致病力处于相对平衡时，宿主只能清除部分寄生虫，寄生虫可在宿主体内存活，宿主成为带虫者（carrier）。上述三种现象可以相互转化。

一、寄生虫对宿主的损害作用

1. 掠夺营养　寄生虫在宿主体内生长、发育和繁殖所需的营养物质主要来源于宿主。体内寄生的虫体越多，对宿主的营养掠夺也越严重。例如，人体肠道内的蛔虫、绦虫以人体消化或半消化的食物为食，并影响肠道吸收功能，引起宿主营养不良；钩虫咬附在肠黏膜上，吸食血液为食，可导致贫血。

2. 机械性损伤　寄生虫在入侵、移行、定居、发育、繁殖的过程中均可对宿主的组织器官造成机械性损害、压迫或阻塞。如大量蛔虫扭结成团可引起肠梗阻；钩虫咬附于肠黏膜，使黏膜糜烂出血；猪囊尾蚴压迫脑组织和眼球，引起癫痫和失明。

3. 毒性作用与免疫损伤　寄生虫的分泌物、排泄物和死亡虫体的分解产物对宿主均有毒性作用，可引起组织损伤或免疫病理反应。如溶组织内阿米巴分泌溶组织酶，有助于虫体侵入形成肠壁溃疡和肝脓肿；细粒棘球蚴的囊液可引起Ⅰ型超敏反应；血吸虫虫卵分泌的可溶性抗原可引起周围组织发生虫卵肉芽肿，也能与宿主抗体形成免疫复合物沉积，引起肾小球基底膜损伤。

二、宿主对寄生虫的防御作用

宿主对寄生虫的防御作用主要表现为免疫应答，包括非特异性免疫和特异性免疫。

（一）非特异性免疫

非特异性免疫也称先天性免疫，是人类在长期进化过程中逐渐建立起来的天然防御能力，受遗传因素控制，具有相对稳定性；对各种寄生虫感染均具有一定程度的抵抗作用，但没有特异性，一般也不十分强烈。先天性免疫包括：皮肤、黏膜和胎盘的屏障作用；吞噬细胞的吞噬作用；体液中补体和溶菌酶等分子等对寄生虫的杀伤作用。如钩虫、血吸虫等经皮肤侵入机体时，首先要突破皮肤的屏障作用，消化道内的消化液对寄生虫也有一定的杀伤作用。

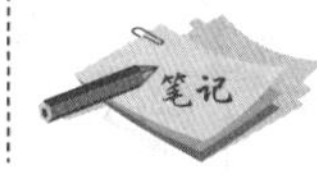

(二) 特异性免疫

特异性免疫也称获得性免疫,由寄生虫抗原刺激宿主免疫系统所产生的针对该类抗原的特异性免疫应答,表现为体液免疫和细胞免疫。

1. 寄生虫抗原的特点　由于寄生虫组织结构的复杂性和生活史的多样性等,寄生虫抗原具有以下特点。①复杂性、多源性:由于寄生虫种类繁多而复杂,其抗原来源可分为体抗原和代谢抗原,体抗原包括自表膜的表面抗原和卵抗原,代谢抗原有各腺体分泌物、消化道排泄物、幼虫蜕皮液等;②具有属、种、株、期的特异:寄生虫的不同科、属、种、株或同一种、株的不同发育时期,既有共同抗原又有特异性抗原;③循环抗原(circulating antigen,CAg):是指虫体的排泄分泌物、蜕皮液以及虫体死亡裂解产物等存在于宿主血液中,可诱导产生保护性免疫,检测循环抗原可用于判断现症病人及评价疗效等。

2. 消除性免疫(sterilizing immunity)　是指宿主感染某种寄生虫后产生的特异性免疫力能完全消除体内寄生虫,并对再感染产生完全、稳固的抵抗力。如热带利什曼原虫引起的皮肤利什曼病产生特异性免疫力后,体内原虫完全被清除,临床症状消失,而且对再感染具有长期的抵抗力。这是寄生虫感染中少见的一种免疫状态。

3. 非消除性免疫(non-sterilizing immunity)　是寄生虫感染中常见的一种免疫状态。宿主对再感染产生一定程度的免疫力,但不能完全清除体内原有的寄生虫。非消除性免疫包括带虫免疫和伴随免疫。①带虫免疫(premunition):某些寄生虫诱导的特异性免疫应答,可杀死体内大部分原有寄生虫,使虫数维持在一个低水平,导致临床症状消失,并可抵抗同种寄生虫的再感染。一旦用药物清除体内的残余寄生虫后,宿主已获得的免疫力便逐渐消失,通常把这种免疫状态称为带虫免疫。例如,人体感染疟原虫后,体内疟原虫未被完全清除,维持低虫血症,但宿主对相同虫种感染具有一定的抵抗力。②伴随免疫(concomitant immunity):如血吸虫感染时诱导宿主产生特异性免疫力,这种免疫力对体内原有的成虫不发生免疫效应,但可作用于再感染时入侵的童虫,防御再感染,这种免疫状态称为伴随免疫。

(三) 免疫逃避

寄生虫逃避宿主免疫力攻击的现象称为免疫逃避(immune evasion)。其机制主要涉及以下几个方面:

1. 抗原改变　寄生虫抗原改变有:①抗原变异:寄生虫的不同发育阶段具有的抗原不同,即使在同一发育阶段,有些虫种抗原亦可产生变化;②抗原伪装与分子模拟:有些寄生虫能将宿主成分结合在体表,形成抗原伪装;有些寄生虫体表能表达与宿主组织相似的成分,称为分子模拟;③表膜脱落与更新:蠕虫体表的表膜不断脱落与更新,与表膜结合的抗体随之脱落。

2. 抑制宿主的免疫应答　寄生虫抗原有些可直接诱导宿主的免疫抑制,通过调节性T细胞、封闭抗体、免疫抑制因子或降低巨噬细胞的吞噬功能等。

3. 组织学隔离　寄生在组织、细胞、腔道中的寄生虫由于特殊的解剖生理屏障,使其与免疫系统隔离,可对寄生虫提供一定程度的保护作用。如寄生于细胞内的旋毛虫囊包期幼虫,寄生于眼、脑部的囊尾蚴等,均可逃避宿主的免疫攻击。

(四) 超敏反应

寄生虫可诱导宿主产生超敏反应,按发病机制分为Ⅰ、Ⅱ、Ⅲ、Ⅳ型超敏反应。如棘球蚴囊液可引起Ⅰ型超敏反应,严重者出现过敏性休克,甚至死亡;黑热病和疟疾病人中,因虫体抗原吸附于红细胞表面,引起Ⅱ型超敏反应,出现溶血;血吸虫不断释放可溶性抗原,形成大量免疫复合物沉积在肾小球基底膜,可引起Ⅲ型超敏反应,导致血吸虫肾炎;血吸虫虫卵沉积在肝脏和肠壁,引起的虫卵肉芽肿,是T细胞介导的Ⅳ型超敏反应。

第三节　寄生虫感染人体的特点

一、慢性感染和隐性感染

笔记

慢性感染是寄生虫病的特点之一。通常人体少量多次感染寄生虫,长时间内表现出较轻的临床症状,不经治疗逐渐转入持续感染,为慢性感染。多次感染或在急性感染之后治疗不彻底,未能清除所有病原体,也常转入慢性持续性感染。如血吸虫病流行区病人大部分属于慢性期血吸虫病,成虫在体内存活时间较长,并且宿主体内出现修复性病变。

隐性感染是指人体感染寄生虫后,既无明显的临床表现,又不能用常规方法检获病原体的一种寄生现象。如弓形虫、卡氏肺孢子虫等机会致病寄生虫常为隐性感染,当机体抵抗力下降或者免疫功能不全时(如艾滋病病人、长期应用激素或抗肿瘤药物的病人),这些寄生虫可在体内大量增殖、致病力大大增强,出现明显的临床症状和体征。

二、多寄生现象

人体内同时有两种或两种以上的寄生虫感染的现象,称为多寄生现象(polyparasitism)。这种现象在消化道的寄生虫中较为普遍,如蛔虫与鞭虫同时感染的机会较高。而短膜壳绦虫寄生时有利于蓝氏贾第鞭毛虫的生存。疟原虫感染使宿主对鼠鞭虫、旋毛虫等都能引起免疫抑制,所以这些寄生虫在宿主体内生存时间延长、生殖能力增强等。

三、异位寄生

异位寄生(ectopic parasitism)是指某些寄生虫在常见寄生部位以外的组织或器官内寄生,引起异位损害。如日本血吸虫虫卵主要沉积在肝脏和肠壁,但也可出现在肺、脑、皮肤等部位。卫氏并殖吸虫正常寄生在肺部,但也可寄生于腹腔、脑等部位。异位寄生增加了临床诊断的复杂性。

四、幼虫移行症

幼虫移行症(larva migrans)是指一些寄生蠕虫幼虫侵入非正常宿主(人或动物)后,不能发育为成虫,这些幼虫在体内长期移行造成局部或全身性的病变。如斯氏狸殖吸虫的童虫引起的游走性皮肤包块;广州管圆线虫幼虫感染人体后侵犯中枢神经系统,引起嗜酸粒细胞增多的脑膜炎或脑膜脑炎。

根据各种寄生幼虫侵入的部位及症状不同,幼虫移行症可分为皮肤幼虫移行症即以皮肤损害为主和内脏幼虫移行症即以有关器官损害为主包括全身性疾病。有的寄生虫既可引起皮肤的又可引起内脏的幼虫移行症。如上述的斯氏狸殖吸虫两种类型同时存在。

第四节　寄生虫病的实验诊断

一、病原学诊断

在寄生虫感染中检查出寄生虫病原体是确诊的依据。根据寄生虫的种类和定居部位采集相应的标本,如粪便、血液、痰液、阴道分泌物、尿液、组织活检或骨髓穿刺等;采取不同的检查方法,包括肉眼观察、显微镜观察等;检出寄生虫的某一发育阶段,如粪便中的虫卵、血涂片中的红内期疟原虫等,可作为最可靠的诊断依据。

微课:
粪便直接涂片法

二、免疫学诊断

有些寄生虫在感染的早期、轻度感染、隐性感染或由于特殊的寄生部位而使病原检查非常困难时,可采取免疫学检测方法检测抗体、抗原或免疫复合物等进行辅助诊断。

微课:
血液检查

三、分子生物学诊断

分子生物学检测的靶物质为寄生虫基因组中特异性的 DNA 片段。根据特异的 DNA 序列差异制备特定信号探针和设计特定引物,进行核酸分子杂交或 PCR 扩增样本中微量的 DNA 片段,可对多数寄生虫疾病做出明确的分子生物学诊断。

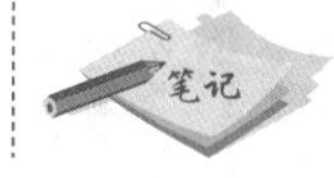

第五节 寄生虫病的流行与防治原则

寄生虫病在一个地区流行必须具备三个基本环节，即传染源、传播途径和易感人群。当这三个环节在某一地区同时存在并相互联系时，就会引起寄生虫病的流行。

一、寄生虫病流行的基本环节

(一) 传染源

人体寄生虫病的传染源是指感染了寄生虫的人和动物，包括病人、带虫者及保虫宿主。作为传染源，其体内的寄生虫在生活史的某一发育阶段可以通过不同方式进入另一宿主体内继续发育。如蠕虫感染的带虫者或病人从粪便排出蠕虫卵，溶组织内阿米巴带虫者可排出包囊，虫卵或包囊在排出时即具有感染性或在适宜的外界环境中发育为感染阶段。

(二) 传播途径

传播途径指寄生虫从传染源到易感宿主的传播过程。人体感染寄生虫病的途径和方式主要有：

1. 经口感染 为最常见的感染途径。如蠕虫的感染期虫卵、原虫的包囊可通过污染的食物、饮水等被人误食而感染；生食或半生食含有囊蚴的鱼、虾、蟹类或含有绦虫囊尾蚴的猪肉、牛肉也可使人感染。

2. 经皮肤感染 有些寄生虫的感染期幼虫可主动经皮肤侵入人体，如钩虫的丝状蚴、血吸虫的尾蚴等。

3. 经媒介传播 有些寄生虫在媒介节肢动物体内发育为感染阶段，经节肢动物叮刺吸血感染人体，如疟原虫的子孢子、丝虫的丝状蚴等。

4. 经接触感染 寄生在体表或腔道的寄生虫可因直接接触或间接接触而感染，如阴道毛滴虫、疥螨等。

5. 自体感染 有些寄生虫可通过体内或体外途径使自体发生重复感染，如猪带绦虫、微小膜壳绦虫等。

6. 其他感染方式 如弓形虫经胎盘感染，肺孢子虫经呼吸道感染，疟原虫经输血感染等。

(三) 易感人群

易感人群是指对寄生虫缺乏免疫力或免疫力低下的人群。人体对寄生虫感染的免疫多为带虫免疫，当寄生虫从人体内消失后机体又可重新处于易感状态。非流行区的人进入疫区内也属易感人群。易感性还与年龄有关，儿童的易感性一般高于成人。

二、影响寄生虫病流行的因素

1. 自然因素 温度、湿度、光照、雨量等气候条件、地理环境等可通过影响寄生虫在外界环境的发育及影响相应的生物如中间宿主和媒介昆虫的生态，从而直接或间接对寄生虫病流行产生重要影响。如肺吸虫的中间宿主溪蟹和蝲蛄只适合生长在山区小溪，所以肺吸虫病大多只在丘陵和山区流行；日本血吸虫的中间宿主钉螺在我国的分布不超过北纬33.7°，所以我国北方地区无血吸虫病流行。

2. 生物因素 有些寄生虫生活史的发育为间接型的寄生虫，其中间宿主或节肢动物的存在是这些寄生虫病流行的必需条件。如我国血吸虫的流行在长江以南地区，与钉螺的地理分布一致；丝虫病与疟疾的流行同其蚊虫宿主或蚊媒的地理分布与活动季节相符合。

3. 社会因素 包括社会制度、经济状况、文化教育水平、医疗卫生、防疫保健、居住条件以及生产方式和生活习惯等。如西藏、四川、青海等地区的牧民因生食牛肉易患牛带绦虫病；广东、广西等地肝吸虫感染率高与当地居民食用半生的“鱼生粥”有关。

三、寄生虫病流行的特点

1. 地方性 寄生虫病的流行与分布常有明显的地方性，主要与当地的气候条件、中间宿主或媒介

节肢动物的地理分布、人群的生活习惯以及生产方式等有关。如钩虫病常流行于用人粪施肥的旱地农作物地区,血吸虫的流行区与其中间宿主的分布有密切关系,黑热病流行区域与媒介昆虫白蛉的分布有密切关系,猪带绦虫病与牛带绦虫病多流行于吃生的或未煮熟的猪肉、牛肉的地区。

2. 季节性　由于温度、湿度、雨量、光照等气候条件会对寄生虫的中间宿主和媒介节肢动物种群数量的消长产生影响,寄生虫的流行往往有明显的季节性。如间日疟原虫的流行季节与中华按蚊或嗜人按蚊的活动季节一致,急性血吸虫病常出现于夏季,人们因农田生产或下水活动接触疫水而感染血吸虫。

3. 自然疫源性　有的寄生虫病可以在脊椎动物和人之间自然传播,称为人兽共患寄生虫病(parasitic zoonoses)。在原始森林或荒漠地区,这些寄生虫可以一直在脊椎动物之间传播,人偶然进入该地区时,则可从脊椎动物通过一定途径传播给人。这类不需要人的参与而存在于自然界的人兽共患寄生虫病具有明显的自然疫源性。这种地区称为自然疫源地。

四、寄生虫病的防治原则

寄生虫病的防治是一项艰巨、复杂和长期的任务,切断寄生虫病流行的三个基本环节是防治寄生虫病的基本措施。

1. 控制和消灭传染源　在流行区普查普治带虫者、病人和保虫宿主,做好流动人口监测,控制流行区传染源的输入和扩散。

2. 切断传播途径　针对各种寄生虫病的不同传播途径,采取加强粪便和水源的管理,注意环境和个人卫生,控制和杀灭媒介节肢动物和中间宿主等综合措施。

3. 保护易感人群　加强对易感人群的健康教育,改变不良的饮食习惯和行为方式,提高防病的自我保护意识,增强体质,提高人群抵抗力。

(刘荣臻)

思考题

1. 人体寄生虫的主要侵入途径有哪些?
2. 寄生虫对宿主可造成哪些损害?
3. 阐述寄生虫病的防治原则。

扫一扫,测一测

思路解析

第二十三章 医学蠕虫

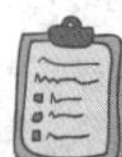

知识要点

医学蠕虫主要包括线虫、吸虫、绦虫等。主要的线虫包括似蚓蛔线虫、毛首鞭形线虫、蠕形住肠线虫、十二指肠钩口线虫、美洲板口线虫、班氏吴策线虫、马来布鲁线虫及旋毛形线虫；主要的吸虫包括华支睾吸虫、布氏姜片吸虫、卫氏并殖吸虫、斯氏狸殖吸虫及日本裂体吸虫；主要的绦虫包括链状带绦虫、肥胖带绦虫及细粒棘球绦虫。本章主要介绍上述医学蠕虫的形态、生活史、致病性、实验室检查以及流行与防治原则。

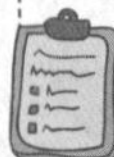

学习目标

掌握常见医学蠕虫生活史特点及主要致病性；熟悉常见医学蠕虫的基本形态；了解常见医学蠕虫的实验室检查、流行与防治原则。

通过学习使学生具有对常见医学蠕虫疾病的诊断、防治及流行病学宣教的能力。

蠕虫是一类能借助肌肉伸缩而蠕动的多细胞无脊椎动物。寄生于人体的蠕虫称为医学蠕虫，主要包括线虫、吸虫和绦虫等。根据其生活史类型可分为两类：

1. 土源性蠕虫　完成生活史过程中不需要中间宿主，为直接型，其虫卵或幼虫在外界发育至感染阶段后直接感染人体。主要有蛔虫、鞭虫、蛲虫、钩虫等。

2. 生物源性蠕虫　完成生活史过程中需要中间宿主，为间接型，其虫体只有在中间宿主体内发育至感染阶段后才能感染人体。主要有丝虫、旋毛虫、吸虫及绦虫等。

第一节　线　　虫

线虫属于线形动物门，已发现的约有2万余种，绝大多数营自生生活，少数营寄生生活。寄生于人体并能导致严重疾病的常见线虫有10余种。成虫呈圆柱形，身体不分节；雌雄异体，雌虫一般大于雄虫；雌虫尾端多尖直，雄虫尾端多向腹面卷曲或膨大。虫卵一般为卵圆形或椭圆形，无卵盖；卵壳呈无色、黄色或棕黄色；卵内容物为卵细胞或幼虫。

线虫发育的基本过程分为虫卵、幼虫和成虫三个阶段。多数线虫在发育过程中不需要中间宿主，在外界适宜条件下直接发育为感染阶段的虫卵或幼虫，经口或皮肤感染宿主，如蛔虫、鞭虫、蛲虫、钩虫等；少数线虫在发育过程中需要中间宿主，雌虫产出的幼虫必须在中间宿主体内发育为感染期幼虫，才能经口或经媒介感染宿主，如丝虫、旋毛虫等。

一、似蚓蛔线虫

似蚓蛔线虫(*Ascaris lumbricoides*)简称蛔虫,是一种大型线虫,成虫寄生于人体的小肠中,引起蛔虫病。

蛔虫呈世界性分布,为我国最常见的人体寄生虫之一,通常在温暖、潮湿、卫生条件差的地区人群中普遍感染。一般感染率农村高于城市,儿童高于成人。多数感染者体内寄生虫体数量较少,少数感染者体内寄生虫体数量较多可达上千条。

【形态】

1. 成虫　虫体呈长圆柱形,头尾两端稍细,似蚯蚓,是人体常见的大型线虫。虫体活时为粉红色或微黄色,死后呈灰白色。体表有细横纹和两条白色的侧线。雌虫长20~35cm,尾端尖直;雄虫长15~31cm,尾端向腹面卷曲。

图片:
蛔虫成虫大体标本

2. 虫卵　蛔虫卵分受精卵和未受精卵。受精卵大小为(45~75) μm×(35~50) μm,呈宽椭圆形。卵壳较厚,卵壳表面有一层由雌虫子宫分泌的、波浪状蛋白质膜,通常被胆汁染成棕黄色。早期卵壳内含一个大而圆的卵细胞,在卵细胞与两端卵壳之间有新月形间隙。未受精卵多呈长椭圆形,大小为(88~91) μm×(39~44) μm。蛋白质膜和卵壳均较受精卵薄,卵壳内含许多大小不等的屈光颗粒。受精卵或未受精卵的蛋白质膜有时可脱落,变成无色透明的脱蛋白质膜卵,由于卵壳较厚,仍可与其他线虫卵区别,但应特别注意与钩虫卵相鉴别。卵壳厚而透明是蛔虫卵的主要特征(图23-1)。

微课:
蛔虫的虫卵

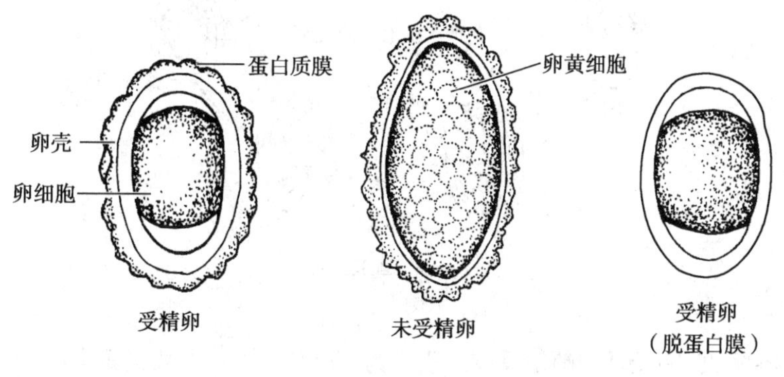

图23-1　蛔虫卵

【生活史】

成虫寄生于人体小肠,空肠最为多见。以肠内消化、半消化食物为营养。雌、雄成虫交配产卵,每条雌虫每天产卵可多达24万个,卵随粪便排出。受精卵在温暖、潮湿、荫蔽、氧气充足的土壤中,卵内细胞约经2周发育为含蚴卵,卵内幼虫蜕皮1次,发育为对人具有感染性的感染性虫卵。

感染性虫卵污染食物被人吞食后,卵内幼虫在小肠上段破壳孵出。幼虫主动钻入肠壁,进入小静脉或淋巴管,经肝、右心到达肺,幼虫穿出肺泡毛细血管进入肺泡,在肺泡内约经2周发育,蜕皮2次。然后幼虫沿支气管、气管到达咽部,被宿主随唾液或食物吞咽入食管,经胃并回到小肠。在小肠内完成第4次蜕皮后,经数周发育为成虫。幼虫在移行过程中也可随血流到达其他器官,造成机械性损伤,但一般不能发育为成虫。自感染人体到雌虫产卵需60~75天。成虫的寿命通常为1年左右(图23-2)。

【致病性】

1. 幼虫致病　幼虫在组织中移行主要致组织机械性损伤,并可引起局部和全身超敏反应。人体最常受损的器官是肺,临床表现为发热、咳嗽、哮喘 、黏液痰或血痰及发热、荨麻疹、血中嗜酸粒细胞增多、IgE升高等,即蛔蚴性肺炎。

2. 成虫致病　成虫是蛔虫的主要致病阶段。

(1) 掠夺营养和影响吸收:蛔虫在小肠内掠夺宿主营养和影响小肠对营养物质的吸收功能,病人常出现间歇性脐周腹痛、消化不良、腹泻或便秘等症状。重度感染的儿童出现营养不良,甚至发育障碍。

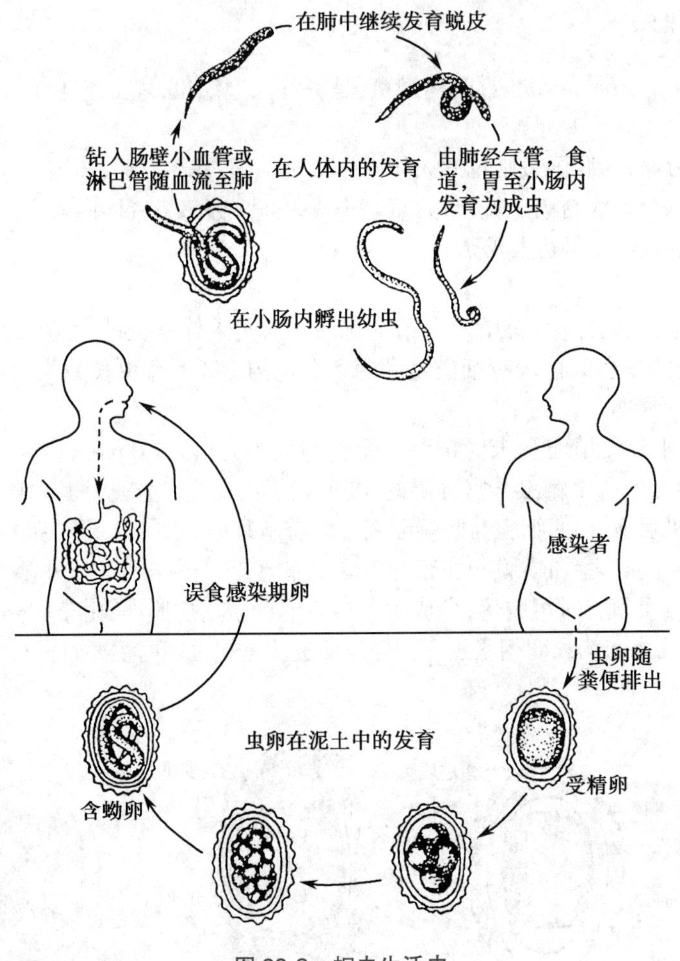

图 23-2　蛔虫生活史

(2) 超敏反应：蛔虫可引起Ⅰ型超敏反应。表现为荨麻疹、哮喘、结膜炎等全身症状。

(3) 并发症：蛔虫成虫具有钻孔的习性，可钻入胆道、胰管、阑尾等处，分别引起胆道蛔虫症、胰腺炎、阑尾炎等并发症。胆道蛔虫症是临床上最为常见的并发症，可出现胆道大出血、肝脓肿、胆结石、胆囊破裂及胆汁性腹膜炎。病人体温升高、食入辛辣刺激食物、麻醉以及不适当的驱虫治疗等是引起成虫在小肠内窜扰的诱因。大量的虫体扭结成团堵塞肠管，或使其寄生肠段蠕动出现障碍，均可引起肠梗阻甚至肠穿孔。

二、毛首鞭形线虫

2303

图片：
鞭虫成虫

毛首鞭形线虫（*Trichuris trichiura*）简称鞭虫，成虫主要寄生于人体盲肠，引起鞭虫病。

鞭虫广泛分布于热带及亚热带地区，我国各地都有分布，常与蛔虫的分布相一致。南方地区感染率高于北方，儿童高于成人。

【形态】

2304

图片：
鞭虫卵

成虫外形似马鞭，虫体前 3/5 细长，后 2/5 粗短。雌虫长 35~50mm，尾端钝圆。雄虫长 30~45mm，尾部向腹面呈螺旋状弯曲。虫卵形似腰鼓形，黄褐色，大小约为(50~54) μm×(22~23) μm，卵壳较厚，两端各有 1 个透明栓，卵内含 1 个卵细胞(图 23-3)。

图 23-3　鞭虫卵

【生活史】

成虫寄生于盲肠，也可寄生在结肠、直肠。人是唯一的宿主。在寄生部位交配产卵后，虫卵随粪便排出。虫卵在温暖、阴湿的土壤中，经 3~5 周发育为感染性虫卵，内含一幼虫。感染性虫卵随食物或水经口感染人体，卵内幼虫在小肠内孵出，

侵入肠黏膜，摄取营养，约 10 天后返回肠腔，移行至盲肠发育为成虫。自误食感染性虫卵到成虫产卵需 1~3 个月，成虫寿命 3~5 年。

【致病性】

成虫以细长的前端钻入肠黏膜、黏膜下层甚至肌层，吸食组织液和血液，加之其分泌物的刺激作用，可致肠壁黏膜组织出现充血、水肿或出血等慢性炎症反应。轻度感染多无明显症状，重度感染可致慢性贫血，严重感染者可出现头晕、恶心、呕吐、腹痛、慢性腹泻、消瘦及贫血等。儿童营养不良或并发肠道致病菌感染后可引起重度感染，重度感染可导致直肠脱垂。

图片：鞭虫致病（直肠脱垂）

三、蠕形住肠线虫

蠕形住肠线虫（*Enterobius vermicularis*）简称蛲虫，成虫寄生于人体的小肠末端、盲肠或结肠，引起蛲虫病。

蛲虫病是儿童常见寄生虫病。蛲虫呈世界性分布，国内流行广泛，城市感染率高于农村，儿童高于成人，尤以幼儿园、托儿所等儿童集聚场所感染率较高。

【形态】

1. 成虫　体细小，乳白色，线头状。前端两侧膨大形成头翼，咽管末端膨大呈球形，称为咽管球。雌、雄虫体大小悬殊。雌虫长 8~13mm，虫体中部膨大呈纺锤形，尾端长直而尖细；雄虫长 2~5mm，尾端向腹面卷曲，因交配后死亡，一般不易见到。

2. 虫卵　卵壳厚，无色透明，一侧扁平，另一侧稍凸，形似柿核。大小为（50~60）μm×（20~30）μm。虫卵自虫体排出时，卵内细胞已发育至蝌蚪期胚胎（图 23-4）。

图片：蛲虫成虫

23-4　蛲虫卵

图片：蛲虫卵

【生活史】

成虫寄生于人体小肠末端、盲肠或结肠等处，以肠内容物、组织或血液为食。雌、雄成虫交配后，雄虫很快死亡而被排出体外。夜间当宿主熟睡后肛门括约肌松弛时，雌虫可自肛门爬出体外，在肛门周围和会阴皮肤皱褶处大量产卵。雌虫产卵后，多数死亡，少数可由肛门返回肠腔或进入阴道、尿道等处异位寄生。黏附在肛门周围和会阴皮肤上的虫卵，其卵内蝌蚪期胚胎约经 6 小时可发育为幼虫，并蜕皮 1 次，发育为感染性虫卵，感染性虫卵是蛲虫的感染阶段。

雌虫在肛周的蠕动刺激使肛门周围发痒，当病儿用手搔痒时，感染性虫卵污染手指，以肛门 - 手 - 口方式形成自身感染；也可散落在玩具、衣裤、被褥、食物上使其他人经口感染。感染性虫卵被人误食后，在胃和小肠内受消化液的作用，幼虫在十二指肠内孵出，沿小肠下行到结肠内发育为成虫。自吞食感染性虫卵到雌虫产卵需 2~4 周，雌虫的寿命一般不超过 2 个月。

【致病性】

蛲虫的主要致病作用为雌虫在肛门周围及会阴部移行产卵，刺激皮肤奇痒及继发性炎症，并影响病人睡眠。病人常表现为烦躁不安、失眠、食欲减退、消瘦，婴幼儿常表现为突发性夜惊、啼哭等，反复感染可影响儿童身心健康。雌虫可侵入阴道、尿道等处致异位损害，可引起阴道炎、子宫内膜炎、输卵管炎和尿道炎等。

四、十二指肠钩口线虫与美洲板口线虫

寄生于人体的钩虫主要有十二指肠钩口线虫（*Ancylostoma duodenale*）和美洲板口线虫（*Necator americanus*），分别简称为十二指肠钩虫和美洲钩虫，成虫寄生于人体小肠，引起钩虫病，在肠道危害最严重。

钩虫呈世界性分布，以热带、亚热带国家更为广泛。我国除少数气候干燥、寒冷地区外均有流行。南方广大农村地区为主要流行区，北方及西部地区较少。北方以十二指肠钩虫为主，南方以美洲钩虫为主，但多数地区为两种钩虫混合感染。

【形态】

1. 成虫　成虫细长，约 1cm，略弯曲。活时为肉红色，死后为灰白色。前端有一发达的口囊。十二指肠钩虫的口囊内有 2 对钩齿，虫体前端和尾端均向背面弯曲，呈 C 形。美洲钩虫口囊内有 1 对

图片：两种钩虫成虫及其口囊

板齿，虫体前端向背面仰曲，尾端向腹面弯曲，呈 S 形。口囊两侧有头腺 1 对，能分泌抗凝素及乙酰胆碱酯酶，抗凝素可阻止宿主肠壁伤口的血液凝固，有利于钩虫的吸血。乙酰胆碱酯酶可破坏乙酰胆碱，影响神经介质的传导，降低宿主肠壁的蠕动，有利于虫体的附着。雌虫大于雄虫，雌虫尾端尖直，雄虫尾部角皮膨大形成交合伞。

2. 虫卵　椭圆形，大小为(56~76) μm×(35~40) μm，卵壳薄、无色透明。新鲜粪便中的卵内含卵细胞数多为 4~8 个，卵壳与卵细胞间有明显的空隙。病人便秘或粪便放置过久，卵内细胞可分裂为桑椹期甚至发育为幼虫。两种钩虫虫卵极相似，不易区别。

图片：钩虫卵

【生活史】

两种钩虫生活史过程基本相似。成虫寄生于人体小肠上段，借助口囊内的钩齿或板齿咬附于肠黏膜，以血液、淋巴液等为食。雌、雄成虫交配产卵，卵随粪便排出体外。在菜地、农田、桑园等温暖、潮湿、荫蔽及氧气充足的疏松土壤中，卵内细胞迅速发育为幼虫，约经 1~2 天孵出杆状蚴。杆状蚴以土壤中的细菌和有机物为食，经 7~8 天发育，蜕皮 2 次变成丝状蚴。丝状蚴是钩虫的感染阶段，有明显的向温性、向湿性、向上性、向触性和聚集性的特点，当与人体皮肤接触时，受到皮肤温度的刺激，活动力增强，靠其机械性穿刺活动和酶的作用，钻入毛囊、汗腺、皮肤破损处及较薄的指、趾间皮肤，也可通过口腔或食管黏膜侵入人体。丝状蚴侵入皮肤后，在局部停留约 24 小时，然后进入小静脉或淋巴管，随血流经右心至肺，穿出肺毛细血管进入肺泡，借助于细支气管、支气管上皮细胞纤毛的摆动，向上移行至咽，被吞咽后经食管、胃至小肠。小肠内的幼虫再经 2 次蜕皮，逐渐发育为成虫。自丝状蚴侵入皮肤到成虫交配产卵，一般需 5~7 周。成虫寿命一般为 3 年左右，十二指肠钩虫最长可达 7 年，美洲钩虫最长可达 15 年(图 23-5)。

图片：钩蚴性皮炎

图片：钩虫吸附小肠壁

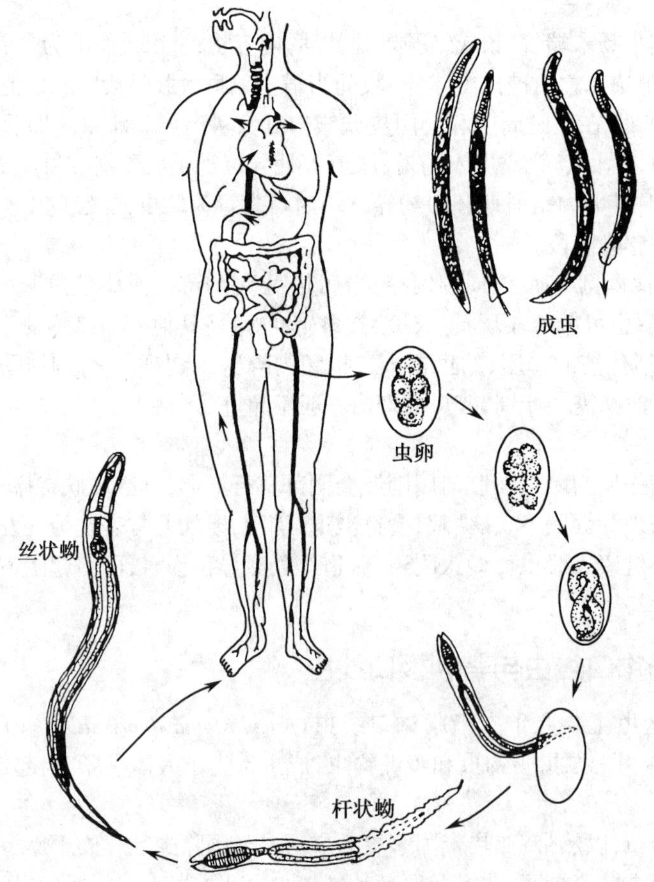

图 23-5　钩虫形态及生活史

【致病性】

两种钩虫的致病作用相同，但十二指肠钩虫引起的皮炎较多，成虫引起的贫血较严重。因此，十二指肠钩虫对人的危害比美洲钩虫大。

1. 幼虫致病

(1) 钩蚴性皮炎:俗称"粪毒"。丝状蚴侵入皮肤后,数分钟至1小时可引起局部皮肤奇痒、灼痛,继而出现充血,形成小出血点、丘疹,1~2天形成小水疱,若并发细菌感染则形成脓疮。多见于与土壤接触的手指、足趾间皮肤薄嫩处等部位。

(2) 钩蚴性肺炎:幼虫移行至肺,可损伤肺泡和肺毛细血管,引起局部出血、超敏反应和炎症病变,重者可导致哮喘。

2. 成虫致病　成虫是钩虫的主要致病阶段。

(1) 消化系统症状:成虫口囊咬附在肠黏膜上,造成散在性出血点及小溃疡,致上腹部不适及隐痛、恶心、呕吐、腹泻等消化道症状。少数病人表现为喜食泥土、煤渣、生米、生豆、墙灰、碎纸等,此种现象称为异嗜症,是钩虫病的特有症状。异嗜症病人服铁剂后症状多可消失。

(2) 贫血;钩虫病的主要症状是贫血,呈低色素小细胞性贫血。其贫血的原因是:①成虫咬附在肠黏膜上吸血;②分泌抗凝素,阻止血液凝固,利于吸血、伤口渗血;③钩虫不断更换吸血部位,造成肠黏膜多处新旧伤口出血,使病人经常处于慢性失血状态;④虫体活动造成组织血管损伤,引起出血。临床表现为皮肤及黏膜苍白、乏力、心悸、气促等,重者导致全身水肿甚至丧失劳动能力。

(3) 妇女钩虫病:育龄妇女感染钩虫可出现闭经、流产、早产等。

(4) 婴儿钩虫病:几乎均由十二指肠钩虫引起。儿童重度感染可引起严重贫血、发育障碍,病死率高。

五、班氏吴策线虫与马来布鲁线虫

我国仅有蚊虫传播的班氏吴策线虫(*Wuchereria bancrofti*)和马来布鲁线虫(*Brugia malayi*),分别简称班氏丝虫和马来丝虫。丝虫是一类由节肢动物传播的线虫。虫体细长形如丝线而得名,已知寄生于人体内的丝虫有8种。班氏丝虫和马来丝虫均寄生于人体的淋巴系统,引起丝虫病。

丝虫病流行极广,是全世界重点防治的六大热带病之一。班氏丝虫病主要流行于热带、亚热带、温带大部分地区,以亚洲、非洲较重。马来丝虫病流行于东南亚、东亚和南亚国家。我国丝虫病流行于山东、河南、江苏、上海、浙江、安徽、湖南、湖北、江西、福建、台湾、贵州、四川、广东、广西、海南等地。现已基本消灭了丝虫病。

【形态】

1. 成虫　两种丝虫形态及结构基本相似。虫体细长如丝线,体表光滑,乳白色。雌虫大于雄虫,雌虫尾端钝圆,略向腹面弯曲,雄虫尾端向腹面卷曲2~3圈。班氏丝虫雌虫长72~105mm,雄虫长28~42mm;马来丝虫雌虫长50~62mm,雄虫长20~28mm。雌虫为卵胎生,直接产幼虫,此幼虫称微丝蚴。因成虫寄生于淋巴管、淋巴结中,一般不易见到。

2. 微丝蚴　虫卵在雌虫子宫内直接发育为微丝蚴。微丝蚴细长,头端钝圆,尾端尖细,外被鞘膜,活时呈蛇样运动。染色后可见许多圆形或椭圆形的体核,前端无体核处称头间隙。班氏微丝蚴体态柔和,弯曲大而自然,无小弯;头间隙较短;体核排列均匀,清晰可数;无尾核。马来微丝蚴体态僵硬,大弯中有小弯;头间隙较长;体核排列紧密,不易分清;有尾核2个,呈前后排列。体态、头间隙、体核的排列及尾核的有无,是两种微丝蚴的鉴别要点(图23-6)。

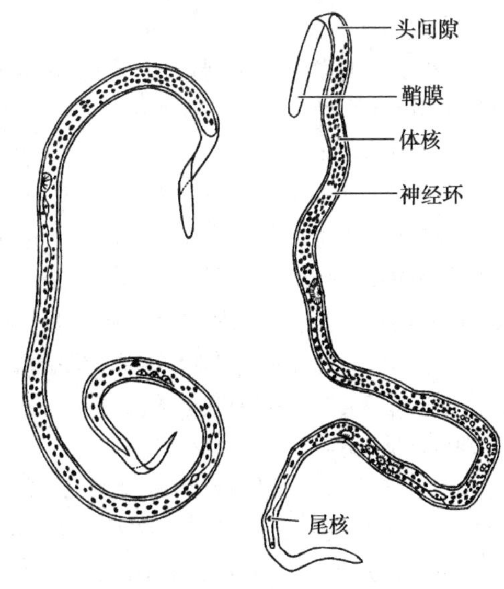

图23-6　班氏微丝蚴和马来微丝蚴

图片:
丝虫成虫

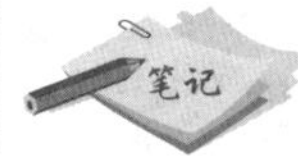

【生活史】

两种丝虫的生活史基本相同,都需经过幼虫在中间宿主蚊体内发育和成虫在终宿主人体内的发育两个阶段。

1. 在蚊体内发育　当媒介蚊虫叮吸丝虫病病人或带虫者的血液时,微丝蚴随血液进入蚊胃。经1~7小时,脱去鞘膜，穿过胃壁经血腔侵入胸肌。微丝蚴在胸肌内变为腊肠期蚴，经分化、蜕皮，发育为感染性幼虫，即丝状蚴。丝状蚴是丝虫的感染阶段。丝状蚴活动力强，离开胸肌经血腔到达蚊虫下唇。班氏微丝蚴在蚊体内发育至丝状蚴需 10~14 天，马来微丝蚴约需 6 天。当感染丝虫的蚊虫叮人吸血时，丝状蚴自下唇逸出经皮肤侵入人体。

2. 在人体内发育　丝状蚴侵入人体后，迅速侵入附近的淋巴管，再移行至大淋巴管和淋巴结内寄居，经 2 次蜕皮发育为成虫(图 23-7)。雌雄成虫交配后，雌虫产出微丝蚴，微丝蚴多数随淋巴液进入血循环。微丝蚴白天滞留于内脏毛细血管中，夜晚出现于外周血，这种在外周血中夜多昼少的现象称为夜现周期性，其机制尚未阐明。两种微丝蚴出现于外周血的时间略有不同，班氏微丝蚴为 22:00~2:00，马来微丝蚴出现的时间为 20:00~4:00。微丝蚴夜现周期性与当地媒介蚊种叮吸人血的活动高峰时间相一致。微丝蚴在人体内一般可活 2~3 个月。成虫的寿命一般为 4~10 年，个别可达 40 年。

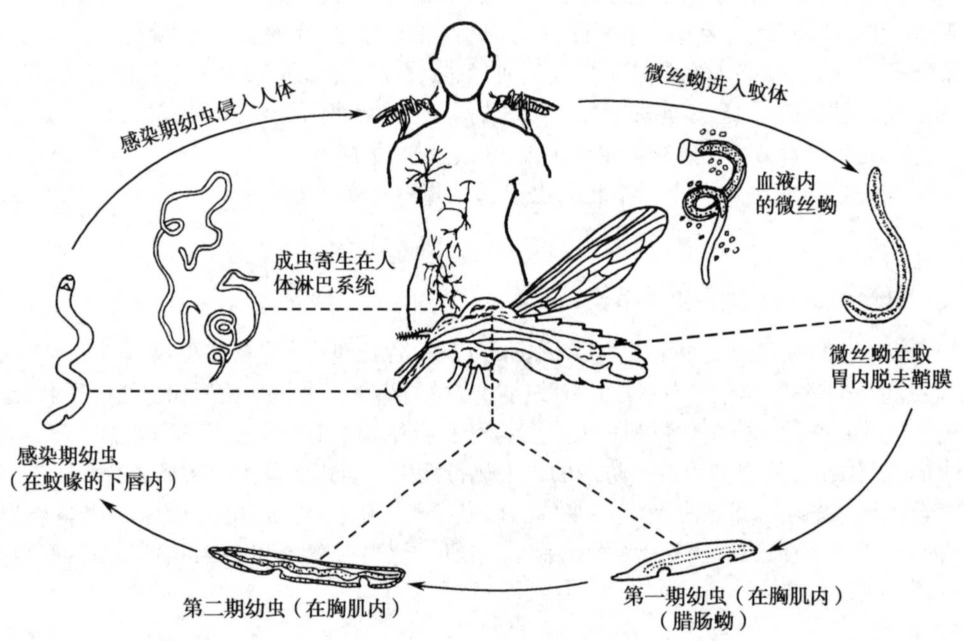

图 23-7　丝虫生活史

班氏丝虫除在浅部淋巴系统寄生外，更多寄生于深部淋巴系统，主要见于下肢、阴囊、精索、腹腔、腹股沟、肾盂等部位。马来丝虫多寄生于上、下肢浅部淋巴系统，以下肢最为多见。

【致病性】

丝虫病的发生和发展取决于病人的免疫状况、感染程度、重复感染情况、丝虫寄生的部位及继发感染等因素。丝虫病的潜伏期多为 4~5 个月，也有 1 年甚至更长者。病程可达数年至数十年。

1. 急性期超敏反应与炎症反应　幼虫和成虫的抗原均可刺激机体产生超敏反应及炎症反应，临床表现为周期性发作的淋巴管炎、淋巴结炎、丹毒样皮炎、丝虫热等。发生上、下肢淋巴管炎时，可见一条红线离心性延伸，即逆行性淋巴管炎，俗称“流火”。淋巴结炎常见淋巴结肿大，有压痛。当炎症波及小腿皮肤浅表淋巴管时，局部出现一片红肿，有灼热感，称丹毒样皮炎。成虫寄生于阴囊内的淋巴管时，可出现精索炎、附睾炎及睾丸炎。同时常伴有畏寒、发热等症状，临床称为丝虫热。有的病人仅有寒热症状而无局部症状，可能为深部淋巴管炎和淋巴结炎所致。

2. 慢性期阻塞性病变　随着急性炎症的反复发作，最后导致淋巴管部分或完全阻塞。临床表现随阻塞部位不同而异。

(1) 象皮肿：淋巴液蛋白质含量高，流入皮下组织，可刺激皮下组织增生、增厚、粗糙变硬，形似大象皮，故名象皮肿。多见于下肢和阴囊，也可发生于上肢、乳房和阴唇等部位。象皮肿的产生使局部血液循环发生障碍，皮肤免疫力降低，易引起细菌感染，导致局部炎症和慢性溃疡，这些病变又可加重象皮肿的发展。

(2) 睾丸鞘膜积液：阻塞发生在精索、睾丸淋巴管时，淋巴液可流入鞘膜腔内，引起睾丸鞘膜积液。

(3) 乳糜尿：腹主动脉前淋巴结或肠淋巴干阻塞后，从小肠吸收的乳糜液经腰干淋巴管反流至肾淋巴管，引起肾淋巴管曲张破裂，乳糜液随尿液排出，使尿液呈乳白色，即为乳糜尿。

图片：
丝虫阻塞性疾病

六、旋毛形线虫

旋毛形线虫(*Trichinella spiralis*)简称旋毛虫，是寄生于人体的最小线虫。成虫和幼虫分别寄生于同一宿主的小肠和横纹肌中，显著区别于其他蠕虫。

旋毛虫病是一种人兽共患寄生虫病，分布于全世界，尤以欧美国家为甚。我国西藏、云南、广西、四川、湖北、河南、吉林、辽宁、黑龙江等地均有流行，西藏、云南、河南等地发病率较高。

【形态】

成虫细小，乳白色，虫体前端稍细，后端较粗。雄虫长 1.4~1.6mm，雌虫长 3~4mm。雄虫尾端有一对叶状交配附器，无交合刺。雌虫子宫内充满虫卵，在近阴门处可孵化为幼虫。

图片：
旋毛虫生活史模式图

幼虫进入肠壁血管，随血液循环移行至横纹肌内，逐渐卷曲形成囊包。囊包呈梭形，其纵轴与肌纤维平行，大小为(0.25~0.5) μm×(0.21~0.42) μm，一个囊包内通常含 1~2 条幼虫(图 23-8)。

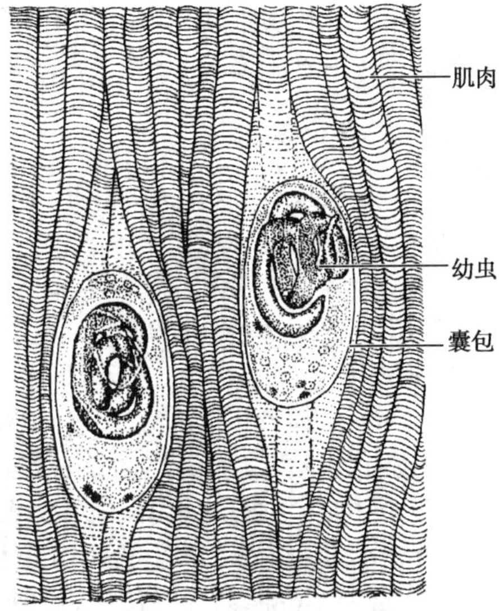

图 23-8 旋毛虫幼虫囊包

【生活史】

旋毛虫的宿主包括人、猪、羊、犬、猫、鼠和多种野生动物。成虫寄生于小肠，主要是十二指肠和空肠上段，幼虫寄生于同一宿主的横纹肌内。被寄生的宿主既是终宿主，又是中间宿主，但必须转换宿主才能完成生活史。

当宿主食入含有活幼虫囊包的肉类后，在消化液的作用下幼虫在小肠上段自囊包中逸出，48 小时内发育为成虫。雌、雄虫交配后，雄虫死亡，雌虫重新钻入肠黏膜，甚至到腹腔和肠系膜淋巴结处寄生。感染后第 5 天，雌虫产出幼虫，幼虫侵入小血管或淋巴管，经右心、肺、左心、主动脉到达身体各部，但只有在横纹肌中才能继续发育。感染后 1 个月，在横纹肌内形成幼虫囊包。含有活幼虫的囊包是旋毛虫的感染阶段。经 6~7 个月，幼虫囊包两端开始钙化，囊内幼虫随之死亡。雌虫寿命为 1~2 个月，有时可长达 3~4 个月。

【致病性】

旋毛虫的主要致病阶段是幼虫，临床表现多样化，轻者可无症状，重者可在 3~7 周内死亡。其致病过程可分为连续的 3 个阶段。

1. 侵入期　约感染后 1 周，幼虫及成虫钻入肠黏膜，虫体的分泌物等可引起十二指肠炎和空肠炎，表现为恶心、呕吐、腹痛等消化道症状，并伴有厌食、乏力、低热等全身症状。

2. 幼虫移行期　为 2~3 周，新生幼虫随淋巴、血循环侵入全身各器官及横纹肌内发育，导致血管炎和肌炎等。临床上多发和突出的表现为全身肌肉酸痛，尤以腓肠肌为甚，压痛、全身性血管炎、水肿、发热、血中嗜酸粒细胞增多等。心肌炎并发心力衰竭是本病病人死亡的主要原因。

3. 囊包形成期　为 4~16 周，幼虫周围逐渐形成囊壁，梭形囊包形成，组织炎症逐渐消失，症状减轻等，但肌痛仍可持续数月。

在感染后 1~4 周，病人出现水肿为重要的临床症状，发生率可达 29%~100%，水肿可从眼睑逐渐到面部及四肢。眼睑水肿伴有结膜出血和球结膜水肿，对急性旋毛虫病诊断有重要意义。

笔记

第二节　吸　　虫

组图：吸虫成虫

组图：吸虫卵

吸虫属扁形动物门吸虫纲。吸虫纲的各种吸虫形态结构及生活史基本相似。成虫呈叶状或舌状，少数呈圆柱形（如血吸虫），背腹扁平，两侧对称；具口吸盘和腹吸盘；前端沿口、咽、食管向后延伸为两肠支，末端为盲管，无肛门。除血吸虫外，均为雌雄同体。虫卵多呈椭圆形，均有卵盖（血吸虫无卵盖），其大小、形态、颜色、卵壳及内含物等因虫种不同而异。

吸虫生活史复杂，有世代交替和宿主转换现象，通常包括虫卵、毛蚴、胞蚴、雷蚴、尾蚴、囊蚴、童虫和成虫等阶段。均需螺体作为中间宿主。感染阶段除血吸虫为尾蚴外均为囊蚴。感染方式除血吸虫为经皮肤感染外均为经口感染。成虫寄生于人及其他脊椎动物体内，人为终宿主，脊椎动物为保虫宿主，引起的疾病均属人兽共患寄生虫病。

寄生于人体的吸虫有30余种，我国常见的有华支睾吸虫、布氏姜片吸虫、卫氏并殖吸虫、斯氏狸殖吸虫和日本裂体吸虫等。

一、华支睾吸虫

华支睾吸虫（*Clonorchis sinensis*）俗称肝吸虫，成虫寄生于终宿主人或猫、犬等哺乳动物的肝胆管内，引起肝吸虫病。

华支睾吸虫主要分布于中国、日本、朝鲜、越南、菲律宾等国。目前我国除西北省区外，各地都有不同程度流行，广东、广西的部分地区以及东北朝鲜族聚居地流行较严重。

【形态】

1. 成虫　体形狭长，背腹扁平，前端较尖，后端钝圆，形似葵花籽仁状。活体为肉红色，半透明，死后为灰白色。大小为(10~25) mm×(3~5) mm。口吸盘位于虫体前端，腹吸盘位于虫体前1/5处，略小于口吸盘。雌雄同体。一对睾丸前后排列于虫体后1/3处，呈分支状。子宫盘曲于虫体中部，内含大量虫卵。

2. 虫卵　黄褐色，形似芝麻粒，黄褐色。大小为(25~37) μm×(12~20) μm，为常见蠕虫卵中最小的虫卵。一端较窄有卵盖，卵盖两侧有凸起的肩峰。另一端稍宽且钝圆，有一小疣状凸起。卵内含一成熟毛蚴（图23-9）。

肩峰　卵盖　卵壳　毛蚴　小疣

图23-9　华支睾吸虫卵

【生活史】

人是肝吸虫的终宿主，猫、犬、猪等哺乳动物为重要的保虫宿主，淡水螺（如豆螺、沼螺、涵螺）为第一中间宿主，淡水鱼虾为第二中间宿主。囊蚴是肝吸虫的感染阶段，经口感染。

成虫寄生于人或猫、犬、猪等哺乳动物的肝胆管内，产出的虫卵随胆汁进入消化道，随粪便排出体外。虫卵在水中被第一中间宿主淡水螺如豆螺、沼螺、涵螺吞食，在螺体消化道内孵出毛蚴，毛蚴穿过肠壁，经胞蚴、雷蚴等阶段无性繁殖形成大量尾蚴。成熟的尾蚴从螺体逸出，遇第二中间宿主淡水鱼、虾时，即可侵入鱼、虾肌肉等组织，经20~30天发育为囊蚴。

当人或哺乳动物食入含有活囊蚴的淡水鱼虾时，囊蚴进入消化道，在消化液的作用下幼虫在十二指肠中脱囊而出。幼虫沿胆汁流动的逆方向移行，经胆总管至肝胆管，也可经血管或穿过肠壁进入肝胆管内。从囊蚴感染到成虫产卵约需1个月左右。成虫的寿命一般为20~30年（图23-10）。

【致病性】

肝吸虫寄生于人体肝胆管内。人感染肝吸虫后主要表现为肝脏损害。虫体分泌物、代谢产物及虫体活动的机械性刺激，引起胆管炎症。由于管壁增厚、管腔狭窄，加之虫体的阻塞作用，可引起阻塞性黄疸，合并细菌感染，引起胆囊炎、胆管炎。虫体碎片、虫卵、胆管上皮脱落细胞可作为结石核心，引起胆石症。长期慢性感染病人可出现肝硬化，胆管上皮细胞癌的发生与肝吸虫病有一定关系。

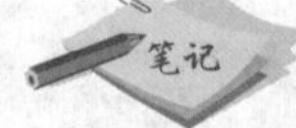

在临床上轻度感染者无明显临床表现，仅在粪便中查出虫卵，为带虫者；中度感染者可表现为食

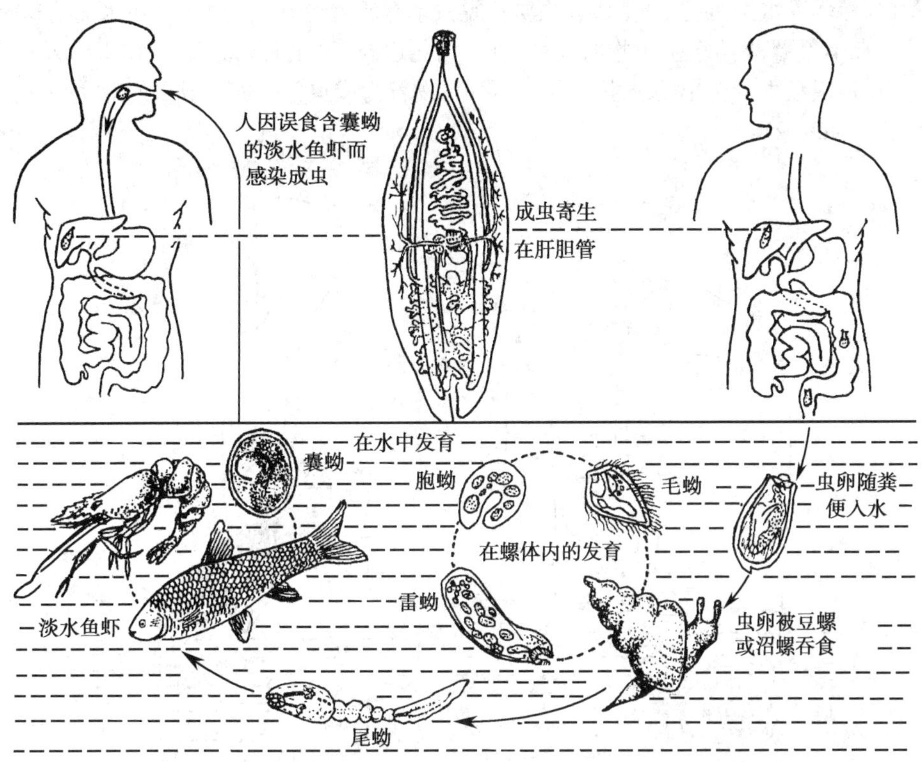

图 23-10 华支睾吸虫生活史

欲缺乏、厌油腻、头晕、乏力、上腹部不适和肝区隐痛；重度感染者可出现营养不良、肝脾肿大、腹痛腹泻和黄疸等症状。晚期出现肝硬化、腹水，甚至上消化道大出血、肝性脑病而死亡。儿童反复重度感染，可导致发育障碍或侏儒症。

二、布氏姜片吸虫

布氏姜片吸虫(*Fasciolopsis buski*)简称姜片虫，是寄生于人体或猪小肠中的大型吸虫，以十二指肠多见，引起姜片虫病。

姜片虫病主要分布于亚洲的温带及亚热带地区，我国除东北、内蒙古、新疆、西藏、青海、宁夏等尚无报道外，其余省、市、自治区均有报道。

【形态】

1. 成虫 虫体肥厚，卵圆形，背腹扁平，前窄后宽，形似姜片。活时呈肉红色，死后呈青灰色。大小为(20~75) mm×(8~20) mm，厚 0.5~3mm，是寄生人体的最大吸虫。口吸盘较小，位于虫体前端；腹吸盘靠近口吸盘后方，漏斗状，大小为口吸盘的 4~5 倍。雌雄同体。

2. 虫卵 椭圆形，淡黄色。大小为(130~140) μm×(80~85) μm，为人体最大的常见寄生虫卵。卵壳薄而均匀，一端有一个不明显的卵盖，卵内含有一个卵细胞和 20~40 个左右的卵黄细胞(图 23-11)。

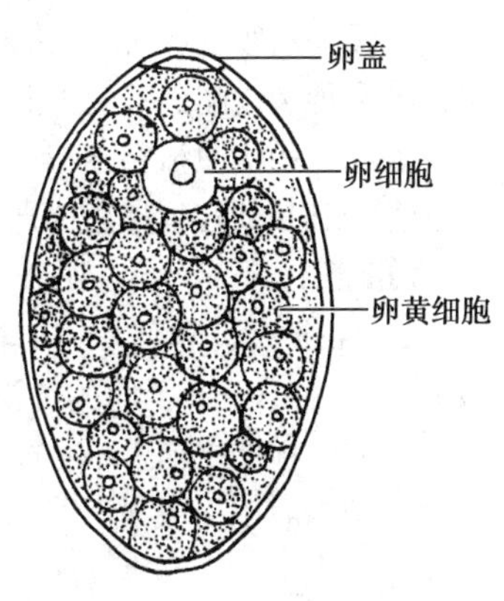

图 23-11 布氏姜片虫卵

【生活史】

人是姜片虫的终宿主，猪是重要的保虫宿主，中间宿主为扁卷螺，菱角、荸荠、茭白、浮萍等水生植物为媒介植物。囊蚴是姜片虫的感染阶段，经口感染。

成虫寄生于人或猪的小肠上段，多见于十二指肠，虫卵随粪便排出，虫卵入水，在适宜温度(26~30℃)下，经 3~7 周发育孵出毛蚴。毛蚴侵入扁卷螺体内，经 1~2 个月完成胞蚴、母雷蚴、子雷蚴和尾蚴阶段的无性生殖、发育。成熟的尾蚴自扁卷螺逸出后，在水中吸附于菱

角、荸荠、茭白、浮萍等水生植物，分泌成囊物质并脱去尾部成为囊蚴。尾蚴也可在水面结囊形成囊蚴。当人或猪食入带有活囊蚴的水生植物时，囊蚴进入消化道，在消化液和胆汁的作用下，幼虫在小肠上段破囊而出，借助吸盘附着于小肠黏膜。1~3个月后，发育为成虫并产卵。成虫的寿命一般为2年，长者可达4.5年（图23-12）。

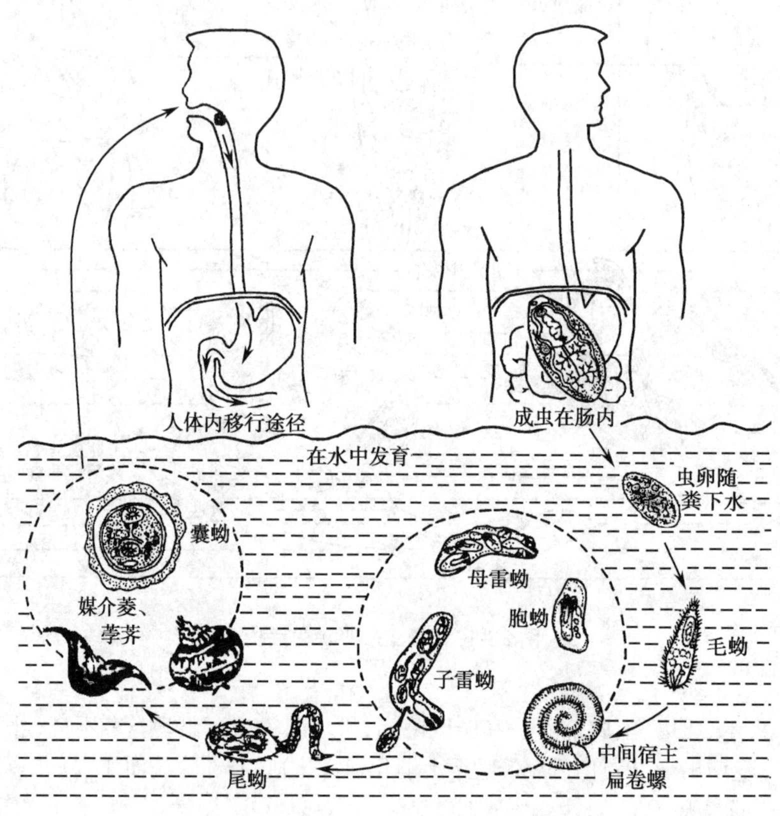

图23-12 布氏姜片虫生活史

【致病性】

虫体不仅掠取营养，而且虫体较大，吸盘发达，吸附力强，造成的机械性损伤较明显，虫体数量多时还可覆盖肠黏膜，妨碍消化、吸收，甚至导致肠梗阻。被吸附的肠黏膜及附近组织可发生炎症、出血、水肿甚至溃疡或脓肿。虫体的代谢产物可引起荨麻疹等超敏反应。轻度感染者无明显症状或仅有轻度腹痛、腹泻等；中度感染者可出现消化功能紊乱、营养不良等；重度感染者可出现消瘦、贫血、腹水，甚至发生衰竭、死亡。儿童反复重度感染可导致发育障碍。

三、卫氏并殖吸虫

卫氏并殖吸虫（*Paragonimus westermani*）简称肺吸虫，可寄生于多种器官，但主要寄生于人或猫科、犬科等多种肉食哺乳动物的肺脏，引起肺吸虫病。

卫氏并殖吸虫流行于日本、朝鲜、东南亚及非洲、南美洲等地，我国流行于27个省、市、自治区，东北三省、四川、浙江等地较为严重。

【形态】

1. 成虫 长椭圆形，虫体肥厚，背部隆起，腹面扁平，形如半粒黄豆。大小为（7~12）mm×（4~6）mm×（2~4）mm。活时为红褐色，死后呈灰白色。口、腹吸盘大小略同，口吸盘位于虫体前端，腹吸盘位于虫体中横线之前。雌雄同体。雌性生殖器官有分叶的卵巢一个，与盘曲的子宫并列于腹吸盘两侧；雄性生殖器官有分支状的睾丸一对，左右并列于虫体后1/3处。雌雄生殖系统主要器官左右并列，故名并殖吸虫。

2. 虫卵 不规则椭圆形，金黄色，大小为（80~118）μm×（48~60）μm，前端较宽，有一个大而明显

的扁平卵盖，略倾斜，后端稍窄。卵壳厚薄不均，无卵盖端较厚。卵内含1个卵细胞和10多个卵黄细胞（图23-13）

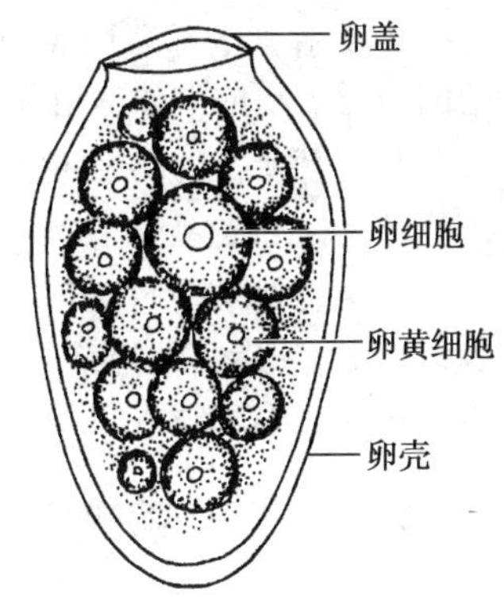

图23-13 卫氏并殖吸虫卵

【生活史】

人是肺吸虫的终宿主，猫科、犬科动物等为重要的保虫宿主，川卷螺是第一中间宿主，溪蟹、蝲蛄为第二中间宿主，囊蚴是肺吸虫的感染阶段，经口感染。

成虫主要寄生于人或猫科、犬科等肉食哺乳动物的肺组织内，以血液和坏死组织为食，形成虫囊。虫囊与支气管相通，产出的虫卵可随痰液咳出，或被咽下后随粪便排出体外。虫卵入水，在适宜条件（25~30℃）下，约3周孵出毛蚴。毛蚴侵入第一中间宿主川卷螺体内，经胞蚴、母雷蚴、子雷蚴等无性繁殖阶段，形成大量尾蚴。成熟尾蚴自螺体逸出，在水中主动侵入第二中间宿主溪蟹、蝲蛄体内，发育形成囊蚴。如溪蟹、蝲蛄死亡裂解，囊蚴可散布于水中。

当人或猫科、犬科等动物食入含有活囊蚴的溪蟹、蝲蛄或生水时，囊蚴在消化液的作用下，幼虫在小肠脱囊成为童虫。童虫靠前端腺体分泌液和强有力的活动穿过肠壁进入腹腔。1~3周后，童虫从腹腔穿过膈肌进入胸腔而入肺，最后在肺中发育为成虫并产卵。有些童虫可侵入其他器官，如皮下、脑、眼眶等处，引起异位寄生。自囊蚴进入宿主到成虫产卵约需2个月。成虫的寿命一般为5~6年，长者可达20年（图23-14）。

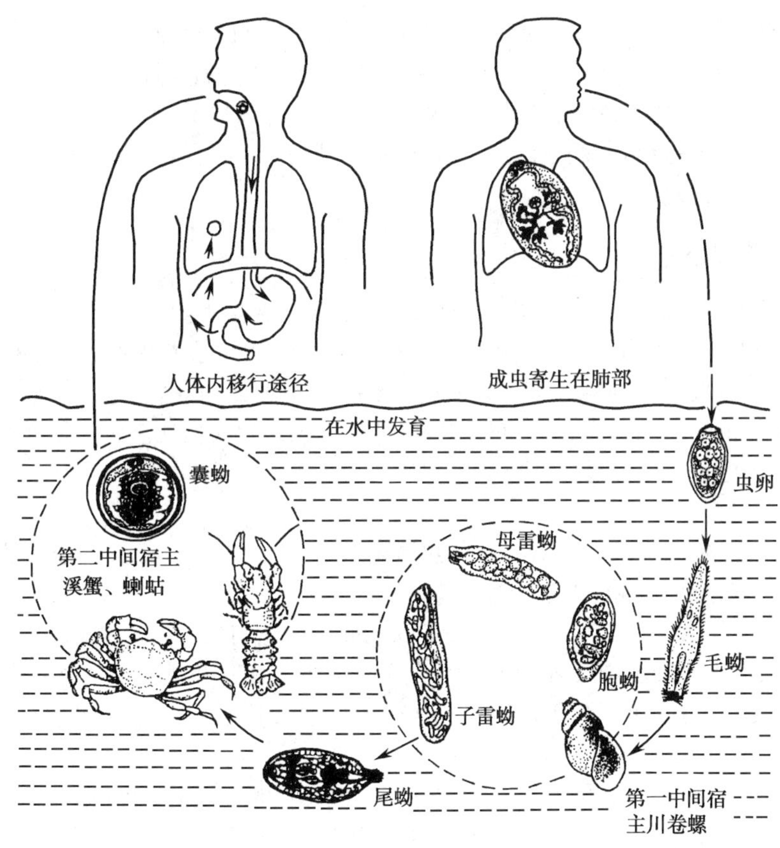

图23-14 卫氏并殖吸虫生活史

【致病性】

卫氏并殖吸虫的致病主要由童虫或成虫在组织器官中移行、窜扰和寄生所引起。虫体进入肺脏所引起的病理过程可分为3期。

1. 脓肿期 主要因虫体移行造成组织破坏和出血，伴炎性渗出，继之病灶四周产生肉芽组织而形成薄膜状脓肿壁，并逐渐形成脓腔。

2. 囊肿期　随着脓腔内大量炎性细胞坏死、溶解及液化，脓肿内容物变成赤褐色黏稠性液体。囊壁因肉芽组织增生变厚出现纤维化包膜而形成囊肿。

3. 纤维瘢痕期　虫体死亡或转移至他处，囊肿内容物排出或被吸收，囊内由肉芽组织充填，最后病灶纤维化形成瘢痕。

临床表现为胸痛、咳嗽、痰中带血或铁锈色痰，易误诊为肺结核和肺炎。此外，肺吸虫病常累及全身多个器官，症状较复杂。若虫体移行到脑，可引起癫痫、偏瘫等。若虫体移行至皮下组织，可引起皮下移行性包块及结节。

四、斯氏狸殖吸虫

斯氏狸殖吸虫(*Pagumogonimus skrjabini*)主要寄生在果子狸、猫、犬等动物体内，在人体内一般不发育为成虫，主要引起幼虫移行症。斯氏狸殖吸虫在国外尚未见报道，国内发现于甘肃、山西、陕西、四川、云南、贵州等地。

成虫狭长，两端较尖，呈梭形。大小为(11.0~18.5)mm×(3.5~6.0)mm，最宽处在腹吸盘水平，长宽比例约为(2.4~3.2)：1。腹吸盘位于虫体前约1/3处，略大于口吸盘。虫卵与卫氏并殖吸虫相似。

生活史与卫氏并殖吸虫相似。第一中间宿主为拟钉螺及中国小豆螺等小型螺类，第二中间宿主为多种溪蟹和石蟹，终宿主为果子狸、猫、犬等。蛙、鼠、鸡、兔等可作为转续宿主。人不是本虫的适宜宿主，绝大多数虫体在人体内处于童虫阶段，但有时能在肺中发育成熟并产卵。感染阶段是溪蟹、石蟹体内的囊蚴。

组图：吸虫中间宿主

本虫是人兽共患以兽为主的寄生虫。侵入人体的虫体大多数处于童虫状态，到处游窜，引起幼虫移行症，分为皮肤型与内脏型。皮肤型幼虫移行症病人主要表现为游走性皮下结节或包块，常见于胸背部、腹部，亦可见于头颈部、四肢、腹股沟及阴囊等处。包块紧靠皮下，大小一般为1~3cm，边界不清，无明显红肿。内脏型幼虫移行症病人因幼虫移行侵犯的器官不同而出现不同的损害及表现，其全身症状多见，常有肝脏损害。

五、日本裂体吸虫

日本裂体吸虫(*Schistosoma japonicum*)又称日本血吸虫。成虫寄生于人及牛、马等哺乳动物的门脉 - 肠系膜静脉系统内，引起日本血吸虫病。除日本血吸虫外，寄生于人体的血吸虫还有埃及血吸虫、曼氏血吸虫、间插血吸虫、湄公血吸虫和马来血吸虫5种裂体吸虫。我国仅有日本血吸虫病流行。

日本血吸虫分布于中国、日本、菲律宾、印度尼西亚等国。我国长江流域及其以南的湖南、湖北、广东、广西、上海、福建等地均有流行。

【形态】

1. 成虫　虫体呈圆柱形，雌雄异体，雌、雄虫体可单个存在或呈合抱状态。雌虫的发育成熟必须有雄虫的存在与合抱，雌虫很少能单独发育成熟。

雄虫粗短，乳白色，大小(12~20)mm×(0.5~0.55)mm。前端有发达的口、腹吸盘，自腹吸盘以下虫体扁平，两侧向腹面卷曲形成沟槽，称抱雌沟。睾丸多为7个，呈串珠状排列于腹吸盘之后的虫体背面。雌虫细长，呈灰褐色，大小为(20~25)mm×(0.1~0.3)mm，常居于抱雌沟内。有卵巢1个，位于虫体中部，呈长椭圆形。

图片：日本血吸虫成虫寄生肠系膜静脉内

2. 虫卵　虫卵呈椭圆形，淡黄色，大小为(74~106)μm×(55~80)μm，卵壳薄，无卵盖，表面常附有宿主组织残留物。卵壳一侧有一小棘，是鉴别日本血吸虫卵的重要标志。卵内含有一毛蚴，毛蚴与卵壳之间有一些油滴状毛蚴分泌物，具有抗原性，能透出卵壳，导致宿主组织免疫病理损害。

3. 毛蚴　呈梨形或长椭圆形，前端稍尖，平均大小为99μm×35μm。灰白色，半透明，周身被有纤毛。体前端有顶腺和一对侧腺，均开口于虫体前端，能分泌溶组织物质。

4. 尾蚴　长280~360μm，分体部和尾部，尾部又分尾干与尾叉。前端有口吸盘，腹吸盘位于体后部。腹吸盘周围有5对穿刺腺，开口于虫体前端，能分泌多种酶类(图23-15)。

【生活史】

人是日本血吸虫的终宿主，牛、马等多种哺乳动物为重要的保虫宿主，钉螺为中间宿主，尾蚴是感染阶段，经皮肤感染。

成虫寄生于人和多种哺乳动物的门脉-肠系膜静脉系统内，以血液为食。雌雄合抱的虫体交配后，雌虫在宿主肠黏膜下层的静脉末梢内产卵。虫卵随血流移动并主要沉积在肝、肠壁。肠壁上成熟虫卵内的毛蚴分泌物透过卵壳，破坏血管壁及周围肠黏膜组织，在血管内压、肠蠕动和腹内压增加的情况下，虫卵随溃破组织落入肠腔并随宿主粪便排出体外（虫卵大部分沉积于肝、肠等组织内，仅有少部分被排出）。

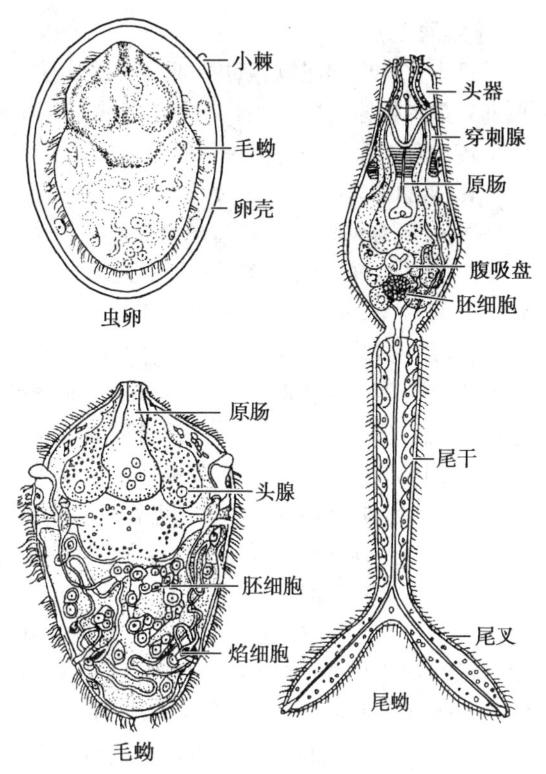

图 23-15 日本血吸虫虫卵、毛蚴、尾蚴

虫卵入水，在适宜环境下孵出毛蚴。毛蚴遇中间宿主钉螺即主动侵入，在钉螺体内经母胞蚴、子胞蚴的无性繁殖，产生大量尾蚴。尾蚴自螺体逸出后，主要分布在水面，含有血吸虫尾蚴的水体称为疫水，具有传染性。

尾蚴遇到人和哺乳动物时，以吸盘吸附在皮肤上，借尾部的摆动、体部的伸缩以及穿刺腺分泌的溶蛋白酶类对皮肤组织的溶解作用，迅速穿入宿主皮肤，并脱去尾部成为童虫。童虫经小血管或小淋巴管随血流至肺循环进入体循环而达全身各部，但只有到达门脉-肠系膜静脉系统的童虫才能发育为成虫。雌、雄成虫合抱并继续发育。合抱的虫体再回到肠系膜下静脉中寄居、交配、产卵。自尾蚴侵入宿主至成虫产卵至少约需 24 天。一般在人体感染 30 天后可在粪便中检到虫卵。成虫在人体内寿命约 5 年，最长可活 40 年（图 23-16）。

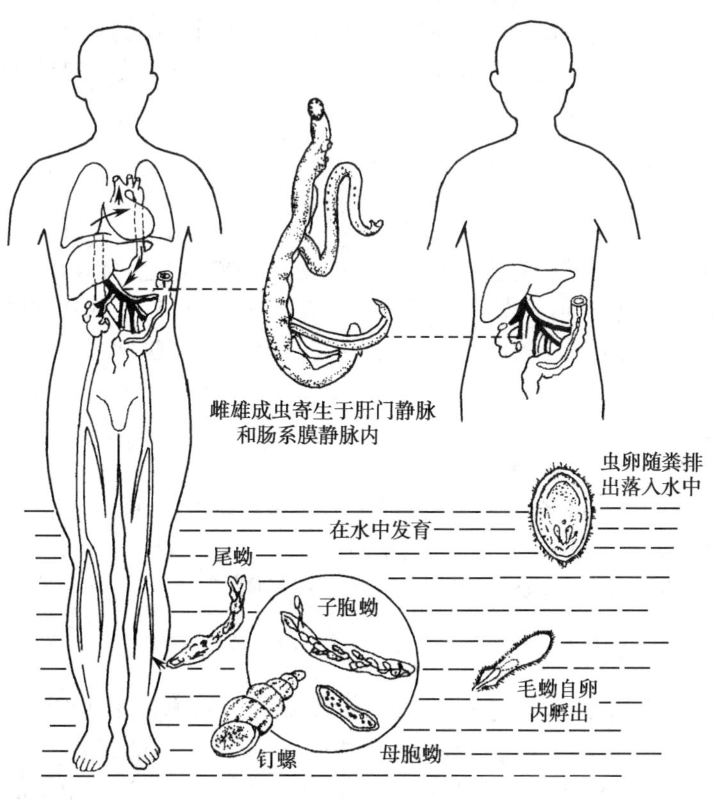

图 23-16 日本血吸虫生活史

2319
图片：血吸虫尾蚴性皮炎

【致病性】

日本血吸虫的尾蚴、童虫、成虫、虫卵均可对宿主造成损害，其中以虫卵致病最为显著。血吸虫各虫期释放的抗原性物质尤其是可溶性虫卵抗原释放入血或组织内，诱发宿主产生免疫应答，这些特异性免疫应答的后果是引起一系列免疫病理变化，是造成宿主损害而导致血吸虫病的重要原因。

1. 尾蚴致病　尾蚴钻入人体皮肤后引起尾蚴性皮炎。多在接触疫水后数小时出现，局部出现丘疹或荨麻疹、瘙痒。属Ⅰ、Ⅳ型超敏反应。

2320
图片：血吸虫虫卵肉芽肿

2. 童虫致病　童虫移行时可致血管炎，表现为毛细血管充血、点状出血、栓塞、炎细胞浸润等。最常受累的器官是肺，表现为局部炎症。

3. 成虫致病　成虫寄生在门脉-肠系膜静脉系统内，由于对血管壁的刺激，可致静脉内膜炎和静脉周围炎。成虫的代谢产物、分泌物、排泄物等作为循环抗原不断释放入血，与机体产生的相应抗体形成免疫复合物沉积于器官，引起Ⅲ型超敏反应。临床表现为蛋白尿、水肿、肾功能减退等症状。

4. 虫卵致病　虫卵是血吸虫病的主要致病阶段。虫卵沉积于肝和肠壁血管中，卵内活毛蚴不断释放可溶性虫卵抗原，刺激宿主发生Ⅳ型超敏反应，形成虫卵肉芽肿。以虫卵为中心的肉芽肿体积较大，常出现中心坏死，形成嗜酸性脓肿，肉芽肿逐渐发生纤维化，形成瘢痕组织。虫卵肉芽肿及其纤维化堵塞血管，破坏血管及周围组织。重度感染者发展至晚期，肝门脉周围广泛纤维化，使窦前静脉阻塞，门静脉循环发生障碍，血流受阻，导致门脉高压、腹腔积液、肝脾肿大、侧支循环开放，交通静脉因血流量增多而变得粗大弯曲，呈现静脉曲张。曲张的静脉一旦破裂，可引起大量出血。

日本血吸虫病按病程的发展可分为急性、慢性和晚期血吸虫病。

(1) 急性血吸虫病：临床表现为发热、腹痛、腹泻、肝脾肿大及嗜酸粒细胞增多，粪检可查到大量虫卵。

2321
图片：血吸虫虫卵致肝脏病变

(2) 慢性血吸虫病：急性血吸虫病病人未经治疗或经治疗未愈、经反复轻度感染而获得免疫力的病人均可演变为慢性血吸虫病。临床症状不明显或有间歇性腹泻、腹痛、黏液脓血便、肝脾肿大、消瘦、乏力等症状。

(3) 晚期血吸虫病：晚期血吸虫病指肝纤维化门脉高压综合征。病人多因反复或大量感染血吸虫尾蚴又未经及时治疗或治疗不彻底，经过5~15年的发展而成晚期血吸虫病。临床表现为肝硬化、巨脾、腹水、门脉高压等，多因上消化道出血、肝性脑病而死亡。儿童重度反复感染可影响生长发育而致侏儒症。成虫可出现在门脉系统以外的异位寄生，虫卵沉积后造成肺、脑等处的异位损害。

第三节　绦　　虫

绦虫属于扁形动物门绦虫纲，均营寄生生活。成虫白色或乳白色，背腹扁平，左右对称，呈带状，虫体分节；雌雄同体，无口囊和消化道，靠体壁吸收营养；虫体由头节、颈部和链体三部分组成。绦虫成虫均寄生于宿主的肠腔内，幼虫寄生于宿主组织中。主要虫种有链状带绦虫、肥胖带绦虫、细粒棘球绦虫等。

一、链状带绦虫

链状带绦虫（*Taenia solium*）又称猪带绦虫、猪肉绦虫或有钩绦虫，成虫寄生于人体小肠，引起猪带绦虫病，幼虫寄生于猪或人体组织内，引起猪囊虫病。

链状带绦虫为世界性分布，主要流行于欧洲、中美洲及印度。我国主要分布于东北、华北、西北及云南、广西等地。

【形态】

1. 成虫　乳白色，带状，薄而透明，长2~4m。虫体前端较细，向后逐渐变宽，由700~1000个节片组成，可分为头节、颈部和链体三部分。头节近似球形，直径0.6~1mm，有4个吸盘，顶端还具有能伸缩的顶突，顶突周围排列有两圈小钩，头节具有吸附作用。颈部纤细，长5~10mm，具有生发功能。链体依次分为幼节、成节和孕节。近颈部的幼节宽度大于长度，节片内生殖器官尚未发育成熟。中部的

成节接近方形，每一成节具发育成熟的雌、雄生殖器官各一套。孕节长度大于宽度，内仅有充满虫卵的子宫，子宫主干向两侧分支，每侧约 7~13 支，呈树枝状，子宫分支数为虫种的重要鉴别特征。

组图：猪带绦虫形态

2. 虫卵 呈圆球形，直径 31~43μm。卵壳极薄易破碎，虫卵自孕节排出时，多无卵壳。卵壳内的胚膜较厚，棕黄色，周围有放射状条纹，内含一个直径约 14~20μm 的六钩蚴。

3. 幼虫 又称猪囊尾蚴，俗称囊虫。为黄豆大小、乳白色、半透明的囊状物，囊内充满透明囊液。头节米粒大小，翻卷收缩入囊内呈白点状，头节受胆汁刺激后可翻出，其结构与成虫头节相同（图 23-17）。

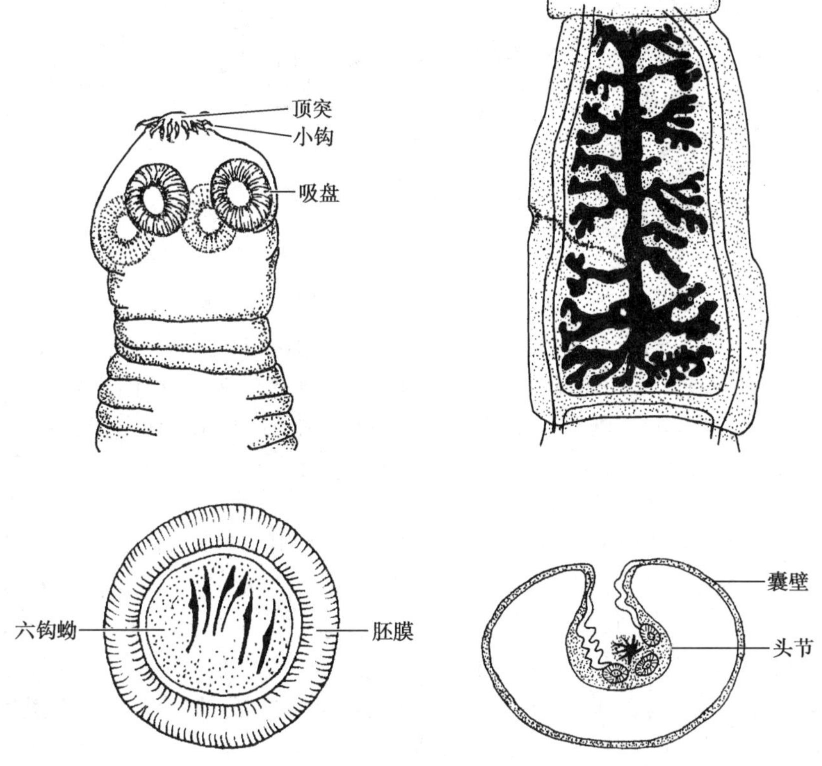

图 23-17 猪带绦虫形态

【生活史】

人是猪带绦虫唯一的终宿主，也可作为中间宿主，猪和野猪是主要的中间宿主。感染阶段是猪囊尾蚴、猪带绦虫卵，经口感染或自体感染。

成虫寄生于人体小肠，以头节的吸盘及小钩固着在肠壁上，孕节常单节或数节相连脱离链体，随宿主粪便排出。当孕节受挤压时，虫卵可从孕节中散出。当虫卵或孕节被猪或野猪等中间宿主吞食后，在消化液的作用下经 24~72 小时，胚膜破裂，六钩蚴逸出并钻入小肠壁，进入血管或淋巴管随血循环到达猪各组织器官。约经 60~70 天，发育为猪囊尾蚴。多寄生于股内侧肌肉，其次为腰肌、肩胛下肌、咬肌、腹内侧肌、心肌、舌肌等运动较多的肌肉。还可寄生于脑、眼、肝等处。含囊尾蚴的猪肉俗称"米猪肉"、"豆猪肉"。猪囊尾蚴是猪带绦虫的感染阶段。

当人误食含有活囊尾蚴的猪肉后，囊尾蚴在小肠内受胆汁的作用，头节翻出，吸附于肠壁，并从颈部不断长出链体，经 2~3 个月发育为成虫。成虫的寿命可达 25 年以上。囊尾蚴在猪体内可存活 3~5 年。

组图："米猪肉"

人也可作为猪带绦虫的中间宿主。从孕节散出的虫卵若被人误食，在肠内孵化出六钩蚴，到达人体各部位发育为囊尾蚴，引起囊虫病。囊尾蚴一般寄生在人体的皮下组织、肌肉、脑、眼、心等处。人感染虫卵的方式有 3 种。①异体感染：误食他人排出的虫卵污染的食物、水等感染。②自体外感染：猪带绦虫病人误食自己排出的虫卵而感染。③自体内感染：猪带绦虫病病人因恶心、呕吐时，肠道内的绦虫孕节因肠道逆蠕动而返入胃中，经消化液刺激，卵内六钩蚴孵出，最终在人体各组织内发育为囊尾蚴引起感染（图 23-18）。此种方式危害最为严重。

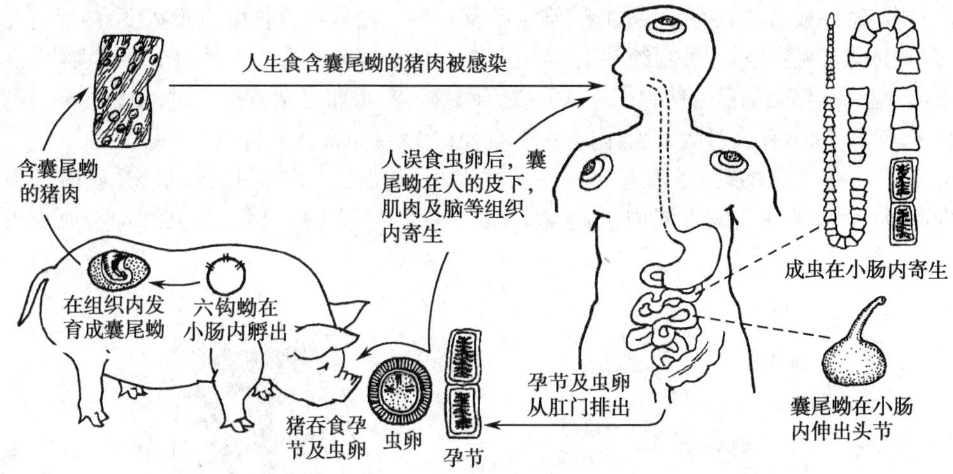

图 23-18　猪带绦虫生活史

【致病性】

猪带绦虫成虫和幼虫均可寄生人体，分别引起猪带绦虫病及囊虫病。

1. 猪带绦虫病　成虫寄生于人体小肠，多为 1~2 条，引起猪带绦虫病：成虫摄取宿主营养；头节上吸盘、小钩等固着器官的吸附作用损伤肠黏膜；虫体活动的机械性刺激；虫体代谢产物的毒性作用是猪带绦虫病的主要致病原因。粪便中发现绦虫节片是病人求医最常见的原因。病人可出现上腹部不适或隐痛、消化不良、腹泻、体重减轻等临床症状，少数病人有头痛、头晕、乏力、失眠等神经症状，偶可引起阑尾炎或肠梗阻。

2. 猪囊尾蚴病　猪囊尾蚴寄生于人体多种组织、器官内，引起囊尾蚴病，俗称囊虫病。组织、器官内寄生的猪囊尾蚴是致病的主要阶段，其危害远大于成虫。囊尾蚴通过机械性作用破坏局部组织、压迫周围器官等引起占位性病变，虫体代谢产物、毒素引起超敏反应。其危害程度因寄生部位和数量而不同。猪囊尾蚴病根据寄生部位不同，通常可分为 3 种类型。

(1) 皮下及肌肉型囊尾蚴病：囊尾蚴寄生于皮下或肌肉组织中。最为常见。表现为皮下结节，可见结节近圆形，黄豆大小，手可触及，活动良好。数目可由 1 个至数千个不等，躯干较多，四肢较少。轻度感染可无症状或仅有局部轻微麻、痛感。虫体寄生数量多时，可自觉肌肉酸痛无力、发胀、麻木等临床表现。

(2) 脑囊尾蚴病：危害最严重。发病时间以感染后 1 个月至 1 年最为多见，长者可达 30 年。因囊尾蚴在脑内寄生，压迫脑组织，出现炎症、软化及水肿等病理变化，临床表现极为复杂。癫痫发作、颅内压增高和神经精神症状是脑囊尾蚴病的三大主要症状。

图片：
猪囊虫病

(3) 眼囊尾蚴病：囊尾蚴可寄生于眼的任何部位，大多数见于玻璃体及视网膜下。症状轻者表现为视力障碍，常有虫体蠕动。虫体死亡后产生强烈的刺激，严重者可失明。

猪带绦虫病和囊尾蚴病可单独发生，也可同时存在。据统计，囊尾蚴病病人中约有半数病人有或曾患过猪带绦虫病。

二、肥胖带绦虫

肥胖带绦虫（*Taenia saginata*）又称牛带绦虫、牛肉绦虫或无钩绦虫，成虫寄生于人体小肠，引起牛带绦虫病。牛带绦虫病呈世界性分布，我国新疆、内蒙古、西藏、云南、宁夏、四川、广西、贵州等地均有牛带绦虫病的流行。

牛带绦虫的形态、生活史、致病性与猪带绦虫相似。两者虫卵形态相似，故发现虫卵时，只能诊断为带绦虫病。孕节中子宫分支数及形态与猪带绦虫不同，是鉴别虫种的重要依据。人为本虫的唯一宿主，牛为中间宿主，人因食入生的或未熟的含有牛囊尾蚴的牛肉而感染。由于孕节活动力较强，可自动从肛门逸出，致多数病人能自己发现排出的节片。牛囊尾蚴不能寄生在人体，这是牛带绦虫与猪带绦虫的重要区别（图 23-19）。两种绦虫的主要区别见表 23-1。

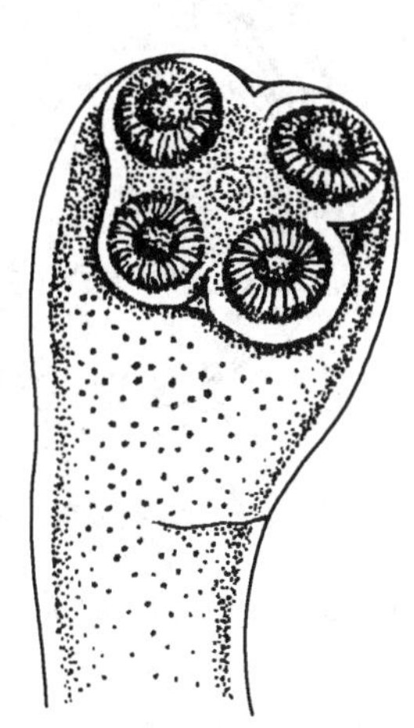
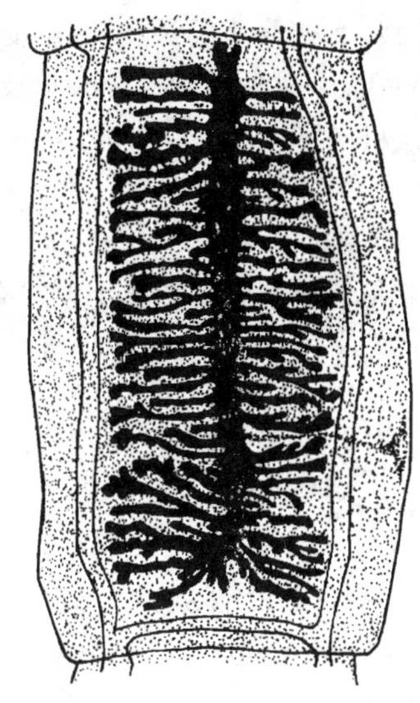

图 23-19　牛带绦虫形态

表 23-1　猪带绦虫和牛带绦虫的主要区别

主要区别		猪带绦虫	牛带绦虫
形态	体长	2~4m	4~8m
	节片数	700~1000	1000~2000
	头节	圆球形，直径约 1mm，具有顶突及小钩	方形，直径 1.5~2.0mm，无顶突及小钩
	孕节	子宫分支不整齐，每侧分支数为 7~13 支，略透明	子宫分支整齐，每侧分支数为 15~30 支，不透明
生活史	感染阶段	猪囊尾蚴、猪带绦虫卵	牛囊尾蚴
	中间宿主	猪、人	牛
	孕节的脱落	数节连在一起脱落，被动排出	单节脱落，常主动逸出肛门
致病性	幼虫	引起猪囊虫病	—
	成虫	引起猪带绦虫病	引起牛带绦虫病
	孕节、虫卵	粪检孕节、虫卵	粪检孕节、肛门拭子法查虫卵
实验诊断	囊尾蚴	手术摘除皮下结节检查	—
	免疫学	用囊液作抗原进行间接血凝试验	—

三、细粒棘球绦虫

细粒棘球绦虫（*Echinococcus granulosus*）又称包生绦虫，成虫寄生于犬科动物的小肠内，其幼虫称为棘球蚴或包虫，寄生于牛、羊等动物，也可寄生于人，引起的疾病称棘球蚴病或包虫病，是一种严重的人兽共患寄生虫病。

棘球蚴病分布地域广泛，呈世界性分布，畜牧业发达地区是该病主要流行区。不仅危害人体健康，而且使畜牧业遭受重大损失，已成为全球性重要的公共卫生和经济问题之一。我国棘球蚴病主要流行于新疆、青海、甘肃、宁夏、西藏、内蒙古和四川，其次是陕西、河北、山西等地，牧民感染率高。

【形态】

1. 成虫　体长 2~7mm，是绦虫中较小的虫种之一。除头节、颈部外，整个链体只有幼节、成节和孕节各一节，偶尔多一节。头节呈梨形，具有顶突和 4 个吸盘。顶突伸缩力很强，其上有 2 圈小钩。成节有雌、雄生殖器官各 1 套。孕节内的子宫具不规则的分支和侧囊，含 200~800 个虫卵。

2. 幼虫　又称棘球蚴，为圆形或近圆形的囊状物。大小不等，其直径可由不足 1cm 至数 10cm。

由囊壁及囊内容物组成，囊壁分两层，外层为角皮层，内层为生发层：角皮层乳白色，半透明，厚约1mm，易破碎；生发层，厚约2μm。生发层可向囊内长出原头蚴、生发囊（育囊）和子囊。每个生发囊内含5~30个原头蚴。原头蚴与成虫头节相似，其区别在于体积较小和缺少顶突。囊腔内充满无色澄清囊液，又称棘球蚴液。棘球蚴液中漂浮着许多游离的原头蚴、育囊、子囊及囊壁的碎片，统称棘球蚴砂（图23-20）。

图片：
棘球蚴（病）

3. 虫卵　与猪带绦虫卵、牛带绦虫卵相似，三者在光镜下难以区别。

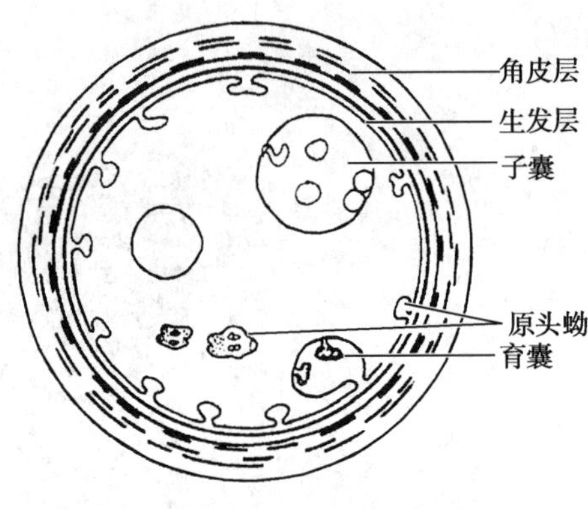

图23-20　棘球蚴示意图

【生活史】

细粒棘球绦虫的终宿主是犬、狼等犬科食肉类动物，中间宿主是羊、牛、骆驼等多种偶蹄类草食动物和人，感染阶段是虫卵，经口感染。

成虫寄生于犬、狼等犬科食肉类动物的小肠上段，借头节附着在肠壁上。孕节或虫卵随粪便排出，广泛污染牧场、畜舍、土壤及水源等。当牛、羊、骆驼等草食动物吞食虫卵或孕节后，六钩蚴在肠内孵出钻入肠壁，随血循环到达肝、肺等器官，经3~5个月发育为直径1~3cm的棘球蚴，最大可长到30~40cm。随后，棘球蚴逐渐长大，囊内长出原头蚴、生发囊和子囊等。含有棘球蚴的牛、羊等动物的内脏被犬科动物吞食后，囊内原头蚴散出，在胆汁刺激下头节翻出，吸附于小肠壁，每个原头蚴都可发育为一条成虫。一个直径10cm的棘球蚴内原头蚴数量常在10万个左右。因此，在犬、狼等终宿主动物小肠中寄生的成虫可达数千条至上万条。从原头蚴发育至成虫约需8周。成虫寿命5~6个月。

人可作为细粒棘球绦虫的中间宿主。虫卵被人误食后，经3~5个月可在肝、肺等器官中发育为棘球蚴。棘球蚴在人体内寄生一般为单个，约占病人的80%以上（图23-21）。

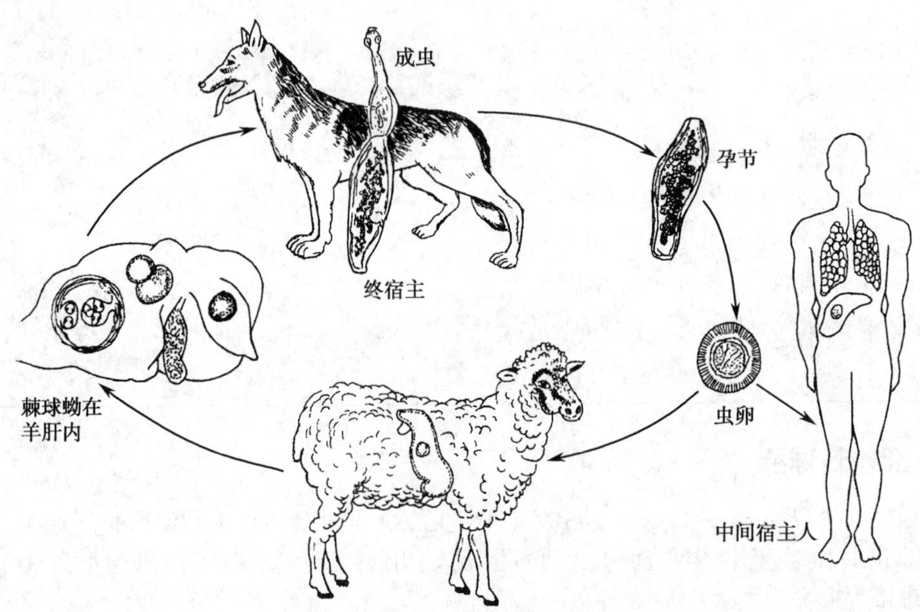

图23-21　细粒棘球绦虫生活史

【致病性】

棘球蚴可寄生在人体的任何部位，常寄生于肝、肺等处，引起棘球蚴病，俗称包虫病。对人体的危害取决于棘球蚴的大小、数量、寄生部位和寄生时间、机体的反应性以及有无合并症。因棘球蚴生长缓慢，往往在感染后5~20年才出现症状。由于棘球蚴的不断生长压迫周围组织、器官，引起组织细胞萎缩、坏死，所以临床表现极其复杂。

1. 包块　寄生表浅部位可形成包块，触之坚韧，压之有弹性，叩诊时有震颤感；寄生腹腔可形成巨

大囊肿，腹部有明显肿大。

2. 局部压迫和刺激症状　随寄生部位的不同，可出现不同的表现，受累部位有疼痛和坠胀感。如寄生在肝脏可致肝区疼痛，阻塞性黄疸；寄生在肺可致胸痛、咳嗽、咯血等；寄生在脑部可致颅内压增高、头痛、呕吐、癫痫等；寄生在骨内易造成骨折。

3. 毒性和超敏反应　棘球蚴的内含物溢出可引起一系列的胃肠道紊乱症状，常伴有厌食、消瘦、贫血、儿童发育障碍、恶病质等毒性症状，以及荨麻疹、哮喘、嗜酸粒细胞增多等超敏反应症状。如囊液大量进入血液循环，常可出现严重的超敏反应性休克甚至突然死亡。

第四节　医学蠕虫的实验室检查与防治原则

一、实验室检查

微课：
医学蠕虫的
实验室检查

（一）成虫检查

蛔虫偶尔随粪便排出、呕出或从其他部位取出，根据大小和形态鉴定；蛲虫夜间在病儿熟睡后爬出到肛门周围，肉眼可检；丝虫可从淋巴结内抽取淋巴液，活检成虫；姜片虫病人粪便检查到虫体可确诊；带绦虫病病人检查其粪便中排出的孕节，根据孕节形态特征，确定猪带绦虫还是牛带绦虫感染。

（二）虫卵检查

蛔虫、鞭虫、蛲虫、钩虫、肝吸虫、姜片吸虫、肺吸虫、日本血吸虫和带绦虫感染常取粪便标本，用直接涂片法查找虫卵。必要时用自然沉淀法、饱和盐水浮聚法、改良加藤法查找，以提高虫卵检出率。根据虫卵的大小、形态、颜色、结构确定虫种。两种钩虫虫卵非常相似，可以用钩蚴培养法鉴别虫种。蛲虫感染粪检虫卵阳性率极低，可在清晨便前用透明胶带法或棉拭子法检虫卵，以提高虫卵的检出率。肺吸虫痰检虫卵检出率高于粪检法。慢性、晚期及粪检阴性的血吸虫病病人可取肠黏膜活组织检查虫卵。

（三）幼虫检查

丝虫感染应在晚上 9 时至次日凌晨 2 时取外周血液涂片，检查微丝蚴为宜，根据微丝蚴形态、结构判断丝虫种类；旋毛虫感染可取病人肌肉进行活组织检查，或取可疑肉食经压片检查含幼虫的囊包；肺吸虫幼虫、斯氏狸殖吸虫感染可用皮下包块活体组织检查童虫；猪囊尾蚴病可采用手术摘除病人的皮下结节或浅部肌肉的囊尾蚴，镜下检查囊内头节上的吸盘和小钩，脑囊虫病可用影像学（CT、MRI）等方法检查猪囊尾蚴，眼囊尾蚴病用眼底镜检查猪囊尾蚴；棘球蚴病可通过手术，从患病部位取出棘球蚴，或从痰液、胸水、腹水及尿中检获棘球蚴碎片或原头蚴，但因穿刺常引起棘球蚴破裂引起休克或继发性棘球蚴病，一般禁止以诊断为目的进行穿刺，可采用 B 超、CT、MR 等方法临床诊断和定位。

（四）免疫学检查

丝虫、旋毛虫、日本血吸虫、细粒棘球绦虫、脑囊虫可用免疫学方法检测血液中的抗原或抗体，作为辅助诊断。

二、防治原则

微课：
医学蠕虫的
防治原则

医学蠕虫感染的预防主要是加强粪便管理和对粪便进行无害化处理，避免粪便中的虫卵污染环境；加强卫生宣传教育，注意个人卫生和饮食卫生，改变不良饮食习惯，不吃生的或未熟的中间宿主和水生植物媒介，防止食入感染性虫卵或幼虫。此外，预防蛲虫感染需教育儿童养成不吸吮手指、勤剪指甲和饭前、便后洗手的卫生习惯，防止自身反复感染；预防钩虫感染要加强劳作时个人的劳动防护，尽量减少手、足直接与泥土接触，防止丝状蚴经皮肤侵入；预防丝虫感染要灭蚊防蚊，减少蚊虫叮咬，消灭蚊虫的孳生环境；预防旋毛虫和猪带绦虫感染要严格肉类检疫，不食生或未熟的肉类，科学养猪；预防细粒棘球绦虫感染要注意个人卫生和饮食卫生，严格处理病畜及加强犬类管理，定期为牧犬驱虫；预防日本血吸虫感染可通过普查普治病人病畜，控制传染源，消灭中间宿主钉螺，做好个人防护等措施综合治理。

线虫常用阿苯达唑、甲苯达唑、噻嘧啶等驱虫药治疗。丝虫病常用药物为乙胺嗪；吸虫和绦虫常用吡喹酮、甲苯咪唑、阿苯达唑等驱虫药治疗；带绦虫病可采用南瓜子＋槟榔＋硫酸镁疗法，效果良好，成功驱虫的关键是驱除绦虫头节；肺吸虫、囊虫病和棘球蚴病视其寄生部位可采用手术摘除。

（蔡德周）

思考题

1. 病儿，男性，8 岁，家住郊区。突然腹痛，以剑突下偏右侧阵发性绞痛为特点，有钻顶感，病儿不安，伴有呕吐。体检除剑突右下侧有压痛外，无反跳痛或肌紧张。询问病史有 2 次类似症状，但较轻，后自行缓解。粪便涂片可见蛔虫虫卵。结合病儿的疾患简述蛔虫引起的并发症。

2. 病人，男性，40 岁，农民。近 3 年来进行性贫血、消瘦，左上腹阵发性疼痛，饥饿时及夜间为甚，当地医院按十二指肠溃疡治疗未见好转。近 2 个月病人自觉乏力、心悸、头晕，活动后加重，遂来就诊。体检：病人一般情况差，精神不振，重度贫血貌，心尖区 2/6 级杂音。T 36.5℃，P 100 次 / 分，R 25 次 / 分，BP 105/60mmHg。实验室检查：Hb 40g/L，RBC 1.75×10^{12}/L，大便钩虫卵（+），潜血（+），诊断为钩虫病。为进一步确诊行胃镜检查，见十二指肠球部有弥散性出血点，胃大弯前壁可见 2 对钩虫。阐明钩虫导致人体贫血的原因。

3. 病人，男性，51 岁，农民，湖北人，因发热 2 个月于近日入院。近 2 个月来无诱因出现发热，T 39~40℃，无明显规律性，发热前感畏寒，偶有寒战，10 余分钟后体温升高，同时伴头昏、乏力，持续 2~3 小时，出汗后热退，不伴咽痛、咳嗽，无腹痛、腹泻，无尿频、尿急、尿痛，无盗汗，热退后自觉一切如常。以“发热待查”收住院。病人居住血吸虫病疫区，10 年前曾先后 2 次感染急性血吸虫病，均正规抗血吸虫病治疗。体检：T 38.5℃，肝右锁骨中线肋下 2.0cm，剑突下 4.0cm，质中，光滑，边缘整齐，有触痛及叩击痛，脾左锁骨中线肋下 8.0cm，质中，光滑，有切迹。其余体格检查均正常。实验室检查无异常发现。肝脏 CT：慢性血吸虫肝病改变并脾巨大。最后行肝穿刺活检：肝细胞广泛变性水肿，见淋巴细胞片灶浸润，部分肉芽组织增生，可见血吸虫虫卵。日本血吸虫病的主要致病阶段是什么？为什么？

4. 病人，男性，31 岁，云南人。因肌肉酸痛 1 个月，头痛、头晕、呕吐入院就诊，初诊为脑梗死。治疗 10 天后未见好转，重新考虑诊断，经详细询问病史及体格检查，病人诉常吃“生皮、生肉”，并有排节片史；胸前区有多个皮下活动性结节。活检皮下结节，确诊为猪囊尾蚴。免疫学诊断囊虫抗体阳性。经吡喹酮驱虫治疗后，症状完全缓解出院。为什么患猪带绦虫病的病人应及时治疗？

扫一扫，测一测

思路解析

笔记

第二十四章 医学原虫

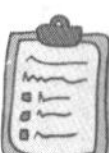
知识要点

原虫为单细胞真核动物，广泛分布于自然界，与医学有关的原虫有数十种。本章主要介绍叶足虫、鞭毛虫和孢子虫三大类原虫的形态、生活史、致病性、寄生虫学检查方法及防治原则。

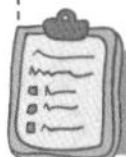
学习目标

掌握溶组织内阿米巴、杜氏利什曼原虫、蓝氏贾第鞭毛虫、阴道毛滴虫、疟原虫、刚地弓形虫、卡氏肺孢子虫、隐孢子虫的生活史及致病特点；熟悉常见致病原虫的形态；了解常见致病原虫的流行及寄生虫学检查方法与防治原则。

通过学习使学生具有对原虫性疾病分析、处理、检查与防控的能力。

原虫(protozoa)是能独立完成生命活动的单细胞真核动物。虫体微小，结构简单，具有运动、消化、排泄、呼吸、生殖及对外界刺激产生反应等生理功能。原虫在自然界分布广、种类多，绝大多数营自生生活，少数营寄生生活。与医学有关的原虫有数十种，依据运动细胞器的有无和类型，可将原虫分为阿米巴、鞭毛虫、孢子虫和纤毛虫四大类，其生物学分类地位分别隶属于叶足虫纲、鞭毛虫纲、孢子虫纲和纤毛虫纲。

第一节 叶 足 虫

叶足虫的基本特征是具有叶状伪足的运动细胞器，可做变形运动，故称之为阿米巴。大多数种类寄生于人体的消化道和腔道内，以二分裂法繁殖。常见的人体寄生阿米巴有7种，其中主要致病虫种为溶组织内阿米巴，少数营自生生活的阿米巴偶可侵入人体致病。

一、溶组织内阿米巴

溶组织内阿米巴(*Entamoeba histolytica*)又称痢疾阿米巴，主要寄生于人体结肠内，在一定条件下可侵入肠壁组织，引起阿米巴痢疾；也可随血流侵入肝、肺、脑等组织器官，引起肠外阿米巴病。溶组织内阿米巴的感染呈世界性分布，感染人数超过5千万人。我国各地均有分布，人群平均感染率为0.949%。感染状况与区域经济发展水平、公共卫生条件、个人卫生习惯以及机体的免疫力关系密切。

【形态】

溶组织内阿米巴的生活史有滋养体和包囊两个发育阶段。

1. 滋养体 分为小滋养体和大滋养体。

(1) 小滋养体：又称肠腔型滋养体，寄生于结肠，以肠道细菌和内容物为营养，不致病。虫体直径为 12~30μm，运动迟缓，内外质分界不明显。内质食物泡中可见吞噬的细菌。

(2) 大滋养体：又称组织型滋养体，寄生于肠壁及肠外组织中，有致病力。虫体直径为 20~60μm，适宜的温度下形态多变。细胞质分为外质和内质，内、外质界限清晰。外质透明，向外伸出指状或舌状伪足，并不断地伸缩，使虫体做定向运动，即阿米巴运动。内质呈颗粒状，随外质突出或缩入，内含细胞核、食物泡及吞噬的红细胞。胞质内有无被吞噬的红细胞是阿米巴的重要鉴别特征。虫体经铁苏木素染色后，可见蓝黑色的泡状核，核膜较薄，核膜内缘有排列整齐、大小均匀、细小的染色质粒，核小而圆，多位于中央。

图片：溶组织内阿米巴包囊

2. 包囊 圆球形，直径为 10~20μm，囊壁较薄，无色透明，内含 1~4 个细胞核。经碘液染色，包囊呈淡黄色，可见核及核仁。未成熟的包囊可见 1~2 个细胞核、染成棕色的糖原泡及无色棒状的拟染色体；成熟的包囊可见 4 个细胞核，糖原泡及拟染色体随包囊的成熟而消失。四核包囊为成熟包囊，是溶组织内阿米巴的感染阶段。经铁苏木素染色后，拟染色体呈蓝黑色，糖原泡因糖原溶解而呈空泡状（图 24-1）。

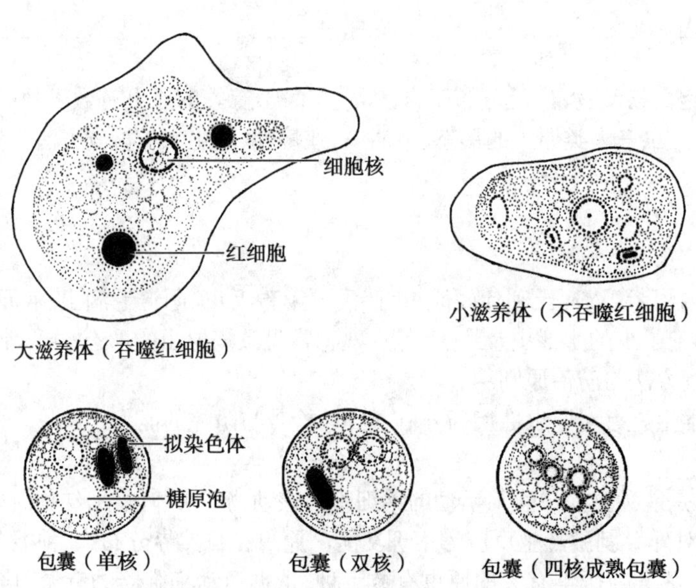

图 24-1 溶组织内阿米巴滋养体与包囊模式图

【生活史】

溶组织内阿米巴发育基本过程是：包囊→滋养体→包囊。四核包囊经口感染，在小肠下段经肠内胰蛋白酶等碱性消化液的作用，囊壁变薄，加之虫体的活动使虫体脱囊而出为四核滋养体，并迅速分裂成 4 个单核滋养体，再分裂为 8 个小滋养体并定居于结肠黏膜皱褶和肠腺窝内，以宿主肠黏液、细菌及已消化食物为营养，行二分裂法增殖。在结肠功能正常时，部分小滋养体随肠内容物向下移动，因肠内环境变化，如营养、水分被吸收减少等，小滋养体停止活动，排出未消化的食物，缩小成圆形并分泌胶状物质形成囊壁，成为包囊。未成熟包囊有 1~2 个细胞核，成熟包囊含有 4 个核。包囊随粪便排出，粪便中可见一核、二核或四核包囊。包囊对外界抵抗力强，通过污染饮水或食物而感染新的宿主。若肠蠕动加快时，小滋养体也可随粪便排出，因其抵抗力弱而迅速死亡。

微课：溶组织内阿米巴生活史

当肠壁受损、肠功能紊乱或机体免疫力下降时，肠腔内的小滋养体借伪足及其分泌的酶和毒素侵入肠壁组织，吞噬红细胞变为大滋养体。大滋养体在肠壁内行二分裂法大量增殖，加之伪足的机械运动，致使局部肠黏膜和组织坏死，形成溃疡。大滋养体可随坏死组织落入肠腔，随粪便排出体外而死亡，或在肠腔内变为小滋养体，再形成包囊随粪便排出体外。肠壁组织内的大滋养体有时也可侵入血管，随血流到达肝、肺和脑等器官寄生繁殖，引起相应脏器的病变。组织内的大滋养体不能形成包囊（图 24-2）。

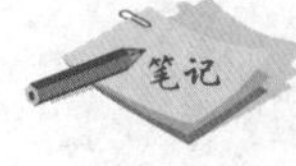

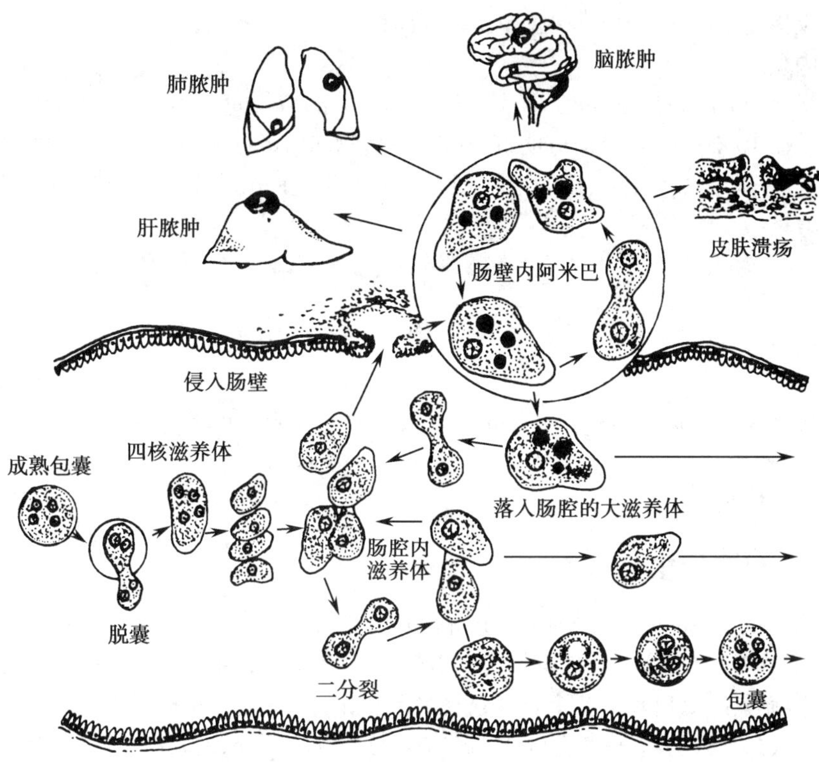

图 24-2 溶组织内阿米巴生活史示意图

【致病性】

溶组织内阿米巴的致病与虫株的致病力、虫体的寄生环境和宿主的免疫状态等多种因素有关。人体感染溶组织内阿米巴后，绝大多数人表现为无症状的带虫者。带虫者为重要的传染源。

动画：溶组织内阿米巴滋养体侵入肠壁

1. 肠阿米巴病 病变部位多见盲肠、升结肠，也可累及乙状结肠和直肠。溶组织内阿米巴借其溶组织酶及伪足侵入肠壁黏膜层、黏膜下层生长繁殖，引起组织溶解与坏死，形成口小底大的“烧瓶状”溃疡。溃疡内的坏死黏膜、血液和滋养体落入肠腔，则出现痢疾症状，即阿米巴痢疾。典型临床表现为发热、腹痛、腹泻、酱红色黏液脓血便，有特殊的腥臭味。慢性期组织破坏和愈合同时存在，纤维组织增生，形成包块状阿米巴肿。

2. 肠外阿米巴病 最常见的是肝脓肿，其好发部位在肝右叶，病人多表现为发热、肝脏肿大、肝区疼痛等症状。其次是肺脓肿，多因肝脓肿穿破横膈进入胸腔所致。此外，还可见阿米巴脑脓肿和皮肤阿米巴病。

二、其他阿米巴

除溶组织内阿米巴外，人体消化道内还存在一些非致病性阿米巴，它们一般不侵入肠壁组织，但如果有大量原虫寄居、宿主防御功能下降或合并有细菌感染而致肠功能紊乱时，也会引起一些病症。另外，在病原体检查时这些阿米巴原虫由于与致病阿米巴极为相似，故在实验室检查时需仔细辨别。在人体肠道内寄居的非致病性阿米巴主要有结肠内阿米巴、哈门内阿米巴、齿龈内阿米巴等。

（一）结肠内阿米巴

结肠内阿米巴（*Entamoeba coli*）是人体消化道中最常见的共栖原虫，常与溶组织内阿米巴共存。其形态、生活史与溶组织内阿米巴相似，故需鉴别。成熟包囊经口感染，于小肠内脱囊，在结肠形成成熟滋养体并以二分裂方式繁殖，不侵入组织，无临床症状。在我国与溶组织内阿米巴平行分布，感染率较溶组织内阿米巴高，故发现结肠内阿米巴时有必要继续寻找溶组织内阿米巴。

（二）哈门内阿米巴

哈门内阿米巴（*Entamoeba hartmani*）形态、生活史与溶组织内阿米巴相似，其虫体较小，滋养体直径约 3~12μm，不吞噬红细胞，包囊 4~10μm，胞核 1~4 个，4 核包囊为成熟包囊，未成熟包囊含不明显的糖原泡和短棒状的拟染色体。本原虫对人体不致病。

（三）齿龈内阿米巴

齿龈内阿米巴（*Entamoeba gingivalis*）寄生于人体口腔的齿龈间，生活史中仅有滋养体期，而无包囊期。滋养体直径 10~20μm，内外质分明，运动活泼；食物泡中可见细菌、白细胞，偶见红细胞；核仁细小，常位于中央。一般认为本虫并无致病性，但在口腔卫生差的人群中也可引起感染，常与齿龈化脓性细菌合并感染。

第二节　鞭　毛　虫

鞭毛虫是以鞭毛作为运动细胞器的原虫。与医学有关的鞭毛虫主要寄生于人体的消化道、泌尿生殖道、血液及组织内，以二分裂法繁殖。对人体危害较大的鞭毛虫有杜氏利什曼原虫、蓝氏贾第鞭毛虫和阴道毛滴虫等。

一、杜氏利什曼原虫

杜氏利什曼原虫（*Leishmania donovani*）又称黑热病原虫，主要寄生于人体肝、脾、骨髓及淋巴结的巨噬细胞内，引起内脏利什曼病，又称黑热病。本虫呈世界性分布，主要流行于印度、中国及地中海沿岸国家。我国曾流行于长江以北 17 个省（市、自治区），新中国成立之初被列为五大寄生虫病之一，经过 20 世纪 50 年代大规模防治，取得了显著的效果。近年来在新疆、内蒙古、甘肃、四川、陕西、山西等地仍有新病例不断出现，应引起重视。

图片：杜氏利什曼原虫无鞭毛体

【形态】

杜氏利什曼原虫包括无鞭毛体和前鞭毛体两个发育阶段。

1. 无鞭毛体（amastigote）　又称利杜体，常见寄生于单核 / 巨噬细胞内，在骨髓或淋巴结穿刺涂片中可散在于细胞外。虫体卵圆形，大小为（2.9~5.7）μm×（1.8~4.0）μm。经瑞氏染色后，细胞质呈蓝色，细胞核一个，为圆形，呈红色或淡紫色，位于虫体一侧。动基体位于核前或一侧呈细杆状，染色较深，其前端有一个点状的基体发出一条根丝体。基体和根丝体在光镜下难以区分。

2. 前鞭毛体（promastigote）　又称鞭毛体，常寄生于媒介白蛉的消化道内，为利什曼原虫感染期。成熟的虫体呈长梭形，大小为（14.3~20.0）μm×（1.5~1.8）μm。核位于虫体中部，前端有动基体和基体，由基体发出 1 根鞭毛，为虫体的运动器官。前鞭毛体运动活泼，在培养基内常以虫体前端聚集成团，排列成菊花状。经瑞氏染色后，细胞质为淡蓝色，细胞核呈紫色（图 24-3）。

图 24-3　杜氏利什曼原虫模式图

【生活史】

杜氏利什曼原虫生活史需要两个宿主，即白蛉和人或哺乳动物。

1. 在白蛉体内的发育　当雌性白蛉叮刺病人或被感染的动物时，血液或皮肤内含无鞭毛体的巨噬细胞被吸入白蛉胃内，随后巨噬细胞破裂，24 小时后逐渐发育为早期前鞭毛体，3~4 天发育为成熟鞭毛体。鞭毛体以二分裂法繁殖，并向咽部移动，约 1 周后具有感染性的前鞭毛体大量聚集在喙中。

2. 在人体内的发育　当感染有前鞭毛体的雌性白蛉叮人吸血时，前鞭毛体随白蛉唾液注入人体，被巨噬细胞吞噬后，一部分虫体被吞噬杀灭，一部分虫体虫体逐渐变圆，失去鞭毛发育为无鞭毛体。此时，巨噬细胞内形成纳虫空泡，虫体在纳虫空泡内不但可以存活，而且还能不断分裂增殖，最终导致巨噬细胞破裂，释出的无鞭毛体再侵入其他巨噬细胞，重复上述过程，形成恶性循环（图 24-4）。

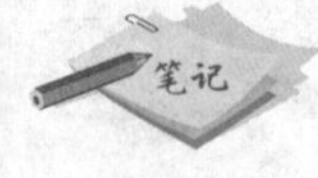

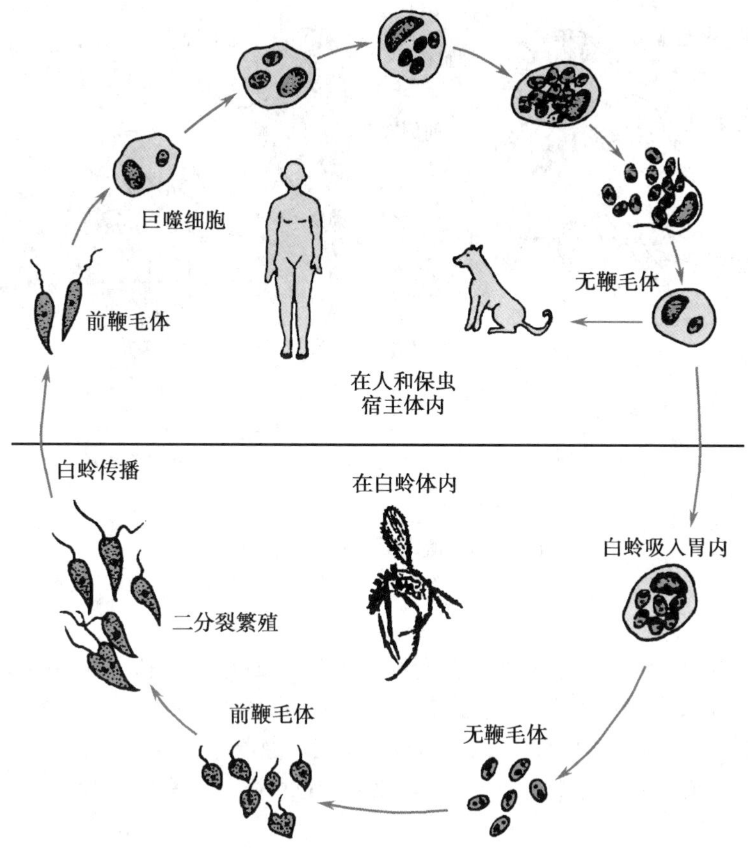

图 24-4 杜氏利什曼原虫生活史示意图

【致病性】

无鞭毛体在巨噬细胞内增殖，导致巨噬细胞被大量破坏并不断增生，病人出现脾、肝、淋巴结肿大。由于脾肿大，导致脾功能亢进，使红细胞、白细胞和血小板均减少，形成长期不规则发热、贫血、脾肿大等典型黑热病临床表现，其中脾肿大最为常见（95%）。由于血小板减少，病人常有鼻出血、牙龈出血等症状。同时由于浆细胞大量增殖，增加球蛋白的合成，由于肝、肾功能受损使肝合成白蛋白减少，而尿中排出白蛋白增加，造成病人血浆出现严重的白 / 球蛋白比倒置。晚期病人面部两颊可出现色素沉着。由于血细胞减少、免疫受损而并发各种感染性疾病，如坏死性口腔炎（走马疳）、肺炎以及急性粒细胞缺乏症，如不及时治疗，病人病情可迅速恶化，可在1~2年内死亡。我国除上述典型内脏黑热病外，还有皮肤型和淋巴结型黑热病。

二、蓝氏贾第鞭毛虫

蓝氏贾第鞭毛虫（*Giardia lamblia*）简称贾第虫，主要寄生于人体小肠，引起腹泻、消化不良等病症。本虫呈世界性分布，我国分布也很广泛，儿童及旅行者感染率高，为人体常见的肠道寄生虫之一。

【形态】

蓝氏贾第鞭毛虫包括滋养体和包囊两个发育阶段。

1. 滋养体　虫体正面形似半个纵切的梨形，大小为（9~21）μm×（5~15）μm×（2~4）μm，虫体两侧对称，前端钝圆，后端尖细，腹面扁平，背面隆起；腹面前半部向内凹陷形成吸盘状凹陷窝，借此吸附在宿主肠黏膜上；经铁苏木素染色，在吸盘状凹陷窝的底部有一对并列的卵圆形的泡状核；一对轴柱平行纵贯虫体，其中部可见一对半月形中央小体；有前侧鞭毛、后侧鞭毛、腹鞭毛和尾鞭毛各一对。虫体借鞭毛的摆动可作翻滚运动。

视频：
蓝氏贾第鞭毛虫滋养体

2. 包囊　椭圆形，大小为（8~14）μm×（7~10）μm。碘液染色后呈黄绿色，囊壁与虫体之间有明显的空隙，核位于虫体的一端，未成熟的包囊内有 2 个核，成熟的包囊内有 4 个核，囊内可见轴柱及丝状物（图 24-5）。

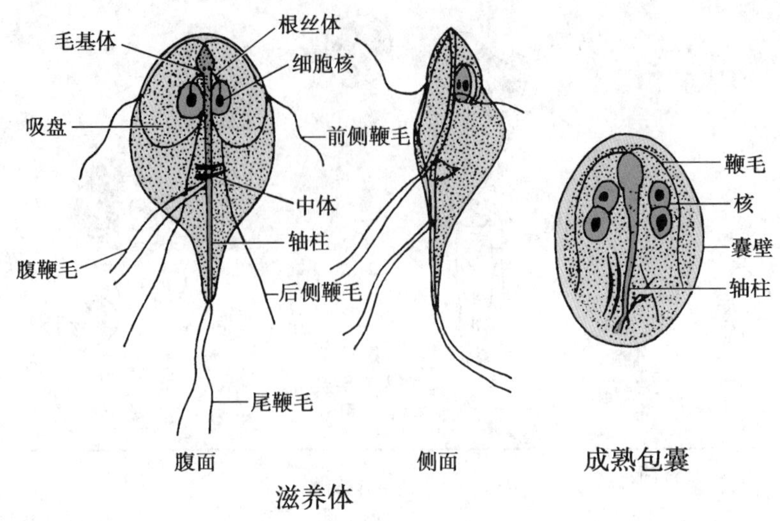

图 24-5　蓝氏贾第鞭毛虫模式图

【生活史】

蓝氏贾第鞭毛虫生活史简单。滋养体为营养繁殖阶段，成熟的 4 核包囊为感染阶段。人因误食成熟包囊污染的饮水或食物而被感染，包囊在十二指肠内脱囊形成滋养体。滋养体主要寄生在十二指肠或小肠上端，借吸盘吸附于肠黏膜，以二分裂法增殖。滋养体若落入肠腔，可随食物移向结肠，在小肠下端或结肠内形成包囊并随粪便排出体外。滋养体也可随腹泻者粪便排出体外。

【致病性】

人感染贾第虫时，由于滋养体大量吸附于肠黏膜上，影响肠的吸收功能，使大部分可溶性的脂肪不能被吸收，引起腹泻。粪便中含有大量脂肪颗粒，但无脓血。临床表现轻重不一，多数为无症状的带虫者，少数出现水样腹泻、腹痛、呕吐及发热等症状。有时虫体可寄生于胆道，引起胆囊炎和胆管炎，也可引起儿童贫血及营养不良。

三、阴道毛滴虫

阴道毛滴虫(*Trichomonas vaginalis*)简称阴道滴虫，寄生于女性阴道、尿道及男性尿道、前列腺内，以性传播为主，引起滴虫性阴道炎、尿道炎及前列腺炎。呈世界性分布，在我国的流行也很广泛。各地感染率不一，以 16~35 岁年龄组的女性感染率最高。

图片：阴道毛滴虫滋养体

【形态】

阴道毛滴虫仅有滋养体期。活虫体形似水滴，无色透明，有折光性，体态多变，活动力强，大小为(7~32) μm×(10~15) μm。固定染色后虫体呈梨形，可见纵贯虫体的轴柱、虫体前 1/3 处有椭圆形的细胞核、外侧 1/2 处有一层波动膜。虫体具有 4 根前鞭毛和 1 根后鞭毛，借助鞭毛的摆动和波动膜的波动作向前和旋转式运动(图 24-6)。

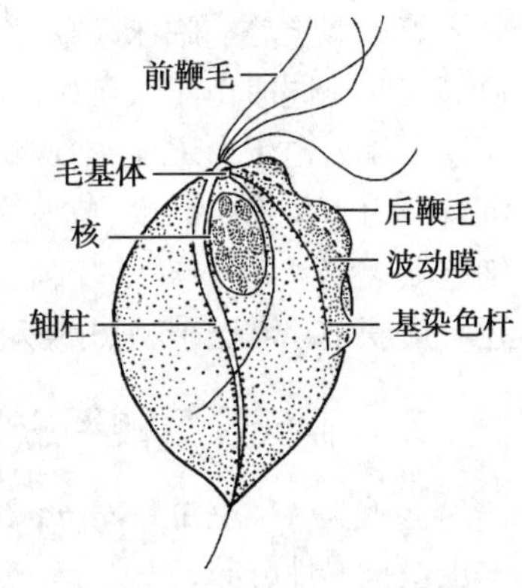

图 24-6　阴道毛滴虫模式图

【生活史】

阴道毛滴虫生活史简单，仅有滋养体期，以二分裂法繁殖。滋养体主要寄生于女性阴道内，以后穹隆处多见，也可在尿道或子宫内寄生。男性感染除寄生于尿道、前列腺外，也可在睾丸、附睾或包皮下寄生。滋养体既是感染阶段，也是致病阶段，可通过直接或间接接触方式在人群中传播。

【致病性】

阴道毛滴虫的致病性与虫株毒力以及宿主内环境密切相关。正常情况下，健康女性的阴道内存在有乳酸杆菌，能分解阴道上皮细胞内糖原产生乳酸，使阴道内保持酸性环境(pH 3.8~4.4)，可抑制滴虫及其他细菌的生长繁殖，称阴道自净作用。妊娠、产后或月经期，阴道内 pH 升高接近中性，有利于滴虫和其他细菌生长繁殖。阴道毛滴虫大量繁殖时，与乳酸杆菌竞争糖原，可使乳酸产生减少，

使阴道内环境变为中性或碱性，破坏了阴道自净作用，促使滴虫大量繁殖以及细菌繁殖，引起阴道炎症。

微课：阴道分泌物的检查

感染后可出现轻重不等的临床表现，大多数女性感染者无临床症状或症状不明显，典型滴虫性阴道炎病人的常见症状为外阴瘙痒，白带增多呈黄色泡沫状，伴有特殊气味。泌尿道感染时可出现尿急、尿频、尿痛等症状，严重时外阴部有灼热刺痛感。妇科检查可见外阴红肿，阴道黏膜充血、水肿及分泌物增多，少数病人子宫颈弥漫性糜烂、点状出血，称为“草莓状宫颈”。男性感染者大多数无临床症状，呈带虫状态，少数严重感染者表现为滴虫性尿道炎、前列腺炎和附睾炎，表现为尿痛、前列腺肿大及触痛、尿道口痒感或有少量分泌物。

第三节　孢　子　虫

孢子虫为无运动细胞器的寄生性原虫，发育阶段多且生活史复杂。全部发育阶段均营寄生生活，包括无性生殖和有性生殖两种繁殖方式。两种生殖方式可在一个或分别在两个宿主体内完成。对人体危害较大的孢子虫中有疟原虫、弓形虫、隐孢子虫等。

一、疟原虫

疟原虫(*Plasmodium*)寄生于人体红细胞和肝细胞内，是引起疟疾(malaria)的病原体，疟疾是我国重要的寄生虫病之一。寄生于人体的疟原虫有 4 种，即间日疟原虫(*Plasmodium vivax*, Pv)、恶性疟原虫(*Plasmodium falciparum*, Pf)、三日疟原虫(*Plasmodium malariae*, Pm)和卵形疟原虫(*Plasmodium ovale*, Po)。我国主要流行的是间日疟原虫，其次是恶性疟原虫，三日疟原虫少见，卵形疟原虫罕见。据世界卫生组织统计，目前世界上仍有 90 多个国家为疟疾流行区，全球每年发病人数达 3 亿 ~5 亿，其中 80% 以上的病例发生在非洲。在我国，间日疟原虫主要分布于长江以南山区、平原、黄河下游等平原地带，恶性疟原虫多见于南方山区，三日疟原虫则在长江以南某些省区呈点状分布。

【形态】

疟原虫有早期滋养体(环状体)、晚期滋养体(大滋养体)、裂殖体和配子体等形态。瑞氏或吉姆萨染色后，疟原虫的细胞质呈蓝色，细胞核呈紫红色，疟色素呈棕黄色。4 种疟原虫的基本结构相同，但在人体红细胞内的发育各期形态不尽相同，是诊断、鉴别各种疟原虫的重要依据。除疟原虫本身的形态特征不同之外，被寄生红细胞的形态有无变化以及变化的特点也可用于鉴别虫体(表 24-1)。

表 24-1　四种疟原虫红细胞内各期形态

各期形态	间日疟原虫	恶性疟原虫	三日疟原虫	卵形疟原虫
早期滋养体(环状体)	胞质环状，环较大，淡蓝色，直径约为红细胞的 1/3；红色核 1 个；一个红细胞内只寄生 1 个疟原虫	环较小，直径约为红细胞的 1/5；核 1~2 个；一个红细胞内常有数个疟原虫寄生；虫体常位于红细胞边缘	环较粗，深蓝色，直径约为红细胞的 1/3；红色核 1 个	似三日疟原虫
晚期滋养体(大滋养体)	虫体渐增大，形状不规则，胞质增多，胞质内有空泡，出现伪足；疟色素棕黄色，细小杆状分散在胞质内	外周血中不易见到，主要集中在内脏毛细血管。体小，圆形，胞质深蓝色；疟色素黑褐色，集中	体小，圆形或带状，胞质致密；疟色素深褐色，分布于虫体边缘	虫体圆形，似三日疟原虫，但较大；疟色素似间日疟，但较细小
未成熟裂殖体	核开始分裂，胞质逐渐集中呈圆形，空泡消失；疟色素开始集中	外周血中不易见到。虫体仍似大滋养体，但核开始分裂；疟色素开始集中	体小，圆形，空泡消失；核开始分裂；疟色素集中	体小，圆形或卵圆形，空泡消失；核开始分裂；疟色素集中较迟

续表

各期形态	间日疟原虫	恶性疟原虫	三日疟原虫	卵形疟原虫
成熟裂殖体	含裂殖子12~24个，排列不规则，疟色素聚集成堆	外周血中不易见到，含裂殖子8~36个，排列不规则；疟色素集中成团	裂殖子6~12个，排成花瓣状；疟色素常集中在中央	裂殖子6~12个，排列一环；疟色素集中在中央或一侧
雌配子体	圆形，占满红细胞，胞质深蓝色；核深红色，小而致密，偏于一侧；疟色素均匀分布	新月形，胞质深蓝色，核致密，深红色，位于中央；疟色素黑褐色，分布于核周围	圆形，如正常红细胞大小；胞质深蓝色；核小而致密，深红色，偏于一侧；疟色素分散	虫体似三日疟原虫，但稍大；疟色素似间日疟原虫
雄配子体	圆形，占满红细胞，胞质浅蓝，核淡红、大而疏松，位于中央；疟色素均匀分布	腊肠形，胞质淡蓝色，核疏松，淡红色，位于中央；疟色素分布核周围	圆形，略小于正常红细胞，胞质蓝色，核疏松，淡红色，位于中央；疟色素多而分散	似三日疟原虫，但稍大；疟色素似间日疟原虫
被寄生红细胞的变化	除环状体外，各期均胀大，色淡，有鲜红色的薛氏小点	正常或缩小，常见粗大稀疏的紫褐色茂氏点	正常大小，偶见少量淡紫色齐氏点	略胀大，色淡，部分红细胞变长形，边缘呈锯齿状，薛氏点粗大，环状体期即出现

组图：
间日疟原虫

1. 滋养体　滋养体是疟原虫在红细胞内摄食和发育的阶段，按发育先后分为早期滋养体和晚期滋养体。裂殖子侵入红细胞后发育为早期滋养体，此期形态特点为胞核小，胞质少，中间有空泡，虫多呈环状，故又称之为环状体。以后虫体长大，胞核亦增大，胞质增多，有时伸出伪足、胞质中出现疟色素（malarial pigment）。间日疟原虫和卵形疟原虫寄生的红细胞可以变大、变形，颜色变浅，常有明显的红色薛氏点，此时为晚期滋养体，亦称大滋养体。

2. 裂殖体　晚期滋养体进一步发育成熟后，虫体变圆，胞质内空泡消失，核开始分裂，但胞质未分裂，称未成熟裂殖体。当细胞核经分裂后的数目达到12~24个，胞质随之分裂，每一个核都被部分胞质包裹，成为一个裂殖子，则称成熟裂殖体。此期棕褐色的疟色素集中成团，出现在虫体中部。被寄生的红细胞变化同大滋养体。

3. 配子体　疟原虫经过数次裂体增殖、部分裂殖子侵入红细胞后，不再进行裂体增殖，而虫体长大、呈圆或卵圆形，形成配子体。配子体有雌、雄之分。雌配子体较大，虫体饱满，胞质致密，深蓝色，疟色素多而粗大，核小而致密，深红色，多偏于虫体一侧；雄配子体较小，胞质稀薄，浅蓝色，疟色素少而细小，核大而疏松，淡红色，位于虫体中央。被配子体寄生的红细胞大小颜色变化同裂殖体。

【生活史】

寄生于人体的4种疟原虫生活史基本相同，包括在人体（肝细胞内、红细胞内）和蚊体两个发育阶段（图24-7）。

1. 在人体内的发育　疟原虫进入人体先后在肝细胞和红细胞内发育增殖。在肝细胞内的增殖称为红细胞外期，在红细胞内的增殖称为红细胞内期。

(1) 红细胞外期：疟原虫感染阶段是雌性按蚊唾液腺中的子孢子。当唾液中含有感染性子孢子的雌性按蚊叮刺人体时，子孢子随其唾液进入人体血液内，约30分钟后经血流侵入肝细胞，摄取肝细胞内营养，变为滋养体。随后胞质增大，核开始分裂，进行无性裂体增殖，形成红外期裂殖体。成熟的红外期裂殖体内含有数以万计的裂殖子，裂殖子胀破肝细胞释出，一部分被巨噬细胞吞噬，另一部分则侵入红细胞内发育。间日疟原虫完成红外期发育约为8天，恶性疟原虫约为6天，三日疟原虫为11~12天，卵性疟原虫约为9天。

目前多数学者认为间日疟原虫子孢子在遗传学上具有两种不同的类型，即速发型子孢子和迟发型子孢子。当两种类型子孢子进入肝细胞后，速发型子孢子很快完成红外期裂体增殖，而迟发型子孢子则经过一段或长或短的休眠期后才能完成红外期裂体增殖。休眠期的子孢子称为休眠子，与疟疾

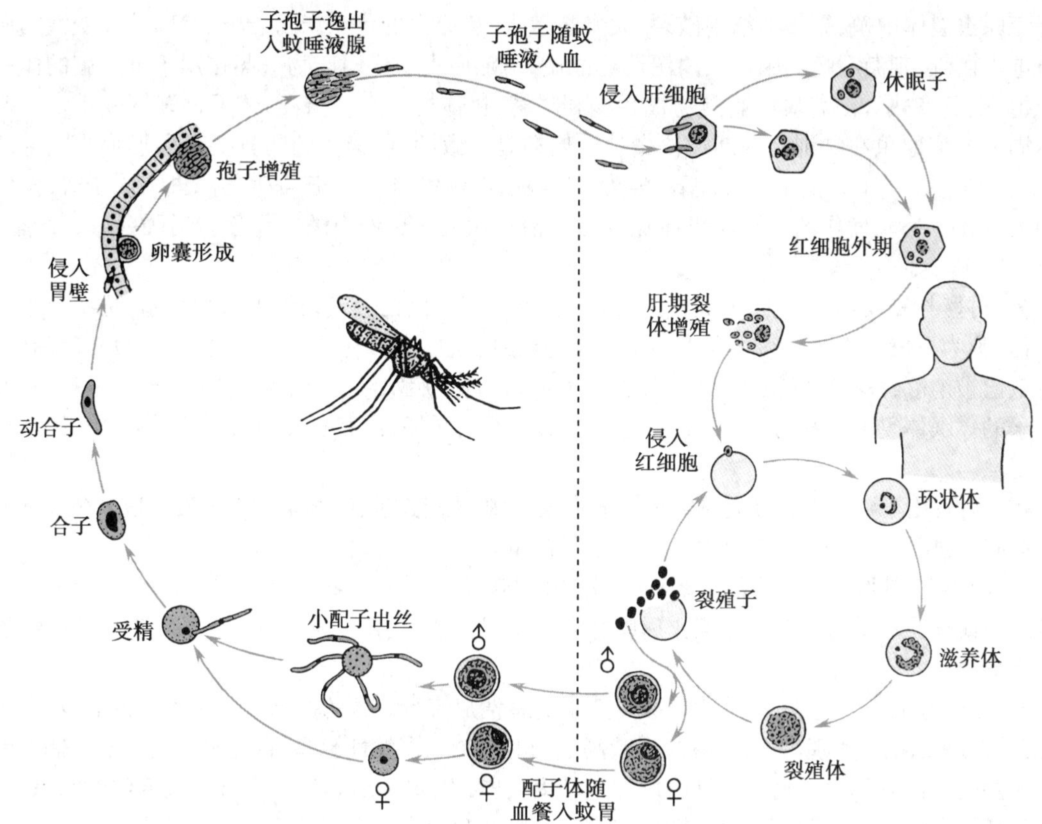

图 24-7 间日疟原虫生活史示意图

的复发有关。

(2) 红细胞内期:肝细胞释放出的红外期裂殖子侵入红细胞,经早期滋养体、晚期滋养体、未成熟裂殖体、成熟裂殖体,直到胀破红细胞,裂殖子散入血流。一部分被吞噬细胞吞噬,另一部分侵入正常红细胞重复裂体增殖。间日疟原虫完成红内期裂体增殖一个周期约需 48 小时,恶性疟原虫需 36~48 小时,三日疟原虫约需 72 小时,卵性疟原虫约需 48 小时。

疟原虫经过几代红细胞内期裂体增殖后,部分裂殖子侵入红细胞不再进行裂体增殖而是发育成雌、雄配子体。配子体可在人体内存活 30~60 天,成熟的配子体如被雌性按蚊吸入,则开始在蚊体内的发育。

2. 在按蚊体内的发育 疟原虫在按蚊体内的发育包括在蚊胃内的配子生殖和在蚊胃壁进行的孢子增殖两个阶段。当雌性按蚊叮刺疟疾病人或带虫者血液时,红内期疟原虫随血液进入蚊胃,只有雌、雄配子体可继续发育为雌、雄配子,红细胞内期其他发育阶段的疟原虫均被消化。雌、雄配子受精形成合子,从而完成配子增殖。合子发育为动合子,穿过胃壁,在蚊胃壁弹性纤维膜下形成囊合子(卵囊),虫体在囊内迅速进行孢子增殖,形成数以万计的子孢子。子孢子呈梭形,当囊合子成熟后,子孢子从囊壁微孔逸出或破囊散出,通过蚊血淋巴液到达唾液腺。子孢子是疟原虫的感染阶段,当蚊再次叮吸人血时,子孢子随唾液进入人体。我国疟原虫主要传播蚊种有中华按蚊、嗜人按蚊、微小按蚊和大劣按蚊等。

【致病性】

疟原虫的致病阶段是红细胞内期,与红细胞的胀破密切相关。

(1) 潜伏期:疟原虫的子孢子侵入人体至疟疾发作前的间期为潜伏期,包括疟原虫红细胞外期和红细胞内期裂体增殖使虫量达到发作阈值的时间。潜伏期的长短与进入人体的疟原虫虫株、子孢子数量和机体的免疫力有密切关系。恶性疟的潜伏期为 7~27 天;三日疟的潜伏期为 18~35 天;卵形疟的潜伏期为 11~16 天;间日疟短潜伏期虫株为 13~25 天,长潜伏期虫株为 6~12 个月或甚至更长。

(2) 疟疾发作:典型疟疾发作表现为周期性寒战、高热和出汗退热三个连续阶段。由于红细胞

内期疟原虫裂体增殖，导致红细胞破裂，大量裂殖子、疟原虫的代谢产物、红细胞碎片及变性的血红蛋白进入血流，刺激吞噬细胞产生内源性热原质，与疟原虫的代谢产物一起作用于下丘脑的体温调节中枢，引起发热。随着血内刺激物被吞噬和降解，机体通过大量出汗，体温逐渐恢复正常。疟疾发作周期与疟原虫在红细胞内期裂体增殖的周期是一致的，即典型的间日疟和卵形疟为隔日发作1次，三日疟为72小时发作1次，恶性疟为36~48小时发作1次。若寄生的原虫不同步时，发作间隔则无规律。疟疾发作的次数与机体免疫力及治疗相关。免疫力随发作逐渐增强，疟疾发作可自行停止。

(3) 再燃与复发：疟疾初发后，残存在红细胞内的疟原虫在一定条件下大量增殖，再次引起的疟疾发作，称为再燃。再燃与宿主免疫力下降、疟原虫的抗原变异有关。复发是指经治疗红细胞内期疟原虫已被消灭，没有再感染，经数周或数年后而又出现疟疾发作。目前认为复发与肝细胞内迟发型子孢子的休眠体复苏有密切关系。恶性疟和三日疟只有再燃，没有复发；间日疟和卵形疟既有再燃，也有复发。

(4) 贫血：由于疟原虫直接大量破坏红细胞，加之脾功能亢进，红细胞被吞噬破坏以及免疫溶血和骨髓抑制等原因，导致贫血。其中恶性疟贫血最严重。

(5) 脾肿大：脾肿大是疟疾的主要特征，其原因与疟原虫代谢产物刺激巨噬细胞增生、肝脾充血以及纤维组织增生有关。疟疾发作停止后脾肿大可持续存在，故脾肿大率可作为某些地区流行程度的判断指标。

(6) 凶险型疟疾：多发生在恶性疟原虫感染的恶性疟流行地区的儿童及无免疫力的人群，以脑型多见，占90%以上。表现为剧烈头痛、持续高热（40~41℃）、多发性惊厥、昏迷等。其发病机制可能与被疟原虫寄生的红细胞与脑微血管内皮细胞发生粘连，引起脑微血管阻塞，导致局部组织缺氧、坏死及全身功能紊乱有关。凶险型疟疾来势凶猛，若不能及时治疗，死亡率很高。

(7) 疟性肾病：系由免疫复合物引起的Ⅲ型超敏反应所致，多见于三日疟长期未痊愈病人。

二、刚地弓形虫

刚地弓形虫（*Toxoplasma gondii*）简称弓形虫，是一种机会致病性原虫。广泛寄生于人和多种动物的有核细胞内，造成多种脏器和组织损害，引起人兽共患的弓形虫病。本虫呈世界性分布，血清学调查人群抗体阳性率为25%~50%，估计全球约有10亿人感染弓形虫，绝大多数属于隐性感染。我国的阳性率为5%~20%。

【形态】

弓形虫发育的全过程有5种不同形态的阶段：滋养体、包囊、裂殖体、配子体和卵囊。其中滋养体、包囊、卵囊与弓形虫的传播和致病有关（图24-8）。

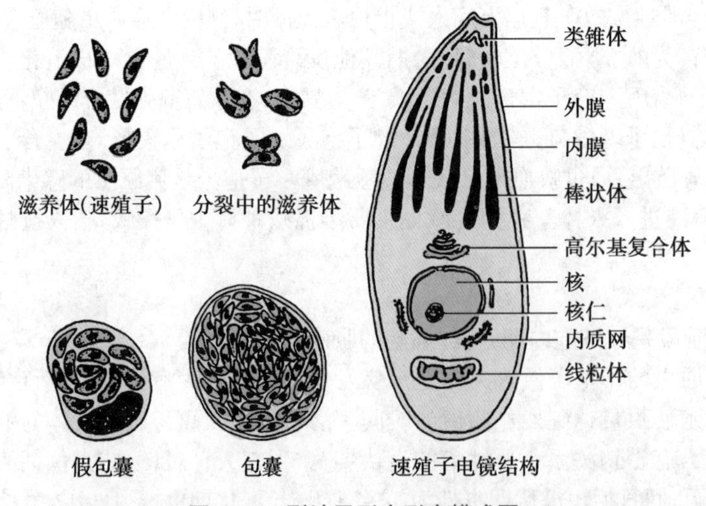

图 24-8 刚地弓形虫形态模式图

1. 滋养体　因增殖迅速又称速殖子(tachyzoite),游离的速殖子呈香蕉形或新月形,大小为(4~7)μm×(2~4)μm。经吉姆萨染色后细胞质呈蓝色,细胞核呈红色,位于虫体中央。滋养体常单个散在于血液、脑脊液或渗出液中,急性期滋养体速殖子可二分裂增殖为形态较小的多个缓殖子(bradyzoit),这种缓殖子也可数个至数十个寄生于宿主细胞内,呈纺锤形或椭圆形,这种被宿主细胞膜包绕的虫体集合体称假包囊(pseudocyst)。假包囊是弓形虫的主要致病阶段。

2. 包囊　圆形或椭圆形,直径5~100μm,外有囊壁,内含数个至数千个增殖缓慢的滋养体,即缓殖子,其形态与速殖子相似,但虫体较小。包囊可长期在组织内寄生。包囊在一定条件下可破裂,缓殖子进入新的细胞形成包囊。

3. 裂殖体　在猫科动物小肠绒毛上皮细胞内发育增殖,成熟的裂殖体为长椭圆形,内含4~29个裂殖子,一般为10~15个,呈扇状排列,裂殖子形如新月状,前尖后钝,较滋养体小。

4. 配子体　游离的裂殖子侵入肠上皮细胞发育形成配子母细胞,进而发育为配子体。配子体有雌雄之分,雌配子体积可达10~20μm,核染成深红色,较大,胞质深蓝色;雄配子体量较少,成熟后形成12~32个雄配子,其两端尖细,长约3μm。雌雄配子受精结合发育为合子(zygote),而后发育成卵囊。

5. 卵囊(oocyst)　又称囊合子,圆形或椭圆形,大小为10~12μm,内含2个孢子囊,每个孢子囊内含有4个新月形的子孢子。

【生活史】

弓形虫生活史复杂,全过程需要两个宿主,分别进行有性生殖和无性生殖。在猫科动物内进行有性生殖,同时进行无性生殖,所以猫科动物是弓形虫的终宿主兼中间宿主。在人或其他动物体内只能进行无性生殖,为弓形虫的中间宿主。

1. 在终宿主体内的发育　当猫或猫科动物食入成熟卵囊或含有包囊、假包囊的动物内脏或肉类组织时被感染。子孢子、缓殖子和速殖子侵入宿主小肠上皮细胞内进行裂体增殖,形成裂殖体,释放的裂殖子再侵入肠上皮细胞,经数次裂体增殖后发育为雌、雄配子体,进而发育为雌、雄配子,两者结合成合子,再发育为卵囊。上皮细胞破裂后,卵囊进入肠腔随粪便排出体外,在适宜的环境中经2~4天发育成具有感染性的成熟卵囊。

2. 在中间宿主体内的发育　当猫粪中的卵囊或动物肉类中的包囊或假包囊被中间宿主如人、牛、羊、猪等吞食后,在肠内逸出子孢子、缓殖子或速殖子,随即侵入肠壁经血或淋巴液进入单核/巨噬细胞内寄生,并扩散至全身各器官组织,如脑、淋巴结、肝、心、肺、肌肉等,进入细胞内并发育增殖,形成假包囊。当速殖子增殖到一定数量,胞膜破裂,速殖子侵入新的组织细胞,反复增殖。在免疫功能正常的机体,部分速殖子侵入宿主细胞特别是脑、眼、骨骼肌,增殖速度减慢,转化为缓殖子,并分泌成囊物质,形成包囊。包囊在宿主体内可存活数月、数年或更长。当机体免疫功能低下或长期应用免疫抑制剂时,组织内的包囊可破裂,释出缓殖子,进入血流和其他新的组织细胞继续发育增殖,形成假包囊。假包囊和包囊是中间宿主之间或中间宿主与终宿主之间互相传播的主要感染阶段(图24-9)。

【致病性】

弓形虫的致病作用与虫株毒力和宿主的免疫状态有关。速殖子是主要的致病阶段,其在宿主细胞内反复增殖,破坏细胞,引起组织炎症和水肿。慢性感染时若包囊破裂,可引起炎症反应、水肿、坏死及肉芽肿等。

1. 先天性弓形虫病　妊娠妇女感染弓形虫后,其血中速殖子经胎盘传给胎儿。受染胎儿主要表现为脑积水、大脑钙化灶和视网膜脉络膜炎等。弓形虫在各脏器大量增殖,可使新生儿出现全身性水肿、皮疹、肝脾肿大、肝炎等全身中毒症状。在妊娠前3个月内感染,可造成流产、死胎或畸胎,其中畸胎发生率最高,如无脑儿、小头畸形、脊柱裂等。

图片:
弓形虫病无脑儿

2. 获得性弓形虫病　可因虫体侵袭部位和机体的免疫应答程度的不同而呈现不同的临床症状,免疫力正常者多呈隐性感染。淋巴结肿大是获得性弓形虫病最常见的临床表现,多见于颌下和颈后淋巴结。弓形虫也常累及脑和眼部,引起中枢神经系统损害,如脑炎、脑膜炎、癫痫和精神异常。弓形虫眼病以视网膜脉络膜炎多见,成人表现为视力突然下降,婴幼儿可见手抓眼症,对外界事物反应迟钝,也可出现斜视、虹膜睫状体炎、葡萄膜炎等。免疫力低下的肿瘤、艾滋病等病人感染后,可

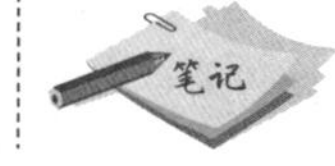

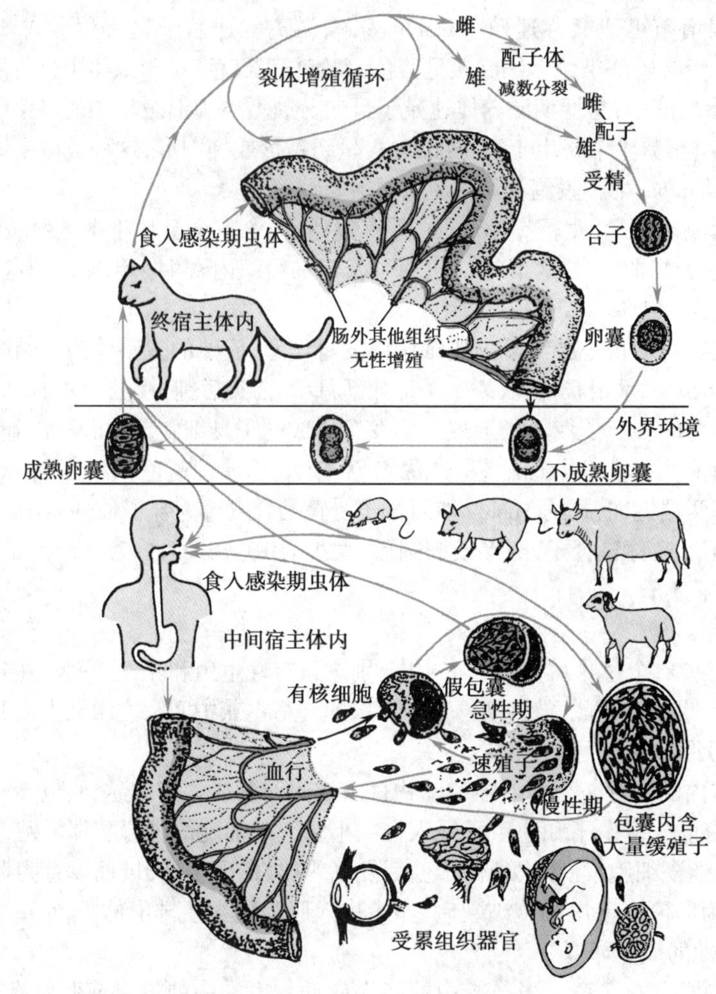

图 24-9 刚地弓形虫生活史示意图

使隐性感染转为急性重症感染，出现脑炎、脑膜炎、心肌炎、视力下降等临床表现，常成为主要致死原因。

三、卡氏肺孢子虫

卡氏肺孢子虫(*Pneumocyslis carinii*)简称肺孢子虫，主要寄生于人和多种哺乳动物的肺部，机体免疫力下降时可引起肺孢子虫肺炎。本虫呈世界性分布，第二次世界大战后先在欧洲流行，病例报告达数千例，以后美洲、亚洲、大洋洲、非洲均有报告。我国文献报告已有 10 余例。

【形态】

卡氏肺孢子虫生活史包括滋养体(小滋养体、大滋养体)和包囊两个时期。小滋养体圆形或卵圆形，直径为 1.2~2.0μm；大滋养体形态多变，直径为 2.0~5.0μm。包囊圆形或椭圆形，直径为 5.0~8.0μm，成熟包囊内含 8 个新月形囊内小体。

【生活史】

成熟包囊经呼吸道进入肺泡内，囊内小体脱囊逸出成为小滋养体，逐渐发育为大滋养体，并以二分裂、内出芽或接合生殖等多种方式繁殖。随后大滋养体表膜增厚，逐渐发育为包囊。囊内细胞核不断分裂，细胞质再分裂形成囊内小体，最后发育为含有 8 个囊内小体的成熟包囊(图 24-10)。

【致病性】

卡氏肺孢子虫是一种机会致病性原虫，可寄生在肺泡、肺泡上皮细胞或肺间质中。健康人体感染后多无临床表现，免疫功能低下者感染会出现呼吸系统症状。临床上分流行型和散发型两种类型。

1. 流行型 也称婴儿型，一般发生于 6 个月以内的虚弱婴儿，多为早产儿、营养不良或患先天性

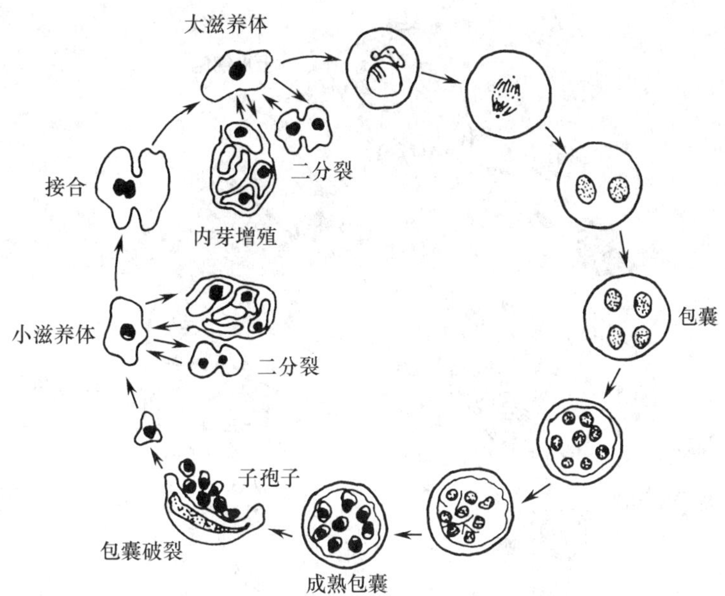

图 24-10　卡氏肺孢子虫生活史示意图

免疫缺陷综合征的婴幼儿。病变主要是间质性浆细胞性肺炎，病儿干咳、发热、呼吸及脉搏增快，严重时出现呼吸困难、发绀甚至死亡。

2. 散发型　肺泡间质以淋巴细胞浸润为主，多发生于免疫功能低下的成人及儿童，艾滋病病人最为常见。该病起病急，多数病人出现干咳、呼吸困难、发绀等，X 线检查可见两肺弥漫性浸润灶。如诊断治疗不及时，病死率很高。

四、隐孢子虫

隐孢子虫（*Cryptosporidium*）广泛存在多种脊椎动物体内，寄生于人和大多数哺乳动物的主要是微小隐孢子虫（*Cryptosporidium parvum*），是引起婴幼儿腹泻和旅行者腹泻的主要病原体。本虫呈世界性分布，各地感染率高低不一，一般发达国家或地区感染率低于发展中国家或地区。我国自 1987 年在南京发现首例人体隐孢子虫病后，安徽、内蒙古、福建等 19 个省（自治区）也陆续有报道，近年来感染率有上升趋势。

【形态】

隐孢子虫发育的全过程包括滋养体、裂殖体、配子体和卵囊等阶段。卵囊呈圆形或椭圆形，直径 4~7μm，囊壁光滑，成熟的卵囊内含 4 个裸露的月牙形子孢子和一团由颗粒物、空泡组成的残留体。经改良抗酸染色，卵囊呈玫瑰红色，子孢子形态多样不规则排列，残留体为暗黑色颗粒状（图 24-11）。

残留体

子孢子

图 24-11　隐孢子虫卵囊模式图

【生活史】

隐孢子虫生活史简单，完成整个生活史只需要一个宿主，人和许多动物都是本虫的易感宿主。发育过程有裂体增殖、配子增殖和孢子增殖三个阶段。成熟卵囊为本虫的感染阶段。当宿主吞食成熟卵囊后，在消化液的作用下子孢子在小肠内脱囊而出，侵入小肠上皮细胞，发育为滋养体，经裂体增殖产生裂殖子。裂殖子在上皮细胞内不断重复裂体增殖，造成上皮细胞被破坏。经多次裂体增殖后，部分裂殖子侵入肠上皮细胞发育为雌、雄配子体，两者结合进行有性生殖形成合子。合子进行孢子生殖，发育为卵囊。卵囊有薄壁和厚壁两种类型，薄壁卵囊约占 20%，其内子孢子可在宿主肠内直接逸出，侵入肠上皮细胞，继续无性繁殖，形成宿主自身体内重复感染；厚壁卵囊约占 80%，发育成熟后脱落入肠腔排出体外，可感染新宿主（图 24-12）。

【致病性】

隐孢子虫主要寄生于小肠上皮细胞刷状缘，引起肠绒毛损伤，造成消化不良和吸收功能障碍，特

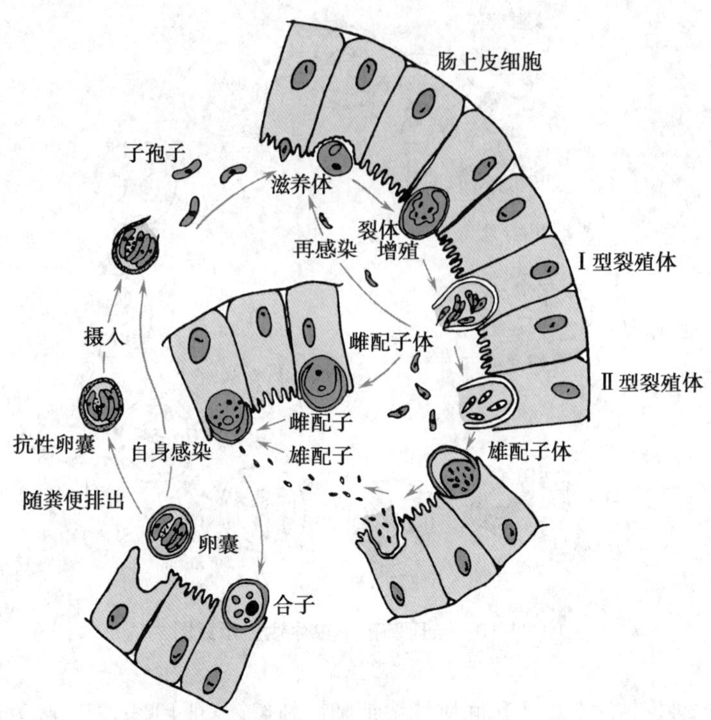

图 24-12　隐孢子虫生活史示意图

别是脂肪和糖类吸收功能严重障碍，导致病人严重持久的腹泻，大量水及电解质从肠道丢失。临床症状的严重程度与病程长短取决于宿主的免疫状况。免疫功能正常宿主的症状一般较轻，多为自限性腹泻，大便呈水样或糊状，一般无脓血，日排便 2~20 余次，持续 4~14 天。免疫功能缺陷宿主的症状重，常为持续性霍乱样水泻，常伴随剧烈腹痛，水、电解质紊乱和酸中毒，严重者也可累及整个消化道，甚至呼吸道等肠外组织器官。隐孢子虫感染常为艾滋病病人并发腹泻而死亡的原因。

第四节　医学原虫的实验室检查与防治原则

一、实验室检查

(一) 叶足虫的实验室检查

阿米巴病实验室检查滋养体及包囊，采集阿米巴痢疾病人新鲜黏液脓血便，用生理盐水直接涂片法和碘液直接涂片法分别查找滋养体和包囊，也可借助肠镜检查溃疡病变，同时取活组织检查；肠外阿米巴病则从穿刺液、分泌物及组织内检查滋养体。对于临床上疑为阿米巴病但又查不到病原体的，可采用 ELISA 等免疫学方法检查。

(二) 鞭毛虫的实验室检查

黑热病常取病人的骨髓或淋巴结穿刺液检查，涂片染色镜检或培养，发现无鞭毛体即可诊断，免疫学检测血清抗体及循环抗原可辅助诊断；蓝氏贾第鞭毛虫感染时，从粪便、十二指肠液或胆汁中查到包囊或滋养体可确诊；阴道毛滴虫感染可取阴道后穹隆分泌物、尿液沉淀物或前列腺分泌物，直接涂片法或染色涂片法镜检，必要时可作培养检查。

(三) 孢子虫的实验室检查

疟疾的病原学检查常采病人外周血涂成薄血膜和厚血膜，经吉姆萨染色后镜检出疟原虫即可确诊。间日疟原虫、三日疟原虫和卵形疟原虫在发作任何时间采血均可，以发作后数小时至 10 余小时为好；恶性疟原虫在发作开始时采血。可用酶联免疫吸附试验等免疫学方法检测病人体内循环抗体和循环抗原辅助诊断疟疾。此外，分子生物学技术如 PCR 和核酸探针也可用于疟疾的诊断。弓形虫

感染可取羊水、血液、其他体液或活组织直接染色镜检滋养体，但检出率低，目前常用动物接种分离法或细胞培养法查找滋养体。ELISA、间接血凝试验、间接免疫荧光试验等免疫学方法也广泛应用于弓形虫病的检查。肺孢子虫感染应取痰液、支气管分泌物或支气管肺泡灌洗液离心沉淀物涂片，染色镜检找到包囊或滋养体可确诊。隐孢子虫感染可取粪便标本用金胺-酚改良抗酸染色后镜检，能更清晰显示卵囊结构，提高检出率。

二、防治原则

（一）叶足虫的防治原则

阿米巴病是一个世界范围内的公共卫生问题，在治疗该疾病的同时还要采取综合措施防止感染。具体办法包括对粪便进行无害化处理，以杀灭包囊；保护水源、食物，免受污染；搞好环境卫生和驱除有害昆虫；加强健康教育，以提高自我保护能力。阿米巴病治疗首选药物为甲硝唑。

（二）鞭毛虫的防治原则

防治黑热病应采取彻底治疗病人，常用的特效药物为葡萄糖酸锑钠，捕杀病犬，消灭白蛉，防止白蛉叮咬，以切断传播途径；蓝氏贾第鞭毛虫的防治应加强粪便及水源管理，注意饮食和个人卫生，以切断传播途径。治疗病人和带虫者，尤其是饮食行业人员应定期检查和治疗，治疗首选药物为甲硝唑；阴道毛滴虫的防治应定期普查，及时彻底治疗病人和带虫者，并注意对病人配偶的检查和治疗，常用的药物为甲硝唑，同时注意个人卫生，改进公共卫生设施，提倡使用蹲式厕所和淋浴，以切断传播途径。

（三）孢子虫的防治原则

防治疟疾应采取防蚊、灭蚊措施，以切断传播途径和保护易感人群，积极治疗病人和带虫者以减少传染源。杀灭体内不同阶段的疟原虫所用药物不同：杀灭红细胞外期的可用伯氨喹，杀灭红细胞内期的主要用氯喹、青蒿素等；预防主要用乙胺嘧啶。预防弓形虫感染应防止猫粪污染手指、食物及水源，注意饮食卫生，不食用未煮熟的肉类、乳类等。治疗首选乙胺嘧啶和复方新诺明，对孕妇感染也可选螺旋霉素等。预防肺孢子虫肺炎应注意免疫低下者与病人的隔离，防止交叉感染，对高危人群应密切注意观察。治疗肺孢子虫肺炎主要药物有乙胺嘧啶和复方新诺明等，应用气雾剂喷他脒或砜类药物有一定预防作用。预防隐孢子虫病应防止病人、病畜及带虫者的粪便污染食物和饮水，注意粪便管理和个人卫生，保护免疫功能缺陷或低下者，避免与病人、病畜接触。隐孢子虫病至今尚无特效治疗药，用螺旋霉素、巴龙霉素治疗有一定的效果。

三、叶足虫的实验室检查与防治原则

1. 实验室检查　阿米巴病实验室检查滋养体及包囊，采集阿米巴痢疾病人新鲜黏液脓血便，用生理盐水直接涂片法和碘液直接涂片法分别查找滋养体和包囊，也可借助肠镜检查溃疡病变，同时取活组织检查；肠外阿米巴病则从穿刺液、分泌物及组织内检查滋养体。对于临床上疑为阿米巴病但又查不到病原体的，可采用ELISA等免疫学方法检查。

2. 防治原则　阿米巴病是一个世界范围内的公共卫生问题，在治疗该疾病的同时还要采取综合措施防止感染。具体办法包括对粪便进行无害化处理，以杀灭包囊；保护水源、食物，免受污染；搞好环境卫生和驱除有害昆虫；加强健康教育，以提高自我保护能力。阿米巴病治疗首选药物为甲硝唑。

四、鞭毛虫的实验室检查与防治原则

1. 实验室检查　黑热病常取病人的骨髓或淋巴结穿刺液检查，涂片染色镜检或培养，发现无鞭毛体即可诊断，免疫学检测血清抗体及循环抗原可辅助诊断；蓝氏贾第鞭毛虫感染时，从粪便、十二指肠液或胆汁中查到包囊或滋养体可确诊；阴道毛滴虫感染可取阴道后穹隆分泌物、尿液沉淀物或前列腺分泌物，直接涂片法或染色涂片法镜检，必要时可作培养检查。

2. 防治原则　防治黑热病应采取彻底治疗病人，常用的特效药物为葡萄糖酸锑钠，捕杀病犬，消灭白蛉，防止白蛉叮咬，以切断传播途径；蓝氏贾第鞭毛虫的防治应加强粪便及水源管理，注意饮食和个人卫生，以切断传播途径。治疗病人和带虫者，尤其是饮食行业人员应定期检查和治疗，治疗首选

药物为甲硝唑；阴道毛滴虫的防治应定期普查，及时彻底治疗病人和带虫者，并注意对病人配偶的检查和治疗，常用的药物为甲硝唑，同时注意个人卫生，改进公共卫生设施，提倡使用蹲式厕所和淋浴，以切断传播途径。

五、孢子虫的实验室检查与防治原则

1. 实验室检查　疟疾的病原学检查常采病人外周血涂成薄血膜和厚血膜，经吉姆萨染色后镜检出疟原虫即可确诊。间日疟原虫、三日疟原虫和卵形疟原虫在发作任何时间采血均可，以发作后数小时至10余小时为好；恶性疟原虫在发作开始时采血。可用酶联免疫吸附试验等免疫学方法检测病人体内循环抗体和循环抗原辅助诊断疟疾。此外，分子生物学技术如PCR和核酸探针也可用于疟疾的诊断。弓形虫感染可取羊水、血液、其他体液或活组织直接染色镜检滋养体，但检出率低，目前常用动物接种分离法或细胞培养法查找滋养体。ELISA、间接血凝试验、间接免疫荧光试验等免疫学方法也广泛应用于弓形虫病的检查。肺孢子虫感染应取痰液、支气管分泌物或支气管肺泡灌洗液离心沉淀物涂片，染色镜检找到包囊或滋养体可确诊。隐孢子虫感染可取粪便标本用金胺-酚改良抗酸染色后镜检，能清晰显示卵囊结构，提高检出率。

2. 防治原则　防治疟疾应采取防蚊灭蚊措施，以切断传播途径和保护易感人群，积极治疗病人和带虫者以减少传染源。杀灭体内不同阶段的疟原虫所用药物不同：杀灭红细胞外期的可用伯氨喹，杀灭红细胞内期的主要用氯喹、青蒿素等；预防主要用乙胺嘧啶。预防弓形虫感染应防止猫粪污染手指、食物及水源，注意饮食卫生，不食用未煮熟的肉类、乳类等。治疗首选乙胺嘧啶和复方新诺明，对孕妇感染也可选螺旋霉素等。预防肺孢子虫肺炎应注意免疫低下者与病人的隔离，防止交叉感染，对高危人群应密切注意观察。治疗肺孢子虫肺炎主要药物有乙胺嘧啶和复方新诺明等，应用气雾剂喷他脒或砜类药物有一定预防作用。预防隐孢子虫病应防止病人、病畜及带虫者的粪便污染食物和饮水，注意粪便管理和个人卫生，保护免疫功能缺陷或低下者，避免与病人、病畜接触。隐孢子虫病至今尚无特效治疗药，用螺旋霉素、巴龙霉素治疗有一定的效果。

（章能胜）

思考题

1. 为什么感染溶组织内阿米巴后大多数人没有临床表现？
2. 简述滴虫性阴道炎与阴道内环境的关系？
3. 病人，女性，47岁，1周前突发寒战高热，而后出汗退热，隔天发作1次。自诉1个月前曾去云南旅游，被蚊虫叮咬过。实验室检查：血常规显示红细胞减少，外周血涂片染色镜检可见红细胞内像戒指一样的病原体。请问病人可能患有何种寄生虫病？为什么会出现周期性发作？

扫一扫，测一测

思路解析

笔记

第二十五章　医学节肢动物

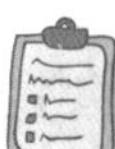

知识要点

医学节肢动物种类繁多，形态特征具有共性；与医学有关的节肢动物分属于昆虫纲、蛛形纲、甲壳纲、唇足纲和倍足纲，其均为变态发育，可对人类造成直接危害和间接危害；医学上常见的节肢动物主要是昆虫纲和蛛形纲中的蚊、白蛉、蚤、虱、蜱和螨类等10余种，可引起人类虫媒病。

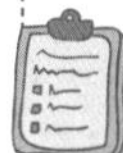

学习目标

掌握医学节肢动物的主要概念及其分类、医学节肢动物对人类的危害；熟悉我国常见的虫媒病及其主要病媒节肢动物；了解节肢动物的形态特征及其发育。

通过学习节肢动物的形态特征、分类及其对人类的危害，初步认识节肢动物与人类的关系，学会有效地杀灭或控制一些医学节肢动物，养成良好的卫生习惯，具有预防和控制虫媒病护理的能力。

节肢动物（arthropod）种类繁多，分布广泛，占动物种类的2/3以上。其中与医学有关的种类，通过骚扰、蜇刺、吸血、毒害、寄生和传播病原体等方式危害人畜健康的节肢动物称为医学节肢动物（medical arthropod）。

一、节肢动物的主要形态特征及分类

组图：昆虫纲虫体形态结构

节肢动物的主要特征是：①躯体分节，左右对称，每一体节上有一对附肢；②体表骨骼化，由几丁质及醌单宁蛋白组成的表皮，亦称外骨骼；③循环系统开放式，整个循环系统的主体称为血腔，内含血淋巴；④发育过程中大多有蜕皮（ecdysis）和变态（metamorphosis）现象。

节肢动物隶属于动物界节肢动物门，为无脊椎动物中最大的门类。节肢动物分为13个纲，其中与医学有关的节肢动物分属于昆虫纲、蛛形纲、甲壳纲、唇足纲和倍足纲5个纲，其中最重要的是昆虫纲和蛛形纲。

组图：蛛形纲虫体形态结构

1. 昆虫纲（Insecta）　虫体分头、胸、腹3部分。头部有触角1对，具有感觉功能；胸部有3对胸足，有翅或无翅。与医学有关的种类有蚊、蝇、白蛉、蠓、蚋、虻、蚤、虱、臭虫、蜚蠊、桑毛虫、松毛虫和毒隐翅虫等。

2. 蛛形纲（Arachnida）　虫体分头胸部和腹部，或头胸腹愈合成躯体，成虫有足4对，无触角，无翅。与医学有关的常见种类有硬蜱、软蜱、恙螨、疥螨、蠕形螨、尘螨、粉螨，能毒害人体的有蜘蛛和蝎子等。

3. 甲壳纲（Crustacea）　虫体分头胸部和腹部。头胸部有触角2对，步足5对。大多数种类水生，

有些是蠕虫的中间宿主。与医学有关的常见种类有淡水蟹、淡水虾、蝲蛄、剑水蚤等。

4. 唇足纲(Chilopoda)　虫体窄长,背腹扁平,分为头和躯体两部,头部有触角1对,躯体由若干相似的体节组成,每一体节各有足1对,第1对足变形为毒爪,蜇人时毒腺排出有毒物质伤害人体。与医学有关的常见种类有蜈蚣等。

5. 倍足纲(Diplopoda)　体呈长管形,分头和躯体两部,躯体由若干形状相似的体节组成。头部有触角1对,无翅,除第一体节外,每节有足2对(倍足),体节内腺体的分泌物常引起皮肤过敏。与医学有关的常见种类有马陆等。

二、医学节肢动物的发育与变态

节肢动物从卵发育到成虫的过程中,其形态结构、生理特征和生活习性等一系列变化称为变态(metamorphosis)。变态包括全变态(complete metamorphosis)和半变态(incomplete metamorphosis)两种类型。

1. 全变态　生活史中经历卵、幼虫、蛹、成虫4个发育时期,各期的形态、生理及生活习性完全不同,也称为完全变态,如蚊、蝇、蚤、白蛉等。

2. 半变态　生活史中经历卵、若虫、成虫3个发育时期或卵、幼虫、若虫、成虫4个发育时期,幼体(幼虫、若虫)的形态及生活习性与成虫差别不显著,仅个体较小,性器官未发育成熟,也称为不完全变态,如虱、臭虫、蜚蠊等。

三、医学节肢动物对人体的危害

医学节肢动物对人类的危害分为直接危害和间接危害。

(一) 直接危害

直接危害指医学节肢动物本身直接对人体造成的危害,包括:

1. 骚扰和吸血　如蝇的骚扰影响休息或工作;蚊、白蛉、蚤、臭虫、虱、蜱、螨等都能叮刺吸血,被叮刺处有痒感,重者出现丘疹样荨麻疹,影响工作和睡眠。

2. 蜇刺和毒害　某些节肢动物具有毒腺、毒毛或者体液有毒,蜇刺时通常将分泌的毒液注入人体而使人受害。如蜈蚣、蝎子、毒蜘蛛等刺咬人后,不仅局部产生红、肿、痛,而且可引起全身症状;桑毛虫、松毛虫的毒毛及毒液可引起皮炎、结膜炎;松毛虫还可致骨关节疼痛,严重者可致骨关节畸形、功能障碍等。

3. 过敏反应　节肢动物的分泌物、排泄物和皮壳等属于异种蛋白,可引起人体过敏反应。如尘螨引起的哮喘、鼻炎等,粉螨、尘螨、革螨引起的螨性皮炎等。

4. 寄生　有些节肢动物成虫或幼虫可寄生于人体引起疾病。如蝇类幼虫寄生人体引起蝇蛆病,疥螨寄生人体引起疥疮,蠕形螨寄生于毛囊引起蠕形螨病等。

(二) 间接危害

医学节肢动物携带病原体,造成疾病在人和动物之间的相互传播,这种由节肢动物传播病原体而引起的疾病称虫媒病(arbo-disease),传播虫媒病的医学节肢动物称为媒介节肢动物(entomophilous arthropod),简称虫媒(insect vector)。虫媒病的病原体有病毒、立克次体、细菌、螺旋体、原虫和蠕虫等。医学节肢动物传播疾病可分为机械性传播和生物性传播。

1. 机械性传播　医学节肢动物对病原体仅起着携带、输送的作用,病原体形态和数量均不改变,仍具有感染力。病原体可以附着于节肢动物的体表、口器上或通过消化道从而散播。机械性传播的节肢动物媒介主要是蝇类和蜚蠊,传播的病原体主要是能引起痢疾、伤寒、霍乱的病原微生物和一些寄生虫包囊或虫卵等。

2. 生物性传播　病原体必须在媒介节肢动物体内经过发育或增殖后具有感染期性,然后才能传播到新的宿主。根据病原体在媒介节肢动物体内发育和增殖的情况,可将此种传播方式分为4类。

(1) 发育式传播:病原体在媒介节肢动物体内只发育不增殖,即病原体仅有形态结构及生理功能的特化,并无数量增加。如丝虫微丝蚴在蚊子体内的发育。

(2) 增殖式传播:病原体在媒介节肢动物体内只繁殖而无发育,即病原体仅有数量增加而无形态

变化。如登革病毒在伊蚊体内、恙虫立克次体在恙螨体内、鼠疫耶尔森菌在蚤体内的大量增殖等。

(3) 发育增殖式传播：病原体在媒介节肢动物体内不仅发育而且增殖，即病原体既有形态变化，又有数量增加。如疟原虫在蚊体内、杜氏利什曼原虫在白蛉体内既有发育又有增殖等。

(4) 经卵传递式传播：病原体在媒介节肢动物体不但能发育而且可侵入雌虫的卵巢，经卵传递到下一代，以致产生众多的具有感染性的后代，造成病原体的广泛传播。如恙螨幼虫叮刺恙虫病宿主后，病原体可经卵传递给下一代，使大量幼虫具有感染性。又如硬蜱体内的森林脑炎病毒、软蜱体内的回归热疏螺旋体等。

(三) 病媒节肢动物的判定

判定某地区某种节肢动物是否为某种疾病的传播媒介，必须具备以下条件：

1. 生物学证据　该节肢动物寿命较长，是当地的优势种或常见种，与人类的关系密切。

2. 流行病学证据　该节肢动物的地理分布及季节消长与某种虫媒病的流行地区和流行季节相一致。

3. 自然感染证据　能在虫媒病流行地区的流行季节采集到的可疑节肢动物体内分离出病原体或查到病原体的感染期。

4. 实验感染证据　用实验的方法对节肢动物进行人工感染，病原体能在节肢动物体内增殖或发育至感染期，并能再感染易感的实验动物。

符合上述四方面条件的，可以初步判断某种节肢动物为某种疾病在某一地区的传播媒介。一种虫媒病的传播媒介在不同的流行地区可能相同，也可能不同。在一个地区的一种虫媒病传播媒介可能只有一种，也可能有数种。如有数种时，其中有主要的媒介和次要的媒介。在调查判断传播媒介和主要传播媒介时，必须综合上述四个方面的资料加以分析和论证。

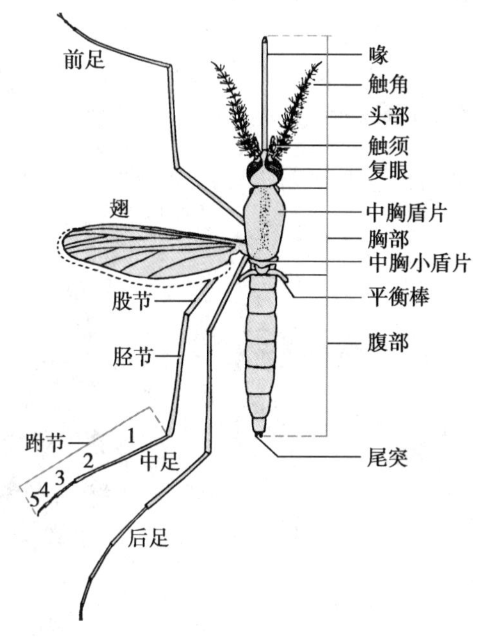

图 25-1　雌蚊成虫模式图

四、医学上常见的节肢动物

医学上常见的节肢动物主要在昆虫纲和蛛形纲，其中昆虫纲的蚊、蝇、蚤和蛛形纲的蜱、疥螨等较为常见。

(一) 蚊

蚊(mosquito)是最重要的一类医学昆虫，我国主要传播疾病的有中华按蚊、嗜人按蚊、微小按蚊、大劣按蚊、淡色库蚊、致倦库蚊、三带喙库蚊和白纹伊蚊等(表 25-1)。蚊形态与结构见图 25-1。

表 25-1　我国主要传病蚊种

种类	分布	生活习性	传播疾病
中华按蚊	除青海和西藏外各省(区)，分布最广	幼虫孳生于阳光充足、水温较暖、面积较大的静水中；成蚊偏嗜畜血、人血，主要以成蚊越冬	疟疾和马来丝虫病
嗜人按蚊	我国北纬 34°以南，东经 100°以东的山区和丘陵地带	幼虫孳生于多草遮荫、水质清凉、面积较大的稻田、溪沟、渗出水等处。成蚊嗜吸人血、畜血	疟疾和马来丝虫病
微小按蚊	北纬 34°以南的山地和丘陵地区	孳生于清洁的缓流如山溪、灌溉沟等处。嗜人血、牛血	疟疾
大劣按蚊	海南和云南西部少数地区	孳生于丛林边缘荫蔽的溪床积水、浅潭、小池等	疟疾
淡色库蚊和致倦库蚊	我国淡色库蚊最南的分布是北纬 33°，致倦库蚊最北的分布是北纬 33°(秦岭以东)	均孳生于轻度污染水体，以成蚊越冬	班氏丝虫病

续表

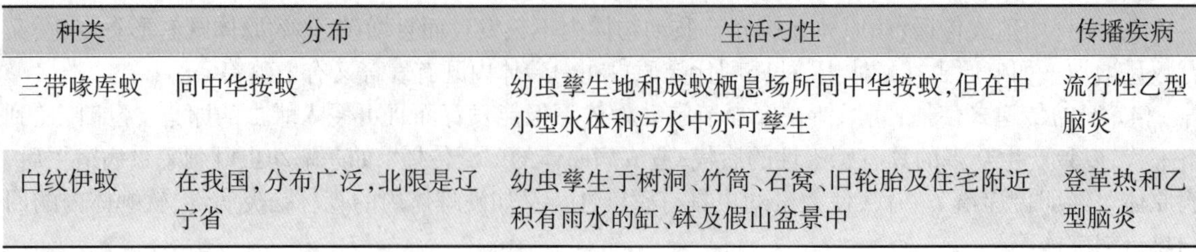

种类	分布	生活习性	传播疾病
三带喙库蚊	同中华按蚊	幼虫孳生地和成蚊栖息场所同中华按蚊，但在中小型水体和污水中亦可孳生	流行性乙型脑炎
白纹伊蚊	在我国，分布广泛，北限是辽宁省	幼虫孳生于树洞、竹筒、石窝、旧轮胎及住宅附近积有雨水的缸、钵及假山盆景中	登革热和乙型脑炎

微课：
蚊及蚊传播的疾病

蚊的生活史包括卵、幼虫、蛹和成蚊 4 个阶段。卵、幼虫和蛹生活在水中，成蚊生活于陆地。蚊产卵于水中，夏季约 2 天可孵出幼虫，幼虫 5~8 天发育为蛹，蛹需 2~3 天羽化为成蚊。雄蚊不吸血，以植物汁液及花蜜为食。雌蚊必须吸食人或动物的血液卵巢才能发育产卵。

（二）蝇

蝇（fly）俗称苍蝇（图 25-2），为全变态昆虫，除少数蝇类（如麻蝇）直接产幼虫外，生活史有卵、幼虫（蝇蛆）、蛹和成蝇 4 个阶段。蝇幼虫分为自生和寄生两类。蝇自生生活的幼虫生长发育以孳生物作为食物和栖息场所。营寄生生活的幼虫，根据寄生特性分为专性寄生、兼性寄生和偶然性寄生。蝇的孳生地分为粪便类、垃圾类、腐败的动植物类等。蝇种不同，孳生场所不同。成蝇食性复杂，吸血蝇以动物和人的血液为食，非吸血蝇类多数种类为杂食性，取食频繁且边吃、边吐、边排粪，该习性易导致机械性传播疾病。

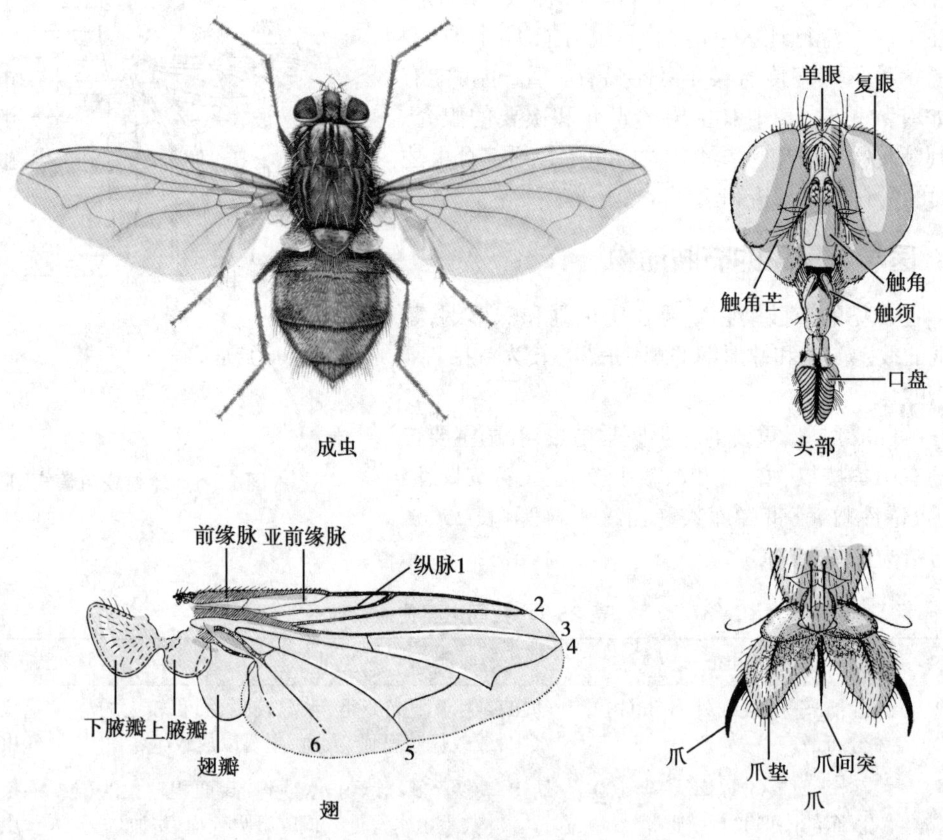

图 25-2　蝇形态结构模式图

蝇类对人体的危害，除骚扰和吸血外，更重要的是传播多种疾病和蝇幼虫寄生于人体引起的蝇蛆病。非吸血蝇类通过体外携带病原体，将病原体传播扩散。某些蝇的幼虫可寄居于人体导致疾病，如皮肤蝇蛆病、眼蝇蛆病等（表 25-2）。

表 25-2　我国常见的医学节肢动物与疾病的关系

媒介类别	传播疾病或所致疾病	病原体	感染人体方式
蚊	疟疾	疟原虫	叮咬感染
	丝虫病	马来布鲁线虫 班氏吴策线虫	叮咬时丝状蚴经蚊下唇末端逸出钻入皮肤
	流行性乙型脑炎	乙型脑炎病毒	叮咬感染
	登革热	登革病毒	叮咬感染
	黄热病	黄热病病毒	叮咬感染
蝇	痢疾	痢疾志贺菌	携带病原体污染食物、饮水等经口感染
	伤寒	伤寒沙门菌	携带病原体污染食物、饮水等经口感染
	霍乱	霍乱弧菌	携带病原体污染食物、饮水等经口感染
	脊髓灰质炎	脊髓灰质炎病毒	携带病原体污染食物、饮水、手等经口感染
	蠕虫病	蛔虫、鞭虫等	携带病原体污染食物、饮水等经口感染
	原虫病	溶组织内阿米巴、蓝氏贾第鞭毛虫等	携带病原体污染食物、饮水等经口感染
	蝇蛆病	蝇幼虫	蝇产卵或幼虫于患处
白蛉	内脏利什曼病	杜氏利什曼原虫	叮咬感染
蚤	鼠疫 鼠型斑疹伤寒	鼠疫耶尔森菌 莫氏立克次体	叮咬感染 吸入蚤粪或蚤粪污染伤口、黏膜感染
	膜壳绦虫病	膜壳绦虫	误食蚤类
	犬复孔绦虫病	犬复孔绦虫	误食蚤类
虱	虱媒回归热(流行性回归热)	回归热疏螺旋体	挤破虱体经伤口或黏膜感染
	流行性斑疹伤寒	普氏立克次体	虱粪或压破虱体经伤口、黏膜感染
硬蜱	森林脑炎	森林脑炎病毒	叮刺吸血感染
	克里米亚 - 刚果出血热(新疆出血热)	克里米亚 - 刚果出血热病毒	叮刺吸血感染
	莱姆病	伯道疏螺旋体	叮刺吸血感染
	Q 热	Q 热立克次体	叮刺吸血或蜱粪污染伤口感染
	发热伴血小板减少综合征(“蜱咬热”)	发热伴血小板减少布尼亚病毒	叮刺吸血感染
	西伯利亚蜱媒斑疹伤寒	西伯利亚立克次体	叮刺吸血感染
软蜱	蜱媒回归热(地方性回归热)	包柔螺旋体	叮刺吸血或基节液污染伤口感染
恙螨	恙虫病	恙虫病东方体	叮咬感染
	肾病综合征出血热	汉坦病毒	叮咬感染
疥螨	疥疮	人疥螨	接触感染
蠕形螨	毛囊炎、皮脂腺炎	毛囊蠕形螨、皮脂蠕形螨	接触感染
尘螨	螨性哮喘、过敏性鼻炎、过敏性皮炎、慢性荨麻疹	屋尘螨、粉尘螨、小角尘螨	吸入尘螨的分泌物、排泄物、皮壳等过敏原

(三) 蚤

蚤(flea)是鸟类、哺乳动物和人类的体外寄生虫(图 25-3)。蚤为全变态昆虫,生活史中有卵、幼虫、蛹和成虫 4 个时期。蚤的成虫羽化后可立即交配,然后开始吸血,产卵。卵在适宜的温度和湿度条件下孵出幼虫。幼虫较为活泼,爬行敏捷,在适宜条件蜕皮 2 次发育为成熟幼虫,成熟幼虫吐丝作茧,在茧内蜕皮化蛹。蚤的两性都吸血,常在宿主栖息地活动并在体表吸血,对宿主无严格选择性。蚤的跳跃力强,非常容易转换宿主。当宿主死亡变冷后,蚤立即离开宿主寻找新的宿主,该习性具有流行病学传病意义。

蚤对人的危害,除了骚扰、吸血和寄生外,主要为传播疾病(表 25-1)。我国主要的传病蚤为致痒蚤(人蚤)和印鼠客蚤。

(四) 蜱

蜱(tick)因成虫在躯体背面有壳质化较强的盾板,通称为硬蜱,属硬蜱科;无盾板者,通称为软蜱,属软蜱科。

1. 硬蜱(hard tick) 虫体呈圆形或长圆形,表皮革质,背面具甲壳质化盾板,虫体分为颚体和躯体两部分(图 25-4)。

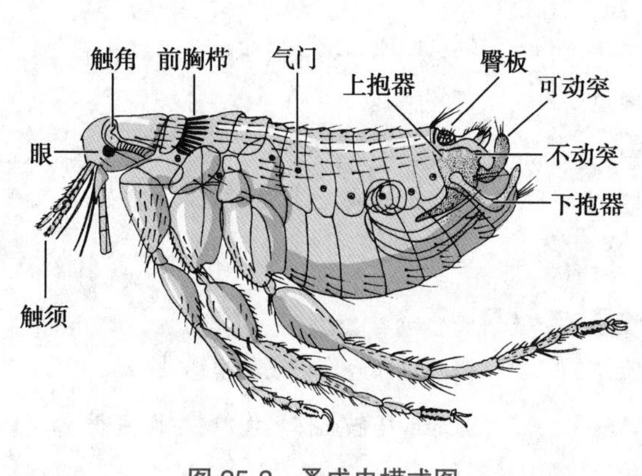

图 25-3 蚤成虫模式图

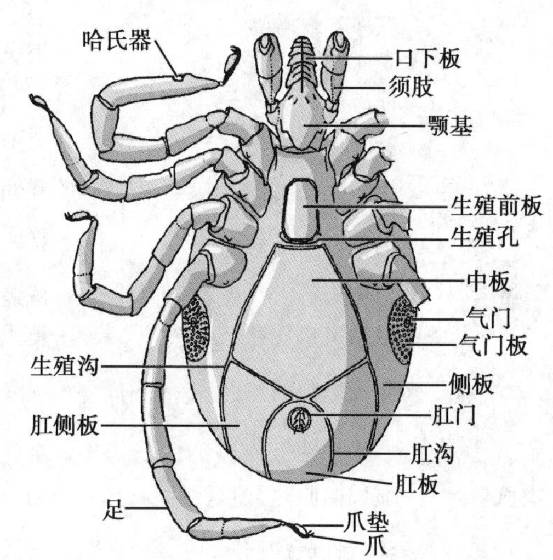

图 25-4 硬蜱成虫腹面模式图

硬蜱的生活史分为卵、幼虫、若虫和成虫 4 个时期。卵在适宜条件下孵化出幼虫,幼虫吸血后蜕皮为若虫,若虫吸血后蜕皮为成虫。硬蜱多生活在森林、灌木丛、开阔的牧场、草原、山地的泥土中等。多在白天侵袭宿主,吸血时间较长,一般需要数天。幼虫、若虫和成虫均吸血,完成一代生活史至少需要 1 个以上宿主,且宿主范围广,包括哺乳类、鸟类、爬行类和两栖类,在流行病学上有重要意义。

硬蜱除了叮刺宿主皮肤导致直接损害外,还可以传播疾病(表 25-2)。重要的硬蜱有全沟硬蜱、亚东玻眼蜱、草原革蜱和嗜群血蜱等。

2. 软蜱(soft tick) 颚较小,位于躯体腹面的前部,从背面不可见(图 25-5)。

生活史与硬蜱类似。软蜱多栖息于家畜的圈舍、野生动物的洞穴、鸟巢及人房的缝隙中。多在夜间侵袭宿主,吸血时间较短,一般数分钟到 1 小时。大多数软蜱的幼虫、各龄若虫和成虫都需吸血,成虫需要亦多次更换宿主吸血,这种不断更换宿主吸血的特性在虫媒病的传播上有重要意义。

软蜱可传播疾病(表 25-2),重要的种类有乳突钝缘蜱。

(五) 疥螨

疥螨(itch mite)寄生于人和哺乳动物的皮肤表皮层内,可引起有剧烈瘙痒的顽固性皮肤病,即疥疮(scabies)。寄生于人体的疥螨为人疥螨。

疥螨成虫虫体微小,近圆形或椭圆形,背面隆起,乳白或浅黄色(图 25-6)。生活史分为卵、幼虫、前若虫、后若虫和成虫 5 期。全部生活史在宿主皮肤角质层自掘的"隧道"内完成。

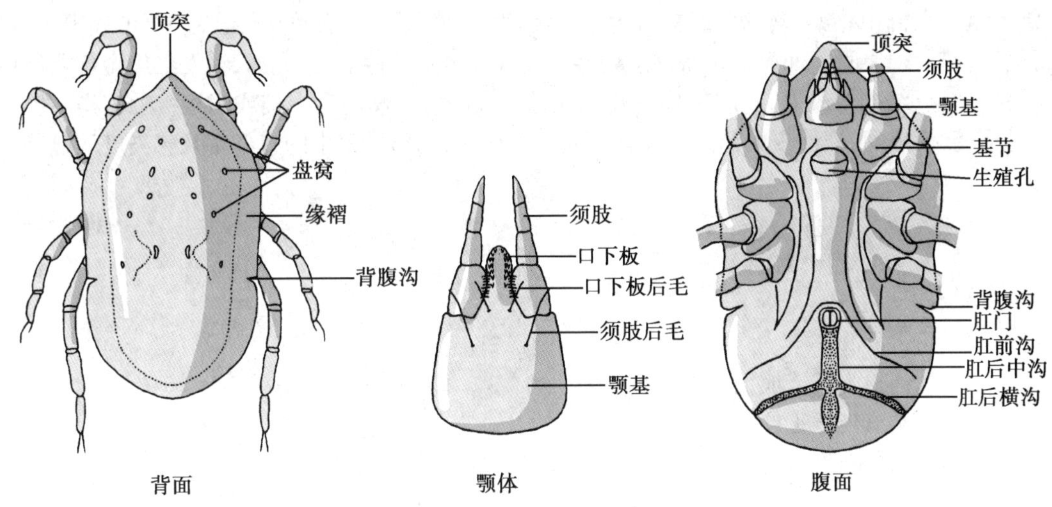

图 25-5　软蜱成虫模式图

疥螨寄生于人体皮肤，引起疥疮。受损皮肤表现为小丘疹、小疱和隧道等，多为对称分布。剧烈瘙痒是疥疮最突出的症状，白天瘙痒较轻，夜晚加剧，睡后更甚。由于瘙痒搔抓，皮肤破溃后易继发感染，发生脓疮、毛囊炎或疖肿。

疥疮较多发生于学龄前儿童及集体生活的青少年中，也可发生于其他年龄组人群中。其感染方式主要是通过直接接触，如与病人握手、同床睡眠等，也可通过衣物、被褥等间接传播。

（六）蠕形螨

蠕形螨（demodicid mite）俗称毛囊虫，是一类永久性寄生螨，寄生于人和哺乳动物的毛囊和皮脂腺内。可寄生于人体有毛囊蠕形螨和皮脂蠕形螨两种。

毛囊蠕形螨和皮脂蠕形螨两者的形态基本相似，虫体细长呈蠕虫状，乳白色，半透明，雌虫略大于雄虫（图 25-7）。

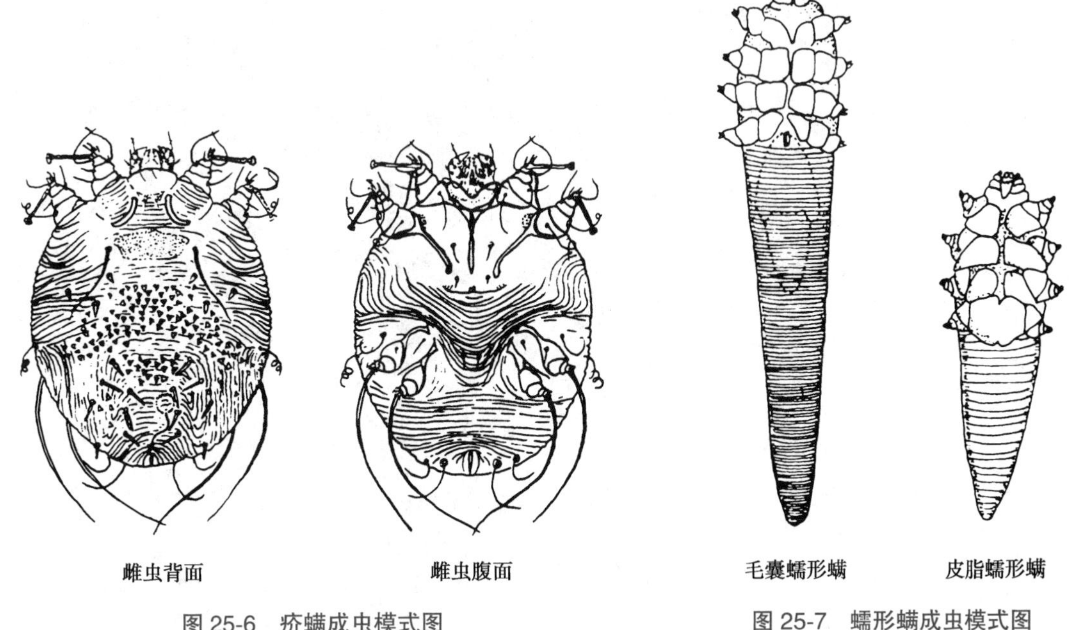

图 25-6　疥螨成虫模式图

图 25-7　蠕形螨成虫模式图

寄生于人体的两种蠕形螨生活史相似，包括卵、幼虫、前若虫、若虫和成虫 5 期。人体蠕形螨各期的发育必须在人体上进行。毛囊蠕形螨寄生于毛囊，一个毛囊内常有多个虫体群居。皮脂蠕形螨常单个寄生于皮脂腺和毛囊中。

蠕形螨在人群中感染率较高，感染者大多数无症状。蠕形螨具有致病性，临床上可表现为鼻尖、鼻翼两侧、脸颊、须眉间等处血管扩张。患处轻度潮红甚至弥漫性潮红、充血，继发红斑湿疹或红色痤疮状丘疹、脓疮、结痂及脱屑，皮肤有痒感及烧灼感。人体蠕形螨通过直接或间接接触感染。患有酒渣鼻、毛囊炎、痤疮、脂溢性皮炎和睑缘炎等皮肤病的病人，蠕形螨寄生的感染率及感染度均显著高于正常人。

（刘俊琴）

思考题

1. 蚊是如何对人类造成危害的？
2. 蚤对人类有何危害？
3. 蜱是如何传播疾病的？

扫一扫，测一测

思路解析

笔记

第三篇　医学免疫学基础

第二十六章　免疫系统

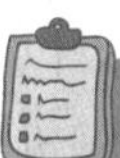

知识要点

人体的免疫功能是通过免疫系统来完成。免疫系统由免疫器官和组织、免疫细胞及免疫分子构成。免疫器官分为中枢免疫器官和外周免疫器官，中枢免疫器官是免疫细胞产生、分化及成熟的场所；外周免疫器官是成熟T、B淋巴细胞定居、增殖和产生免疫应答的场所。免疫细胞是免疫功能的执行者，主要有T、B细胞、NK细胞、单核/巨噬细胞、树突状细胞等。抗原提呈细胞包括单核/巨噬细胞、树突状细胞和B细胞等，主要有提呈抗原信息及调节免疫功能等作用。细胞因子是由免疫细胞或非免疫细胞合成并分泌的小分子蛋白质或小分子多肽，具有抗病毒、抗肿瘤、免疫调节、刺激造血、参与炎症反应等多种生物学作用。

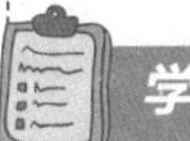

学习目标

掌握免疫系统的组成；中枢免疫器官和外周免疫器官的组成和功能。熟悉T淋巴细胞和B淋巴细胞的表面标志及其检测的方法和意义，细胞因子的概念、种类及生物学功能。了解细胞因子的临床应用价值。

通过学习免疫系统的组成和功能，能够建立免疫系统的整体知识体系，认识免疫系统在临床医学中的重要性，具有应用知识分析解决问题的能力。

免疫系统是机体发生免疫应答的物质基础，由免疫器官和组织、免疫细胞和免疫分子三部分组成（表26-1），是机体执行免疫功能的一个重要系统。

表26-1　免疫系统的组成

名称	组成成分
免疫器官和组织	中枢：胸腺、骨髓、法氏囊（禽类） 外周：脾脏、淋巴结、黏膜相关淋巴组织
免疫细胞	非特异性：单核/巨噬细胞、中性粒细胞、树突状细胞、NK细胞、嗜酸粒细胞、嗜碱粒细胞 特异性：T细胞、B细胞
免疫分子	膜型分子：TCR、BCR、CD分子、MHC分子、黏附分子、细胞因子受体 分泌型分子：抗体、补体、细胞因子

第一节　免疫器官和组织

图片：
人体免疫器官和组织

免疫器官按其功能的不同，可分为中枢免疫器官和外周免疫器官，两者通过血液循环及淋巴循环互相联系并构成免疫系统的完整网络。免疫组织又称为淋巴组织，在人体分布广泛，其中胃肠道、呼吸道、泌尿生殖道等黏膜下含有大量弥散淋巴组织和淋巴小结，在黏膜抗感染免疫中发挥主要作用。骨髓、胸腺、脾脏、淋巴结等属于免疫器官，又称为淋巴器官。

一、中枢免疫器官

微课：
免疫系统的组成和功能

中枢免疫器官（central immune organs）亦称初级淋巴器官，是免疫细胞产生、分化、发育和成熟的主要场所。人和其他哺乳类动物的中枢免疫器官包括骨髓和胸腺。

（一）骨髓

骨髓（bone marrow）是造血器官，可产生多能造血干细胞，是多种血细胞的发源地，也是人和哺乳动物 B 淋巴细胞发育、成熟的器官。骨髓中多能造血干细胞分化为髓样干细胞和淋巴样干细胞，前者最终分化成熟为粒细胞、单核细胞、红细胞、血小板；后者一部分随血液进入胸腺，分化为成熟 T 淋巴细胞，另一部分在骨髓微环境作用下继续分化为成熟 B 淋巴细胞。当骨髓功能障碍时会严重影响机体的体液免疫、细胞免疫和造血功能。

（二）胸腺

胸腺（thymus）位于胸腔纵隔前部、胸骨的后方，分左右两叶。人胸腺的大小和结构因年龄不同而有明显差异。新生儿期胸腺重 10~20g，而后逐渐长大，至青春期最重，可达 30~40g，青春后期逐渐退化。老年期胸腺萎缩，功能衰退。

图片：
造血干细胞的分化

胸腺是 T 淋巴细胞分化、发育、成熟的免疫器官。来自骨髓的始祖 T 淋巴细胞在胸腺基质细胞及其产生的胸腺激素和细胞因子作用下，能够分化、发育为成熟的 T 淋巴细胞。实验证明，新生儿期动物摘除胸腺后会出现细胞免疫功能缺陷，而且 B 细胞的功能也会受到影响。

二、外周免疫器官和组织

外周免疫器官（peripheral immune organs）亦称次级淋巴器官，是成熟 T、B 淋巴细胞定居、增殖和接受抗原刺激后产生免疫应答的场所。主要包括淋巴结、脾脏和黏膜相关淋巴组织。

（一）淋巴结

图片：
淋巴结结构示意图

淋巴结（lymph node）广泛分布于全身非黏膜部位的淋巴通道汇集处，是由致密结缔组织被膜包被的实质性器官。淋巴结的外周为皮质，中央为髓质，皮质分浅皮质和深皮质两个区域。浅皮质区也称胸腺非依赖区，主要含有 B 淋巴细胞、树突状细胞等。深皮质区也称为副皮质区，内含 T 淋巴细胞、巨噬细胞和并指状细胞，为胸腺依赖区。髓质内含大量的 B 淋巴细胞、浆细胞、巨噬细胞和 T 淋巴细胞。T 细胞约占淋巴结内淋巴细胞总数的 75%，B 细胞约占 25%。

淋巴结的功能主要有：①过滤淋巴液：进入淋巴液中的病原生物及有毒产物等抗原，可以被淋巴结内吞噬细胞、B 淋巴细胞和其他免疫分子的作用清除，净化淋巴液。②发生免疫应答：是 T、B 淋巴细胞定居、增殖及产生免疫应答的主要场所。③参与淋巴细胞再循环：淋巴细胞再循环为淋巴细胞捕获更多的抗原提供了机会。

（二）脾脏

脾脏（spleen）位于左上腹、胃后侧，是人体最大的外周免疫器官。脾脏由结缔组织被膜包裹，实质主要由红髓和白髓两部分组成。T 细胞主要分布于在中央动脉周围的白髓中；B 细胞则主要分布于白髓淋巴小结生发中心和红髓的脾索中。脾脏中 B 淋巴细胞约占 60%，T 淋巴细胞约占 40%。

脾脏是 T、B 淋巴细胞定居、增殖和产生免疫应答的重要场所，也是机体产生抗体和效应性淋巴细胞的主要器官。脾脏除了具有造血、储血和过滤作用外，也是合成免疫活性物质（如补体、细胞因子、干扰素等）的重要场所。

（三）黏膜相关淋巴组织

黏膜相关淋巴组织（mucosal-associated lymphoid tissue，MALT）又称黏膜免疫系统，主要包括呼吸道、消化道及泌尿生殖道黏膜下的淋巴小结和弥散的淋巴组织及扁桃体、肠道集合淋巴结和阑尾等。黏膜相关淋巴组织在肠道、呼吸道及泌尿生殖道黏膜构成了一道免疫屏障，是参与局部特异性免疫应答的主要部位，在黏膜局部抗感染免疫防御中发挥关键作用。

三、淋巴细胞归巢与再循环

成熟淋巴细胞从中枢免疫器官经血液循环迁移并定居于外周免疫器官或组织的特定区域，称淋巴细胞的归巢。而定居在外周免疫器官的淋巴细胞由输出淋巴管经淋巴干、胸导管或右淋巴导管，进入血液循环；随血液循环到达外周免疫器官的淋巴细胞又可穿越毛细血管后微静脉，重新分布于全身淋巴器官和组织。这种淋巴细胞在血液、淋巴液、淋巴器官或组织间反复循环的过程，称淋巴细胞再循环（lymphocyte recirculation）。T、B 淋巴细胞不断再循环，巡游全身各处，增加了抗原与抗原提呈细胞接触的机会。这些细胞一旦接触相应的抗原，立即进入淋巴细胞，发生活化、增殖、分化，产生初次或再次免疫应答，能更有效地完成免疫功能。

图片：淋巴细胞再循环模式图

淋巴细胞再循环的生物学意义：①增强免疫功能：使体内淋巴细胞在外周免疫器官和组织的分布更趋合理，增强机体的免疫功能。②促进免疫应答：增加了淋巴细胞与抗原之间的接触机会，有利于适应性免疫应答的发生。③构建免疫网络：将机体所有的免疫器官和组织联系成为一个有机整体，有利于免疫信息传递给参加免疫应答的各种免疫细胞，发挥免疫效应。淋巴细胞再循环是维持机体正常免疫应答并发挥免疫功能的必要条件。

第二节 免疫细胞

凡参与免疫应答或与免疫应答有关的细胞统称为免疫细胞，主要有免疫活性细胞和免疫相关细胞。免疫细胞中 T 淋巴细胞、B 淋巴细胞表面具有特异性抗原识别受体，识别抗原后能活化、增殖和分化，分别介导特异性细胞免疫和体液免疫，故 T 淋巴细胞和 B 淋巴细胞又称免疫活性细胞。免疫相关细胞包括造血干细胞、单核 / 巨噬细胞、树突状细胞、粒细胞、红细胞、肥大细胞、血小板、血管内皮细胞及许多基质细胞等。免疫细胞在免疫应答过程中相互协作、相互制约，共同完成对抗原物质的识别和清除，从而维持机体内环境的稳定。

一、T 淋巴细胞

T 淋巴细胞来源于骨髓造血干细胞，在胸腺发育成熟，故又称胸腺依赖性淋巴细胞（thymus dependent lymphocyte），简称 T 细胞。T 淋巴细胞在胸腺分化成熟过程中，约 95% 的细胞发生细胞凋亡，只有 5% 的 T 淋巴细胞成熟并进入血循环，定居于外周免疫器官。T 淋巴细胞主要介导细胞免疫应答，并在 TD-Ag 诱导的体液免疫应答中起辅助和调节作用。T 细胞约占外周血中淋巴细胞总数的 65%~80%。

微课：T 淋巴细胞的表面分子

（一）T 细胞表面分子

1. T 细胞抗原受体（TCR） 是所有 T 细胞表面的特征性标志，也是特异性识别抗原的受体，TCR 是由 α、β 或 γ、δ 肽链借链间二硫键连接组成的 TCRαβ 或 TCRγδ 异二聚体。TCR 只能识别经抗原提呈细胞加工处理后表达于细胞膜上的与 MHC 分子结合的抗原肽。

图片：TCR-CD3 复合物结构模式图

2. CD3 存在于所有成熟 T 细胞表面，是 T 细胞特征性标志。通常 CD3 分子以非共价键与 TCR 结合，形成 TCR-CD3 复合体（图 26-1）。CD3 不参与抗原识别，它具有稳定 TCR 结构和传递活化信号的作用。

3. CD4 和 CD8 成熟的 T 细胞一般只表达 CD4 或 CD8 分子，即 $CD4^+$T 细胞或 $CD8^+$T 细胞。CD4 和 CD8 分子的主要功能是辅助 TCR 识别抗原和参与 T 细胞活化信号的传导。CD4 分子是识别结合 MHCⅡ类分子的抗原受体，CD8 分子是识别结合 MHCⅠ类分子的抗原受体。CD4 和 CD8 分子也是测

定T淋巴细胞亚群的重要表面标志。此外,CD4分子还是人类免疫缺陷病毒(HIV)壳膜蛋白gp120的受体。HIV通过与T细胞表面的CD4分子结合而侵入并感染CD4⁺T细胞。

4. CD28　是T细胞表面的一种重要的协同刺激分子受体,它可与抗原提呈细胞表面的B7(CD80/CD86)分子结合,产生协同刺激信号,诱导T细胞活化。

5. CD2　也称淋巴细胞功能相关抗原-2(LFA-2),因其能与绵羊红细胞结合,又称为绵羊红细胞受体(E受体)。E受体是人类T细胞特有的重要表面标志之一。其配体是LFA-3(CD58)。该受体亦参与T细胞活化过程中的信号传递。在体外一定的实验条件下,T细胞与绵羊红细胞结合,可形成玫瑰花样的花环,称E花环,该实验称为E花环形成试验,常用于检测外周血T细胞的数量,可间接反映机体细胞免疫功能。正常人外周血淋巴细胞E花环形成率为60%~80%。此外,E受体还能参与T细胞活化信号的传递。

微课:
E花环形成试验

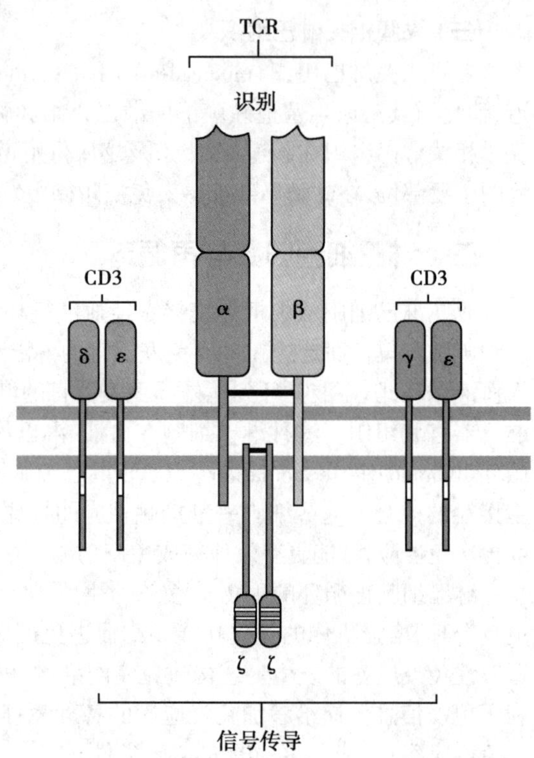

图26-1　TCR-CD3复合物示意图

6. 丝裂原受体(MR)　丝裂原是指能非特异性刺激细胞发生有丝分裂的物质。T细胞表面有植物血凝素(PHA)受体、刀豆蛋白A(ConA)受体和美洲商陆(PWM)受体,接受相应丝裂原刺激后,T细胞可以发生有丝分裂,使淋巴细胞转化为淋巴母细胞。据此,临床上常用PHA刺激人外周血T细胞,观察其增殖分化程度,计算转化率,此即淋巴细胞转化试验,是一种细胞免疫功能的体外检测方法。正常人T细胞转化率为60%~80%。

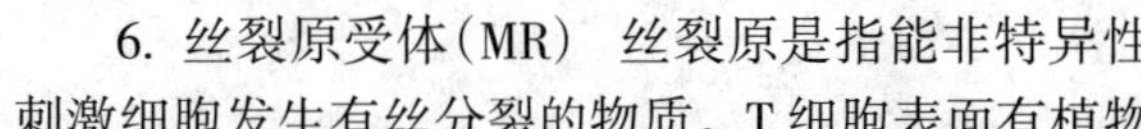

7. CD40L(CD154)　主要表达于活化的CD4⁺T细胞或CD8⁺T细胞。为B淋巴细胞表面的CD40的配体,参与B细胞的活化过程。

此外,T淋巴细胞表面还具有病毒受体、细胞因子受体(CKR),多种细胞因子可参与调节T细胞的活化、增殖和分化;细胞因子通过与T细胞表面的相应受体结合发挥调节作用,主要受体包括IL-1R、IL-2R、IL-4R、IL-6R、IL-7R等。

(二) T细胞亚群及功能

成熟T细胞是高度不均一的细胞群体,根据所处的活化阶段,可分为初始T细胞、效应T细胞和记忆T细胞。根据表达TCR的类型,T细胞可分为αβT细胞和γδT细胞。按表达CD分子的不同,T细胞可分为CD4⁺T细胞和CD8⁺T细胞。

1. CD4⁺T细胞　主要为辅助性T淋巴细胞(Th),能识别抗原肽-MHCⅡ类分子复合物。Th细胞可分化为Th1、Th2和Th3三类效应Th亚群。Th1细胞与抗原接触后,主要分泌IL-2、IFN-γ、TNF-β等因子,引起炎症反应或迟发型超敏反应,故又称炎性T细胞;Th2细胞主要分泌IL-4、IL-5、IL-6、IL-10、IL-13,辅助和诱导B细胞增殖分化后分泌抗体,引起体液免疫应答。Th3属诱导性调节T细胞,具有免疫负调节作用,可抑制细胞免疫和体液免疫。

2. CD8⁺T细胞　是一类具有杀伤活性的效应细胞,称为杀伤性T细胞(Tc)或细胞毒性T细胞(CTL),能识别靶细胞表面的抗原肽-MHCⅠ类分子复合物,通过使靶细胞裂解或靶细胞凋亡的机制,特异性杀伤肿瘤细胞和病毒感染的细胞。CTL在杀伤靶细胞的过程中自身不受伤害,可连续杀伤多个靶细胞。

二、B淋巴细胞

人类B淋巴细胞因在骨髓发育成熟,故称为骨髓依赖性淋巴细胞(bone marrow),简称B细胞。成熟的B细胞离开骨髓主要定居于淋巴结皮质浅层的淋巴小结和脾脏的红髓和白髓的淋巴小结内。B细胞

约占外周血中淋巴细胞总数的20%，主要介导体液免疫应答。

(一) B 细胞表面分子

1. B 细胞抗原受体(BCR)　是存在于B细胞表面的膜表面免疫球蛋白(Smlg或mIg)，是B细胞的特征性表面标志。mIg结构与免疫球蛋白分子相同，以单体形式存在，可以直接识别完整的、天然的蛋白质抗原、多糖或脂类抗原。但由于其胞质区很短，不能直接将抗原刺激的信号传递到B细胞内，需要Igα/Igβ(又称CD79a/CD79b)与BCR共同表达在B细胞表面构成复合体(图26-2)，才具有转导抗原识别信号的作用。

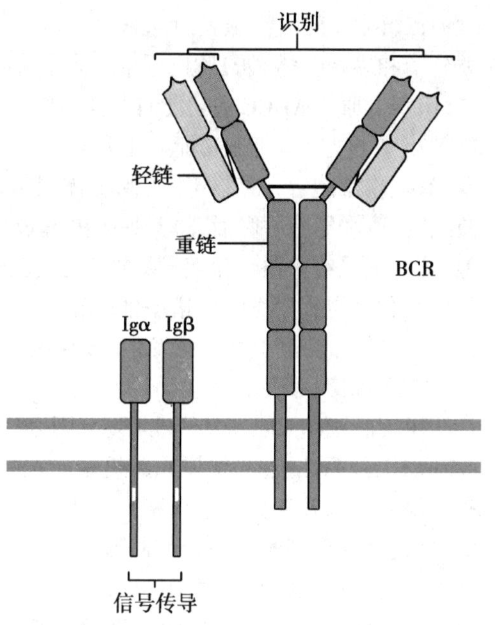

图 26-2　BCR-Igα/Igβ 复合物示意图

图片：
BCR复合物结构模式图

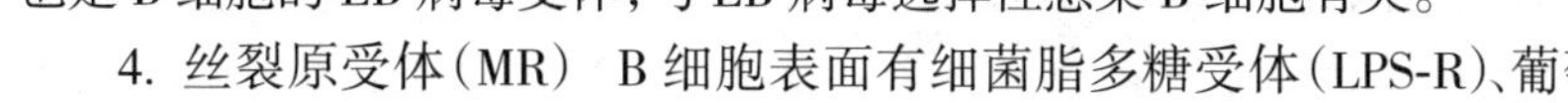

2. CD40　是B细胞协同刺激信号受体，CD40与活化的T细胞表达的CD40配体(CD40L或CD154)结合，形成B细胞活化的第二信号，对于B细胞分化成熟和抗体产生起着十分重要的作用。

3. 补体受体(CR)　B细胞主要表达CR1(CD35)和CR2(CD21)，分别与相应的配体(C3b和C3d)结合，促进B细胞对抗原的提呈和B细胞的活化。同时CR2也是B细胞的EB病毒受体，与EB病毒选择性感染B细胞有关。

4. 丝裂原受体(MR)　B细胞表面有细菌脂多糖受体(LPS-R)、葡萄球菌A蛋白受体(SPA-R)和美洲商陆受体(PWMR)。能与相应的丝裂原结合，可促进B细胞发生有丝分裂。

此外，B细胞表面还具有IgGFc受体(FcγR)和细胞因子受体等。

(二) B 细胞亚群及功能

根据是否表达CD5分子，可将B细胞分为B_1(CD5$^+$)细胞和B_2(CD5$^-$)细胞两个亚群。B_1细胞主要定居于腹膜腔、胸膜腔和肠道黏膜固有层中。在个体发育胚胎期即产生，具有自我更新能力，主要针对碳水化合物(如细菌多糖等)产生较强的应答，无需Th细胞的辅助。参与固有免疫应答，在免疫应答的早期发挥作用。B_1细胞也能产生多种针对自身抗原的抗体，与自身免疫病的发生有关。B_2细胞是分泌抗体参与体液免疫应答的主要细胞。在个体发育中出现相对较晚，定位于外周淋巴器官。主要识别蛋白质抗原，在抗原刺激和Th细胞的辅助，B_2细胞才可分化成浆细胞，产生抗体，介导特异性体液免疫。

三、抗原提呈细胞

抗原提呈细胞(antigen presenting cell，APC)是指能够摄取、加工、处理抗原并以抗原肽-MHC分子复合物的形式将抗原信息提呈给T细胞的一类细胞，在机体的免疫识别、免疫应答与免疫调节中起重要作用。细胞表面高表达MHCⅡ类分子的APC称专职APC，主要包括单核/巨噬细胞、树突状细胞和B细胞。该类APC主要提呈外源性抗原，能表达MHCⅡ类分子、多种协同刺激分子和黏附分子，具有直接摄取、加工和提呈抗原的功能。非专职性APC包括内皮细胞、上皮细胞、成纤维细胞等多种细胞，它们通常情况下不表达或低表达MHCⅡ类分子，但在炎症或某些细胞因子作用下，可被诱导表达MHCⅡ类分子、共刺激分子和黏附分子，这类细胞加工和提呈抗原的能力较弱。细胞表面高表达MHCⅠ类分子的APC，主要提呈内源性抗原如病毒性抗原、肿瘤抗原等，并以抗原肽-MHCⅠ类分子复合物的形式将抗原肽提呈给CD8$^+$T细胞，属广义的APC。此类细胞通常被胞内寄生病原体感染而产生抗原，或细胞发生突变产生突变蛋白抗原，因提呈抗原给CD8$^+$T细胞而自身被识别、杀伤，故又称为靶细胞。

(一) 单核/巨噬细胞

单核细胞来源于骨髓的髓样干细胞，单核细胞经血流可穿越血管壁移行到全身组织器官，发育成熟为巨噬细胞。巨噬细胞在不同组织中有不同的名称，如在肺组织中称尘细胞，在脑组织中称小胶质细胞，在淋巴结脾脏、胸腔、腹腔中称巨噬细胞。

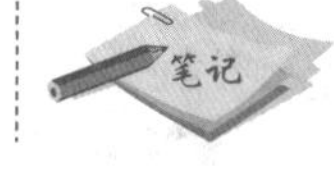

1. 单核/巨噬细胞表面标志　单核/巨噬细胞的表面有多种特征性的标志，可表达MHCⅠ类与Ⅱ类分子和多种受体，如IgGFc受体、补体受体、白介素受体等，但无特异性抗原受体。这些受体与其吞噬、识别抗原及ADCC等功能有关。

2. 单核/巨噬细胞功能　主要有：①吞噬杀伤作用：能吞噬、消化体内的病原微生物、肿瘤细胞及衰老、损伤细胞等；吞噬作用可因抗体或补体的调理作用而加强。②提呈抗原作用：外源性抗原经单核细胞、巨噬细胞吞噬后，将其加工处理成抗原肽，以抗原肽-MHCⅡ类分子复合物形式表达于巨噬细胞表面，提呈给T淋巴细胞，从而启动适应性免疫应答。③免疫调节作用：活化的巨噬细胞能分泌多种酶类和生物活性物质，如溶菌酶、溶酶体酶、细胞因子（IL-1、IL-3、IL-6、IL-8、IL-10、IFN等）、前列腺素、白三烯等，促进炎症反应发生，参与免疫调节。

（二）树突状细胞

树突状细胞（dendritic cells，DC）因其表面有许多树枝状突起而得名，是一类成熟时能够识别、摄取和加工外源性抗原，将抗原肽提呈给初始T细胞并诱导T细胞活化增殖的抗原提呈细胞。主要分布于脑组织以外的全身组织和脏器中。分布于不同组织的DC名称各有不同，如分布于皮肤、黏膜的DC称朗格汉斯细胞，分布于心、肺、肝、肾等器官结缔组织中的DC称间质树突状细胞，分布于外周免疫器官胸腺依赖区和胸腺髓质区的DC称为并指树突状细胞。在专职性抗原提呈细胞中，DC提呈抗原的能力最强，可显著刺激初始T细胞增殖，是细胞免疫应答的始动者。DC可分泌IL-1、IL-6、IL-8、IL-12、TNF-α、IFN-α等多种细胞因子参与炎症反应和组织修复，调节其他免疫细胞功能，参与固有免疫和适应性免疫应答。此外，DC参与免疫耐受的维持与诱导，在治疗慢性感染、恶性肿瘤、自身免疫病和诱导移植耐受等方面得到广泛关注，并取得一定的研究进展。

（三）B细胞

B细胞表面具有MHCⅡ类分子和参与T细胞活化的协同刺激分子，既是免疫应答产生的抗体的效应细胞，又是专职的APC。B细胞主要以BCR识别抗原，亦可通过胞饮作用摄取抗原。B细胞将抗原加工成抗原肽后，以抗原肽-MHCⅡ类分子复合物的形式表达于细胞表面，提呈给Th细胞。在激活Th细胞的同时B细胞本身也受到Th细胞的辅助而活化，并对TD抗原应答产生抗体。B细胞接受T细胞提供的第二信号而完全活化，并在T细胞产生的细胞因子作用下增殖、分化、产生抗体和发挥体液免疫效应。

四、其他免疫细胞

（一）自然杀伤细胞

自然杀伤细胞（natural killer cell，NK细胞）来源于骨髓淋巴样祖细胞，主要分布于外周血、脾脏和淋巴结等淋巴组织中，占外周血淋巴细胞总数的5%~10%。NK细胞无需抗原预先致敏，也不受MHC限制，就可通过释放穿孔素、颗粒酶，表达FasL和分泌TNF-α产生杀伤效应，直接杀伤某些肿瘤和病毒感染的靶细胞，故称为自然杀伤细胞。NK细胞表面表达IgGFc受体，非特异定向识别杀伤与IgG抗体特异性结合的靶细胞。此种以IgG抗体作为中间桥梁，定向介导NK细胞对靶细胞的杀伤作用，称为抗体依赖性细胞介导的细胞毒作用（antibody dependent cell-mediated cytotoxicity，ADCC）（图26-3），在机体抗病毒感染

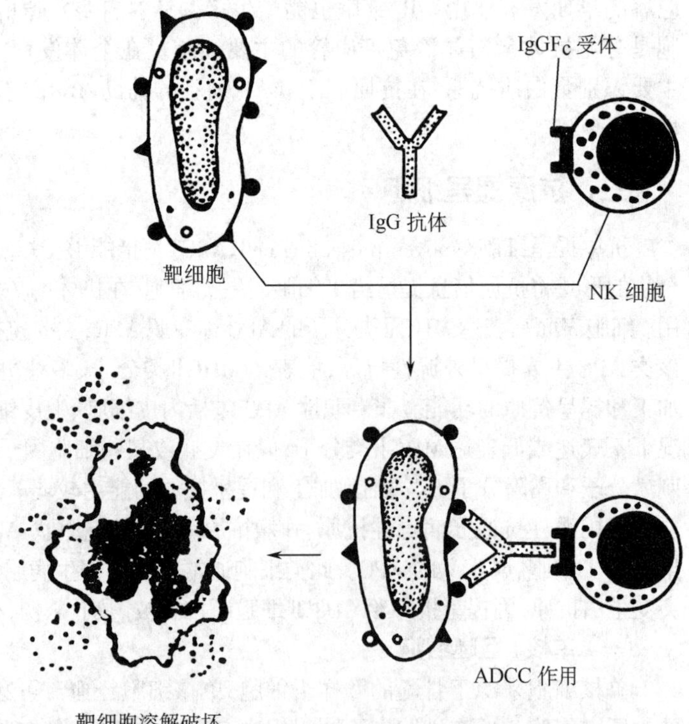

图26-3　抗体依赖性细胞介导的细胞毒（ADCC）作用示意图

和抗肿瘤免疫过程中起重要作用。此外，NK 细胞活化后还可通过分泌 IFN-γ、IL-2 和 TNF 等细胞因子增强机体抗感染效应，并参与免疫调节。

（二）中性粒细胞

中性粒细胞是体内另一类重要的吞噬细胞，占白细胞总数的 60%~70%。其表面具有 IgGFc 受体、补体 C3b 受体，易于捕获和吞噬与抗体和补体结合的细菌等微生物。其胞浆中含有大小不等的中性颗粒，颗粒内含有溶酶体酶、溶菌酶、胶原酶、碱性磷酸酶和过氧化氢酶等，参与中性粒细胞的吞噬和消化异物、溶菌、杀菌作用以及病理损伤过程。中性粒细胞主要吞噬小颗粒和小分子物质，如球菌、细菌的代谢产物、免疫复合物和坏死组织等。此外，也可通过其表面的 IgGFc 受体发挥 ADCC 作用，杀伤较大的靶细胞。

（三）嗜酸粒细胞

嗜酸粒细胞主要分布于呼吸道、消化道和泌尿生殖道黏膜上皮细胞下结缔组织中，外周血中较少，约为白细胞总数的 1%~3%。胞浆中有嗜酸性颗粒，颗粒中的生物活性物质释放后对Ⅰ型超敏反应有调节作用。当机体内有寄生虫感染时，血液中的嗜酸粒细胞可明显增多，对寄生虫有一定的杀伤作用。

（四）嗜碱粒细胞和肥大细胞

嗜碱粒细胞主要分布于血液中，肥大细胞主要分布于黏膜和皮下疏松结缔组织中。两者胞浆内均含有大量嗜碱性颗粒，内含肝素、组胺和各种酶，与Ⅰ型超敏反应的发生有关。

第三节　免疫分子

免疫分子是指参与机体免疫应答的生物活性物质，分为膜型和分泌型两类。膜型免疫分子包括 B 细胞抗原受体（BCR）、T 细胞抗原受体（TCR）、主要组织相容性复合体（MHC）及白细胞分化抗原（CD）等。分泌型免疫分子包括抗体、补体和细胞因子等。本节重点介绍细胞因子。

一、细胞因子概念

细胞因子（cytokines，CK）是由免疫细胞及组织细胞分泌的在细胞间发挥生物学作用的一类小分子可溶性多肽蛋白的统称。主要是通过结合细胞表面相应受体调节细胞生长、分化和效应，从而调控免疫应答，在一定条件下也参与炎症等多种疾病的发生。目前以细胞因子为靶点的生物制品在肿瘤、自身免疫病、免疫缺陷病和感染等治疗方面具有一定的临床应用价值。

二、细胞因子的共同特点

（一）细胞因子的作用方式

1. 自分泌方式　作用于分泌细胞自身，如 T 细胞产生的白细胞介素 -2（IL-2）可刺激 T 细胞自身的生长，表现为自分泌作用。

图片：细胞因子的作用方式

2. 旁分泌方式　对邻近细胞发挥作用，如树突状细胞产生的白细胞介素 -12（IL-12）刺激邻近 T 细胞分化，表现为旁分泌作用。

3. 内分泌方式　少数细胞因子通过循环系统对远距离的靶细胞发挥作用，如肿瘤坏死因子（TNF）在高浓度时可通过血流作用于远处的靶细胞，表现为内分泌作用。

（二）细胞因子的功能特点

1. 多效性　是指一种 CK 可作用于不同细胞发挥不同作用，如 IL-4 既可以活化 B 细胞，促进 B 细胞的增殖和分化，也可刺激胸腺细胞和肥大细胞的增殖。

图片：细胞因子的功能特点

2. 重叠性　是指两种或两种以上的细胞因子具有同样或类似的生物学作用，如 IL-2、IL-7 和 IL-15 均可刺激 T 细胞增殖。

3. 协同性　是指一种细胞因子可增强另一种细胞因子的功能，如 IL-5 可增强 IL-4 诱导 B 细胞分泌的抗体向 IgE 转换。

4. 拮抗性　是指一种细胞因子可抑制另一种细胞因子的功能，如IFN-γ可阻断IL-4诱导B细胞分泌的抗体向IgE转换。

图片：细胞因子以网络形式发挥作用

5. 网络性　在免疫应答过程中，免疫细胞通过具有不同生物学效应的细胞因子之间相互刺激、彼此约束，形成复杂而又有序的细胞因子网络，对免疫应答进行调节，维持免疫系统的稳态平衡。如Th细胞可产生众多的细胞因子，是调节免疫应答的主要细胞，其核心作用主要是通过复杂的细胞因子调节网络实现的。

6. 高效性　是指CK与细胞表面受体结合后，极微量细胞因子(10^{-12}mol/L)即可发挥明显效应。

7. 多源性　是指一种CK可由多种细胞产生，如IL-1可由单核/巨噬细胞、内皮细胞、B淋巴细胞、成纤维细胞等产生；一种细胞也可以产生多种CK，如活化的T淋巴细胞可产生IL-2、IL-6、IFN-γ、GM-CSF等。

三、细胞因子的种类

细胞因子种类繁多，目前已发现200余种细胞因子，根据其结构和功能可分为白细胞介素、干扰素、肿瘤坏死因子、集落刺激因子、趋化性细胞因子和生长因子六大类。

1. 白细胞介素(interleukin，IL)　目前已经命名的有38种(IL-1~IL-38)，由T细胞、B细胞、单核细胞、巨噬细胞、自然杀伤细胞及成纤维细胞产生，主要作用是调节机体免疫应答、介导炎症反应和刺激造血等功能。

2. 干扰素(interferon，IFN)　具有广泛的抗病毒、抗肿瘤和免疫调节作用。根据来源和理化性质不同，可将其分为α、β、γ三种类型，其中IFN-α和IFN-β主要由白细胞、成纤维细胞和病毒感染的组织细胞产生，又称Ⅰ型干扰素，以抗病毒、抗肿瘤作用为主；IFN-γ主要由活化的T细胞和NK细胞产生，又称Ⅱ型干扰素，以免疫调节作用为主。干扰素已被应用于临床某些疾病的治疗。

3. 肿瘤坏死因子(tumor necrosis factor，TNF)　是一类能使肿瘤发生出血坏死的细胞因子，主要有TNF-α和TNF-β。前者主要由活化的单核/巨噬细胞产生，后者主要由活化的T细胞产生，又称淋巴毒素。在调节免疫应答、杀伤靶细胞和诱导细胞凋亡等过程中发挥重要作用。

4. 集落刺激因子(colony stimulating factor，CSF)　是指能刺激多能造血干细胞和不同分化阶段的造血祖细胞分化、增殖的细胞因子，由T淋巴细胞、单核细胞、内皮细胞、成纤维细胞等产生。主要包括粒细胞集落刺激因子(G-CSF)、巨噬细胞集落刺激因子(M-CSF)、粒细胞-巨噬细胞集落刺激因子(GM-CSF)、红细胞生成素(erythropoietin，EPO)、血小板生成素(TPO)等。

5. 趋化因子(chemokine)　由多种细胞分泌的对不同细胞具有趋化作用的细胞因子统称为趋化因子。其主要功能是吸引单核细胞、中性粒细胞、淋巴细胞、树突状细胞等进入感染发生的部位，以清除抗原；还能活化免疫细胞，参与调节血细胞发育、血管生成、细胞凋亡等，并在肿瘤发生、发展、转移，病原微生物感染及移植排斥反应等病理过程中发挥作用。

6. 生长因子(growth factor，GF)　泛指一类可促进细胞生长和分化的细胞因子。其种类较多，包括转化生长因子(TGF)、表皮细胞生长因子(EGF)、血管内皮细胞生长因子(VEGF)、成纤维细胞生长因子(FGF)、神经生长因子(NGF)、血小板生长因子(PDGF)等。

四、细胞因子的生物学作用与临床应用

1. 细胞因子的生物学作用　细胞因子具有免疫调节、抗感染、抗肿瘤和刺激造血功能等多种生物学效应。此外，细胞因子还具有诱导细胞凋亡、促进组织创伤修复、促进血管的生成等多种功能。

2. 细胞因子的临床应用　细胞因子和其他免疫分子一样，也是"双刃剑"，既可参与免疫应答，发挥抗感染、抗肿瘤、诱导凋亡等功能，在一定条件下也可参与多种疾病的发生。采用现代生物技术研制开发的重组细胞因子、细胞因子抗体和细胞因子受体拮抗蛋白已可进行广泛的临床应用。

细胞因子与临床的关系主要体现在以下几个方面：

(1) 细胞因子风暴：也称高细胞因子血症。在免疫应答发生时，由于机体调控功能失灵，使促炎细胞因子和抗炎细胞因子之间的平衡失调，体液中迅速大量产生多种促炎细胞因子，导致异常的免疫应答，引发全身炎症反应综合征。严重者可导致多器官功能障碍综合征。细胞因子风暴可发生在多种

疾病，如移植物抗宿主病、急性呼吸窘迫综合征、脓毒血症、SARS 和流感等。

(2) 致热与炎症病理损害：IL-1、TNF-α 和 IL-6 均为内源性致热原，可引起发热；IL-1、TNF-α 等可刺激内皮细胞和白细胞释放一系列炎性介质，改变凝血功能，导致组织损伤与弥散性血管内凝血，从而在感染性休克中起重要作用。

(3) 肿瘤的发生及逃逸：细胞因子及其受体表达异常与某些肿瘤发生、发展密切相关。如骨髓瘤细胞表面高表达 IL-6R（比正常浆细胞高 10 倍以上）并分泌大量 IL-6。心脏黏液瘤、浆细胞瘤、子宫颈癌及膀胱癌细胞均异常高分泌 IL-6。

(4) 免疫系统相关疾病：自身免疫病如类风湿关节炎、强直性脊柱炎和银屑病病人体内均可检测到过高水平的 TNF-α。某些免疫缺陷病、器官移植排斥反应均与细胞因子表达异常有关。

(5) 细胞因子与疾病的治疗：通过给予外源性细胞因子治疗疾病，如 IFN 治疗肿瘤、病毒性肝炎及角膜炎等（表 26-2）。用细胞因子受体、细胞因子受体拮抗剂或细胞因子抗体治疗疾病，如应用 TNF 抗体治疗类风湿关节炎；用抗 IL-2R 抗体防治移植排斥反应等（表 26-3）。

表 26-2 已批准上市的重组细胞因子药物

细胞因子	适应证
IL-2	癌症、免疫缺陷、疫苗佐剂
IL-11	放疗、化疗所致血小板减少症
IFN-α	白血病、Kaposi 肉瘤、乙型病毒性肝炎、恶性肿瘤、AIDS
IFN-β	多发性硬化症
IFN-γ	慢性肉芽肿、生殖器疣、过敏性皮炎、类风湿关节炎
G-CSF、GM-CSF	自体骨髓移植、化疗导致的粒细胞减少症、再生障碍性贫血
EPO	慢性肾衰竭导致贫血、癌症或癌症化疗导致的贫血、失血后贫血
EGF	外用药治疗烧伤、口腔溃疡
bFGF	外用药治疗烧伤、外周神经炎

表 26-3 细胞因子 R/R 拮抗剂、单克隆抗体及其应用

名称	适应证
可溶型 IL-1R（干粉吸入剂）、可溶型 IL-4R	哮喘
可溶型 IL-1R（注射剂）	急性髓样白血病
IL-1R 拮抗剂	类风湿关节炎
TNFRⅡ-Fc 融合蛋白	类风湿关节炎、慢性心力衰竭
TNFRⅠ-Fc 融合蛋白	休克、类风湿关节炎、多发性硬化症
抗 IL-1β 单抗	Muckle-Wells 综合征
抗 IL-2R 单抗	肾脏移植、移植排斥反应
抗 IL-4 单抗、抗 IL-5 单抗	哮喘
抗 IL-6R 单抗、抗 IL-15 单抗、抗 TNF-α 单抗	类风湿关节炎
抗 IL-8 单抗（ABX-IL8）	严重银屑病
抗 IL-12/23 单抗	银屑病
抗 TNF-α 单抗	克罗恩病

（高文卫）

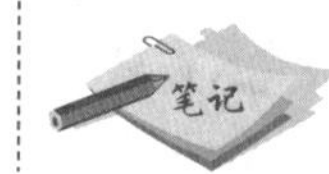

思考题

1. 实验动物新生儿期摘除胸腺后,为什么会引起细胞免疫功能缺乏和体液免疫功能受损?
2. 免疫器官由哪些成分组成?在免疫效应中各自发挥什么作用?
3. 细胞因子有哪些主要生物学作用?

扫一扫,测一测

思路解析

第二十七章 抗 原

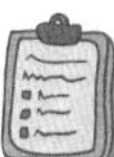

知识要点

抗原泛指能够引起免疫反应的物质，狭义的抗原是指能与 T、B 淋巴细胞表面的 TCR 和 BCR 特异性结合，使其产生抗体和效应性 T 细胞。机体的免疫是由抗原而激发，主要针对抗原，最终目的是消灭抗原。构成抗原必须具有异物性和一定的理化性状等条件。抗原的特异性是由抗原决定簇决定的。医学上重要的抗原包括异种抗原、同种异型抗原、自身抗原、肿瘤抗原和各种变应原，是引起临床免疫性疾病的主要物质。

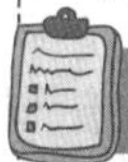

学习目标

掌握抗原、抗原决定簇及抗原两重性的概念，掌握构成抗原的基本条件；熟悉医学上重要的抗原；了解异嗜性抗原和免疫佐剂在免疫诊断和免疫预防中的作用。

具有运用所学知识避免有害抗原的接触、增强防范意识与必要的宣教的能力。

抗原（antigen，Ag）是指能刺激机体免疫系统诱导免疫应答并能与应答产物如抗体或致敏淋巴细胞发生特异性反应的物质。抗原具有两个基本免疫性能，即两重性：①免疫原性（immunogenicity）：指抗原诱导机体产生免疫应答的能力，即刺激免疫系统产生抗体或致敏淋巴细胞，诱生体液免疫或细胞免疫的性能；②免疫反应性（immunoreactivity）：指抗原与抗体或致敏淋巴细胞发生特异性结合的能力，亦称为反应原性。具有免疫原性及免疫反应性的物质都是抗原。免疫原性与免疫反应性通称为抗原性。

第一节 抗原的分类

根据抗原的基本性能、抗原刺激 B 细胞产生抗体时是否需要 T 细胞的辅助以及抗原的来源可分别将抗原进行分类。

1. 根据抗原的基本性能分类

(1) 完全抗原：指具有免疫原性和免疫反应性的物质。多为一些复杂的有机分子如细菌、病毒、异种血清和大多数蛋白质等。

(2) 半抗原或不完全抗原：指只具有免疫反应性而无免疫原性的物质。半抗原与载体蛋白结合后即可成为完全抗原。如一些简单的有机分子、大多数多糖、类脂和某些相对分子质量小的药物，不能单独刺激机体产生免疫应答，但能与蛋白质结合获得免疫原性，并与其产生的相应抗体发生特异性结合反应。

2. 根据是否需要T细胞辅助分类

(1) 胸腺依赖性抗原(thymus dependent antigen,TDAg):这类抗原既具有T细胞决定簇,又具有B细胞决定簇,在T细胞及巨噬细胞参与下,才能激活B细胞产生抗体。TD抗原刺激机体主要产生IgG类抗体,还可引起细胞免疫应答和免疫记忆。大多数天然抗原如细菌、病毒、异种血清等属于此类。

(2) 胸腺非依赖性抗原(thymus independent antigen,TIAg):这类抗原只含有B细胞决定簇,不需要T细胞协助,能直接刺激B细胞产生抗体。TI抗原只能激发B细胞产生IgM类抗体,不引起细胞免疫应答和免疫记忆。少数抗原如细菌脂多糖、细菌多聚鞭毛素等均属之。

3. 根据来源分类　来源于细胞外的抗原称为外源性抗原,包括各种天然抗原(异种抗原、同种异型抗原等)、人工合成的抗原(化学合成抗原、基因工程抗原等)。这类抗原须被抗原提呈细胞(APC)摄取,并以与MHCⅡ分子结构合成复合物的形式提呈给$CD4^{+}$T细胞;免疫效应细胞的靶细胞自身所产生的抗原称为内源性抗原,包括自身隐蔽抗原、变性的自身成分、肿瘤抗原、病毒感染细胞或肿瘤细胞内合成的蛋白抗原等。这类抗原与MHCⅠ类分子结合成复合物,再提呈给$CD8^{+}$T细胞。

此外,根据抗原的化学组成不同可分为蛋白质抗原、脂蛋白抗原、糖蛋白抗原、核蛋白抗原等。根据抗原与机体的亲缘关系可分为异种抗原、同种异型抗原和自身抗原等。

第二节　决定抗原免疫原性的条件

抗原物质是否具有免疫原性,一方面取决于抗原本身的性质,另一方面取决于机体对抗原刺激的反应性。自然界中物质种类繁多,作为抗原物质必须具备下列性质。

一、异物性

某种物质若其化学结构与宿主的自身成分相异或机体的免疫细胞从未与它接触过,这种物质称为异物。异物性是构成抗原物质的首要条件。免疫应答就其本质来说,就是识别异物和排斥异物的应答,故激发免疫应答的抗原一般需要异物。异物性物质包括以下几类。

1. 异种物质　异种蛋白质、各种病原生物及其代谢产物对人体而言均属异种物质,具有强的免疫原性。从生物进化角度来看,异种动物间的亲缘关系越远,其组织成分的化学结构差异越大,免疫原性亦越强。如鸭血清蛋白对鸡是弱抗原,而对家兔则是强抗原。马血清对驴是弱抗原,对人则是强抗原。

2. 同种异体物质　高等动物同种不同个体之间,由于遗传基因不同,其组织成分的化学结构也有差异。因此,同种异体物质也可以是抗原物质。如人类血型抗原、主要组织相容性抗原及免疫球蛋白的同种异型抗原等,在不同个体间可不同。将这些同种异型抗原输送或移植给另一个体,即可能引起免疫反应。

3. 自身抗原　在正常情况下,机体自身组织成分无免疫原性,但在某些异常情况下,自身成分也可成为抗原物质。如在感染、烧伤、电离辐射、药物、外伤、手术等因素影响下,导致体内某些隐蔽性自身成分(如精子、眼晶体蛋白等)的释放或自身组织结构发生改变,成为自身抗原,引起免疫系统对自身物质进行排斥,发生自身免疫病。因此免疫学认为,凡是胚胎时期未与免疫细胞接触过的物质,都可视为异物。

二、一定的理化性状

构成良好抗原的物质必须具备一定的相对分子质量、分子结构与构象等理化性状。

1. 大分子胶体　作为完全抗原的物质,其相对分子质量量一般在10×10^{3}以上,低于4.0×10^{3}者一般无免疫原性。在一定范围内,相对分子质量越大,抗原性越强。一个蛋白质分子一般至少由100个以上氨基酸组成,多为大分子胶体,且具有复杂的化学结构,故为良好抗原。若将蛋白质水解成胨或氨基酸,则可使其抗原性消失或减弱。

抗原必须是大分子物质,其原因为:①相对分子质量越大,其表面的抗原决定簇越多,从而对免疫

细胞具有更强的刺激作用；②大分子胶体物质的化学结构稳定，不易被破坏和清除，在体内停留时间较长，有利于持续刺激免疫细胞产生免疫应答。

2. 一定的化学组成和结构　抗原物质的化学组成和结构可决定其免疫原性。多数抗原为蛋白质，蛋白质中含有大量芳香族氨基酸（尤其是酪氨酸），免疫原性较强，而非芳香族氨基酸的蛋白质，免疫原性则弱。如明胶蛋白，相对分子质量虽高达 100×10^3，因其主要由直链氨基酸组成，在体内易被降解为低分子物质，所以免疫原性很弱。若在明胶分子内引入少量酪氨酸（2%），抗原性就显著增强。胰岛素的相对分子质量仅为 5.734×10^3，由 51 个氨基酸组成，但因其中有 9 个芳香族氨基酸，故也有一定的免疫原性。某些多糖的抗原性则由单糖的数目和类型所决定。核酸的抗原性很弱，但与蛋白质载体连接后则可刺激机体产生抗体。脂类一般无免疫原性。

3. 分子构象与易接近性　分子构象与易接近性是指抗原中特殊化学基团的三维结构是否与免疫细胞表面的抗原受体相吻合，以及两者之间相互接触的难易程度。它是启动免疫应答、决定抗原与相应抗体结合的物质基础。如某些原因使抗原分子构象发生改变，可使抗原性改变或丧失，酪氨酸存在于抗原分子表面时抗原性强，若存在于分子内部，则抗原性消失。

2701
图片：抗原氨基酸残基位置和间距与免疫原性的关系

4. 一定的物理性状　一般具有环状结构的蛋白质，其免疫原性比直链分子强；聚合状态的蛋白质较其单体免疫原性强；颗粒性抗原较可溶性抗原为强。此外，蛋白质等抗原因加热、融冻、光照、振荡等引起变性，可使抗原性改变或丧失。

此外，决定某一物质是否具有免疫原性，除与上述条件相关外，还受机体的遗传、年龄、生理状态、个体差异等诸多因素的影响。抗原进入机体的方式和途径也与免疫原性的强弱有关。

第三节　抗原的特异性

特异性（specificity）是指物质之间的相互吻合性、针对性和专一性。抗原的特异性表现在两个方面，即免疫原性的特异性和反应原性的特异性。前者是指某一特定抗原只能激发机体产生特定的免疫应答，即产生针对该抗原的特异性抗体或致敏淋巴细胞；后者是指某一特定抗原只能与其相应的抗体或致敏淋巴细胞特异性结合而出现反应。

特异性是免疫应答最重要的特点，也是免疫学诊断与防治的理论依据。根据抗原、抗体反应具有特异性这一特点，可借助免疫学手段区分某些甚至用精细的化学方法都难以区别的物质之间的细微差异。决定抗原特异性的物质基础是抗原分子中的抗原决定簇。

一、抗原决定簇

抗原决定簇（antigenic determinant，AD）是指抗原分子中决定抗原特异性的特殊化学基团，又称表位（epitope）。抗原通过抗原决定簇与相应淋巴细胞表面的抗原受体结合，从而激活淋巴细胞，引起免疫应答；抗原也通过决定簇与相应抗体或致敏淋巴细胞发生特异性结合发挥免疫效应。因此，抗原决定簇是被免疫细胞识别的靶结构，也是免疫反应具有特异性的物质基础。抗原决定簇的性质、数目和空间构型决定着抗原的特异性。

2702
图片：抗原表位的分类及特点

抗原分子表面决定簇的总数称为抗原结合价，又称功能价。大多数蛋白质抗原具有多个相同或不同的抗原决定簇，为多价抗原。一个多肽决定簇可由 5~7 个氨基酸残基组成，一种抗原决定簇只能刺激机体产生一种相应的抗体或致敏淋巴细胞。免疫应答反应与下列重要的抗原决定簇有直接关系。

2703
图片：抗原结合价

1. T 细胞和 B 细胞决定簇　在免疫应答中供 T 细胞抗原受体（TCR）识别的决定簇称 T 细胞决定簇。TCR 只能识别 10~20 个氨基酸左右的多肽，此类决定簇一般不位于抗原分子表面，必须由抗原提呈细胞（APC）加工处理后才能被 TCR 识别。供 B 细胞抗原受体（BCR）或抗体识别的决定簇称 B 细胞决定簇。BCR 或抗体能与未经 APC 加工处理的抗原发生反应，其识别的决定簇位于抗原分子表面，由 4~6 个氨基酸残基或糖基组成。

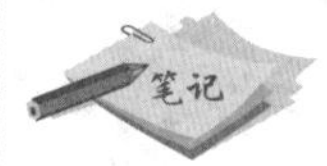

2. 载体决定簇与半抗原决定簇　天然抗原为含有蛋白质载体和大量半抗原的大分子。半抗原偶

图片：半抗原表位与载体表位的作用及意义

氮化后可结合到蛋白载体上，它具有载体和半抗原决定簇。每一种半抗原可理解为单一的抗原决定簇。半抗原只有结合到载体上，才能产生相应抗体，此现象称为载体效应，说明载体不是单纯起运载半抗原的作用，其本身也具有特异性。因此，一个完全抗原分子必须具有载体决定簇和半抗原决定簇。现已证明，在抗体形成过程中，T 细胞识别载体决定簇，对抗体产生起辅助作用；B 细胞识别半抗原决定簇，是产生抗体的细胞。

二、抗原 - 抗体反应的特异性

抗原 - 抗体反应的高度特异性可精确区分物质间的极细微的差异。这种特异性不仅取决于抗原决定簇的化学组成，而且与化学基团的空间排列和构象密切相关。

经人工抗原研究发现：①抗原 - 抗体反应犹如锁和钥匙，具有高度特异性。如由结合苯胺的抗原所激发机体产生的抗体，只能与苯胺决定簇起反应，而不能与其他抗原起反应；②特异性是由抗原决定簇所决定，而非由整个抗原分子决定。如将甲酸基、磺酸基、砷酸基连接在苯胺上，再经偶氮化与蛋白质结合后，将此化合物免疫动物得到的抗体只能与相应的基团起反应；③抗原决定簇的空间位置很重要，即使抗原决定簇相同，但其位置不同，特异性亦不同，如对位氨基苯甲酸蛋白抗原产生的抗体，只能与对位氨基苯甲酸蛋白抗原结合，而不能与邻位和间位的氨基苯甲酸蛋白抗原结合；④抗原结构的旋光度也与抗原特异性有关，如右旋酒石酸偶氮蛋白抗原激发产生的抗体，只能与右旋酒石酸偶氮蛋白抗原结合，而不能与左旋酒石酸偶氮蛋白抗原结合，这是因为两者的结合呈互补方式，犹如左手的手套不能适合于右手一样。

天然单纯蛋白质抗原，其抗原特异性主要取决于末端氨基酸序列的不同。不同种属动物血清白蛋白因其末端氨基酸序列不同，即表现出种属特异性的差异。

三、共同抗原与交叉反应

天然抗原表面常带有多种抗原决定簇，每种决定簇都能刺激机体产生一种特异性抗体。因此，复杂抗原能使机体产生多种特异性抗体。如伤寒病人血清中可检出针对伤寒杆菌鞭毛的抗体、抗表面成分的抗体及多种菌体抗体。不同抗原相互间可存在部分相同的抗原决定簇，称为共同抗原。亲缘关系很近的生物间存在的共同抗原，称为类属抗原；无种属关系的生物间存在的共同抗原称为异嗜性抗原。

抗原（或抗体）除与其相应抗体（或抗原）发生特异性反应外，有时还可与其他抗体（或抗原）发生反应，称为交叉反应（图 27-1）。交叉反应不仅在两种抗原决定簇构型完全相同时发生，也可在两种决定簇构型相似的情况下发生，只是后者的结合力相对较弱。血清学诊断中出现交叉反应时，易造成判断上的混乱，给免疫学诊断带来困难。但根据交叉反应的原理，利用容易得到的某种共同抗原（或抗体），在血清学诊断中检测体内相应的抗体（或抗原），在临床疾病的辅助诊断上有重要作用。

微课：共同抗原与交叉反应

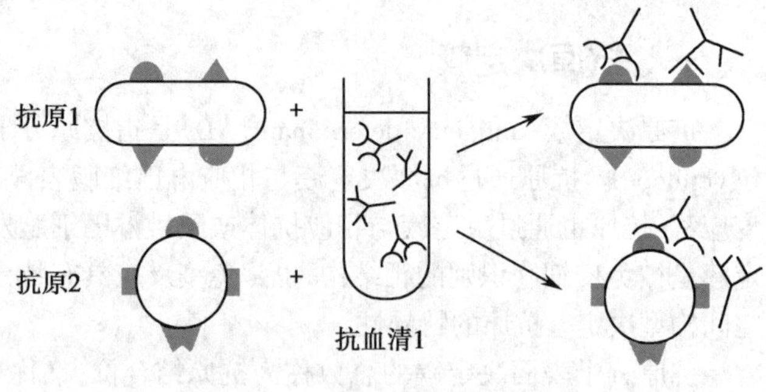

图 27-1 共同抗原与交叉反应

第四节 医学上重要的抗原

一、异种抗原

通常异种抗原的免疫原性比较强，容易引起较强的免疫应答。与医学有关的异种抗原主要有以下几类。

1. 病原微生物　细菌、病毒和其他微生物都是良好的抗原。微生物虽然结构简单，但抗原结构却很复杂，是多种抗原的复合体。它们在引起机体感染的同时，也会诱导机体产生特异性免疫应答和抗感染的能力。因此，用病原微生物制成疫苗作预防注射，可提高人群免疫力，控制传染病流行。也可根据病原微生物抗原的特异性，用免疫学方法鉴定由病人体内分离出的病原微生物，或测定病人血清中特异性抗体，以帮助诊断传染病。

2. 细菌外毒素和类毒素　有些细菌在生长繁殖过程中，向菌体外分泌有毒的物质，称为外毒素。外毒素是蛋白质，毒性很强，抗原性也很强。外毒素经 0.3%~0.4% 甲醛处理后，失去毒性，但仍保留抗原性，成为类毒素。外毒素和类毒素均能刺激机体产生抗体，该抗体能中和毒素，阻止毒素与敏感细胞结合，避免机体中毒，这种抗体称为抗毒素。常用于免疫预防的类毒素有白喉类毒素和破伤风类毒素等。

3. 动物血清和抗毒素　常用的各种抗毒素是将类毒素免疫动物（常用马）制备的免疫血清或精制抗体。将这种动物来源的抗毒素注入人体，可发挥两重性作用，既可中和相应外毒素，起到防治疾病的作用，又可作为异种动物蛋白，能刺激人体产生抗马血清蛋白的抗体，当再次接受马血清制成的抗毒素注射时，可能发生过敏性休克，严重者可致死亡。所以在临床应用抗毒素前必须做皮肤过敏试验。

4. 异嗜性抗原　在不同种属动物、植物和微生物之间存在的共同抗原称为异嗜性抗原，它们之间有广泛的交叉反应性。异嗜性抗原首先由 Forssman 发现，故又称 Forssman 抗原。他将豚鼠多种脏器制成的混悬液用于免疫家兔，所得抗体除能与豚鼠的相应脏器抗原反应外，还可凝集绵羊红细胞。

有些病原微生物与人体某些组织细胞间有共同抗原，是引起自身免疫性疾病的原因之一。如 A 群溶血性链球菌细胞壁的多糖类抗原与心瓣膜的糖蛋白有共同抗原，链球菌蛋白质抗原（M 蛋白）与心肌成分有共同抗原，所以感染该菌可引起风湿性心脏病；A 群链球菌与肾小球基底膜也有共同抗原，感染该菌后可引起急性肾小球肾炎；大肠杆菌 O_{14} 的脂多糖与人结肠黏膜有共同抗原，现认为感染该菌与溃疡性结肠炎的发病有关。

临床上辅助诊断也常借助于异嗜性抗原。如引起原发性非典型肺炎支原体与 MG 链球菌间有异嗜性抗原；引起斑疹伤寒的立克次体与变形杆菌某些菌株间也有异嗜性抗原；传染性单核细胞增多症（EB 病毒引起）病人血清中可出现使绵羊红细胞凝集的异嗜性抗体。因此，可采用异嗜性凝集反应协助诊断相应疾病。

二、同种异型抗原

由于遗传基因的差异，同种不同个体间有多种不同抗原，如人类的 ABO 和 Rh 血型抗原等。ABO 血型不符的个体间相互输血，可引起严重输血反应；如母亲为 Rh 阴性，胎儿为 Rh 阳性，可引起流产和新生儿溶血。人类主要组织相容性抗原是有核细胞膜上的蛋白抗原，除同卵双生者外，不同个体组织的相容性抗原不全相同。在器官移植时，为防止过强的移植排斥反应，应进行组织配型，以选择供者与受者主要组织相容性抗原相近者。

微课：同种异型抗原的医学应用

三、自身抗原

能诱导机体发生免疫应答的自身物质称为自身抗原。正常情况下免疫系统对自身物质不作为抗原来对待，表现为自身耐受，但在一定条件下自身物质也能发生免疫应答，引起自身免疫性疾病。

1. 隐蔽的自身抗原　有些自身物质在正常情况下与机体的免疫系统相隔绝，称为隐蔽抗原。当外伤、感染或手术不慎等原因，使隐蔽抗原进入血流成为自身抗原，则可引起自身免疫性疾病。如甲状腺球蛋白释入血流，引起变态反应性甲状腺炎；眼葡萄膜色素抗原释放，引起交感性眼炎；精子抗原可引起男性不育等。

2. 修饰或变性的自身抗原　正常情况下自身物质对自身无抗原性，但在病原微生物感染、电离辐射或化学药物等影响下，自身成分的分子结构有时可发生改变，破坏原有抗原决定簇或形成新的决定

簇成为自身抗原，从而刺激机体引起自身免疫性疾病。如有些病人服用甲基多巴后，可使红细胞抗原发生改变，引起自身免疫性溶血性贫血，有些病人服用氨基比林后，引起白细胞抗原结构改变，导致白细胞减少。

3. 自身正常物质　正常情况下，机体对自身正常物质不发生免疫应答反应，若体内淋巴细胞异常，则不能识别自己与非己，造成对自身正常物质出现免疫应答，由此也可引起自身免疫性疾病。

四、变应原

变应原是引起超敏反应的抗原。变应原种类甚多，完全抗原有鱼、虾、蛋、乳制品、植物花粉、动物皮毛等。半抗原有磺胺类、青霉类等药物，油漆、塑料等化学物质，它们与体内蛋白结合，以半抗原为决定簇、蛋白质为载体获得免疫原性，可引起超敏反应。变应原能否引起超敏反应，与机体遗传因素有关，病人多有家族史，为常染色体显性遗传。

五、肿瘤抗原

肿瘤抗原（tumor antigen）是指细胞在癌变过程中出现的新抗原物质的总称。正常基因调控异常或病毒基因整合均可诱发正常细胞癌变，从而表达正常细胞没有或含量极低的某些蛋白质，即肿瘤抗原。肿瘤抗原在肿瘤的发生、发展及诱导机体抗瘤免疫效应中起重要作用，亦可作为肿瘤免疫诊断和免疫治疗的靶分子。肿瘤抗原根据其特异性可分为两大类。

1. 肿瘤相关抗原（tumor associated antigen，TAA）　指无严格的肿瘤特异性，即非肿瘤细胞所特有，正常细胞也可表达的抗原，但在细胞癌变时体内含量明显增多。TAA 有两类：①与肿瘤有关的病毒抗原：人类某些肿瘤与病毒有密切关系，如鼻咽癌组织中有 EB 病毒基因及抗原，宫颈癌细胞内有人类单纯疱疹Ⅱ型病毒基因及抗原，这些肿瘤病人血清中能测到较高滴度的相关病毒抗体。②与肿瘤有关的胚胎性抗原：有些肿瘤细胞能产生胚胎时合成的大分子物质，即胚胎性抗原。与人类肿瘤有关的胚胎性抗原种类较多，临床上最有意义的是甲胎蛋白（AFP），它原是胎儿肝细胞合成的一种糖蛋白，胚胎6 周即出现，14~16 周达高峰，出生后至成人血清中 AFP 含量极微，低于 20ng/ml。在原发性肝癌病人血清中 AFP 高达 30ng/ml，孕妇及其他肿瘤病人血清中 AFP 含量可增加，但很少超过 100ng/ml。目前 AFP 检测已广泛用于原发性肝癌的诊断和普查。

2. 肿瘤特异性抗原（tumor specific antigen，TSA）　指仅表达于肿瘤细胞表面的抗原。机体免疫系统能将其识别为异己，并进行排斥。近年来应用异种血清、单克隆抗体及分子生物学、TCR 等技术已分离鉴定出许多人类肿瘤特异性抗原，其中有些抗原的结构已基本清楚。

图片：超抗原的识别

此外，有些物质同抗原一起或预先注入机体，能增强机体对该抗原的免疫应答能力，这些物质被称为免疫佐剂。常用的佐剂有细菌脂多糖、氢氧化铝、明矾、植物油、矿物油（如弗氏佐剂）、分枝杆菌（如结核分枝杆菌、卡介苗）等。佐剂可使免疫原性微弱的物质成为有效的抗原。提高抗原的免疫应答能力。

（刘荣臻）

思考题

1. 试述异种抗原在医学实践中的应用。

2. 病儿，女性，6 岁，发热，咳嗽 4 天入院，体温 40℃。主治医生结合实验室和影像学检查，确诊为支气管肺炎。询问无药物过敏史，医嘱：青霉素钠 160 万单位 +10% 葡萄糖 150ml 静脉滴注，2 次 / 天。护士先为病儿做了青霉素皮试，5 分钟后，病儿出现皮丘增大，局部瘙痒、红肿，并出现面色发白、心慌、呼吸急促等症状。简述其临床诊断及发病机制。

3. 病人，男性，28 岁，咽感不适伴轻咳 2 周，双下肢水肿、少尿 1 周入院。发病以来精神饮食尚可，全身乏力、腰酸，尿色红，无尿频、尿急、尿痛。体格检查：血压 160/100mmHg，眼睑水肿，巩膜无黄染，咽红，扁桃体轻度肿大，腹软无压痛，上下肢可凹性水肿。血液检查：血 WBC 7.8×10^9/L，

Hb 142g/L,Plt 220×10^{9}/L。尿常规:蛋白+++,红细胞20~30个/高倍,偶见颗粒管型。血液生化检查:BUN 8.7 mmol/L,Scr 142μmol/L,免疫系列:C3 0.4g/L,血IgG、IgM、IgA均正常,ASO 900U/ml。该病人最有可能的诊断结果是什么疾病?试分析病人发病的可能原因,并从共同抗原的角度探讨该病发生的免疫学机制?

扫一扫,测一测

思路解析

第二十八章 免疫球蛋白与抗体

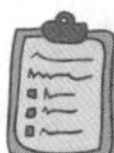

免疫球蛋白是具有抗体活性或化学结构与抗体相似的球蛋白，其基本结构有重链和轻链、可变区和恒定区、铰链区以及辅助结构。免疫球蛋白具有识别并特异性结合抗原、激活补体、与 Fc 受体结合、穿过黏膜和胎盘的生物学功能。铰链区易被木瓜蛋白酶和胃蛋白酶水解成不同的片段。各类免疫球蛋白的特性以及所发挥的功能不尽相同。人工制备抗体有单克隆抗体、多克隆抗体以及基因工程抗体，这些人工制备抗体的应用涉及临床疾病的检测、诊断和治疗等方面。

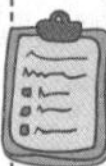

掌握免疫球蛋白与抗体的基本知识和各类免疫球蛋白的特性及临床意义；了解单克隆抗体、多克隆抗体、基因工程抗体的制备。

通过学习具有正确应用和合理解释单克隆抗体、基因工程抗体临床检测和治疗的能力。

抗体（antibody，Ab）是存在于血液和组织液中的介导体液免疫的一类糖蛋白，是机体免疫系统在抗原刺激下诱导 B 淋巴细胞活化，使之增殖分化为浆细胞后产生的一类能与相应抗原特异性结合的效应物质。19 世纪后期德国 Von Behring 和日本 Kitasato 发现，用灭活的白喉杆菌和破伤风外毒素免疫动物后，在其动物血清中具有中和毒素作用的组分，称其为抗毒素（antitoxin）或免疫血清。这种抗毒素的作用是特异性的，并能够与病原体结合，引起凝集、沉淀和中和反应，所以将其命名为抗体。20 世纪 40 年代初期 Tiselius 和 Kabat 用电泳技术研究免疫血清，证实了抗体与血清丙种球蛋白（γ）组分相关。在随后的实验中进一步发现，抗体活性存在于从 α 到 γ 的这一广泛区域。1968 年和 1972 年世界卫生组织和国际免疫学会联合会将具有抗体活性或化学结构与抗体相似的球蛋白统称为免疫球蛋白（immunoglobulin，Ig）。所有抗体都是免疫球蛋白，而免疫球蛋白不一定都具有抗体活性。Ig 可分为分泌型（secreted Ig，sIg）和膜型（membrane Ig，mIg），前者主要存在于血液和组织液中，具有抗体的各种功能；后者表达于 B 细胞表面，构成 B 细胞膜上的抗原受体，可以特异性识别结合相应的抗原表位。

图片：血清蛋白电泳扫描示意图

第一节 免疫球蛋白的分子结构

一、免疫球蛋白的基本结构

单体免疫球蛋白分子的基本结构可假设为 Y 字形的四肽链结构，由两条完全相同的重链（heavy

chain,H）和两条完全相同的轻链（light chain,L）通过链间二硫键连接在一起（图 28-1）。每条重链和轻链两端游离的氨基或羧基分别称为氨基端（N 端）和羧基端（C 端）。

（一）重链和轻链

抗体重链（H 链）的相对分子质量为$(50\sim75)\times10^3$，由 450~550 个氨基酸组成，重链和轻链间由二硫键相连。H 链氨基酸的组成和排列顺序的不同决定了抗原性和抗体种类的不同，据此可将 Ig 分为 5 类：μ 链、γ 链、α 链、δ 链、ε 链，与之相应的抗体分别称为 IgM、IgG、IgA、IgD 和 IgE。每类 Ig 根据铰链区氨基酸的组成和二硫键数目、位置的不同，又有不同的亚类（subclass），如 IgG 可分为 IgG_1、IgG_2、IgG_3、IgG_4，IgA 可分为 IgA_1、IgA_2。

抗体轻链（L 链）较短，以二硫键与重链相连，相对分子质量约为 25×10^3，由 214 个氨基酸组成，L 链分为 κ 链和 λ 链两种，由此也可将 Ig 分为 κ 型和 λ 型；人类血清中各类 Ig 的 κ 型和 λ 型比例约为 2∶1，根据 λ 链恒定区个别氨基酸残基的差异，又可将 λ 分为 λ_1、λ_2、λ_3 和 λ_4 四个亚型。

（二）可变区和恒定区

免疫球蛋白重链和轻链靠近氨基端（N 端）的约 110 个氨基酸的序列变化较大，称为可变区（variable region，V 区），分别占重链的 1/4 或 1/5，占轻链的 1/2。其余近羧基端（C 端）的氨基酸残基组成和排列顺序相对稳定，称为恒定区（constant region，C 区），占重链的 3/4 或 4/5，占轻链的 1/2。

1. 可变区　重链和轻链可变区通过链间二硫键连接折叠各形成一个球形结构域，称为功能区，分别用 V_H 和 V_L 表示。V_H 和 V_L 各有 3 个区域的氨基酸组成和排列顺序高度可变，称为高变区（hypervariable region，HVR）或互补决定区（complementarity determining，CDR），分别表示为 CDR1（HVR1）、CDR2（HVR2）、CDR3（HVR3），重链和轻链 V 区内三个 CDR 共同组成抗体分子与抗原特异性结合的关键部位。不同抗体的 CDR 氨基酸排列顺序不同，决定了抗体与相应抗原表位结合的高度特异性。V 区 CDR 以外的氨基酸组成和排列顺序相对稳定不易变化，称为骨架区（framework region，FR）。V_H 和 V_L 各有 FR1、FR2、FR3 和 FR4 四个骨架区（图 28-1）。

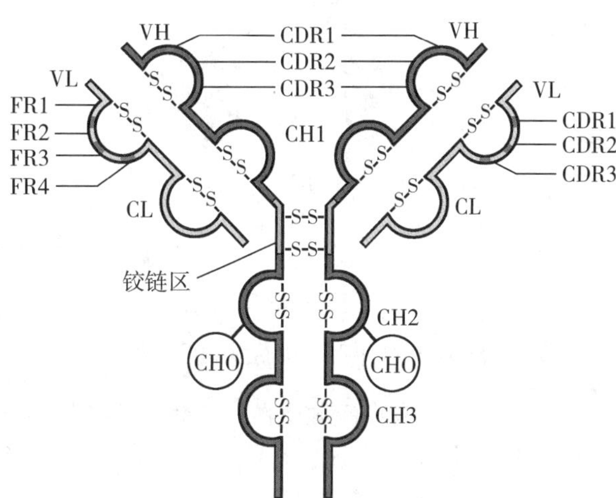

图 28-1　抗体分子 V 区和 C 区结构示意图

2. 恒定区　重链和轻链的 C 区分别称为 C_H 和 C_L。IgG、IgA、IgD 重链 C 区形成三个功能区，分别为 C_H1、C_H2、C_H3；IgM 和 IgE 重链 C 区除上述三个功能区外，还有一个 C_H4 功能区；轻链恒定区只有一个功能区，用 C_L 表示。同一种属的个体，所产生针对不同抗原的同一类别 Ig，C 区氨基酸组成和排列顺序比较恒定，但 V 区各异，如人抗白喉杆菌外毒素与人抗破伤风杆菌外毒素的抗毒素 IgG，它们的 V 区不尽相同，只能与相应的外毒素抗原发生特异性的结合，但它们的 C 区结构是相同的。

微课：
免疫球蛋白的基本结构

此外，位于 C_H1 和 C_H2 功能区之间的区域称为铰链区（hinge region），该区域含有丰富的脯氨酸，所以易于伸展弯曲，而且易被木瓜蛋白酶、胃蛋白酶等水解。铰链区之间一般由一个或数个二硫键连接，能改变免疫球蛋白 Y 形两臂之间的距离和位置，有利于两臂同时结合不同的抗原表位，也易使补体的结合位点暴露。五类免疫球蛋白中 IgA、IgG、IgD 有铰链区，IgM、IgE 无铰链区。

二、免疫球蛋白的结构域

免疫球蛋白分子的重链和轻链可通过链间二硫键折叠成若干个球形结构域，每个球形结构域约含有 110 个氨基酸称为功能区。免疫球蛋白各功能区分别为 V_H、V_L、C_H、C_L，其中 IgG 、IgA 和 IgD 的重链有 V_H、C_H1、C_H2、C_H3 四个功能区，而 IgM 和 IgE 的重链有五个功能区，即比 IgG 、IgA 和 IgD 多一个 C_H4 功能区。各功能区的主要作用有：①V_H 和 V_L：是与抗原表位特异性结合的区域。②C_H 和 C_L：是免疫球蛋白的遗传标志所在。③IgG 的 C_H2 和 IgM 的 C_H3：是与补体 C1q 结合的部位，激活补体经典途径。

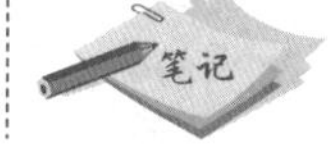

④IgG 的 C_H2 和 C_H3:其功能区结合并介导 IgG 通过胎盘。此外,IgG 的 C_H3 功能区与具有 Fc 受体的中性粒细胞、吞噬细胞和 NK 细胞结合介导免疫球蛋白的调理作用和 ADCC 作用。⑤IgE 的 C_H4:其功能区与肥大细胞和嗜碱粒细胞表面的 Fc 受体结合介导Ⅰ型超敏反应。

在免疫球蛋白的主结构之外,还有将 Ig 单体分子连接为二聚体或多聚体的 J 链和分泌片(图 28-2)。①J 链(joining chain):是富含半胱氨酸的酸性糖蛋白,由浆细胞合成,其主要的功能是将单体 Ig 分子连接为多聚体,其中 IgM 单体被二硫键和 J 链连接形成五聚体,分泌型的 IgA(secretory IgA,sIgA)是由两个单体 IgA 通过 J 链相连形成二聚体。IgG、IgD、IgE 不含 J 链均为单体;②分泌片(secretory piece,SP):是分泌型 IgA(sIgA)上的重要组成部分,是由黏膜上皮细胞合成分泌的一种糖蛋白。分泌片的作用是保护 sIgA 不被蛋白水解酶降解,并介导 IgA 二聚体从黏膜下通过细胞转运到黏膜表面。

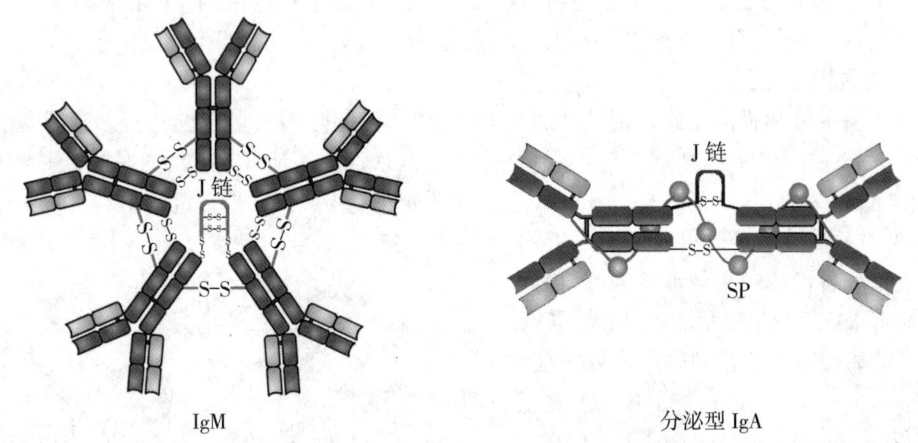

图 28-2 抗体分子的 J 链和分泌片

三、免疫球蛋白的水解片段

在一定条件下,免疫球蛋白分子肽链的某些部分易被蛋白酶水解,以便研究 Ig 的结构和功能(图 28-3)。木瓜蛋白酶(papain)和胃蛋白酶(pepsin)是最常用的两种免疫球蛋白水解酶。

(一) 木瓜蛋白酶水解片段

木瓜蛋白酶水解部位在 IgG 重链铰链区链间二硫键近氨基端,将其断裂为三个片段:①两个 Fab 段:两个完全相同的抗原结合片段即 Fab 段(fragment of antigen binding),每个 Fab 由一条完整的轻链和重链的 V_H 和 C_H1 结构域组成。此片段可与抗原结合,具有单价活性,与相应抗原结合后不能形成大分子免疫复合物,故不能形成凝集和沉淀反应。②一个 Fc 段:Fc 段在低温下可形成结晶称可结晶片段,即 Fc 段(crystallizable fragment),是由免疫球蛋白断裂后剩余的两条重链 C_H2 和 C_H3 结构域通过铰链区链间二硫键连接而成。C_H2 和 C_H3 结构域的功能是与抗体、补体和效应细胞结合并相互作用的部位。

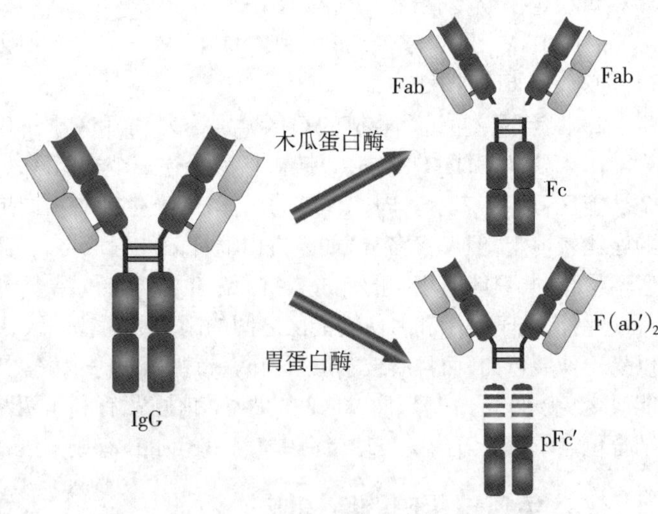

图 28-3 抗体分子的水解片段示意图

(二) 胃蛋白酶水解片段

胃蛋白酶在 IgG 重链铰链区链间二硫键近羧基端,将免疫球蛋白降解为一个 $F(ab')_2$ 片段和若干小的片段 pFc′。$F(ab')_2$ 由两个 Fab 及铰链区组成,所以该片段为双价,与相应抗原结合后形成大分子

复合物发生凝集和沉淀反应。pFc′ 片段,无生物学活性。由于 $F(ab')_2$ 片段保留了结合相应抗原的生物学活性,又避免了 Fc 段抗原性可能引起的副作用和超敏反应,因而被广泛用于生物制品的研制,如用胃蛋白酶水解破伤风抗毒素等抗体制剂时,Fc 段被裂解为小分子片段,很大程度上减少了临床使用时可能引起的超敏反应。

第二节 各类免疫球蛋白的特性和功能

各类免疫球蛋白虽都有结合抗原的共性,但它们在分子结构、体内分布、血清中含量及生物学活性等方面又各具特点(表 28-1)。

表 28-1 人免疫球蛋白的主要性质和生物学功能

性质	IgM	IgD	IgG	IgA	IgE
相对分子质量($\times10^3$)	950	184	150	160	190
重链	μ	δ	γ	α	ε
亚类数	无	无	4	2	无
C 区结构域数	4	3	3	3	4
辅助成分	J	无	无	J.SP	无
糖基化修饰率	10%	9%	3%	7%	13%
主要存在形式	五聚体	单体	单体	单体 / 二聚体	单体
开始合成时间	胚胎后期	随时	生后 3 个月	生后 4~6 个月	较晚
合成率[mg/(kg·d)]	7	0.4	33	65	0.016
占血清 Ig 的比例	5%~10%	0.3%	75%~85%	10%~15%	0.02%
血清含量(mg/ml)	0.7~1.7	0.03	9.5~12.5	1.5~2.6	0.0003
半寿期(天)	10	3	23	6	2.5
抗原结合价	5	2	2	2,4	2
溶细菌作用	+	?	+	+	?
胎盘转运	–	–	+	–	–
结合吞噬细胞	–	–	+	+	–
结合肥大细胞、嗜碱粒细胞	–	–	–	–	+
结合 SPA	–	–	+	–	–
介导 ADCC	–	–	+	±	–
经典途径补体激活	+	–	+	–	–
旁路途径补体激活	–	?	+(IgG_4)	+(IgA_1)	–
其他作用	初次应答 早期防御	B 细胞标志	再次应答 抗感染	黏膜免疫	I 型超敏反应 抗寄生虫

一、IgG

IgG 是血清和体液中含量最多的抗体成分,占血清抗体总量的 75%~80%,也是机体再次免疫应答的主要抗体。通常以单体的形式存在,相对分子质量约为 150×10^3,由脾和淋巴结中的浆细胞合成。IgG 的半衰期为 20~23 天,是所有 Ig 中半衰期最长的,所以临床在使用免疫球蛋白治疗时,以相隔 2~3 周注射一次为宜。

图片：IgG 结构示意图

IgG 包括四个亚类，其中 IgG_1、IgG_2、IgG_3 与相应抗原结合后可激活补体经典途径，IgG_4 凝聚物可激活补体旁路途径。IgG 在婴儿出生后 3 个月开始合成，3~5 岁接近成人水平，是五类抗体中唯一能够通过胎盘的抗体，在新生儿抗感染中发挥重要作用。IgG 与抗原结合后，通过 Fc 段与表面具有 FcγR 的吞噬细胞或 NK 细胞结合发挥调理作用和 ADCC 效应，多数的抗菌、抗毒素抗体都属于 IgG 类的抗体，所以在机体免疫防御中占有重要地位，是机体抗感染的主要抗体。但在一些自身免疫性疾病中的自身抗体如抗核抗体、抗线粒体抗体也是 IgG 类的抗体，与自身免疫性疾病相关。

二、IgM

图片：五聚体 IgM 结构示意图

IgM 是机体早期发挥免疫防御作用的主要抗体，其单体的相对分子质量为 180×10^3，主要以膜蛋白的形式和膜 IgD 一起表达在 B 细胞表面。血液中的 IgM 以五聚体的形式存在，由五个单体通过 J 链连接而成，呈花环状，是相对分子质量最大的抗体（约为 900×10^3），所以又称为巨球蛋白。

IgM 是个体发育过程中最早合成和分泌的抗体，在胚胎发育的晚期即可形成，故脐带血中针对某种病原体特异性的 IgM 含量升高，提示胎儿发生宫内感染。IgM 也是初次免疫应答中最早产生的抗体，血清中半衰期为 5 天，所以在受试者血清中检出特异性 IgM 水平升高，提示受试者近期发生感染，用于感染性疾病的早期诊断。

三、IgA

图片：sIgA 结构示意图

IgA 分为血清型和分泌型两种类型。血清型 IgA 为单体，主要存在于血清中，由肠系膜淋巴组织中的浆细胞产生。分泌型 IgA（sIgA）由两个单体通过 J 链连接成二聚体并与分泌片结合而成，sIgA 是由呼吸道、消化道或泌尿生殖道黏膜相关淋巴组织中的浆细胞合成分泌，其主要分布在胃肠道、呼吸道分泌液、尿液、初乳、唾液和泪液中。黏膜表面是机体抵御外来病原体入侵的第一道防线，由于 sIgA 受分泌片的保护而不容易被蛋白酶降解，在黏膜局部抗感染免疫中起重要的作用，主要通过与相应病原微生物结合，阻止病原体黏附到细胞表面。此外，还有调理吞噬、中和毒素的作用，所以 sIgA 是机体抗感染的“边防军”。IgA 在新生儿出生后的 4~6 个月分泌合成，但新生儿可从母乳中被动获得抗感染的 sIgA，所以应大力提倡母乳喂养。

四、IgD

IgD 分为血清型和膜结合型。血清型 IgD 含量很低（约 30μg/ml），约占血清 IgD 总量的 0.2%。其生物学功能尚不明确。膜结合型（smIgD）构成 B 细胞表面的抗原受体（BCR），未成熟 B 细胞只表达 smIgM，成熟 B 细胞同时表达 smIgD 和 smIgM，所以 smIgD 是 B 细胞分化发育成熟的标志。活化的 B 细胞或记忆 B 细胞表面 smIgD 逐渐消失。

五、IgE

IgE 的相对分子质量为 190×10^3，主要由呼吸道和胃肠道等黏膜固有层的浆细胞分泌产生。在血清中含量极少，仅占血清 Ig 总量的 0.002%。尽管 IgE 在血清中含量较其他免疫球蛋白低，但 IgE 能引起非常强烈的免疫应答反应，因为 IgE 是亲细胞抗体，其功能区 C_H3、C_H4 极易与分布在呼吸道、胃肠道和泌尿生殖道的肥大细胞和血液中的嗜碱粒细胞表面的 IgE Fc 受体结合，引起Ⅰ型超敏反应。此外，IgE 也与机体的抗寄生虫感染有关。

第三节 抗体的生物学作用

抗体作为免疫球蛋白分子，在生物学功能上与其他球蛋白的主要区别在于抗体可以在体内与相应抗原发生特异性结合，也可在体外产生抗原抗体反应。抗体的功能与其结构密切相关，根据可变区和恒定区的氨基酸组成及排列顺序的不同，其行使的功能也有所不同。抗体的功能主要表现为以下几个方面（图 28-4）。

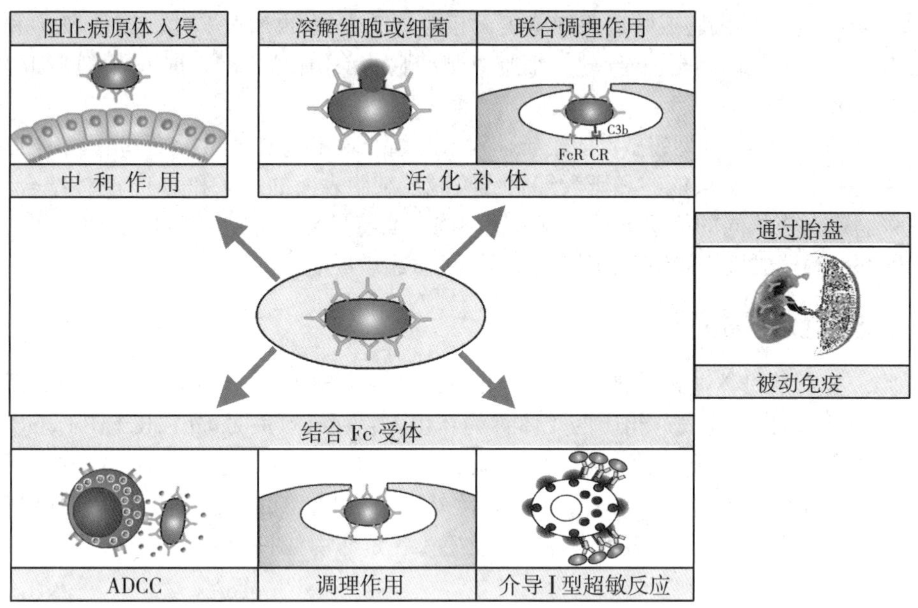

图 28-4　抗体的主要生物学功能

一、结合抗原

健康个体中存在的抗体通常是游离状态的，没有与抗原结合的时候不发挥分子和细胞效应。抗体能够通过 V 区的超变区与抗原特异性结合，当与抗原结合以后，形成的抗原抗体复合物能使抗体分子发生构象的变化，从而发挥免疫效应，主要通过中和毒素和阻止病原体入侵等抗感染免疫发挥作用。

1. 中和细菌毒素　细菌的外毒素对机体特定的组织或细胞会产生毒性作用，同时具有很强的免疫原性，可刺激机体产生相应的抗毒素抗体，主要为 IgG 类，抗毒素抗体能够中和相应的外毒素。如破伤风和白喉的临床症状由外毒素引起的，当疑似或感染这些病原微生物时，临床上则采取注射相应抗毒素抗体中和外毒素，从而起到了预防或治疗的作用。

2. 阻止病原体入侵　机体的黏膜表面分泌有大量的抗体，主要成分为 sIgA，这些抗体能够阻止黏膜表面的病原体穿过黏膜进入机体。

二、激活补体

抗体是能够激活补体的重要物质，当抗体与抗原结合形成复合物，抗体的分子构型发生变化，恒定区补体结合位点暴露，与补体的 C1q 结合，从而激活补体经典途径。并非所有的抗体都能激活补体，只有 IgG 和 IgM 具有 C1q 的结合位点，IgM 与 C1q 的结合位点在 C_H3 结构域上。IgM 是补体经典途径强有力的激活物，由于 IgM 是感染早期最主要的抗体，故激活补体可将感染控制在疾病早期。IgG 的 C1q 的结合位点在 C_H2 结构域上。在 IgG 的亚类中，IgG_1 和 IgG_3 是很强的补体激活物。凝聚的 IgA、IgE 和 IgG_4 可通过旁路途径激活补体。IgD 通常不能激活补体。

三、结合 Fc 受体

Fc 受体可以介导多种生物学效应，具有 Fc 受体的细胞包括单核细胞、中性粒细胞、嗜碱粒细胞、NK 细胞和肥大细胞等。IgG、IgA、IgE 抗体通过其 Fc 段与相应细胞表面的 Fc 受体结合，产生不同的生物学效应。

1. 调理作用（opsonization）　IgG 类抗体的 Fab 段与相应病原菌等颗粒性抗原特异性结合后，再通过 Fc 段与巨噬细胞或中性粒细胞表面的 FcγR 结合，即通过 IgG 抗体将病原菌和吞噬细胞进行“桥联”，促进吞噬细胞对病原菌的吞噬，称为抗体介导的调理作用。

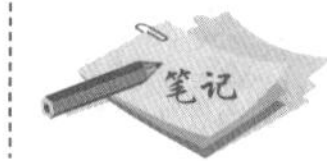

2. 抗体依赖的细胞介导的细胞毒作用（antibody dependent cell mediated cytotoxicity，ADCC）　IgG

的 Fab 段结合病毒感染的细胞或肿瘤靶细胞表面相应抗原表位，再通过 Fc 段与 NK 细胞和巨噬细胞等杀伤细胞表面的 Fc 受体结合，介导效应细胞对靶细胞的杀伤作用，称为抗体依赖的细胞介导的细胞毒作用，即 ADCC 效应。

3. 介导Ⅰ型超敏反应　Ⅰ型超敏反应是抗体对自身组织攻击造成的，主要发挥作用的是 IgE 抗体。IgE 作为亲细胞抗体，其 Fc 段能够和肥大细胞或嗜碱粒细胞表面的高亲和力 Fc 受体结合，使这些细胞处于致敏的状态，当相同的抗原再次与致敏靶细胞表面特异性的 IgE 结合时，促使这些细胞合成和释放生物活性介质，造成机体的生理功能紊乱，引起Ⅰ型超敏反应。

四、穿过胎盘和黏膜

IgG 是唯一能够从母体通过胎盘转运到胎儿体内的免疫球蛋白，这种转移发生在妊娠晚期。胎盘母体一侧滋养层细胞表面表达相应的受体称为新生 Fc 段受体（neonatal FcR，FcRn），IgG 通过结合 FcRn 转移到滋养层细胞内，穿过胎盘进入胎儿血液循环。IgG 穿过胎盘的作用是一种重要的自然被动免疫机制，对于新生儿抗感染具有重要意义。此外，分泌型 IgA 可通过分泌片介导穿过呼吸道、消化道和乳腺等上皮细胞，到达黏膜表面发挥局部抗感染免疫作用（图 28-5）。

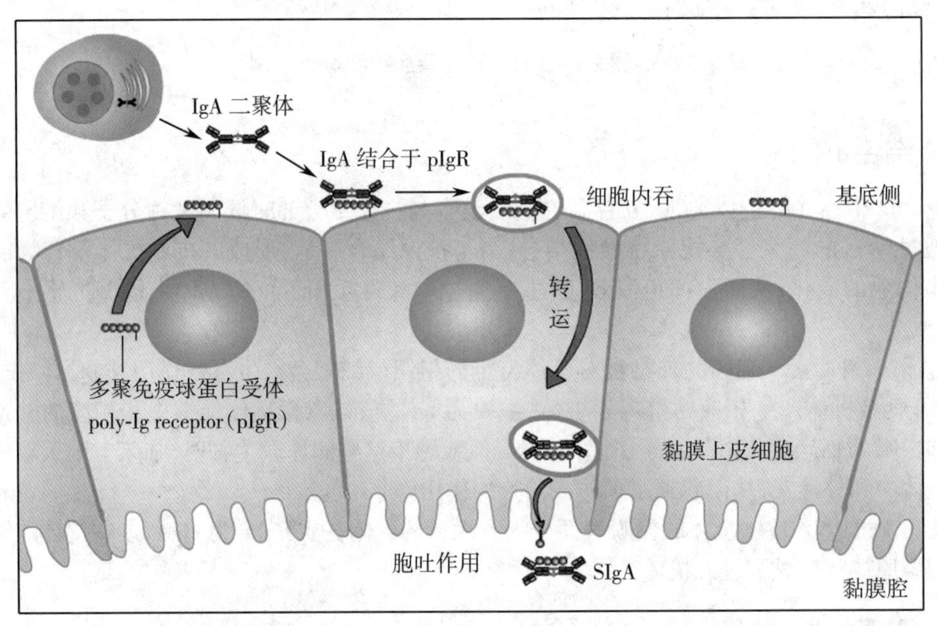

图 28-5　分泌型 IgA（sIgA）经肠道上皮细胞分泌至黏膜表面

第四节　人工制备抗体的类型

人工制备抗体可用于抗体理化性质，分子结构与功能的研究、疾病的诊断与防治等。目前，人工抗体主要分为多克隆抗体、单克隆抗体及基因工程抗体等。

一、多克隆抗体

用抗原免疫动物后获得的针对多种抗原表位的混合抗体，由多克隆 B 细胞群产生，称为多克隆抗体（polyclonal antibody，PcAb）。多克隆抗体是针对不同抗原表位的抗体组成的混合物，正常生理条件下遭遇抗原刺激后即会生成，此时血清中含有大量针对多种抗原表位的抗体。多克隆抗体是机体发挥特异性体液免疫作用的主要效应分子。多克隆抗体具有来源广泛、容易制备等优点，但特异性不高，易发生交叉反应，从而使应用受到限制。

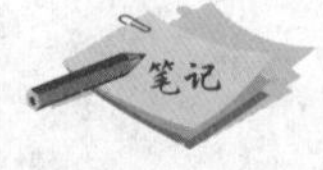

以抗原直接免疫动物获得抗血清（antiserum）是制备多克隆抗体的主要方法。将抗血清输给其他

个体，受者即会对该抗原获得短期的免疫力。这种人工被动免疫(passive immunization)的方式在临床上可以让病人快速中和体内的毒素，如破伤风毒素、白喉毒素、蛇毒等，起到急救的作用。目前，多克隆抗体在实验室中主要作为第二抗体与单克隆抗体联用。

二、单克隆抗体

单克隆抗体(monoclonal antibody，McAb)是指由一个B细胞活化、增殖、分化产生的子代细胞克隆分泌的只识别某一特定抗原表位的同源抗体。1975年德国和英国学者Koehler和Milstein创立了体外杂交瘤技术(图28-6)，得到了鼠源性单克隆抗体，开创了多克隆抗体到单克隆抗体的新时代。该技术是将小鼠骨髓瘤细胞大量扩增与富含B细胞的小鼠脾脏细胞在体外进行融合，通过融合形成的杂交细胞系即为杂交瘤细胞系(hybridoma)，每个杂交瘤细胞由一个B细胞和一个骨髓瘤细胞融合而成，

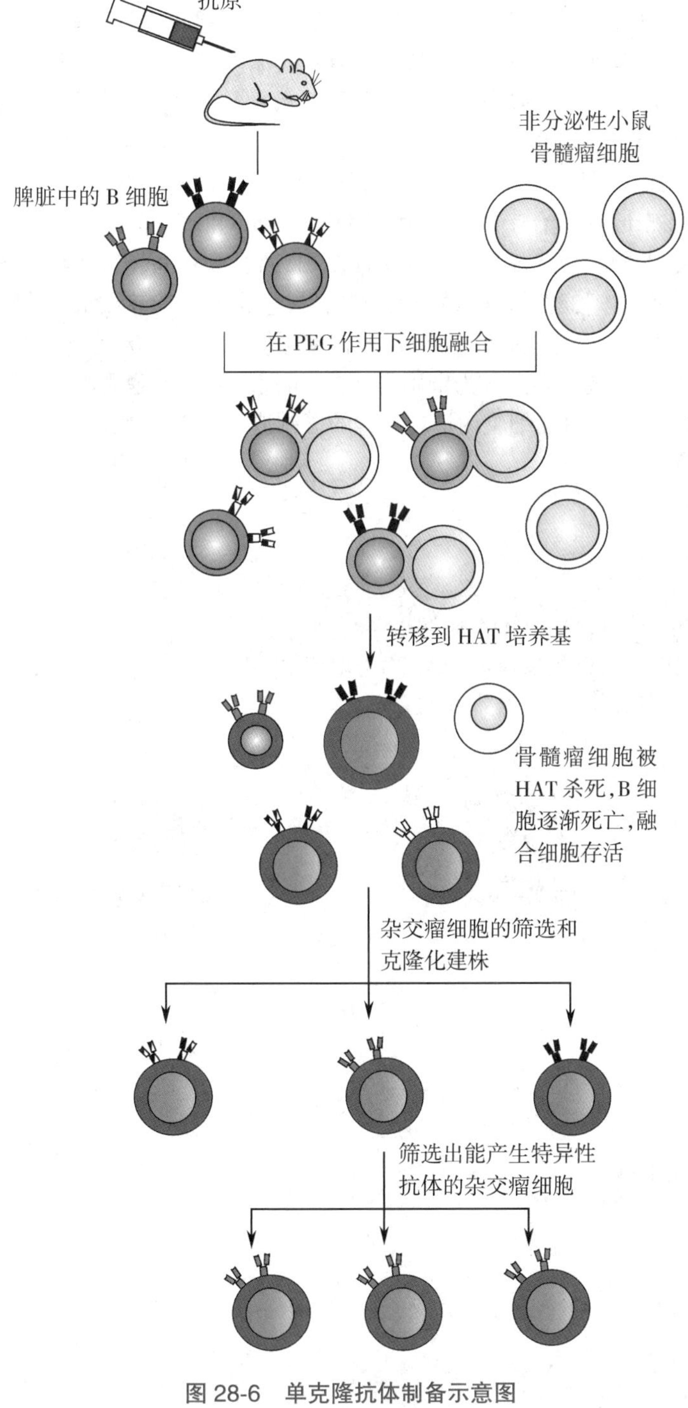

图28-6　单克隆抗体制备示意图

每个B细胞克隆仅识别一种抗原表位，经筛选和克隆化的杂交瘤细胞仅能合成和分泌单一抗原表位的特异性抗体。将上述杂交瘤细胞株体外培养扩增或接种于小鼠腹腔，即可从培养上清液或腹水中获得相应单克隆抗体。单克隆抗体具有特异性强、效价高、性质纯、理化性状均一、重复性强、成本低并可大量生产等优点，已被广泛应用于生物医学各领域。其主要用于：①诊断试剂：单克隆抗体在临床上被广泛应用于诊断检测试剂。②分离纯化抗原：用单克隆抗体制备的亲和层析柱，可分离纯化含量极低的可溶性抗原，如激素、细胞因子和难以纯化的肿瘤抗原等。③临床治疗：单克隆抗体还可作为生物活性药物的纯化试剂，用于疾病治疗。

三、基因工程抗体

基因工程抗体（gene engineering antibody，GeAb）是以基因工程技术制备抗体的总称，也称为第三代人工抗体。目前已成功表达的基因工程抗体有人-鼠嵌合抗体、小分子抗体、人源化抗体及双特异性抗体等。尽管单克隆抗体和多克隆抗体的应用十分广泛，但是也有许多难以克服的缺点，其中最主要的是其异源性，即它们均为异种蛋白，不能直接用于人体内，否则会产生很强的免疫应答。基因工程抗体的出现很大程度上克服了该缺点，其特点是既能够保持单克隆抗体的均一性和特异性的优点，又能克服其为外源性抗体的不足。基因工程抗体赋予了抗体更多的应用价值。目前，基因工程抗体技术主要用于两大方面，一是将鼠源性抗体人源化或者直接制备人抗体，二是对抗体的功能加以改进，主要用于肿瘤的临床诊断和治疗，如恶性肿瘤的导向治疗和肿瘤的影像分析。将单链抗体基因同酶蛋白质的基因连接在一起，构建成复合功能抗体基因，通过成熟的表达和纯化技术直接分离出能用于临床诊断检测的具有抗体和酶活性的融合蛋白。在抗感染方面能够预防和治疗感染性疾病常用的药物是疫苗和抗生素，但对于一些尚无有效预防及治疗手段的感染性疾病如SARS、AIDS和埃博拉出血热等，抗体治疗可作为首选方案。作为细胞内抗体，可用于阻断细胞质内或细胞核内某些分子的生物学功能及蛋白分泌途径，也可在细胞内抑制病毒的复制或癌基因的表达。

（许玉珍）

思考题

1. 在胚胎期可发挥抗宫内感染作用的抗体有哪些？
2. 免疫球蛋白的在机体免疫反应中发挥什么作用？
3. 抗体与免疫球蛋白有什么区别和联系？

扫一扫，测一测

思路解析

笔记

第二十九章 补体系统

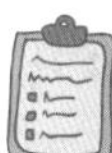

补体系统是由30余种成分组成,可通过经典途径、旁路途径、MBL途径被激活,三条途径中的激活物、参与的补体成分、所形成的C3、C5转化酶等均存在差异,但三者具有共同的末端通路。补体调节蛋白通过控制级联酶促反应参与补体的调节。补体激活过程中产生的活化片段具有溶细胞、清除免疫复合物、调理作用以及介导炎症反应等多种生物学功能。

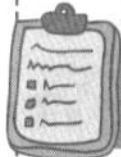

掌握补体系统的概念及理化性质、补体三条激活途径的异同、补体系统的生物学功能;熟悉补体系统的组成、三条激活途径的过程;了解补体的命名、补体系统的调节。

通过学习补体三条激活途径的过程,正确分析补体在抗病原生物感染中的重要意义;认识补体调节蛋白在疾病防治中的应用价值;具备运用补体生物学功能的知识解释补体水平异常与疾病发生关系的能力。

第一节 概　　述

1895年Bordet用霍乱弧菌免疫家兔产生的血清能够凝集并且溶解霍乱弧菌,但加热处理后的血清只具有凝集作用,溶菌作用消失,再加入新鲜血清后又恢复了溶菌功能。该实验证明血清中存在一种辅助特异性抗体介导溶菌作用的非特异性物质,称之为补体(complement,C)。补体是一组存在于人和脊椎动物血清、组织液和细胞膜表面,被激活后具有酶活性的不耐热的蛋白质。迄今已发现的补体约有30余种,是具有精密调控机制的蛋白质反应系统,故又称补体系统。补体可经三条不同途径被激活介导一系列生物学效应,参与机体的防御反应和免疫调节。

一、补体系统的组成

补体系统的成分按其生物学功能可分为补体固有成分、补体调节蛋白和补体受体3类。

1. 补体固有成分　指存在于体液中参与补体激活级联反应的固有成分,包括:①参与经典激活途径的C1q、C1r、C1s、C2和C4;②参与凝集素激活途径的MBL和MASP;③参与旁路激活途径的B因子、D因子和备解素(properdin,P因子);④三条途径共同的组分C3、C5、C6、C7、C8和C9。

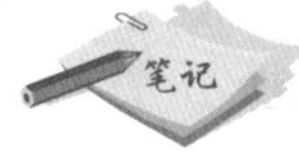

2. 补体调节蛋白(complement regulatory protein)　指存在于体液中或细胞膜表面具有调控补体活

化和效应功能的蛋白质。包括:①体液中可溶性调节蛋白,如 C1 抑制物、C4 结合蛋白、H 因子、I 因子、S 蛋白等;②膜结合调节蛋白,如膜辅助蛋白、衰变加速因子、同源限制因子和膜反应性溶解抑制物等。

3. 补体受体(complement receptor,CR)　指存在于不同的细胞膜表面能与补体激活后产生的活性片段结合,介导多种生物学效应的受体分子。包括 CR1~CR5 以及 C1qR、C3aR、C4aR、C5aR、H 因子受体(HR)等。

二、补体系统的命名

补体系统的命名方式主要有以下几种。

1. 按发现的先后顺序命名　如补体系统经典激活途径及共同终末途径的固有成分 C1~C9。

2. 用大写英文字母命名　如 B 因子、D 因子、P 因子、H 因子、I 因子、MBL 等。

3. 按功能命名　多见于补体调节蛋白,如 C1 抑制物、C4 结合蛋白、膜辅助蛋白、衰变加速因子等。

4. 补体活化后的裂解片段　在补体成分的符号后面加小写英文字母表示,如 C3a、C3b 等,其中 a 为裂解后的小片段,b 为大片段。但 C2 例外,C2a 为大片段,C2b 为小片段。具有酶活性的成分在其符号上划一横线表示,如 $\overline{\text{C4b2a}}$,灭活的补体片段在其符号前加英文字母 i 表示,如 iC3b。

三、补体的理化性质

血浆中约 90% 补体成分来源于肝脏,其中肝细胞和巨噬细胞是产生补体的主要细胞。少数补体成分由肝脏以外的细胞合成,如 C1 由肠上皮细胞和单核 / 巨噬细胞合成,D 因子由脂肪组织产生。此外,淋巴细胞、内皮细胞、神经胶质细胞等均能合成补体蛋白。

人类胚胎发育早期即可合成补体成分,出生后 3~6 个月达到成人水平。补体成分均为糖蛋白,大多数以无活性的酶原形式存在。血清补体蛋白约占血清总蛋白的 5%~6%,其中 C3 含量最高,D 因子含量最低。与其他血浆蛋白相比,补体代谢率极快,每天约有一半被更新。补体性质极不稳定,乙醇、机械震荡、紫外线照射等因素均可破坏补体,尤其对热敏感,经 56℃ 30 分钟即可灭活,在 0~10℃条件下活性只能保持 3~4 天,所以补体应保存在 -20℃以下。

第二节　补体系统的激活与调节

在生理情况下血清中补体组分多以无活性的酶前体形式存在。在某些激活物的作用下,补体各组分依次被激活,形成级联酶促反应,产生一系列生物学效应,发挥抗感染和免疫调节等作用。补体系统的激活过程因激活物质、参与的补体成分以及被激活的顺序不同分为三种途径,即经典途径、旁路途径和 MBL 途径。

补体三条激活途径均可分为两个阶段。①前端反应:包括级联反应的启动(即识别阶段),C3、C5 转化酶的形成(即活化阶段)。②末端通路:从 C5 裂解开始,最终形成攻膜复合物,产生溶细胞效应的过程,三条激活途径具有共同的末端通路。

一、补体系统的激活

(一) 经典激活途径

经典激活途径(classical pathway,CP)是指激活物与 C1q 结合,依次活化 C1r、C1s、C4、C2、C3,形成 C3 转化酶($\overline{\text{C4b2a}}$)与 C5 转化酶($\overline{\text{C4b2a3b}}$)的级联酶促反应过程,是机体体液免疫应答的主要效应机制。

1. 激活物　经典激活途径的主要激活物是抗原与 IgG_1~IgG_3 亚类或 IgM 分子结合形成的免疫复合物(immune complex,IC)。IgM 或 IgG 的恒定区含有补体结合位点,每一个 C1q 分子必须同时与两个或两个以上的补体结合位点结合才能被激活。IgG 是单体,故需要两个或两个以上相邻 IgG 分子与多

价抗原结合形成的 IC，才能活化 C1q。IgM 分子为五聚体，可以提供 5 个补体结合点，单个 IgM 分子即可有效启动经典途径，所以 IgM 比 IgG 更能有效地激活补体。此外，C 反应蛋白、细菌脂多糖（LPS）、髓鞘脂和某些病毒蛋白等也可作为激活物。

图片：补体识别免疫复合物

2. 参与的补体成分　经典激活途径参与的补体固有成分为 C1~C9。C2 血浆浓度很低，是补体激活级联酶促反应的限速分子。

3. 激活过程　补体经典激活途径包括识别阶段、活化阶段和膜攻击阶段三个过程。

(1) 识别阶段：是指 IC 与 C1q 结合，使 C1 活化，形成 C1 酯酶的阶段。C1 是由 1 个 C1q 分子、2 个 C1r 分子和 2 个 C1s 分子借 Ca^{2+} 连接形成的多聚体复合物（图 29-1）。C1q 是由 6 个呈辐射状排列的相同亚单位组成，每个亚单位的羧基端呈球形结构，为 C1q 分子头部，也是其与 IgM 或 IgG 的补体结合位点结合的部位。当 2 个以上 C1q 头部与 IC 中 IgM 或 IgG 的补体结合位点结合后，C1q 的 6 个亚单位发生构象改变，激活 C1r 并将其裂解为两个片段，小片段即激活的 C1r，可将 C1s 裂解为两个片段，其中小片段 $\overline{C1s}$ 具有丝氨酸蛋白酶活性，即形成活化的 C1 酯酶。

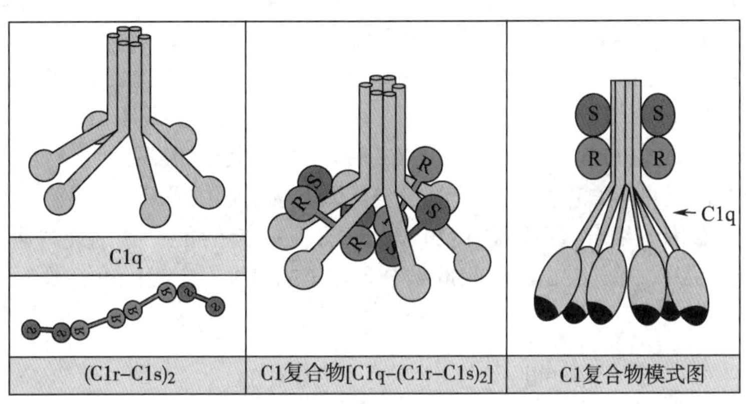

图 29-1　C1 分子结构示意图

(2) 活化阶段：是指 $\overline{C1s}$ 依次裂解 C4、C2 形成 C3 转化酶，后者进一步裂解 C3 并形成 C5 转化酶的过程（图 29-2）。

$\overline{C1s}$ 裂解的第一个底物是 C4，在 Mg^{2+} 存在下，C4 被裂解为小片段 C4a 和大片段 C4b。C4a 释放进入体液环境，C4b 高度不稳定，大部分 C4b 在体液环境中被灭活，仅少量 C4b 附着于 IC 或抗体所结合的细胞表面，从而有效地激活补体的后续成分。

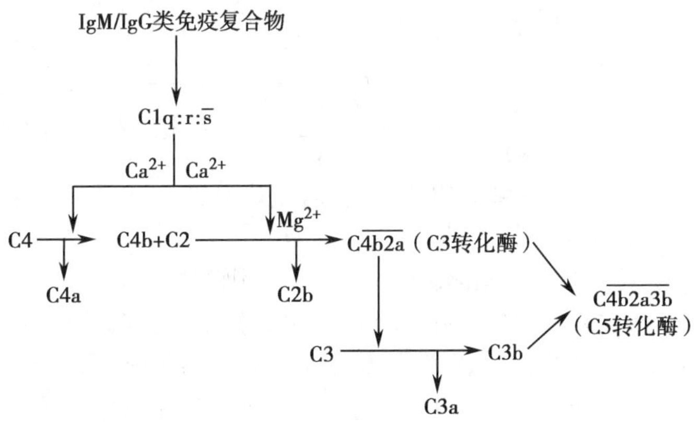

图 29-2　补体经典激活途径的前端反应

$\overline{C1s}$ 裂解的第二个底物是 C2，在 Mg^{2+} 存在下，C2 与固相 C4b 形成复合物，继而被 $\overline{C1s}$ 裂解为大片段 C2a 和小片段 C2b。C2b 被释放入体液环境，C2a 与 C4b 结合形成 $\overline{C4b2a}$ 复合物，即经典途径的 C3 转化酶。$\overline{C4b2a}$ 复合物中的 C4b 可与 C3 结合，C2a 可水解 C3，使 C3 裂解为小片段 C3a 和大片段 C3b。C3a 被释放入体液环境，大部分 C3b 不稳定被灭活，不再参与补体级联反应。少量 C3b 可与细胞表面的 $\overline{C4b2a}$ 结合，形成 $\overline{C4b2a3b}$ 复合物，即经典途径的 C5 转化酶。

(3) 膜攻击阶段：即形成攻膜复合物（membrane attack complex，MAC）导致靶细胞溶解的阶段。C5 被 C5 转化酶裂解为小片段 C5a 和大片段 C5b，前者释放入体液环境，后者可与 C6 稳定结合为 C5b6，C5b6 与 C7 结合形成 C5b67，暴露膜结合位点，与邻近的细胞膜非特异性结合。细胞膜上的 C5b67 与 C8 具有高亲和力，形成 C5b678 复合物牢固地插入靶细胞膜脂质双层中，并可促进 12~15 个 C9 分子

微课：
补体的经典
激活途径

聚合，形成 C5b6789n 微管状复合物，即 MAC（图 29-3）。MAC 通过破坏局部磷脂双层而形成“渗漏斑”或穿膜的亲水性跨膜孔道，允许可溶性小分子、离子以及水分自由通过细胞膜进入胞内，但蛋白质等大分子却难以从胞浆中逸出，最终导致细胞崩解。

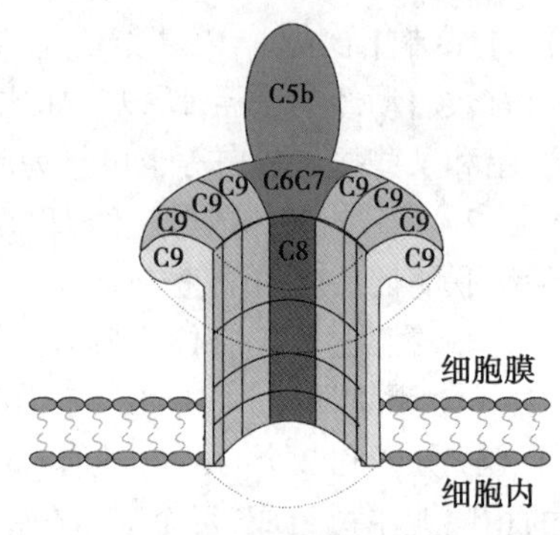

图 29-3　攻膜复合物结构示意图

（二）旁路激活途径

旁路途径（alternative pathway，AP）又称为替代激活途径，是由病原体或外源性异物直接激活 C3，不经过 C1、C4 和 C2，由 B 因子、D 因子及 P 因子等参与的激活过程。

1. 激活物　某些细菌表面的脂多糖、磷壁酸、酵母多糖或葡聚糖，以及凝聚的 IgA 和 IgG_4 等均可为补体的旁路激活途径提供保护性环境和接触表面，使后续级联反应得以进行。

2. 激活过程　旁路途径的激活过程包括前端反应和共同末端反应两个阶段。

（1）前端反应阶段：在生理条件下，血清中 C3 受蛋白酶等作用，自发水解成 C3a 和 C3b。绝大多数 C3b 在体液中快速灭活，少数 C3b 与附近正常细胞的膜表面共价结合，可被膜表面多种调节蛋白所灭活，不能发挥作用。当感染发生时，C3b 结合在缺乏调节蛋白的激活物表面，可不被灭活，在 Mg^{2+} 存在的条件下，C3b 与 B 因子结合形成 C3bB 复合物，血清中的 D 因子可将 B 因子裂解成 Ba 和 Bb，大片段 Bb 仍附着于 C3b 形成 $\overline{C3bBb}$，即旁路途径的 C3 转化酶。$\overline{C3bBb}$ 极不稳定，易被血清中 H 因子和 I 因子灭活，血清中 P 因子可与 $\overline{C3bBb}$ 结合使其稳定。激活物表面的 C3 转化酶裂解大量 C3，产生更多 C3b。C3b 一方面与 B 因子结合，促进新的 $\overline{C3bBb}$ 形成，进一步增加对 C3 的裂解速度，称为旁路途径的正反馈放大效应；另一方面，C3b 与 $\overline{C3bBb}$ 结合形成 $\overline{C3bBb3b}$（或 $\overline{C3bnBb}$），即旁路途径的 C5 转化酶（图 29-4）。

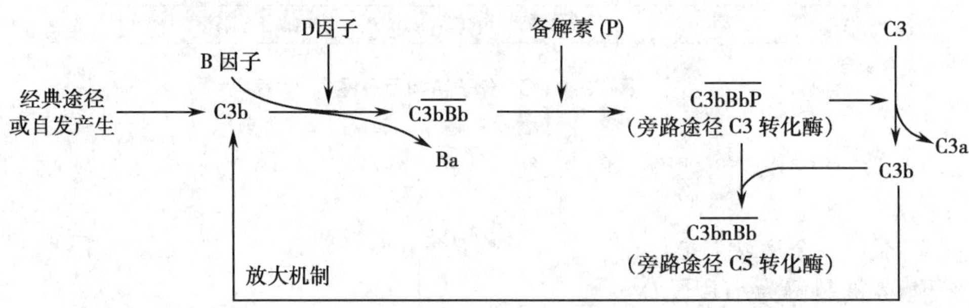

图 29-4　补体旁路激活途径与放大效应

微课：
补体的旁路
激活途径

（2）共同末端效应阶段：C5 转化酶裂解 C5，以后的过程与经典途径相同，最终形成 MAC，导致靶细胞溶解。

（三）凝集素激活途径

凝集素途径（lectin pathway）又称为 MBL 途径，是指血浆中甘露糖结合凝集素（mannose-binding lectin，MBL）直接识别病原体表面的糖结构，进而激活 MBL 相关丝氨酸蛋白酶（MBL-associated serine protease，MASP），形成 C3 转化酶和 C5 转化酶的级联酶促反应过程。

1. 激活物　MBL 途径的主要激活物为病原体表面的糖结构，如甘露糖、岩藻糖及 N- 乙酰葡糖胺等。脊椎动物细胞表面的相应糖结构被唾液酸等成分覆盖，故不能启动 MBL 途径，所以 MBL 能够鉴别“自身细胞”和“非己病原体”。

2. 激活过程　正常血清中 MBL 水平极低，在病原体感染早期体内巨噬细胞和中性粒细胞可产生 IL-1、IL-6 和 TNF-α 等细胞因子，诱导肝细胞合成与分泌急性期蛋白，如 MBL 和 C 反应蛋白等。MBL 结构类似于 C1q 分子，在 Ca^{2+} 存在条件下，可与多种病原体表面的糖类配体结合，并发生构象改变激活 MASP。具有蛋白酶活性的 MASP 包括 $MASP_1$ 和 $MASP_2$。活化的 $MASP_2$ 具有 $C\overline{1s}$ 的酯酶活性，可裂解 C4 和 C2，通过与经典途径相同的作用方式，完成后续补体成分活化的级联反应。活化的 MASP1 能直接裂解 C3 生成 C3b，在 B 因子、D 因子和 P 因子的参与下，激活补体的旁路途径（图 29-5）。因此，

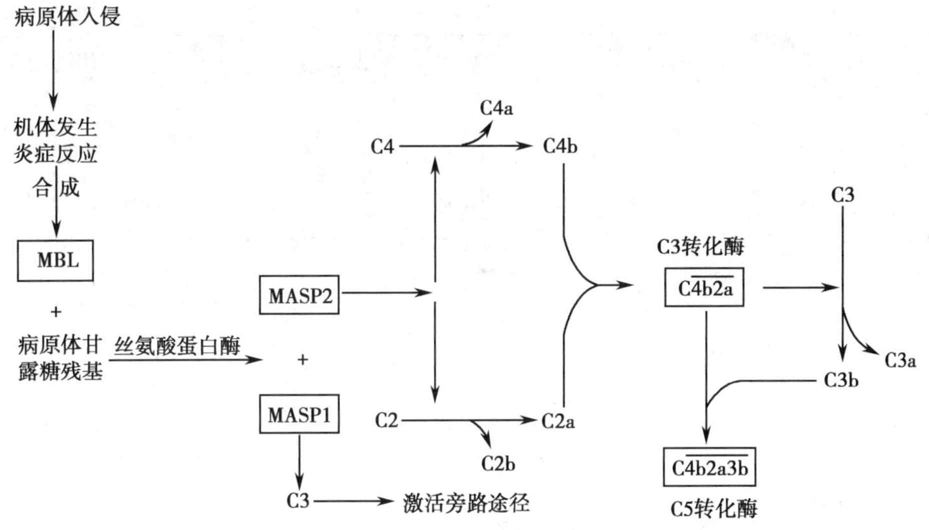

图 29-5　补体 MBL 激活途径

MBL 途径对补体经典途径和旁路途径的活化具有交叉促进作用。

(四) 补体三条激活途径的比较

在生物物种进化中，三条激活途径出现的顺序依次为旁路途径、MBL 途径和经典途径。三条激活途径的激活过程各具特点、相互交叉(图 29-6)。在机体感染早期，尚未产生相应抗体之前，旁路途径和 MBL 途径可使补体发挥非特异抗感染作用；在感染中、晚期，机体产生相应抗体后，启动经典途径发挥特异性抗感染作用，同时可通过形成 C3b 促进旁路途径的正反馈放大效应。三条激活途径彼此联系、互相促进，使补体系统成为连接固有免疫与适应性免疫的桥梁，在机体免疫防御中发挥重要的生物学作用。补体三条激活途径的比较如表 29-1 所示。

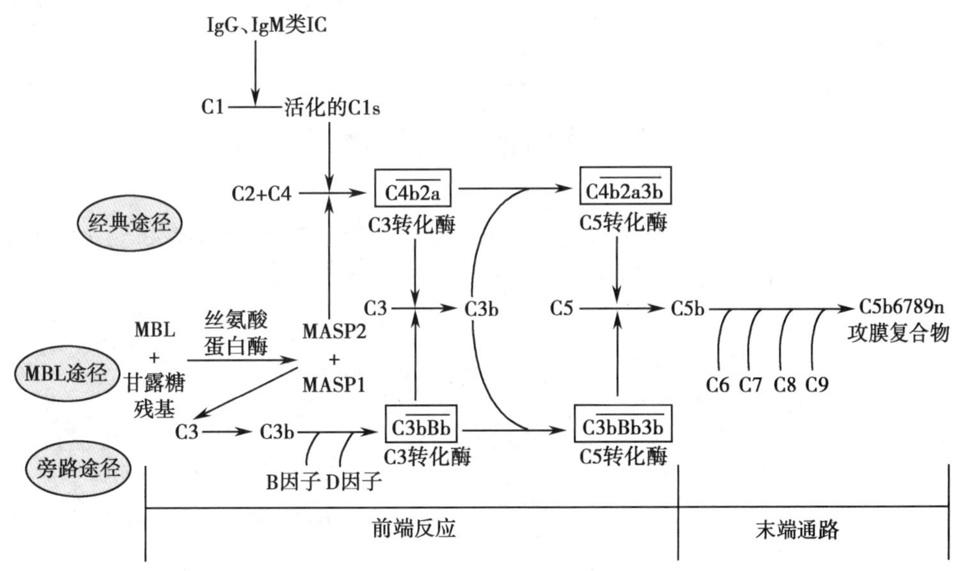

图 29-6　补体三条激活途径之间的关系

表 29-1　补体三条激活途径的比较

比较项目	经典途径	旁路途径	MBL 途径
激活物	IgG_1~IgG_3、IgM 类抗原抗体复合物	细菌脂多糖、葡聚糖，凝聚 IgG_4、IgA 等	细菌表面甘露糖残基、岩藻糖等
参与的补体成分	C1~C9	C3、C5~C9、B 因子、D 因子、P 因子等	C2~C9、MBL、丝氨酸蛋白酶

续表

比较项目	经典途径	旁路途径	MBL 途径
所需离子	Ca^{2+},Mg^{2+}	Mg^{2+}	Mg^{2+}
C3 转化酶	$\overline{C4b2a}$	$\overline{C3bBb}$	$\overline{C4b2a}$ 或 $\overline{C3bBb}$
C5 转化酶	$\overline{C4b2a3b}$	$\overline{C3bBb3b}$ 或 $\overline{C3bnBb}$	$\overline{C4b2a3b}$ 或 $\overline{C3bBb3b}$
生物学作用	参与特异性免疫,在感染中、晚期发挥作用	参与非特异性免疫,在感染早期发挥作用	参与非特异性免疫,在感染早期发挥作用

二、补体系统的调节

补体系统的激活是一种高度有序的酶促级联反应,具有精密的调控机制,使之活化适度,既能有效杀灭入侵的病原体,又不损伤自身组织。补体系统激活的调节作用主要包括两个方面。

(一) 补体的自身调节

某些激活的补体成分(如 C4b、C3b、C5b、$\overline{C4b2a}$ 和 $\overline{C3bBb}$ 等)极易自行衰变,从而限制了后续的酶促反应,成为级联反应的重要自限因素。一般情况下,只有结合于固相的 C4b、C3b 和 C5b 才能激活经典途径,旁路途径的 C3 转化酶只在特定的细胞或颗粒表面才具有稳定性。因此,人体血液循环中一般不会发生自发性补体激活反应。

(二) 补体调节蛋白的作用

在血浆中和细胞膜表面存在着 10 余种补体调节蛋白,可通过与不同补体成分的相互作用,使补体激活与抑制处于动态平衡,有效的维持机体的自稳状态。因此,补体调节蛋白的缺失或功能异常是导致某些疾病发生的重要机制。存在血浆中的可溶性调节蛋白主要有 C1 抑制物(C1 inhibitor,C1 INH)、C4 结合蛋白(C4 binding protein,C4bp)、H 因子、I 因子等;存在于组织细胞表面的膜结合蛋白主要有膜辅助蛋白(membrane co-factor protein,MCP)、衰变加速因子(decay-accelerating factor,DAF)、同源限制因子(homologous restriction factor,HRF)、膜反应性溶解抑制物(membrane inhibitor of reactive lysis,MIRL)和补体受体。

图片：MCP 的调节作用

第三节　补体系统的生物学作用

补体的生物学作用体现在两个方面:①三条补体激活途径活化补体固有成分后,在细菌或靶细胞表面形成 MAC,介导溶菌或溶细胞作用;②补体激活过程产生的一系列活性片段具有广泛的生物学效应(表 29-2)。

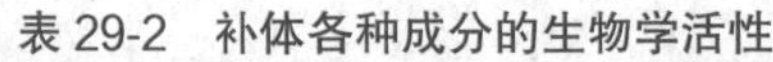

表 29-2　补体各种成分的生物学活性

补体成分	生物学作用
C1~C9、B 因子、D 因子、MBL 等	溶菌、溶病毒、溶细胞作用
C3b、C4b、iC3b	调理作用
C3b、C4b、CR1	清除免疫复合物
C2b	激肽样作用
C3a、C4a、C5a	过敏毒素作用
C3a、C5a、C5b67	趋化作用
C3b、C3d、CR1 等	免疫调节

一、细胞溶解作用

补体系统被激活后,在靶细胞(革兰阴性菌、支原体、有胞膜的病毒及血细胞等)表面形成 MAC,可

导致靶细胞溶解。这种补体介导的溶解作用是机体抵抗病原微生物及人体寄生虫感染的重要防御机制，所以在补体缺陷时机体很容易受到病原生物的感染。某些微生物在无抗体存在的情况下可经补体旁路激活途径被溶解，这种机制对防止奈瑟菌属感染具有重要意义。

在某些病理情况下，针对细胞表面的自身抗原产生的特异性抗体，可固定并激活补体系统，引起自身细胞溶解，从而导致自身免疫性疾病。

二、调理作用

补体激活过程中产生的C3b、C4b和iC3b等一端与靶细胞结合，另一端可与吞噬细胞（中性粒细胞或巨噬细胞）表面的CR_1或CR_3结合，促进吞噬细胞的吞噬功能，称为补体的调理作用。这种依赖补体调理作用发挥的吞噬功能可能是机体抵抗全身性细菌或真菌感染的主要防御机制。因补体和抗体均有调理作用，故二者又被称为调理素（opsonin）。

三、清除免疫复合物

正常情况下机体血液循环中可持续存在少量免疫复合物（IC），当体内存在大量中等相对分子质量的循环IC时，可沉积于血管壁，通过激活补体而造成周围组织损伤。补体成分可通过如下机制清除IC：① C3b可嵌入IC中，与抗体结合将IC解离，进而降解和排出；②补体成分C3b或C4b与免疫复合物共价结合，同时与表达CR1、CR3或CR4的红细胞、血小板或某些淋巴细胞结合，形成较大聚合物，运送至肝脏和脾脏，被巨噬细胞吞噬清除，此作用被称为免疫黏附（immune adherence）。由于体内红细胞数量巨大，故成为清除IC的主要参与者。

图片：C3b介导的免疫黏附作用

另外，某些补体成分（如C1q、C3b、iC3b）可识别和结合凋亡细胞，介导吞噬细胞清除凋亡细胞，这对防止凋亡细胞诱发自身免疫病具有重要的意义。

四、介导炎症反应

补体活化过程可产生多种具有炎症介质作用的活化片段，如C2b、C3a、C4a和C5a等，与相应细胞表面受体结合可介导不同的炎症反应。①激肽样作用：C2b又被称为补体激肽，能够使小血管扩张，增强血管通透性，引起炎症性充血或水肿。②过敏毒素样作用：C3a、C4a和C5a又被称为过敏毒素（anaphylatoxin），与肥大细胞、嗜碱粒细胞表面相应受体结合，激发细胞脱颗粒，释放生物活性介质，从而导致血管通透性增强、平滑肌收缩、引发过敏性炎症反应。三种过敏毒素中，以C5a的作用最强。③趋化作用：C5a是一种有效的趋化因子，能够吸引中性粒细胞、单核/巨噬细胞等向炎症部位聚集，加强其对病原生物的吞噬，同时增强炎症反应。此外，C3a、C5b67片段也具有趋化作用。

图片：C5a的炎症介质作用

正常情况下炎症反应仅发生在抗原入侵的局部，某些情况下补体介导的炎症反应可能对自身组织造成损害，如Ⅲ型敏反应。

五、免疫调节作用

补体系统是固有免疫应答的重要组成部分，也是参与适应性免疫应答的关键效应分子，在机体免疫调节中发挥着重要作用。

1. 参与适应性免疫应答　①增强抗原提呈：补体介导的调理作用，可促进巨噬细胞摄取和提呈抗原。②促进B细胞活化：与抗原结合的C3d可与B细胞表面CD19/CD21/CD81/CD225复合物中的CD21（即CR2）交联，促进B细胞活化。③介导T细胞活化：补体调节蛋白DAF、MCP和MIRL能介导T细胞的活化。

2. 参与免疫记忆　滤泡树突状细胞（FDC）表面的CR_1和CR_2，可与免疫复合物表面的补体片段结合，并使其滞留于生发中心，持续的抗原刺激诱导和维持记忆B细胞的长期存活。

3. 调节免疫细胞　补体可促进免疫活性细胞的分化、增殖以及免疫效应功能，如C3b与B细胞表面CR_1结合，促使B细胞增殖分化为浆细胞。C3b可增强NK细胞对靶细胞的ADCC作用。

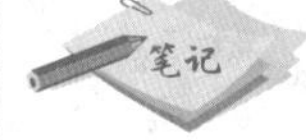

4. 参与其他蛋白反应系统　补体系统与血液中一些酶解级联反应系统（如凝血系统、纤溶系统和

激肽系统等)之间存在着相互调节的关系,如 C1INH 可抑制凝血因子Ⅻ、激肽释放酶和纤溶酶。

(王 健)

思考题

1. 细菌入侵机体后,补体经不同途径被激活,形成 MAC 发挥溶菌作用,为什么补体对自身组织细胞不发生溶解?

2. 如何理解补体是连接固有免疫和适应性免疫的桥梁?

3. 病人,女性,25 岁,关节肿痛半年,双下肢紫癜、咳嗽 2 个月入院。体格检查:血压 150/96mmHg,颜面部及唇周红斑,轻度贫血貌,口腔内可见 2 个溃疡,双下肢中度水肿,可见瘀斑。血常规:白细胞 3.2×10^9/L,血红蛋白 92g/L,血小板 21×10^9/L。尿常规:蛋白 ++++,红细胞 ++/HP。血液生化检查:BUN 9.1mmol/L,红细胞沉降率 66mm/h,CRP 25.2mg/L。免疫系列:RF(-),Ads-DNA(+),C3 0.332g/L,C4 0.083g/L,CH50 18U/ml。该病人最有可能的诊断结果是什么疾病?试分析病人血清补体成分降低的原因,并讨论补体参与该病组织损伤的可能机制?

扫一扫,测一测

思路解析

第三十章　主要组织相容性复合体及其编码分子

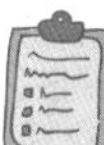

知识要点

主要组织相容性复合体(MHC)是参与免疫应答、免疫调节的一个基因家族。MHC 通过其编码的 MHC 分子参与免疫细胞的发育分化、免疫细胞的识别活化、免疫应答及免疫调节等过程;MHC 分子是引起同种异体间组织或器官移植术后排斥反应的主要抗原。

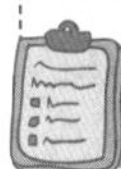

学习目标

掌握 MHC 及其编码分子的结构、特征及其生物学功能;熟悉 MHC 及其编码分子与临床的关系;了解 MHC 的遗传特征。

通过学习 MHC 分子的结构和功能,理解 MHC 分子在免疫细胞发育分化和免疫应答等过程中发挥的重要作用,认识同种异体间移植排斥的本质,具有运用 MHC 及其编码分子与医学关系的基本知识合理解释个体识别、亲子鉴定等案例的能力。

主要组织相容性复合体(major histocompatibility complex,MHC)是哺乳动物中一组编码主要组织相容性抗原,决定移植组织或器官是否相容,与免疫应答密切相关、紧密连锁的基因群。小鼠的 MHC 称为 H-2 基因复合体,人类的 MHC 称为人类白细胞抗原(human leukocyte antigen,HLA)基因复合体。主要组织相容性抗原(major histocompatibility antigen,MHA)是指由 MHC 编码,能引起迅速而强烈排斥反应的抗原,存在于所有有核细胞表面。引起较弱和缓慢排斥反应的抗原称为次要组织相容性抗原(minor histocompatibility antigen,mHA)。本章主要介绍人类 MHC 及其编码分子。

第一节　主要组织相容性复合体

人类 HLA 基因复合体是一组紧密连锁的基因群,位于第 6 号染色体短臂 6p21.31 区域,全长 3600kb,由 224 个基因座位组成,其中 128 个为有功能基因,可表达蛋白分子。HLA 基因复合体是迄今已知人类最复杂的基因系统。传统上,人类 HLA 基因可分为Ⅰ类、Ⅱ类和Ⅲ类基因,每类基因又由若干个基因座位或亚区组成。根据编码产物功能不同,HLA 基因又可分为经典 HLA 基因(包括经典的Ⅰ类基因和经典的Ⅱ类基因)和免疫功能相关基因(包括经典的Ⅲ类基因和新发现的多种基因)。经典 HLA 基因的编码产物直接参与抗原提呈、细胞活化、参与免疫应答及调控,并决定个体组织相容性。本章节除特别指明外,一般所指即为经典 HLA 基因及其编码分子。

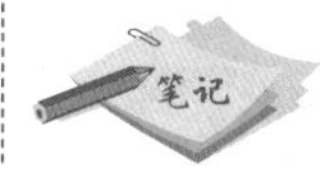

一、MHC的基因结构

(一) MHCⅠ类基因

经典的MHCⅠ类基因位于第6号染色体短臂远离着丝点一端,由近及远依次为B、C、A三个座位(图30-1),其产物称为MHCⅠ类分子。

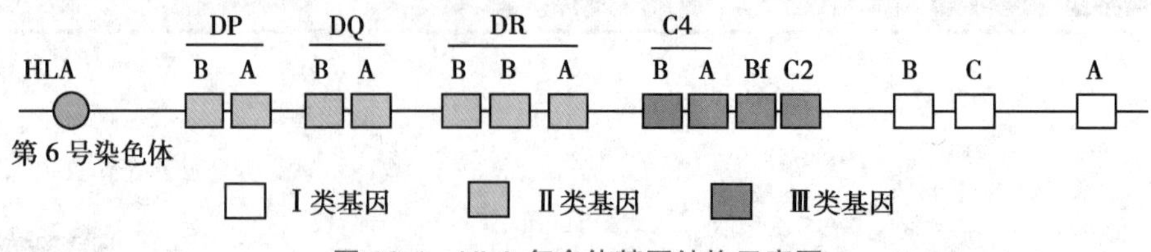

图30-1 HLA复合体基因结构示意图

(二) MHCⅡ类基因

经典的MHCⅡ类基因集中在第6号染色体短臂靠近着丝点一端,由近及远依次为DP、DQ、DR三个亚区,结构最为复杂,其产物称为MHCⅡ类分子。

(三) 免疫功能相关基因

免疫功能相关基因(immune function-related genes)包括经典的Ⅲ类基因和新发现的多种基因,其编码产物可参与抗原加工、参与和调节固有免疫及适应性免疫。

1. MHC Ⅲ类基因 位于MHCⅠ类和Ⅱ类基因之间,可编码包括补体成分(C4、C2、B因子)、细胞因子(TNF、LT等)、热休克蛋白70(heat shock protein 70,HSP70)等重要分子。

2. 新发现的基因 编码的产物包括抗原加工相关转运物(transporters associated with antigen processing,TAP)及其相关蛋白、HLA-E、HLA-F、HLA-G、MICA、MICB、IκBL等。此外,还有许多基因座编码分子的功能尚不清楚。

二、MHC的遗传特征

(一) 高度多态性

多态性(polymorphism)是指群体中单个基因座位存在两个以上不同等位基因的现象。遗传学上将某一个体同源染色体上对应位置的一对基因称为等位基因(allele);当群体中位于同一位点的等位基因多于两种时,称为复等位基因(multiple alleles)。HLA复合体Ⅰ类和Ⅱ类基因位点多为复等位基因。因此,呈现出高度多态性。截止2013年12月,已确定的HLA等位基因总数为10 103个,其中等位基因数量最多的基因座位是HLA-B(3086个)。此外需要特别强调的是,多态性与前文所述的多基因性是从不同水平上反映HLA复合体的高度多样性(diversity),即多基因性指同一个体中HLA复合体在基因座位数量构成上的多样性;多态性则是指群体中HLA复合体各基因座的等位基因及其产物在数量构成上的多样性。

HLA基因还具有共显性(co-dominant)的特点,即同一个体中两条同源染色体上同一HLA基因座位上的每一个等位基因均能够表达相应的产物。这一特点进一步增加了HLA表型的多态性。

对MHC分子多态性的深入研究和认识不仅有助于揭示移植排斥反应的分子机制,而且可以进一步加深对人群个体免疫功能差异、T细胞识别机制、NK细胞功能调节等免疫学问题的理解。

(二) 单体型遗传

单体型(haplotype)是指一条染色体上HLA各基因座位的基因紧密连锁组成的基本遗传单位。即同一条染色体上的HLA等位基因在遗传过程中作为一个完整的遗传单位,由亲代传给子代。人体细胞是二倍体,每一个细胞均有两个同源染色体组,分别来自父母双方。子代HLA单体型一条来自父亲,一条来自母亲,从理论上说,同胞之间HLA单体型比较仅有3种可能性:①两个体间HLA单体型完全相同,概率为25%;②两个体间HLA单体型完全不同,概率为25%;③有一个单体型相同,概率为50%。事实上还存在偶发的基因重组现象,可产生新的单体型。

(三) 连锁不平衡

由于HLA复合体各基因座位紧密连锁,如按照随机组合原则,不同基因座位的基因组成一个单体型的频率应等于各基因频率的乘积,但实际研究发现,HLA各基因并非完全随机组成单体型。在某一

群体中不同座位上两个或两个以上等位基因出现在同一条染色体上的频率高于或低于期望频率，这种现象称为连锁不平衡(linkage disequilibrium)。如北欧白人群体中HLA-A1和HLA-B8频率分别为0.17和0.11，若随机组合，则单体型A1-B8的预期频率应当为0.17×0.11≈0.019，但实际测得的A1-B8单体型频率是0.088，故A1-B8处于连锁不平衡。连锁不平衡的发生机制目前尚不清楚，可能与人类在长期进化过程中的选择压力有关。其意义包括：可作为人种种群基因结构的特征，有助于研究人种进化和迁移；可用于疾病防治；用于HLA配型以寻找合适的移植物供者。

第二节　MHC编码的分子

由MHC编码的蛋白分子称为MHC分子或MHC抗原，在人类也称为人类白细胞抗原(HLA)。借助于X线晶体衍射技术和结构免疫学的发展，人类对经典MHC分子立体结构、主要生物学功能等已经比较清楚。

一、MHC分子的分布

MHCⅠ类分子广泛分布于体内所有有核细胞表面，包括网织红细胞和血小板。成熟的红细胞一般不表达HLA抗原。

MHCⅡ类分子主要分布于抗原提呈细胞(如树突状细胞、单核/巨噬细胞、B细胞)和活化的T细胞等表面。

MHC Ⅲ类分子主要是一些存在于血清及其他体液中的可溶性分子。包括某些补体成分(如C2、C4、Bf)、TNF、LT以及HSP等。

二、MHC分子的结构

(一) MHCⅠ类分子的结构

MHCⅠ类分子是由α链(重链)和β链(轻链)通过非共价键连接组成的异二聚体。α链胞外区由3个结构域组成(α_1、α_2和α_3)，β链为β_2微球蛋白(β_2-microglobulin，β_2m)，仅有一个结构域。α_1和α_2构成MHCⅠ类分子的抗原肽结合槽，该抗原肽结合槽两端封闭，可接纳的抗原肽长度有限(8~11个氨基酸残基)。α_3结构域序列高度保守，是Ⅰ类分子与T细胞表面CD8分子相互结合的结构域。β_2m以非共价键与α_3结构域相互作用，对维持Ⅰ类分子的天然构型具有重要作用。

图片：抗原肽与MHC分子结合示意图

(二) MHCⅡ类分子的结构

MHCⅡ类分子是由α链(重链)和β链(轻链)通过非共价结合组成的异二聚体。MHCⅡ类分子的胞外区由α_1、α_2、β_1和β_2四个结构域组成。α_1和β_1构成MHCⅡ类分子的抗原肽结合槽，通过α_2和β_2的延伸部分锚定于细胞膜，并通过β_2与T细胞表面CD4相互作用。Ⅱ类分子抗原肽结合槽两端开放，可容纳更多的氨基酸残基(10~30个)。MHCⅡ类分子羧基端位于胞质中，与细胞跨膜信号传递有关。

HLAⅠ类分子和Ⅱ类分子的结构如图30-2所示。

人类HLAⅠ类分子与Ⅱ类分子的结构特征比较(表30-1)。

表30-1　HLAⅠ类与HLAⅡ类分子的特征

特征	HLAⅠ类分子	HLAⅡ类分子
多肽链	α链、β_2m	α链、β链
抗原肽结合槽	α_1、α_2结构域	α_1、β_1结构域
与T细胞结合位点	CD8与α_3结合	CD4与β_2结合
结合的抗原肽	8~11个氨基酸残基	10~30个氨基酸残基
类别	HLA-A、HLA-B、HLA-C	HLA-DR、HLA-DQ、HLA-DP
组织分布	所有有核细胞表面	APC及活化的T细胞表面
主要功能	提呈内源性抗原、调节$CD8^+$T的识别与活化	提呈外源性抗原、调节Th的识别与活化

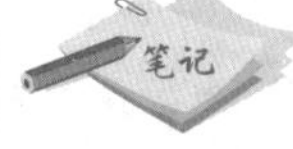

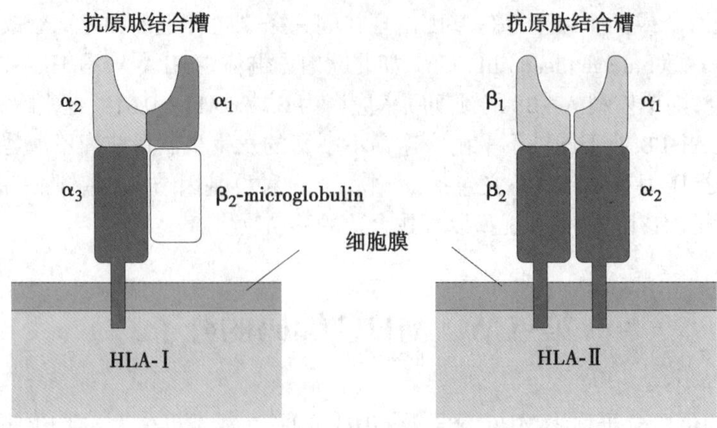

图 30-2　HLA 分子结构示意图

三、MHC 分子的免疫功能

(一) 作为抗原提呈分子参与适应性免疫应答

图片：内源性抗原的加工与提呈过程示意图

提呈抗原肽参与适应性免疫应答是 MHC 分子的最主要功能之一。内源性抗原 / 外源性抗原首先由抗原提呈细胞（APC）加工为小分子抗原肽，后者结合于 MHCⅠ类 /Ⅱ类分子的抗原肽结合槽，形成抗原肽 -MHCⅠ类 /Ⅱ类分子复合物（pMHC），之后被转运到 APC 表面，供 $CD8^+T$ 细胞 /$CD4^+T$ 细胞识别，进而启动适应性免疫应答（详见第三十一章内容）。通常情况下，T 细胞仅能识别 APC 表面提呈的 pMHC。

(二) 参与 T 细胞分化、发育

淋巴样干细胞在胸腺微环境中逐步发育、分化为成熟 T 细胞，MHC 分子通过介导胸腺细胞的阳性选择与阴性选择，使 T 细胞最终分化为 $CD4^+T$ 细胞和 $CD8^+T$ 细胞，并获得 MHC 限制性和对自身抗原的中枢免疫耐受。

图片：外源性抗原的加工与提呈过程示意图

(三) 调节固有免疫应答和适应性免疫应答

1. 参与补体反应和炎症反应　经典的Ⅲ类基因可编码部分补体成分，参与补体反应和免疫性疾病的调控。炎症相关基因参与启动和调控炎症反应，并在应激反应中发挥作用。

2. 参与调节 NK 细胞和部分杀伤细胞的活性　MHCⅠ类分子与 NK 细胞受体结合后主要转导 NK 细胞的杀伤抑制信号，所以表达于正常组织细胞表面的 MHCⅠ类分子可避免受到 NK 细胞攻击；而某些靶细胞（肿瘤细胞、病毒感染细胞、移植物组织细胞等）表面的 MHCⅠ类分子表达减少或缺失，导致 NK 细胞被活化，从而杀伤靶细胞。

3. 参与免疫应答的遗传调控　MHC 高度多态性导致群体中不同个体对抗原的加工提呈能力和结果出现差异，从而赋予了不同个体对疾病抵抗能力的差别，实现 MHC 在群体水平对免疫应答的遗传调控也有利于推动生命的进化。

第三节　HLA 与医学

一、HLA 与器官移植

临床实践表明，组织器官移植成功与否以及移植物的存活时间主要取决于供、受者间 HLA 等位基因的匹配程度。肾移植中，各 HLA 基因座匹配的重要性依次为 HLA-DR、HLA-B、HLA-A。HLA 具有高度多态性，同一种属不同个体间 HLA 基因型和表型差异极大。为了确定供、受者之间 HLA 的匹配程度，通常需要进行 HLA 分型和交叉配型。

二、HLA 的异常表达和临床疾病

所有有核细胞表面均表达 HLAⅠ类分子，但某些恶变细胞表面 HLAⅠ类分子的表达往往减少甚至缺如，难以有效地激活特异性 CTL，造成肿瘤免疫逃逸。发生某些器官特异性自身免疫病时，原先不表达 HLA Ⅱ类分子的细胞，可被诱导表达 HLA Ⅱ类分子，如 Graves 病病人甲状腺上皮细胞、胰岛素依赖性糖尿病病人胰岛 β 细胞和乳糜泻病人的肠道细胞均可出现 HLA Ⅱ类分子异常表达。上述异常表达的机制及其免疫病理学意义尚未十分清楚，可能与其促进免疫细胞过度活化有关。

三、HLA 与疾病的关联

已证实 HLA 与数百种自身免疫病、病毒性疾病等之间存在关联。关联是指携带特定型别 HLA 基因的个体易患某些疾病或对某些疾病有较强抵抗力，关联的程度用相对危险系数（relative risk，RR）来表示。RR 值 >1，提示该病与某种 HLA 抗原存在关联；RR 值越大，表示携带此 HLA 抗原者患该病的危险性越高；RR 值 <1，提示携带某 HLA 抗原者对该病有抵抗性。例如，HLA-B27 与强直性脊柱炎（AS）关联并且 B27 是原发关联成分，B27 阳性个体比 B27 阴性个体患 AS 的概率高数十至数百倍。

四、HLA 与法医学

HLA 系统存在多基因性和高度多态性，所以两个无亲缘关系的个体之间在 HLA 所有基因座位上拥有完全相同等位基因的概率几乎为零。HLA 型别是伴随个体终身不变的遗传标记，而且 HLA 复合体中的所有基因都是共显性表达并以单体型遗传。HLA 分型技术已成为当前法医学识别个体特异性遗传标志的重要手段，广泛用于亲子鉴定和个体识别。

（石艳春）

思考题

1. 如何理解人类 HLA 系统的高度多样性？
2. MHC 分子的免疫学功能包括哪些？
3. HLA 及其编码分子与哪些临床和法医学问题有关？

扫一扫，测一测

思路解析

笔记

第三十一章 免疫应答

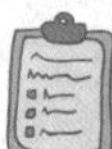

知识要点

免疫应答可分为固有免疫应答和适应性免疫应答两类。适应性免疫应答根据其发生机制、参与成分等不同,又可分为体液免疫应答和细胞免疫应答。正常情况下,机体免疫系统对自身成分表现为无应答状态,称为免疫耐受。免疫应答的过程受到基因、分子、细胞及整体等不同水平的调节,以维持免疫应答的适度和维持体内环境稳定。

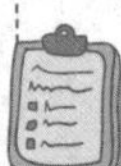

学习目标

掌握免疫应答的概念、适应性免疫应答的类型、T/B淋巴细胞活化的双信号模型、体液免疫应答和细胞免疫应答的主要生物学效应、抗体产生的一般规律;熟悉初次应答和再次应答的特点与区别、免疫耐受的形成和意义;了解不同水平的免疫调节。

通过学习免疫应答的类型,理解不同抗原诱导免疫应答的特点和适度的免疫应答对保护机体的重要性;认识免疫耐受和免疫调节对维持机体动态平衡的重要意义;具有运用抗体产生的一般规律解决疫苗免疫接种程序和抗体制备等实践问题的能力。

第一节 概 述

免疫应答(immune response)是指机体受到抗原刺激后,免疫细胞识别、摄取、处理抗原,继而活化、增殖、分化,最终产生一系列生物学效应的过程。根据免疫应答识别的特点、效应机制和免疫应答的获得形式,可将免疫应答分为固有免疫应答和适应性免疫应答。固有免疫(innate immunity)应答是长期种系进化过程中逐渐形成,与生俱有的,又称非特异性免疫应答。固有免疫在机体抗感染免疫中具有重要作用,同时固有免疫相关的效应细胞和分子也参与适应性免疫应答过程(详见"抗感染免疫"章节内容)。适应性免疫应答(adaptive immune response)又称获得性免疫应答(acquired immune response)或特异性免疫应答,是由抗原刺激机体后产生的免疫,表现为免疫活性细胞对抗原的特异性免疫应答和免疫记忆。

一、免疫应答的类型

1. 正与负免疫应答　根据免疫活性细胞对抗原异物刺激的反应结果不同,免疫应答可分为正免疫应答和负免疫应答。正免疫应答(即通常所指的免疫应答)是指免疫活性细胞在抗原刺激下,活化、

增殖、分化和产生效应物质，表现出一系列生物学效应的全过程。负免疫应答是指免疫活性细胞在抗原刺激下表现为特异性不应答状态，也称为免疫耐受。

2. 体液与细胞免疫应答 根据参与免疫应答细胞种类及其效应机制的不同，适应性免疫应答可分为B细胞介导的体液免疫应答（humoral immunity）和T细胞介导的细胞免疫应答（cellular immunity/cell-mediated immunity）两种类型。

3. 生理性与病理性免疫应答 根据免疫应答结果是否对机体造成损伤，可分为生理性免疫应答和病理性免疫应答。正常情况下，机体对抗原异物发生免疫应答可表现为抗感染、抗肿瘤等效应；对自身正常组织细胞形成免疫耐受，此为生理性免疫应答。某些异常情况下，机体免疫应答过强，可发生超敏反应甚至导致超敏反应性疾病的发生；或者自身免疫耐受被打破时，进而诱发自身免疫病等，此类情况称为病理性免疫应答。

二、免疫应答的过程

根据免疫应答的基本规律，适应性免疫应答可以划分为紧密相关、不可分割的三个阶段，即抗原提呈与识别阶段（感应阶段）、活化增殖与分化阶段（反应阶段）和效应阶段。

1. 感应阶段 是指抗原提呈细胞（APC）摄取、加工处理与提呈抗原和T/B细胞通过TCR/BCR特异性识别抗原肽阶段，故又称抗原识别阶段。

2. 反应阶段 是指T/B细胞特异性识别、接受抗原刺激后活化、增殖和分化的阶段。B细胞活化、增殖和分化为浆细胞并产生抗体；T细胞活化、增殖和分化成效应性T细胞。其中部分细胞分化成为长寿命的记忆细胞（Bm、Tm）。

3. 效应阶段 是指免疫应答产生的效应产物（抗体、细胞因子和效应性T细胞）分别发挥体液免疫效应和细胞免疫效应，清除“非己”抗原或诱导免疫耐受，维持机体平衡或诱发免疫性疾病。

三、免疫应答的特点

1. 特异性 机体接受抗原刺激后，一般只产生针对该抗原的特异性免疫应答，相应的免疫应答产物（抗体和效应T细胞）只能对该抗原和表达此抗原的靶细胞发挥作用。

2. 记忆性 在抗原特异性T/B细胞活化、增殖和分化阶段，有一部分T/B细胞停止分化，成为长寿命的免疫记忆细胞；当机体再次接受相同抗原刺激时，免疫记忆细胞可迅速增殖、分化，产生更强而持久的免疫应答。

3. MHC限制性 抗原的处理、提呈以及TCR对抗原的识别均需要自身MHC分子参与，这种现象称为MHC限制性。

第二节 B细胞介导的体液免疫应答

B细胞接受抗原刺激后活化、增殖，最终分化为浆细胞分泌特异性抗体，进而产生免疫效应。因抗体存在于血液等各种体液中，所以由浆细胞分泌抗体介导的特异性免疫应答称为体液免疫应答。体液免疫应答可因抗原类型不同，分为胸腺依赖性抗原（TD抗原）诱导的免疫应答和非胸腺依赖性抗原（TI抗原）诱导的免疫应答，二者具有不同的免疫应答特征。

一、TD抗原诱导的体液免疫应答

TD抗原诱导的体液免疫应答需要多种免疫细胞参与，包括树突状细胞、$CD4^+$初始T细胞、Th_2细胞、Tfh细胞和B细胞等。

（一）感应阶段

抗原初次进入机体一般由树突状细胞（DC）摄取、加工处理后以抗原肽-MHC分子复合体（pMHC）形式提呈给$CD4^+$Th细胞。抗原再次进入机体则主要由单核/巨噬细胞或B细胞提呈给$CD4^+$Th细胞。B细胞可通过BCR直接识别抗原决定簇，获取抗原信息。

（二）反应阶段

B 细胞在 $CD4^+Th$ 细胞辅助下，通过双信号双识别模式，增殖、分化为浆细胞，并在多种细胞因子的作用下，产生不同类型的抗体。其中有一部分 B 细胞成为记忆细胞（Bm）。当相同抗原再次刺激时，Bm 可迅速增殖、分化为浆细胞发挥作用。

1. $CD4^+Th$ 细胞活化、增殖与分化　$CD4^+Th$ 细胞的完全活化需要双信号和某些细胞因子的作用。

（1）第一活化信号：即抗原识别信号。$CD4^+Th$ 细胞通过 TCR 识别 APC 表面 pMHC 中的抗原肽，同时 CD4 分子识别 APC 表面的 MHCⅡ类分子，获得第一活化信号（双识别）。

（2）第二活化信号：即共刺激信号。$CD4^+Th$ 通过表面 CD28 和 LFA-1 等共刺激分子与 B 细胞表面相应 B7 和 ICAM-1 等共刺激分子结合，可诱导产生 T 细胞活化第二信号使 $CD4^+Th$ 细胞激活。活化的 $CD4^+Th$ 细胞可表达 CD40L 和多种细胞因子的受体，同时分泌 IL-2、IL-4、IL-5 和 IFN-γ 等多种细胞因子发挥免疫调节作用。仅有抗原识别信号，而缺乏共刺激信号的 Th 细胞不能被活化，导致克隆无能（图 31-1）。

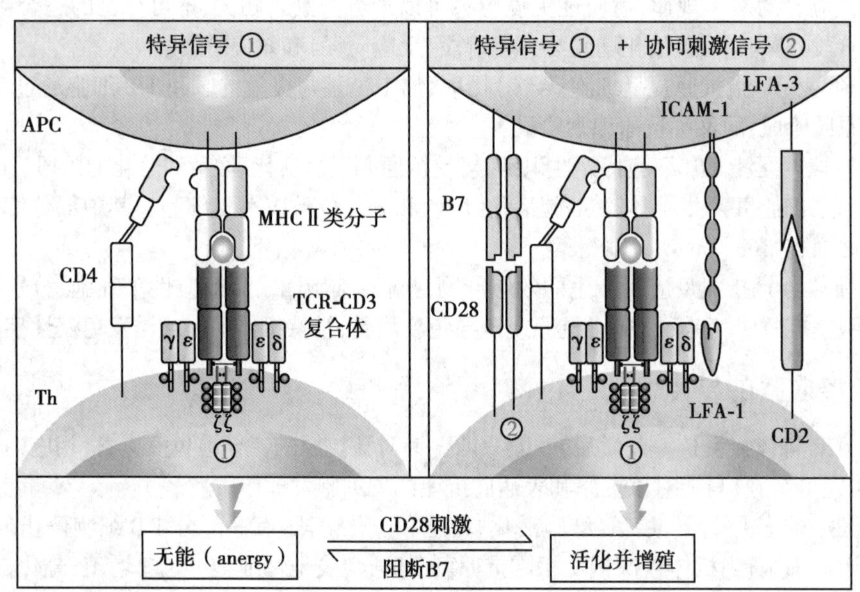

图 31-1　T 细胞活化信号相关因子

（3）细胞因子的作用：除双信号外，由活化的 APC 和 T 细胞产生的 IL-1、IL-2、IL-6、IL-12 等细胞因子有利于 Th 细胞充分活化。

2. B 细胞活化、增殖与分化　在活化的 $CD4^+Th$ 细胞的辅助下，B 细胞可通过双信号模式并在相应细胞因子的作用下完全活化。

（1）第一活化信号：即抗原识别信号。B 细胞可通过 BCR 直接识别天然抗原表位，产生第一活化信号。

（2）第二活化信号：即共刺激信号。B 细胞通过表面 CD40 和 ICAM-1 等共刺激分子与活化的 $CD4^+Th$ 细胞表面相应的 CD40L 和 LFA-1 等共刺激分子结合，可诱导产生 B 细胞活化第二信号使 B 细胞活化。活化的 B 细胞可表达多种细胞因子受体，以备其进一步增殖与分化。

动画：B 细胞活化信号的产生

（3）细胞因子的作用：Th 细胞产生的多种细胞因子如 IL-2、IL-4、IL-5、IL-6 等有助于 B 增殖、分化为浆细胞。其中部分 B 细胞分化为记忆 B 细胞（Bm）。

3. Th 细胞与 B 细胞间相互作用　在反应阶段，B 细胞与 Th 细胞通过细胞间膜分子接触及分泌细胞因子相互作用（图 31-2）。

（1）B 细胞对 Th 细胞的作用：B 细胞作为专职 APC，提呈抗原肽供 $CD4^+Th$ 细胞识别，Th 细胞通过双识别获得第一活化信号；B 细胞表面 B7 和 ICAM-1 等共刺激分子与 Th 细胞表面相应的 CD28 和 LFA-1 等共刺激分子结合，可诱导产生 T 细胞活化第二信号使 $CD4^+Th$ 细胞激活。

（2）Th 细胞对 B 细胞的作用：活化的 $CD4^+Th$ 细胞表面表达 CD40L 和 LFA-1 等共刺激分子，与 B

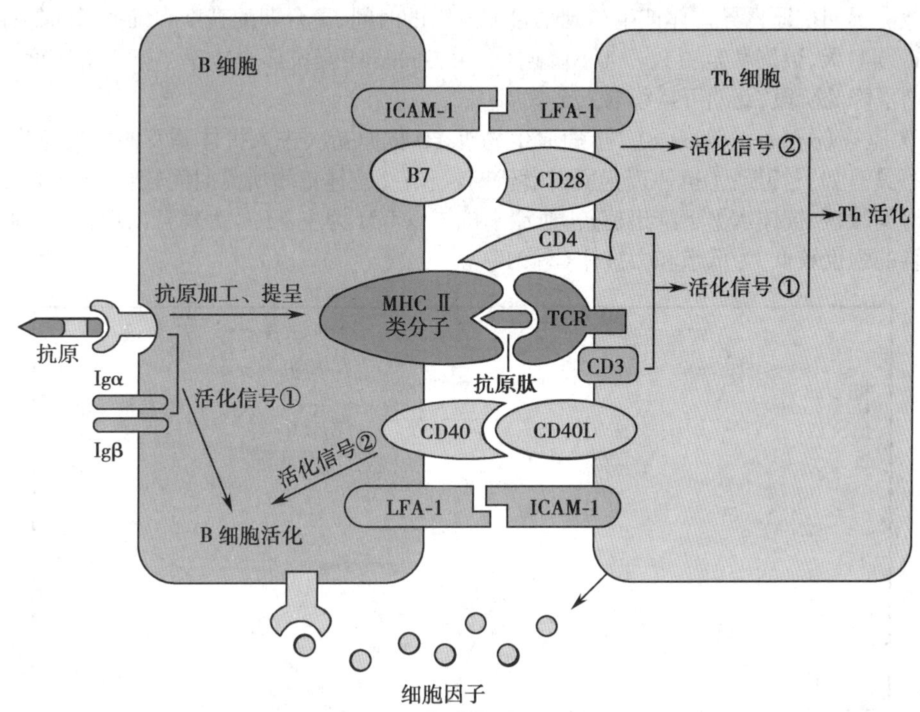

图 31-2 B 细胞与 Th 细胞相互作用

细胞表面 CD40 和 ICAM-1 等共刺激分子结合，使 B 细胞获得第二活化信号。同时，活化的 $CD4^{+}$Th 细胞可分泌 IL-2、IL-4、IL-5 和 IL-6 等多种细胞因子，促进 B 细胞活化、增殖、分化。此外，Tfh 细胞可通过 CD40L、ICOS、PD-1 和 CXCR5 等表面分子和 IL-21 等细胞因子，对 B 细胞发挥重要的辅助作用。

（三）效应阶段

此阶段是抗体发挥生物学效应的阶段。浆细胞合成分泌抗体后，与相应抗原结合发挥中和、调理吞噬、激活补体、ADCC 等多种免疫效应，最终清除抗原异物。

二、TI 抗原诱导的体液免疫应答

TI 抗原可直接作用于 B 细胞产生体液免疫应答，而无需 Th 细胞和抗原提呈细胞（APC）参与。根据抗原分子结构和激活 B 细胞方式的不同，TI 抗原可分为 TI-1 抗原（TI-1Ag）和 TI-2 抗原（TI-2Ag），它们分别以不同机制激活 B 细胞。

1. TI-1Ag 激活 B 细胞 细菌 LPS 和多聚鞭毛等为 TI-1Ag。此类抗原具有特异性抗原表位和 B 细胞丝裂原两种不同的抗原结构。TI-1Ag 激活 B 细胞需要双信号：①B 细胞表面 BCR 识别结合 TI-1Ag 特异性抗原表位，产生第一活化信号；②B 细胞表面丝裂原受体结合 TI-1Ag 相应的丝裂原，产生第二活化信号激活 B 细胞。需要指出的是，高浓度 TI-1Ag 可通过丝裂原受体与 B 细胞结合从而诱导多克隆 B 细胞增殖、分化；低浓度 TI-1Ag 则激活抗原特异性 B 细胞克隆。

2. TI-2Ag 激活 B 细胞 细菌细胞壁和荚膜多糖等为 TI-2Ag。此类抗原只具有高密度重复排列的相同抗原决定簇，无 B 细胞丝裂原。TI-2Ag 上多个相同的抗原决定簇与 B 细胞表面 BCR 广泛交联结合，可直接诱导 B 细胞活化。

TI-Ag 诱导 B 细胞产生的体液免疫应答的特点包括：①不需要抗原提呈细胞的提呈；②不需要 Th 细胞的辅助；③不产生记忆细胞，无再次应答效应；④无抗体类别转换，只产生 IgM 类别的抗体。

三、抗体产生的一般规律

抗体产生可分为四个阶段：①潜伏期（lag phase）：指抗原进入机体到特异性抗体产生之前的阶段，此期的长短与抗原的性质、抗原进入途径、佐剂类型和机体免疫状态等因素有关，可持续数小时至数周。②对数期（log phase）：指抗体含量呈指数增长的阶段。③平台期（plateau phase）：指抗体浓度相对

稳定的阶段。不同抗原诱导抗体产生达到平台期所需的时间、平台期的高度和维持时间等存在差异，平台期可持续数天、数周甚至更久。④下降期(decline phase):指抗体合成率小于降解速度，血清中抗体浓度逐渐下降的阶段，此期可持续数天至数周。

1. 初次应答(primary response) 指病原生物等TD抗原初次进入机体诱发的体液免疫应答。初次免疫应答具有如下特征:①抗体产生所需潜伏期较长;②抗体倍增所需时间较长，抗体含量低;③平台期持续时间较短，抗体水平下降迅速;④血清中抗体以IgM为主、IgG为辅且出现相对较晚;⑤抗体与抗原结合的强度较低，为低亲和力抗体(图31-3)。

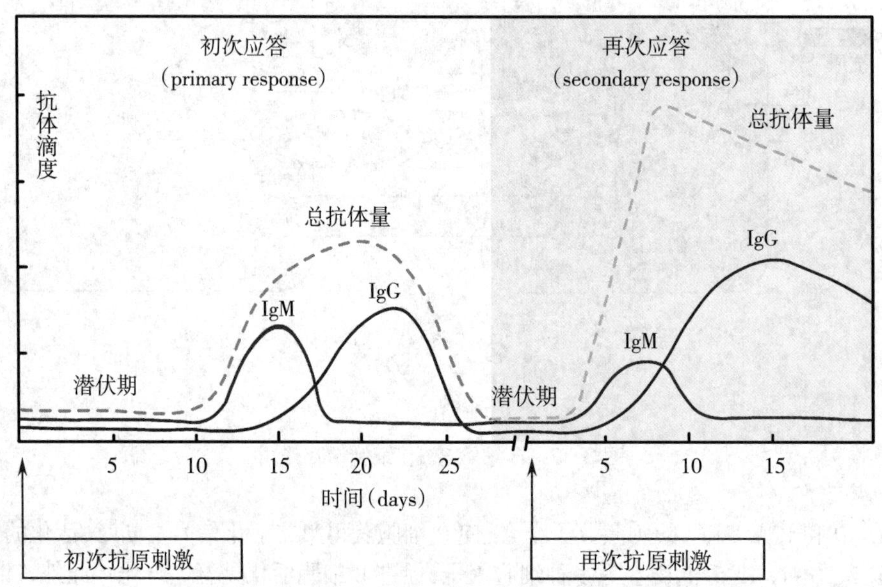

图31-3 初次应答与再次应答抗体产生的一般规律

2. 再次应答(secondary immune response) 指初次应答后，机体再次接受相同抗原刺激产生的体液免疫应答。与初次应答相比，再次应答具有如下特征:①潜伏期明显缩短，大约为初次应答潜伏期时间的一半;②抗体倍增所需时间短，抗体含量迅速大幅度上升;③平台期抗体浓度高且维持时间较长，抗体水平下降缓慢;④用较少量抗原刺激即可诱发再次应答;⑤血清中抗体以IgG为主;⑥抗体与抗原结合的强度较高，为高亲和力抗体且较均一(表31-1)。

表31-1 初次应答与再次应答抗体产生规律的比较

特 点	初次应答	再次应答
潜伏期	长,1~2周	短,2~3天
抗体类别	以IgM类为主	以IgG类为主
抗体滴度	低	高
抗体亲和力	低	高
抗体维持时间	短	长

动画：
抗体产生的
一般规律

3. 抗体产生规律的临床意义 再次应答主要由Tm、Bm介导产生，其应答规律已广泛应用于医学实践。①在免疫血清的制备和疫苗接种中，常通过再次或多次加强免疫，诱导高效价、高亲和力的抗体，增强免疫效果;②在某些感染性疾病的免疫学诊断中，血清IgM抗体升高可作为早期感染诊断的依据之一;③检测血清抗体含量变化有助于了解病程与疾病转归，IgG类抗体或总抗体效价增高4倍以上时具有诊断意义。

四、体液免疫的生物学效应

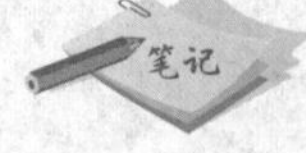

体液免疫应答的主要效应分子为抗体，抗体可发挥多种生物学效应:①中和作用:抗体可直接中

和外毒素或病毒；②激活补体系统：抗体与抗原结合形成的免疫复合物，可激活补体系统，溶解靶细胞；③调理作用：增强吞噬细胞的吞噬与杀伤功能；④参与 ADCC 效应：增强 NK 细胞、MΦ 等细胞对靶细胞的杀伤作用；⑤参与超敏反应：IgE、IgM、IgG、IgA 等抗体可参与Ⅰ、Ⅱ、Ⅲ型超敏反应，引起组织病理损伤；⑥参与黏膜局部免疫：IgA 可在黏膜局部发挥免疫保护作用。

第三节　T 细胞介导的细胞免疫应答

T 细胞介导的细胞免疫应答由 TD 抗原引起，参与细胞免疫应答的细胞主要包括专职和非专职 APC、初始 T 细胞、$CD4^+$Th 细胞和 $CD8^+$CTL。执行特异性细胞免疫应答的效应细胞主要是 Th1 和 CTL。

一、抗原提呈与识别阶段

APC 摄取抗原并将其加工、处理为小分子抗原肽，并以 pMHC 形式表达于 APC 表面供 T 细胞识别。T 细胞通过 TCR 识别 APC 提呈的抗原肽。内源性抗原和外源性抗原的提呈过程及作用机制不同。

1. 内源性抗原提呈途径　内源性抗原是指在细胞内合成的抗原，如病毒编码的蛋白质抗原或肿瘤抗原等。此类抗原可在细胞内被蛋白酶降解为小分子抗原肽，抗原肽与细胞自身的 MHCⅠ类分子结合，形成 pMHC，然后转运至病毒感染细胞或肿瘤细胞（称为靶细胞）表面，供 $CD8^+$T 细胞识别。

2. 外源性抗原提呈途径　外源性抗原是指来自细胞外的抗原，如各种病原生物等。APC 摄取外源性抗原后，在细胞内将抗原加工、处理为小分子抗原肽，抗原肽与 APC 自身的 MHCⅡ类分子结合，形成 pMHC，然后转运至 APC 表面供 $CD4^+$Th 细胞识别。

二、活化、增殖、分化阶段

在抗原诱导下，T 细胞活化、增殖、分化为效应性 T 细胞。

（一）T 细胞活化

1. T 细胞第一活化信号　即抗原识别信号。$CD4^+$Th 细胞和 $CD8^+$CTL 通过表面 TCR-CD3 复合受体分子与 APC 表面相应抗原肽 -MHCⅡ/Ⅰ类分子复合物特异性结合；同时 CD4 和 CD8 分子能与 APC 表面提呈抗原肽的 MHCⅡ/Ⅰ类分子的 β_2/α_3 结构域结合，诱导产生 T 细胞第一活化信号。TCR 特异性识别 pMHC 后，T 细胞与 APC 之间的结合面形成一种称为免疫突触的特殊结构（图 31-4）。此时，LFA-1 与 ICAM-1 的亲和力增强，有利于稳定和延长 T 细胞与 APC 之间的相互作用，并为 T 细胞进一步活化提供共刺激信号，在细胞免疫应答的启动中发挥极其重要的作用。

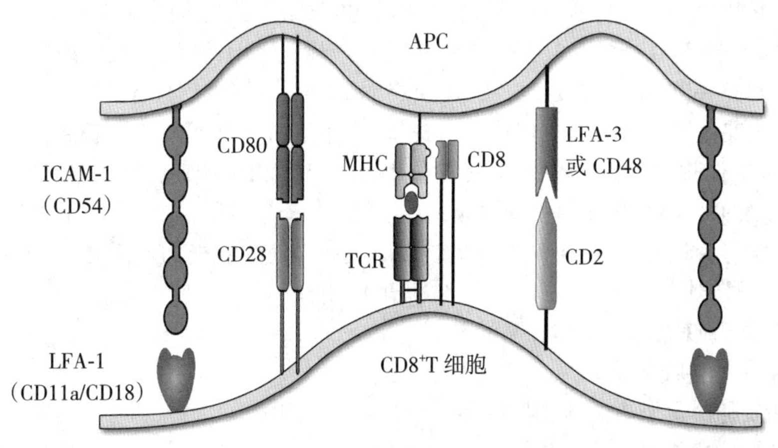

图 31-4　T 细胞与 APC 通过免疫突触相互作用

2. T细胞第二活化信号　即共刺激信号。仅有TCR来源的抗原识别信号尚不足以激活T细胞，当具备双信号时T细胞才能完全活化。获得第一活化信号后，CD4$^+$Th/CD8$^+$CTL可通过表面CD28、LFA-2和LFA-1等共刺激分子，与APC细胞表面相应B7、LFA-3、ICAM-1等共刺激分子结合相互作用，诱导产生共刺激信号，即T细胞第二活化信号，使CD4$^+$Th和CD8$^+$CTL活化。在缺乏共刺激信号的情况下，T细胞通过抗原识别介导的第一信号非但不能有效地激活特异性T细胞，反而导致T细胞失能。激活的专职APC高表达共刺激分子，而正常组织及静止的APC则不表达或仅低表达共刺激分子。

（二）T细胞增殖和分化

活化的T细胞可迅速增殖、分化为效应T细胞。这一过程有赖于IL-1、IL-2、IL-4、IL-6、IL-12、IFN-γ等细胞因子发挥作用。其中IL-2对T细胞增殖至关重要，其他细胞因子与T细胞的分化密切相关。缺乏上述细胞因子时，活化的T细胞不能增殖和分化，最终发生凋亡。

1. CD4$^+$Th1细胞的形成　初始T细胞经双信号模式活化后形成Th0细胞。Th0细胞可表达CD40L和IL-2R、IL-4R、IL-12R、IFN-γR等多种细胞因子受体，同时分泌IL-2、IL-3、IL-4和IFN-γ等多种细胞因子参与免疫应答的调节；髓系树突状细胞（mDC）在识别结合抗原和接受初始T细胞反馈刺激后，可分泌以IL-12和IL-2为主的细胞因子参与免疫应答的调节。在IL-12和IFN-γ诱导下Th0细胞分化为CD4$^+$Th1细胞。

2. CD8$^+$CTL细胞的形成　活化的CD8$^+$T细胞通过表面IL-12R、IL-2R和IFN-γR等细胞因子受体，接受APC、Th0细胞、效应Th1细胞和自身分泌的IL-12、IL-2和IFN-γ等细胞因子刺激后，可增殖分化为高表达黏附分子和FasL的效应CD8$^+$CTL。

3. 其他辅助T细胞亚群的分化　IL-4等细胞因子可诱导Th0向Th2分化，介导体液免疫应答。TGF-β和IL-2等可诱导Th0向Treg分化，发挥免疫调节和免疫抑制功能。IL-1β和IL-6等可诱导Th0向Th17分化，在炎症和某些自身免疫病的发生和发展中发挥重要作用。IL-6和IL-21等可诱导Th0向Tfh分化，辅助B细胞产生抗体。

三、效应阶段

（一）Th1细胞的免疫效应

效应Th1细胞通过表面的TCR-CD3复合受体分子和CD40L与APC表面相应的抗原肽-MHCⅡ类分子复合体和CD40结合相互作用后，可通过释放IL-2、IFN-γ和TNF-β等细胞因子发挥免疫调节作用，介导产生细胞免疫效应，炎症反应或迟发型超敏反应。

1. IL-2的主要生物学作用　①促进APC活化：诱导非专职APC和某些专职APC表达共刺激分子，为CTL活化提供第二信号。②促进CTL活化：诱导或促进CTL增殖分化为效应CTL。③促进Th1活化：促进Th1细胞增殖分化，合成分泌IL-2、TNF-β和IFN-γ等细胞因子，扩大细胞免疫效应。

2. TNF-β的主要生物学作用　①引起炎症反应：活化血管内皮细胞，使之表达内皮细胞黏附分子-1（ECAM-1）、ICAM-1和血管细胞黏附分子-1（VCAM-1）等；刺激血管内皮细胞分泌IL-8和单核细胞趋化蛋白-1（MCP-1）等趋化性细胞因子，使血液中性粒细胞、淋巴细胞和单核细胞等与血管内皮细胞黏附，进而迁移和外渗至局部组织引起炎症反应。②调理作用：激活中性粒细胞，增强其吞噬杀菌能力。③杀伤细胞：局部产生高浓度TNF-β，可使周围组织细胞发生损伤坏死。

3. IFN-γ的主要生物学作用　①促进抗原提呈：作用于某些专职和非专职APC，提高MHCⅡ类分子表达水平，增强抗原提呈能力。②扩大免疫效应：诱导DC和巨噬细胞分泌IL-12，促进Th0细胞向Th1细胞分化，扩大Th1细胞介导的免疫效应；也可激活单核/巨噬细胞使之分泌IL-1、IL-6、血小板活化因子和前列腺素等炎性介质，产生保护性免疫效应或病理性免疫损伤。③促进NK细胞活化：IFN-γ可活化NK细胞，增强其杀瘤和抗病毒作用。④调理作用：激活单核/巨噬细胞，增强其吞噬和对胞内寄生菌的杀伤功能，并使之获得杀伤肿瘤的能力。

图片：细胞免疫应答的基本过程示意图

（二）CTL细胞的免疫效应

效应CTL主要通过以下方式杀伤靶细胞。

1. 穿孔素/颗粒酶途径　穿孔素（perforin）和颗粒酶（granzyme）都储存在效应CTL胞浆颗粒中。穿孔素的结构类似于补体C9，当效应CTL与靶细胞密切接触时，穿孔素单体可通过钙离子依赖性方

式插入靶细胞膜，多个穿孔素聚合形成内径约为16nm的孔道，使颗粒酶等细胞毒蛋白迅速进入靶细胞。颗粒酶是一类丝氨酸蛋白酶，本身不具细胞毒作用，但进入靶细胞后可激活与凋亡相关的酶系统，诱导靶细胞凋亡，也可清除细胞内病毒感染产物并阻止病毒复制。

2. 死亡受体途径　效应CTL可表达膜型FasL和可溶性FasL，或分泌TNF-α。这些效应分子可分别与肿瘤或病毒感染等靶细胞表面Fas和TNF受体结合，通过激活半胱天冬氨酸酶（caspase）信号转导途径，诱导靶细胞凋亡。

图片：CTL杀伤靶细胞的过程示意图

此外，CTL分泌IFN-γ，可抑制病毒复制，激活巨噬细胞，上调MHC分子表达，从而提高CTL对靶细胞攻击的敏感性。效应CTL杀伤、破坏靶细胞后，可与之分离，继续攻击杀伤其他表达相应抗原的靶细胞。通常一个效应CTL在几小时内可连续杀伤数十个靶细胞。这种由效应CTL介导的特异性细胞毒作用在清除病毒感染、抗肿瘤免疫监视和同种异体移植物排斥反应中具有重要意义。

四、细胞免疫的生物学效应

细胞免疫应答的生物学效应主要包括：①抗感染：细胞免疫应答主要针对胞内寄生病原体，包括某些细菌、病毒、真菌及寄生虫等。②抗肿瘤：细胞免疫应答是体内最重要的抗肿瘤因素，其作用机制包括特异性杀瘤作用、增强巨噬细胞和NK细胞杀瘤作用、分泌细胞因子发挥直接或间接杀瘤效应。③免疫损伤作用：Th1及CTL参与迟发型超敏反应、移植排斥反应及某些自身免疫病的发生与发展。

第四节　免疫耐受与免疫调节

一、免疫耐受

免疫耐受（immunological tolerance）是指机体免疫系统接受某种抗原物质作用后产生的特异性免疫无应答或低应答状态，是一种特殊形式的免疫应答。能够诱导免疫耐受的抗原称为耐受原（tolerogen）。免疫耐受具有特异性免疫应答的共性，即需要由耐受原诱导，具有特异性和记忆性。正常的免疫耐受对维持机体的自身稳定具有重要意义。

免疫耐受与免疫抑制不同，前者是指机体能够对除耐受原以外的其他抗原产生正常的免疫应答，而后者是指机体对任何抗原都不反应或反应减弱的非特异性免疫无应答或免疫应答减弱状态。免疫抑制往往与遗传因素、应用免疫抑制剂以及放射线等因素有关。

（一）免疫耐受的类型

1. 天然免疫耐受和获得性免疫耐受

（1）天然免疫耐受：天然免疫耐受是个体在胚胎发育期或新生期，未成熟的T、B细胞遭遇自身抗原或外来抗原刺激，都会对所接触的抗原形成免疫耐受；出生后如再遇相同抗原，免疫系统对其将产生不应答或低应答，并长期持续，不会轻易被打破。

1945年Owen首先报道了在胚胎期接触同种异型抗原所致的免疫耐受现象。他观察到异卵双胎小牛的胎盘血管相互融合，血液自由交流，呈自然联体共生，出生后两头小牛体内均存在两种不同血型抗原的红细胞，构成红细胞嵌合体（chimeras），互不排斥，如果将其中一头小牛的皮肤移植给另一头小牛，亦不产生排斥，而将无关小牛的皮肤移植给此小牛，则被排斥。

（2）获得性免疫耐受（也称诱导免疫耐受）：获得性免疫耐受是指原本具有应答能力的T、B细胞克隆，受多种因素影响而丧失应答能力，产生对某种抗原的特异性无应答或低应答状态。这种耐受状态可持续一段时间，但会随诱导因素的消失而逐渐解除，重新恢复对相应抗原的免疫应答。

1953年Medawar等在小鼠中成功诱导了免疫耐受。他们将B品系小鼠的骨髓输给新生期的A品系小鼠，在A系小鼠出生8周后，移植B品系小鼠的皮肤，此移植的皮肤能长期存活，不被排斥，但移植无关品系C品系小鼠的皮肤，则被排斥。据此提出，当体内的免疫细胞处于早期发育阶段而尚未成熟时，可对“非己”抗原产生免疫耐受。

2. 中枢免疫耐受及外周免疫耐受

(1) 中枢免疫耐受(central tolerance):是指发育中未成熟的淋巴细胞在胸腺或骨髓等中枢免疫器官中遭遇自身抗原所形成的耐受。

(2) 外周免疫耐受(peripheral tolerance):是指在某些特定条件下,成熟的T、B细胞在外周淋巴器官中遇到外源或内源性抗原形成的免疫无应答或低应答状态。

(二) 诱导免疫耐受形成的影响因素

通常认为获得性免疫耐受的形成受到抗原和机体两方面因素的影响。

1. 抗原因素 包括抗原性质、剂量、免疫途径及持续存在等。

(1) 抗原性质:大分子、颗粒性及蛋白质聚合物容易被APC提呈而诱导T、B细胞应答,而小分子、可溶性、非聚合的单体蛋白质不易被APC提呈而容易诱导T、B细胞形成免疫耐受。

(2) 抗原剂量:T、B细胞应答需要适量的抗原刺激,当抗原剂量过低或过高时,容易诱导免疫耐受。

(3) 抗原的免疫途径:抗原经静脉注入极易诱导产生免疫耐受,其次为腹腔注射,皮下和肌内注射最难诱导免疫耐受。口服抗原容易导致全身免疫耐受。

此外,抗原的持续存在、表位特点以及抗原变异等均影响获得性免疫耐受的形成。

2. 机体因素

(1) 免疫系统发育程度或年龄:免疫系统尚未发育成熟的胚胎期和新生期容易诱导形成免疫耐受,免疫系统成熟的成年期较难诱导形成免疫耐受。未成熟免疫细胞比成熟的免疫细胞容易诱导免疫耐受。刚离开胸腺的T细胞对耐受原的诱导较为敏感,而成熟T细胞致耐受所需的抗原量大约是未成熟T细胞的30倍,所以多采用幼龄动物进行免疫耐受的诱导试验。

(2) 动物的种属和品系:免疫耐受诱导和维持的难易程度随动物种属、品系不同而异。大鼠和小鼠对免疫耐受的诱导敏感,在胚胎期或新生期均易诱导成功;兔、有蹄类和灵长类通常仅在胚胎期较易诱导产生耐受,同一种属不同品系动物诱导产生耐受的难易程度也有很大差异。

(3) 机体生理状态:成年机体单独使用抗原一般难以诱导免疫耐受,但与免疫抑制措施配合则可诱导机体产生免疫耐受。这也是同种异体器官移植术中用于延长移植物存活时间的有效措施。

(三) 研究免疫耐受的意义

1. 理论意义 免疫系统如何识别"自己"和"非己"是免疫学理论的核心问题。免疫耐受的形成和机制研究是解析机体对"自己"耐受而对"非己"产生特异性免疫应答的基础和关键,也能够为阐明免疫应答和免疫调节过程中包括免疫细胞的识别、信号转导、相关基因表达以及免疫细胞间相互作用等多方面提供依据。

2. 临床意义 许多临床疾病的发生、发展及转归与免疫耐受密切相关,如机体一旦丧失了对自身抗原的生理性耐受,则容易诱发自身免疫病。因此,探讨免疫耐受的机制,诱导机体对自身抗原的无应答和低应答,重建对自身抗原的生理性耐受,可用于自身免疫病的防治。另一方面,对于慢性感染和肿瘤,人们希望能够打破病理性耐受,恢复正常免疫应答,有助于清除病原体和杀伤肿瘤细胞。临床实践中,通过口服过敏原等方法诱导免疫耐受,可用于超敏反应的防治。通过诱导器官移植受者T、B细胞对供者器官组织特定抗原的特异性免疫耐受,可减少或缓解排斥反应。

二、免疫调节

免疫调节(immunoregulation)是指机体在基因、分子、细胞和整体等不同水平上,对免疫应答全过程进行质和量的精细控制,保证免疫应答的适度而有效,以维持机体内环境稳定。免疫调节有赖于免疫系统内众多免疫细胞、免疫分子间和免疫系统与神经-内分泌等系统间的相互协调、相互制约。免疫调节伴随着免疫应答的启动而发生,并贯穿免疫应答的全过程。免疫调节有别于免疫干预和免疫刺激,它主要通过一系列具有免疫抑制功能的免疫细胞和免疫分子的作用而实现对免疫应答的负向调节。免疫调节机制一旦发生障碍,机体免疫功能必然出现异常,甚至导致免疫病理损伤和疾病的发生。

(一) 整体水平的免疫调节

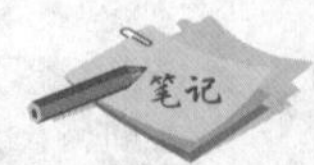

机体免疫系统与神经系统-内分泌系统之间广泛联系,构成相互协调的调节网络。如长期精神紧

张、心理压力过大和内分泌失调等都可以影响机体免疫功能，加速免疫相关疾病的进程。

1. 神经、内分泌系统对免疫系统的调节　神经细胞及内分泌细胞可分泌多种细胞因子(如 IL-1、IL-2、IL-6、TNF-α、TGF-β 等)作用于免疫细胞。几乎所有的免疫细胞均表达神经递质受体和内分泌激素受体(如皮质类固醇、甲状腺素、生长激素、胰岛素等受体)，能够接受神经 - 内分泌系统的调节。

2. 免疫系统对神经、内分泌系统的调节　免疫细胞产生的 IL-1、IL-6、TNF-α 等细胞因子可作用于神经元或内分泌细胞表面相应受体，调节神经、内分泌系统功能。如 IL-2 可抑制乙酰胆碱(Ach)的释放。

3. 免疫应答的遗传调控　MHC 的多态性决定了不同个体之间免疫系统抗原提呈能力以及 T、B 细胞激活能力的不同，进而导致不同个体对某一特定抗原的免疫应答能力存在差异。

(二) 细胞水平的调节

1. T 细胞亚群的调节作用

(1) 调节性 T 细胞(Treg)的调节作用：Treg 可通过直接接触、分泌抑制性细胞因子、下调 APC 共刺激分子表达水平等方式，发挥下调免疫应答、维持自身免疫耐受以及抑制自身免疫病发生等重要作用。

(2) Th1 和 Th2 的调节作用：Th1 和 Th2 可通过分泌不同的细胞因子(如 IFN-γ 和 IL-4 等)实现相应的正反馈调节，在体内形成 Th1/Th2 平衡是维持机体自身稳定的重要机制。

(3) Th17 的调节作用：Th17 分泌的细胞因子可作用于免疫或非免疫细胞，发挥调节作用，在组织炎症和自身免疫病的发生、发展中具有重要作用。

2. B 细胞、DC、MΦ 和 MDSC 等细胞的调节作用

(1) B 细胞的调节作用：调节性 B 细胞(regulatory B cell，Breg)可通过产生 IL-10 维持 Treg 细胞内 Foxp3 表达从而促进 Treg 分化；分泌 TNF-α 抑制 CTL 从而抑制机体抗肿瘤免疫效应；可产生 TGF-β 等细胞因子防止过度炎症反应，并介导免疫耐受。

(2) DC 的调节作用：调节性 DC(regulatory DC，DCreg)可通过诱导 Treg 分化、分泌抑制性细胞因子等方式在负向调节免疫应答和维持免疫耐受中具有重要作用。

(3) MΦ 的调节作用：M_2 型 MΦ 又称调节性 MΦ，可通过分泌 IL-10、TGF-β 等抑制性细胞因子发挥免疫调节作用。

(4) 髓系来源的抑制性细胞(MDSC)：MDSC 是一群来源于骨髓祖细胞和未成熟髓系细胞，具有免疫抑制功能的细胞群。研究发现，MDSC 在肿瘤、感染和自身免疫病中发挥重要作用，成为免疫学领域的研究热点之一。

3. 免疫细胞的自身调节

(1) 被动死亡：免疫应答后期，由于多数抗原被清除，抗原对免疫系统刺激降低，导致活化的免疫细胞缺乏有效的刺激信号，进而启动线粒体凋亡通路，导致免疫细胞被动死亡。

(2) 活化诱导的细胞死亡：免疫应答后期，被抗原激活并增殖的 T 和 B 细胞均可通过活化诱导的细胞死亡(activation-induced cell death，AICD)而逐渐被清除，从而降低体内抗原特异性淋巴细胞的克隆。一般认为，AICD 的作用机制与免疫细胞活化后 Fas 表达水平升高有关。

(三) 分子水平的调节

1. 抗体或免疫复合物的调节作用

(1) 独特型网络的调节作用：Ab、BCR 及 TCR 分子可变区存在的独特型(idiotope，Id)表位可被另一群淋巴细胞识别并产生抗独特型(anti-idiotope antibody，AId)。以 Id-Aid 相互识别为基础，免疫系统内部形成了一个相互识别、相互刺激和相互制约的独特型 - 抗独特型网络，可以有效地调控机体免疫应答。独特型网络平衡一旦失调，可引起自身免疫病。

(2) 免疫复合物的调节作用：免疫应答后期，抗体可对体液免疫应答产生抑制作用。其作用机制可能为：①抗体与抗原结合后，可通过调理作用增强吞噬细胞对抗原的吞噬和清除能力，降低抗原对活化的免疫细胞或免疫记忆细胞的刺激，减少浆细胞的分化和抗体的产生；② IgG 抗体可与 BCR 特异性竞争结合抗原，抑制 B 细胞活化与增殖。

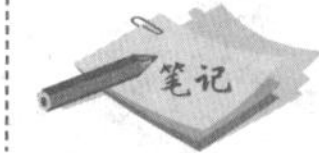

2. 补体的免疫调节作用　补体系统自身存在抑制补体过度活化的负向调节机制，既可有效地发

挥调理作用、炎症反应和介导细胞毒性作用，还可避免补体对自身组织细胞造成损伤（详见“第二十九章 补体系统”）。

3. 抑制性细胞因子的免疫调节作用　免疫应答过程中，免疫细胞可产生IL-10、TGF-β、PD-1、CTLA-4等多种免疫抑制性细胞因子，可抑制单核/巨噬细胞、T细胞、B细胞等免疫细胞的活化、增殖、分化和功能。

4. 抑制性受体介导的免疫调节作用　免疫细胞膜表面表达各种不同的抑制性受体，此类受体胞内段含免疫受体酪氨酸抑制基序（ITIM），如T细胞表面的CTLA-4、NK细胞表面KIR、B细胞表面FcγRⅡb等。这些受体与相应配体结合后可启动胞内抑制信号，负向调控免疫细胞活化、增殖和功能。

（石艳春）

思考题

1. 什么是T细胞和B细胞活化所需的双信号？
2. 什么是MHC限制性？有何意义？
3. 体液免疫应答的主要生物学效应有哪些？
4. 细胞免疫应答的主要生物学效应有哪些？
5. 简述免疫耐受的类型及其意义。
6. 机体免疫调节主要有哪些方面？

扫一扫，测一测

思路解析

笔记

第三十二章 免疫与临床

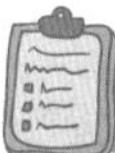

知识要点

本章主要将免疫学基础与临床相结合，介绍抗感染免疫、超敏反应、自身免疫性疾病、免疫缺陷病、肿瘤免疫、移植免疫。抗感染免疫是由固有免疫和适应性免疫共同完成的。固有免疫是通过屏障结构作用、固有免疫细胞作用及体液中杀菌物质作用实现的。超敏反应是机体再次接受相同抗原刺激时所发生的一种以生理功能紊乱或组织细胞损伤为主的病理性免疫应答，分Ⅰ~Ⅳ型。自身免疫性疾病是机体产生了自身抗体或效应T细胞，引发针对自身抗原的Ⅱ、Ⅲ、Ⅳ型超敏反应，导致自身组织器官损伤或功能异常，分器官特异性和全身性两种。免疫缺陷病是免疫系统先天发育不全或后天因素导致免疫成分缺失、免疫功能障碍所引起的以反复感染为临床特征的疾病。肿瘤抗原是指细胞癌变过程中出现的新抗原或肿瘤细胞过度表达的抗原物质。诱导移植排斥反应的抗原主要是主要组织相容性抗原，排斥反应分为宿主抗移植物和移植物抗宿主反应。

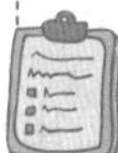

学习目标

掌握固有免疫和超敏反应的概念及特点、屏障结构的作用、吞噬细胞的种类及吞噬结果，超敏反应的发生机制和临床常见疾病；熟悉自身免疫性疾病、免疫缺陷病、肿瘤抗原和移植排斥反应的概念、特点和分类；了解自身免疫性疾病、免疫缺陷病、移植排斥反应、肿瘤免疫的机制。

通过学习达到具有对免疫相关疾病进行健康教育、预防和护理的能力。

第一节 抗感染免疫

抗感染免疫(anti-infectious immunity)是机体防止外界病原体入侵及清除已侵入的病原体及其有害产物，保护机体免受损害的功能。在机体抗感染免疫中，固有免疫和适应性免疫相辅相成、密不可分，共同完成免疫防御功能。本节主要介绍固有免疫的抗感染作用。

固有免疫又称先天性免疫或非特异性免疫，是机体在长期的种系发育和进化过程中逐渐形成的一种天然防御功能。其特点是：①与生俱来，可以遗传；②应答迅速，起效早；③作用无特异性；④无免疫记忆。固有免疫的抗感染作用是通过屏障结构作用、固有免疫细胞作用及体液中杀菌物质作用实现的。

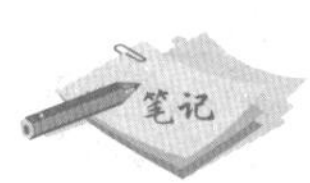

一、屏障结构作用

(一) 皮肤黏膜屏障

1. 物理屏障作用　完整的皮肤和黏膜是阻挡病原生物入侵机体的第一道防线。如皮肤的机械阻挡、呼吸道黏膜表面纤毛的定向摆动、肠道的蠕动等,都在不同程度上发挥清除病原生物的作用。因此,损伤的皮肤和黏膜易发生感染。

2. 化学屏障作用　皮肤和黏膜能分泌多种抑菌杀菌的化学物质,如皮肤的汗腺能分泌乳酸,使汗液呈酸性,不利于细菌的生长;胃黏膜分泌的胃酸能杀灭肠道致病菌;唾液、乳汁等分泌液中的溶菌酶能溶解革兰阳性菌。

3. 生物屏障作用　寄居在皮肤和黏膜表面的正常菌群可通过与病原菌竞争结合上皮细胞和营养物质或通过分泌某些杀、抑菌物质对病原生物产生拮抗作用。如肠道中的大肠埃希菌分解糖类产酸,能抑制痢疾志贺菌等的生长。

(二) 体内屏障

病原体突破局部固有免疫细胞和分子防御体系进入血液循环时,体内血脑屏障或胎盘屏障可阻止病原体进入中枢神经系统或胎儿体内,从而使机体重要器官或胎儿得到保护。

1. 血脑屏障　由软脑膜、脉络丛的脑毛细血管壁和包在壁外的星形胶质细胞构成;此结构致密,能阻挡血液中的病原菌进入脑组织及脑室,从而保护中枢神经系统。婴幼儿由于血脑屏障尚未发育完善,故较易发生脑膜炎和脑炎等中枢神经系统感染。

2. 胎盘屏障　由母体子宫内膜的基蜕膜和胎儿的绒毛膜滋养层细胞共同构成。此屏障可防止母体血液中的病原生物或其毒性产物进入胎儿体内,保护胎儿免受感染。在妊娠早期(3 个月内),血胎屏障尚未发育完善,此时母体若感染某些病毒(如风疹病毒等),病毒易经胎盘侵染胎儿,导致胎儿畸形或流产。

二、固有免疫细胞作用

固有免疫细胞主要包括吞噬细胞和 NK 细胞等。

(一) 吞噬细胞

组图:
吞噬细胞

当病原菌突破皮肤黏膜屏障侵入机体,吞噬细胞即可通过吞噬作用发挥抗感染免疫。吞噬细胞主要包括中性粒细胞和单核 / 巨噬细胞。

1. 吞噬细胞的吞噬杀菌过程　分为三个阶段。①接触病原菌:吞噬细胞可通过偶然相遇或趋化因子的趋化作用等方式与病原菌接触;②吞入病原菌:吞噬细胞通过吞噬(大分子物质如细菌)或吞饮(小分子物质如病毒)的方式将病原菌摄入,形成吞噬体;③消化病原菌:吞噬体形成后,胞浆中的溶酶体与之靠近接触,融合成为吞噬溶酶体,溶酶体内的溶菌酶、髓过氧化物酶等可杀死病原菌,蛋白酶等则将病原菌分解、消化,不能消化的残渣被排出吞噬细胞外(图 32-1)。

2. 吞噬作用的结果

(1) 完全吞噬:吞噬细胞吞入细菌后能将其彻底杀灭、消化,称完全吞噬。

(2) 不完全吞噬:某些胞内寄生菌(如结核分枝杆菌等)被吞噬后,在缺乏特异性细胞免疫的情况下,细菌不但不被杀死,反而在吞噬细胞内生长、繁殖并损伤破坏吞噬细胞;病原菌还可借助于吞噬细胞的游走而扩散到其他部位,造成广泛的病变。

(3) 造成组织损伤:吞噬细胞在吞噬过程中,向胞外释放多种溶酶体酶,可损伤邻近组织细胞。

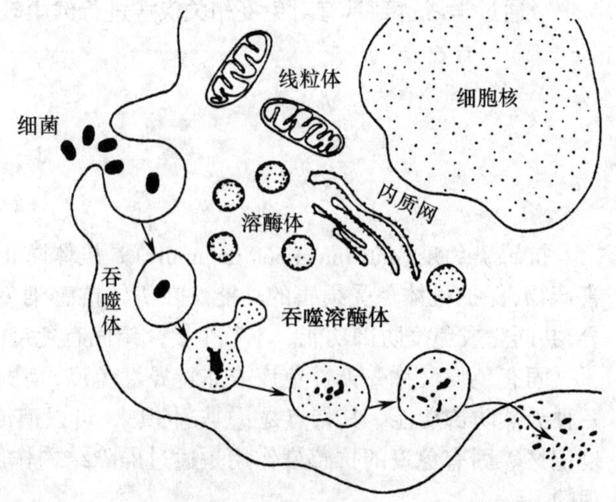

图 32-1　吞噬细胞吞噬和杀菌过程示意图

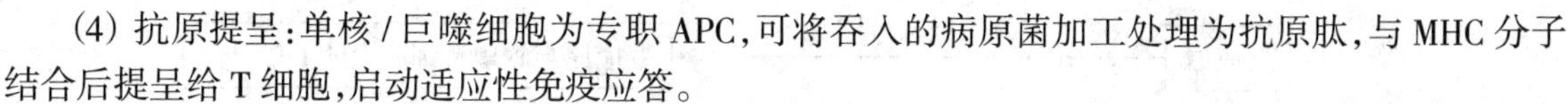

(4) 抗原提呈：单核/巨噬细胞为专职APC，可将吞入的病原菌加工处理为抗原肽，与MHC分子结合后提呈给T细胞，启动适应性免疫应答。

图片：吞噬细胞捕获、吞噬细菌

(二) NK细胞

NK细胞无需抗原预先致敏，即可直接杀伤某些病毒或胞内寄生菌感染的靶细胞，在早期抗病毒或胞内寄生菌感染的免疫应答中发挥重要的作用；也可通过ADCC效应定向杀伤抗体特异性结合的病毒感染的靶细胞。

三、体液中杀菌物质作用

正常人体液中存在多种杀菌物质，其中重要的有补体、溶菌酶和乙型溶素等。

1. 补体　补体被激活后，可通过形成膜攻击复合物和产生活性片段发挥溶菌及趋化、调理杀菌等抗感染作用(详见相关章节)。

2. 溶菌酶　是由巨噬细胞产生的一种低分子碱性蛋白，广泛存在于人体的组织及体液中。溶菌酶能破坏革兰阳性菌细胞壁的肽聚糖，使细菌细胞壁受损，从而导致细菌溶解。

3. 乙型溶素　是血清中一种对热稳定的碱性多肽，在血浆凝固时由血小板释放。乙型溶素可作用于革兰阳性菌细胞膜，产生非酶性破坏效应，但对革兰阴性菌无效。

第二节　超敏反应

超敏反应(hypersensitivity)是指机体再次接受相同抗原刺激时所发生的一种以生理功能紊乱或组织细胞损伤为主的病理性免疫应答，又称变态反应(allergy)。引起超敏反应的抗原称为变应原(allergen)。

依据变应原的性质、参与成分和发生机制的不同，将超敏反应分为Ⅰ、Ⅱ、Ⅲ、Ⅳ型，其中Ⅰ~Ⅲ型均由抗体介导，Ⅳ型由效应T细胞介导。

一、Ⅰ型超敏反应

Ⅰ型超敏反应又称速发型超敏反应或过敏反应。其主要特征有：①反应发生快，消退也快；②具有明显的个体差异和遗传倾向；③由特异性IgE介导；④以机体生理功能紊乱为主要表现，极少引起组织细胞损伤。

(一) 参与反应的物质和细胞

1. 变应原　主要有：①吸入性变应原，如花粉、尘螨、真菌、动物皮毛等；②食入性变应原，如奶、蛋、鱼虾、蟹贝等食物蛋白；③某些药物、异种动物血清、昆虫毒素、塑料、化纤和天然乳胶等。

2. 抗体　Ⅰ型超敏反应由IgE介导。IgE主要由呼吸道、消化道黏膜固有层中的浆细胞产生，正常人血清含量极低，过敏病人和寄生虫感染者可升高数倍。IgE能与肥大细胞和嗜碱粒细胞膜上IgE Fc受体结合，使机体处于致敏状态。

3. 效应细胞　主要有肥大细胞和嗜碱粒细胞。两种细胞表面均有高亲和力的IgE Fc受体，胞质中含有嗜碱性颗粒，受抗原刺激时可合成和释放多种生物活性介质，如组胺、白三烯、激肽酶原、前列腺素和血小板活化因子等。

(二) 发生机制

1. 致敏阶段　变应原经呼吸道、消化道或皮肤进入机体，刺激B细胞产生特异性IgE抗体，IgE的Fc段与机体肥大细胞或嗜碱粒细胞膜表面的Fc受体结合，使机体对变应原处于致敏状态。致敏状态一般可持续数月至数年不等，如长期不再接触相同变应原，致敏状态将逐渐消失。

2. 发敏阶段　处于致敏状态的机体如再次接触相同变应原，变应原与肥大细胞或嗜碱粒细胞表面两个或两个以上IgE的Fab结合，IgE分子通过变应原发生交联，导致肥大细胞或嗜碱粒细胞脱颗粒，合成和释放组胺、白三烯、前列腺素等生物活性介质，作用于局部或全身的效应器官，引起平滑肌收缩、腺体分泌增加、毛细血管扩张且通透性增加等，使机体出现一系列临床表现。如呼吸道平滑肌

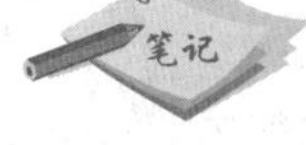

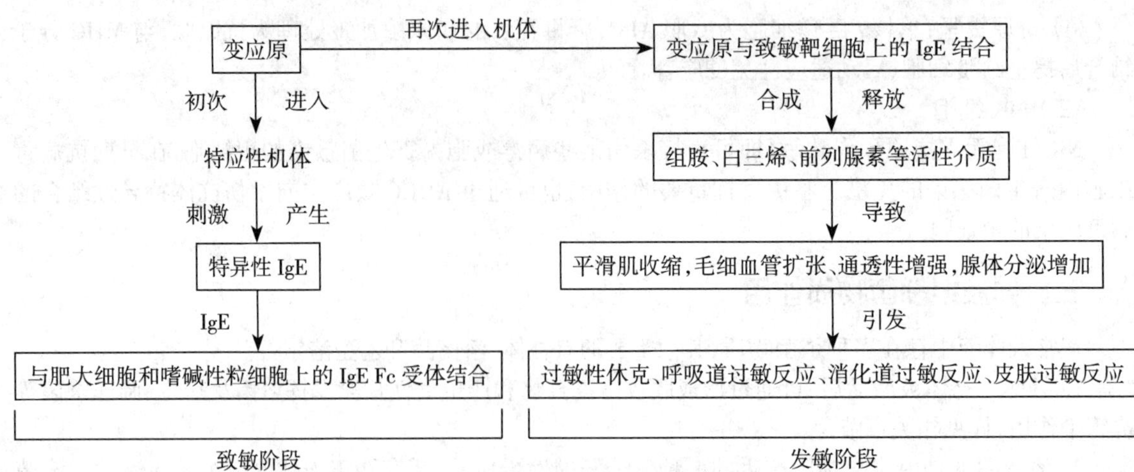

图 32-2　Ⅰ型超敏反应发生机制示意图

痉挛和腺体分泌增加引起呼吸困难或哮喘；胃肠道平滑肌痉挛和腺体分泌亢进，引起腹痛、腹泻；毛细血管扩张，通透性增加，血浆外渗，引起组织水肿、血压下降甚至休克（图 32-2）。

（三）临床常见疾病

1. 过敏性休克　是最严重的一种过敏反应，临床上常见的有药物过敏性休克和血清过敏性休克。通常在再次接触变应原后数秒到数分钟之内发生，病人可出现胸闷、气急、呼吸困难、面色苍白、肢冷脉细、血压下降等循环衰竭症状，重者可在短时间内死于休克或窒息。

(1) 药物过敏性休克：青霉素是引起过敏性休克最常见的药物，此外链霉素、普鲁卡因、维生素 B_1 和 B_2 等也可引起。青霉素相对分子质量小，无免疫原性，其降解产物青霉烯酸或青霉噻唑醛酸为半抗原，与机体组织蛋白结合成为完全抗原，刺激机体产生 IgE，使机体处于致敏状态。当机体再次接触青霉素时，能迅速引起Ⅰ型超敏反应，严重者出现过敏性休克甚至死亡。青霉素分子不稳定，在弱碱性(pH 7.2~7.6）环境中能迅速降解为青霉烯酸或青霉噻唑醛酸，所以临床使用青霉素时应现用现配，放置时间不得超过 2 小时。

临床发现少数人初次注射青霉素时也发生过敏性休克，这可能与其曾经使用过被青霉素污染的注射器等医疗器械或吸入空气中青霉孢子，而使机体处于致敏状态有关。因此，临床上在使用青霉素等药物前必须进行皮肤过敏试验。

(2) 血清过敏性休克：临床上用动物免疫血清如破伤风抗毒素、白喉抗毒素进行紧急预防或治疗时，也可引起过敏性休克。故临床使用动物免疫血清前也应进行皮肤过敏试验，皮试阳性者可采用脱敏疗法注射。

2. 呼吸道过敏反应　常因吸入花粉、尘螨、真菌或呼吸道感染所致。临床以支气管哮喘和过敏性鼻炎最为常见。支气管哮喘以儿童和青壮年好发，是由于支气管平滑肌痉挛和呼吸道变应性炎症使病人出现胸闷、呼吸困难等症状；过敏性鼻炎亦称花粉症，是由于变应原刺激引起鼻黏膜水肿和分泌增加，病人出现流涕、喷嚏等症状。

图片：荨麻疹

3. 消化道过敏反应　少数人进食鱼、虾、蛋、乳等食物或服用某些药物后，可出现恶心、呕吐、腹痛、腹泻等过敏性肠炎症状。食入的变应原多为可抵抗消化酶作用的蛋白质，有的可伴有皮肤反应或过敏性休克。

4. 皮肤过敏反应　可由药物、食物、花粉、油漆、羽毛和肠道寄生虫等引起。主要包括荨麻疹、湿疹和血管性水肿等。

（四）防治原则

Ⅰ型超敏反应的防治就是针对其发生机制，切断或干扰某个环节，阻止疾病的发生或发展，以达到预防和治疗的目的。

1. 查明变应原，避免接触　查明变应原、避免与之接触是预防Ⅰ型超敏反应最有效的方法。

(1) 询问病史：询问病人及家庭成员有无过敏史，如已查明病人对某种物质过敏，则应避免再次接触。

(2) 皮肤过敏试验:皮肤过敏试验是临床检测变应原最常用的方法,以皮内试验应用最为广泛。皮肤过敏试验通常是将容易引起过敏反应的变应原稀释后(青霉素 25U/ml、抗毒素血清 1∶100、尘螨 1∶100 000、花粉 1∶1000),取 0.1ml 在受试者前臂掌侧做皮内注射,15~20 分钟后观察结果。若注射局部皮肤出现红晕、风团或水肿,且直径 >1cm,则为皮肤过敏试验阳性,表示受试者接触该物质可发生超敏反应。目前临床可以用青霉素快速过敏皮试仪进行青霉素过敏的检测。

组图:
青霉素皮肤过敏试验结果

(3) 特异性 IgE(sIgE)检测:因过敏病人体内可出现特异性 IgE 抗体,故采用免疫学方法检测病人血清中的 sIgE 是寻找变应原最可靠的方法之一。

图片:
青霉素快速过敏皮试仪

2. 脱敏和减敏治疗

(1) 脱敏治疗:抗毒素皮试阳性但又必须使用者,可采用小剂量、短间隔、多次注射的方法进行脱敏治疗。其机制可能是小剂量抗毒素进入体内,与有限数量致敏细胞上的 IgE 结合后,释放的生物活性介质较少,不足以引起明显的临床反应。因此,通过少量、多次注射抗毒素,可使致敏细胞上的 IgE 大部分甚至全部被结合消耗掉,机体暂时处于脱敏状态,此时注射大剂量抗毒素则不会发生超敏反应。但这种脱敏是暂时的,经一段时间后机体又可重新致敏。

(2) 减敏治疗:对于一些已查明但难以避免接触的变应原(如花粉、尘螨等),可采用小剂量、间隔一定时间(每周 2 次至每 2 周 1 次)、反复多次皮下注射特定变应原的方法进行减敏治疗。其机制可能是改变变应原进入机体的途径,诱导机体产生大量特异性 IgG 类抗体,竞争性抑制变应原与致敏细胞上的 IgE 结合,从而阻断超敏反应的发生。此法常用于外源性哮喘和荨麻疹等治疗。

3. 药物治疗　通过药物干预超敏反应发生环节,可达到治疗或减缓症状的目的。

(1) 抑制生物活性介质合成和释放的药物:如色甘酸二钠可稳定肥大细胞细胞膜,阻止细胞脱颗粒。

(2) 生物活性介质拮抗药:如苯海拉明、异丙嗪和氯苯那敏等可通过与组胺竞争效应器官上的组胺受体而发挥拮抗组胺的作用。

(3) 改变效应器官反应性药物:如肾上腺素不仅可解除支气管痉挛,还可使外周毛细血管收缩升高血压,在抢救过敏性休克时具有重要作用。葡萄糖酸钙、氯化钙、维生素 C 可解除痉挛、降低毛细血管通透性、减轻皮肤黏膜炎症反应。

(4) 免疫抑制剂:如肾上腺皮质激素类药物(如泼尼松、氢化可的松和地塞米松等)可降低机体对变应原的免疫应答。

二、Ⅱ型超敏反应

Ⅱ型超敏反应是 IgG、IgM 抗体与靶细胞表面相应的抗原结合后,在补体、吞噬细胞、NK 细胞的参与下,引起以细胞溶解或组织损伤为主的病理性免疫反应,故又称细胞溶解型或细胞毒型超敏反应。

(一) 发生机制

1. 靶细胞及其表面抗原　正常组织细胞、改变的自身细胞和被抗原结合修饰的自身组织细胞,均可成Ⅱ型超敏反应中被攻击的靶细胞。靶细胞表面的抗原主要有:①血细胞表面的同种异型抗原;②吸附于自身组织细胞表面的药物半抗原;③感染或理化因素所致改变的自身抗原;④外源性抗原与正常组织细胞之间具有的共同抗原,如链球菌与心瓣膜、关节组织之间的共同抗原。

2. 抗体、补体和效应细胞的作用　参与Ⅱ型超敏反应的抗体主要是 IgG 和 IgM,当抗体与靶细胞表面的抗原结合后,可通过三条途径破坏靶细胞:①激活补体,溶解靶细胞;②通过免疫调理作用促进吞噬细胞吞噬杀伤靶细胞;③通过 ADCC 促进 NK 细胞对靶细胞的破坏(图 32-3)。

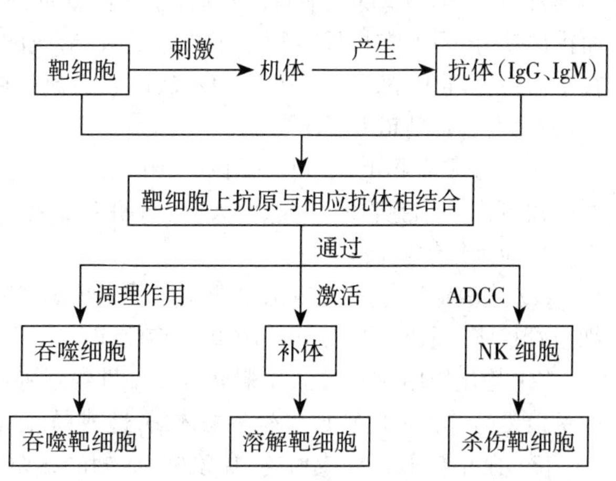

图 32-3　Ⅱ型超敏反应的发生机制示意图

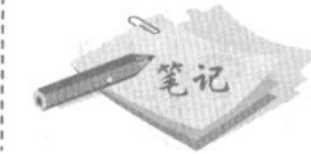

（二）临床常见疾病

1. 输血反应　多发生于ABO血型不符的输血。如将A型供血者的血误输给B型受血者，由于A型红细胞表面有A抗原，受血者血清中有天然抗A抗体（IgM），两者结合后，在补体参与下导致红细胞溶解破坏，引起溶血反应。病人很快出现寒战、意识障碍、血红蛋白尿，甚至死亡。因此，医护人员在临床工作中，应力求避免输血反应的发生。

2. 新生儿溶血症　常因母子间Rh血型不同引起。多见于血型为Rh^-母亲再次妊娠血型为Rh^+的胎儿。若母亲为Rh^-，第一胎为Rh^+，分娩时若胎儿Rh^+红细胞进入母体，可刺激母体产生IgG型的抗Rh^+抗体。若第二胎又为Rh^+，母体内的IgG型抗Rh^+抗体可通过胎盘进入胎儿体内，并与胎儿红细胞上Rh抗原结合，导致胎儿红细胞溶解。母子间ABO血型不符也可以引起新生儿溶血症，多发生于母亲为O型，胎儿为A、B或AB型，也见于第二胎次及以后，但由于胎儿体内IgG型抗体与胎儿血清及某些组织中的A、B血型抗原物质结合，竞争性抑制了该抗体的溶细胞作用，故发生率相对较高，但症状较轻。

3. 药物过敏性血细胞减少症　一些药物半抗原吸附于血细胞上而成为完全抗原，刺激机体产生抗体，抗体与血细胞膜上的抗原结合后，引起血细胞破坏。如青霉素吸附在红细胞上可引起溶血性贫血，氨基比林吸附在白细胞上可引起粒细胞减少症，奎宁吸附在血小板上可引起血小板减少性紫癜。

4. 自身免疫性溶血性贫血　如服用甲基多巴类药物或某些病毒（如EB病毒）感染后，可使红细胞膜表面的成分发生改变，成为自身抗原，刺激机体产生自身抗体，该种抗体与具有自身抗原的红细胞结合后，引起红细胞溶解，造成自身免疫性溶血性贫血。

5. 肺出血-肾炎综合征　以肺出血和进行性肾衰竭为主要特征，临床表现为咯血、血尿和蛋白尿。其原因可能是病毒或细菌感染使肺泡基底膜抗原发生改变，刺激机体产生抗肺泡基底膜自身抗体，而肺泡基底膜和肾小球基底膜具有共同抗原成分，自身抗体通过ADCC效应等交叉反应造成肺-肾综合征。

6. 甲状腺功能亢进　又称Graves病，是一种特殊类型的Ⅱ型超敏反应。病人体内产生一种抗促甲状腺素受体的自身抗体，此抗体与甲状腺细胞表面的促甲状腺素受体结合，促使甲状腺细胞分泌大量甲状腺素，从而引发甲状腺功能亢进。

三、Ⅲ型超敏反应

Ⅲ型超敏反应是由于中等大小免疫复合物（抗原抗体复合物）沉积于局部或全身毛细血管基底膜后，引起的以充血水肿、局部坏死为主要特征的炎症反应和组织损伤，故又称为免疫复合物型或血管炎型超敏反应。

（一）发生机制

1. 中等大小免疫复合物的形成与沉积　可溶性抗原与相应的抗体（IgG、IgM或IgA）特异性结合时，因两者比例不同，所形成的免疫复合物也不同，如抗原抗体比例适宜，形成大分子不溶性免疫复合物，易被吞噬细胞清除；当抗原量远大于抗体量时，形成小分子可溶性免疫复合物，易通过肾小球滤过而排出体外；只有在抗原量稍多于抗体量时，形成的中等大小可溶性复合物不易被清除，较长时间存在于血液循环中，随血流沉积于血压较高且血流缓慢的毛细血管，如肾小球、关节滑膜等处的毛细血管，从而引起Ⅲ型超敏反应。

2. 免疫复合物沉积引起的组织损伤　免疫复合物激活补体释放活性物质如C3a、C5a和C3b等，引起血管内皮细胞收缩，间隙增大，从而使中等大小的复合物嵌入内皮细胞间隙，引起血管及其周围炎症反应和组织损伤。

（1）过敏毒素作用：C3a、C5a可引起肥大细胞、嗜碱粒细胞脱颗粒，释放组胺等生物活性介质，使毛细血管扩张、通透性增加，局部产生炎症反应。

（2）趋化作用：C3a、C5a能趋化大量中性粒细胞聚集在免疫复合物沉积部位，中性粒细胞在清除吞噬免疫复合物的同时释放大量溶酶体酶，造成局部组织损伤。

（3）血小板凝聚形成血栓：免疫复合物和C3b可使血小板聚集并激活内源性凝血机制形成微血栓，引起局部组织缺血、出血、坏死等局部炎症反应（图32-4）。

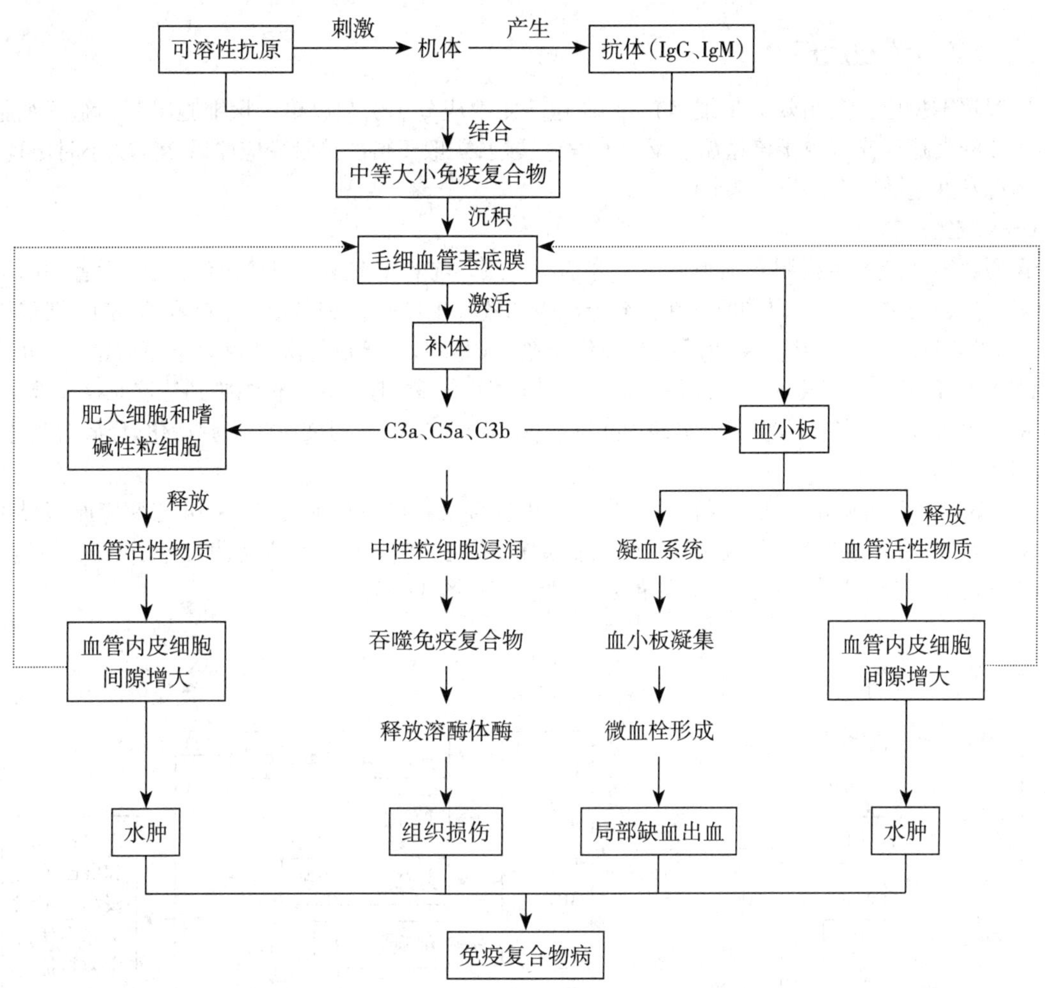

图 32-4　Ⅲ型超敏反应的发生机制示意图

(二) 临床常见疾病

1. 局部免疫复合物病　1903年Arthus和Breton两人在给家兔反复皮下注射正常马血清5~6次后，发现注射局部出现红肿、出血和坏死等剧烈炎症反应，此现象称为Arthus反应。病人若反复注射动物来源的胰岛素或狂犬病疫苗等制剂，可刺激机体产生相应的抗体，若再次注射，注射局部亦可出现红肿、出血和坏死等类似Arthus反应的炎症反应。长期吸入含霉菌孢子或动物毛屑等变应原的空气，再次吸入时可能在肺泡间形成免疫复合物，引起超敏反应性肺泡炎。

2. 血清病　见于初次大量注射抗毒素后1~2周，病人出现发热、全身荨麻疹、淋巴结肿大、关节肿痛、一过性蛋白尿等症状。其原因是病人体内抗毒素抗体已经产生而抗毒素尚未完全排除，两者结合形成的免疫复合物沉积所致。

3. 链球菌感染后肾小球肾炎　常发生于A群链球菌感染后2~3周，此时体内产生的抗链球菌抗体与链球菌抗原结合，形成的免疫复合物沉积于肾小球毛细血管基底膜，导致基底膜炎症反应，病人可出现蛋白尿、血尿等。

4. 类风湿关节炎(RA)　目前认为是由于某些因素使自身IgG发生变性，刺激机体产生抗变性IgG的自身抗体，此抗体称为类风湿因子(RF)。RF与变性IgG结合形成免疫复合物，反复沉积于小关节滑膜，引起关节损伤，导致关节疼痛、变形和功能障碍等。

5. 系统性红斑狼疮(SLE)　SLE病人体内可出现多种抗核抗体，该抗体与循环中的核抗原结合成抗原抗体复合物，反复沉积于肾小球、关节、皮肤或其他部位的血管壁内，引起肾小球肾炎、关节炎、皮肤红斑及多部位的血管炎等。

四、Ⅳ型超敏反应

Ⅳ型超敏反应主要由效应T细胞介导，通过分泌效应分子引起以单个核细胞浸润和组织细胞损伤为特征的炎症反应。由于该型超敏反应的发生缓慢，一般于再次接触变应原后24~72小时出现，故又称为迟发型超敏反应。

（一）发生机制

Ⅳ型超敏反应发生机制与细胞免疫应答基本一致。前者主要引起机体组织损伤，后者则以清除病原体或异物为主，两者可以同时存在。介导反应的效应T细胞有$CD4^+$Th1细胞和$CD8^+$Tc细胞。

1. $CD4^+$Th1细胞介导的炎症反应和组织损伤　$CD4^+$Th1细胞再次接触变应原后活化，可分泌IL-2、IFN-γ、TNF-α和趋化因子等多种细胞因子，趋化因子等可趋化单个核细胞到达抗原存在部位，使病变部位出现以单个核细胞浸润为主的炎症反应；IFN-γ和TNF-α可使巨噬细胞活化，释放溶酶体酶，加重组织损伤。

2. $CD8^+$Tc细胞介导的细胞毒作用　当机体再次接触相同变应原时，$CD8^+$Tc与变应原特异性结合，通过释放穿孔素和颗粒酶，直接导致靶细胞裂解；或通过诱导靶细胞表达凋亡分子Fas，与效应Tc细胞表达的凋亡分子配体FasL结合后导致靶细胞凋亡（图32-5）。

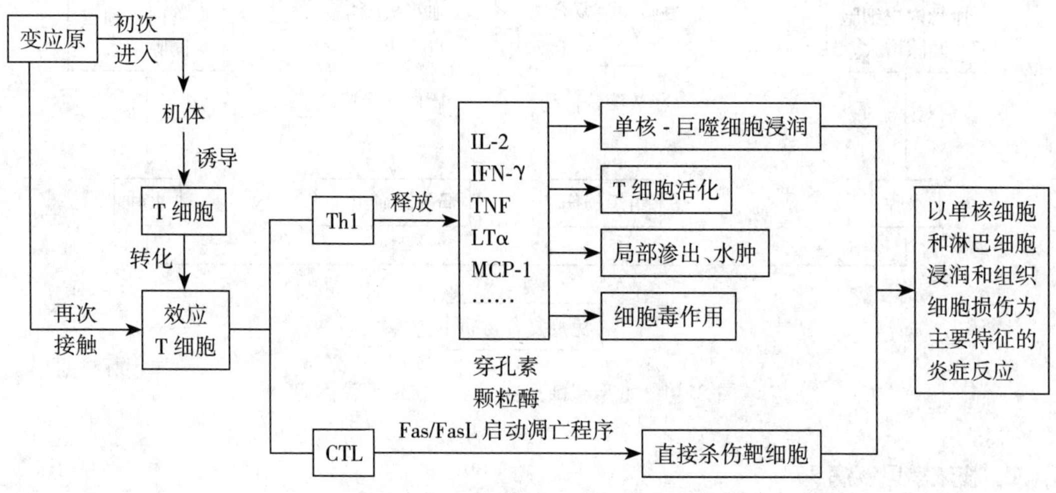

图32-5　Ⅳ型超敏反应的发生机制示意图

（二）临床常见疾病

1. 传染性超敏反应　当胞内寄生菌（如结核分枝杆菌、伤寒沙门菌等）、病毒、真菌或某些原虫感染时，病原体可刺激机体产生Ⅳ型超敏反应。因是在传染过程中发生的，又称为传染性超敏反应。如继发性肺结核，由于细胞免疫效应使病灶局限，不易播散；但由于Ⅳ型超敏反应导致局部组织损伤较重，可发生坏死、液化和空洞形成。

2. 接触性皮炎　某些小分子的半抗原物质如油漆、农药、染料、塑料、化妆品或某些药物（磺胺或青霉素）与人皮肤接触后，可与人表皮细胞内角质蛋白结合成完全抗原，刺激免疫细胞产生针对半抗原的效应T细胞。当再次接触相同变应原时就可在该部位发生接触性皮炎，多在接触变应原24小时后出现局部皮肤红肿、硬结、皮疹和水泡，48~72小时达高峰，严重者可出现剥脱性皮炎。

3. 移植排斥反应　在进行同种异体组织器官移植时，如果供者与受者之间的组织相容性抗原（如HLA等）不一致，供者组织器官进入到受者体内后，可刺激受者产生效应T细胞，引起Ⅳ型超敏反应，数周后移植物被排斥、坏死、脱落。

临床上超敏反应常为混合型，但以某一型为主，或在疾病发展的不同阶段由不同型超敏反应所主宰。另外，一种抗原在不同条件下也可引起不同类型的超敏反应，如青霉素可引起Ⅰ型过敏性休克，当结合于血细胞表面则引起Ⅱ型超敏反应，如与血清蛋白质结合则可能出现Ⅲ型超敏反应，而青霉素油膏局部应用时可引起Ⅳ型超敏反应。四种类型超敏反应的比较见表32-1。

表 32-1　四种类型超敏反应的比较

	参与成分			发生机制	常见疾病
	抗体	补体	细胞		
Ⅰ超敏反应	IgE	-	肥大细胞、嗜碱粒细胞	变应原与肥大细胞和嗜碱粒细胞上的 IgE 结合，致细胞释放活性物质，作用于效应器官，引起功能紊乱	过敏性休克、过敏性哮喘、过敏性鼻炎、过敏性肠炎、荨麻疹、湿疹等
Ⅱ超敏反应	IgG、IgM	+	巨噬细胞、NK 细胞	抗体与靶细胞上抗原结合，通过激活补体、免疫调理和 ADCC 破坏靶细胞	输血反应、新生儿溶血症、药物过敏性血细胞减少症、肺-肾综合征、甲亢
Ⅲ超敏反应	IgG、IgM	+	中性粒细胞	免疫复合物沉积于血管，通过激活补体、中性粒细胞聚集和活化血小板导致血管炎性损伤	血清病、类风湿关节炎、系统性红斑狼疮、肾小球肾炎
Ⅳ超敏反应	无	-	Th1 和 CTL	Th1 通过释放细胞因子，CTL 通过特异性杀伤作用引起单个核细胞浸润和组织细胞损伤	传染性超敏反应、接触性皮炎、移植排斥反应

第三节　自身免疫性疾病

机体免疫系统对自身细胞或成分发生免疫应答的现象称为自身免疫。短时的自身免疫应答是普遍存在的，通常不引起机体持续性损伤。在某些因素诱发下，自身免疫耐受被打破，自身免疫的过度而持久存在，会导致自身组织细胞损伤或器官功能障碍，此即自身免疫性疾病（autoimmune diseases，AID）。

AID 的共同特征为：①病人血液中可检出高效价的自身抗体或自身反应性 T 细胞；②自身抗体或自身反应性 T 细胞作用于表达相应抗原的自身组织，造成该组织损伤或功能障碍；③病情的转归与自身免疫反应强度密切相关；④多呈反复发作和慢性迁延趋势，用免疫抑制剂治疗有一定疗效；⑤可复制出相似的动物模型；⑥女性发病率高于男性，发病率随年龄增长而增高，有遗传倾向。

一、自身免疫性疾病的发生机制

AID 的确切病因不明。一般认为是在多种因素的相互作用和影响下，自身免疫耐受被打破，机体产生了自身抗体或效应 T 细胞，引发针对自身抗原的Ⅱ、Ⅲ、Ⅳ超敏反应，导致自身组织器官损伤或功能异常。

1. 隐蔽抗原释放　由于感染、外伤、手术等原因，隐蔽抗原释放入血，与免疫系统接触，即可诱导相应的自身免疫应答，导致自身免疫性疾病发生。如外伤后发生的交感性眼炎（图 32-6）。

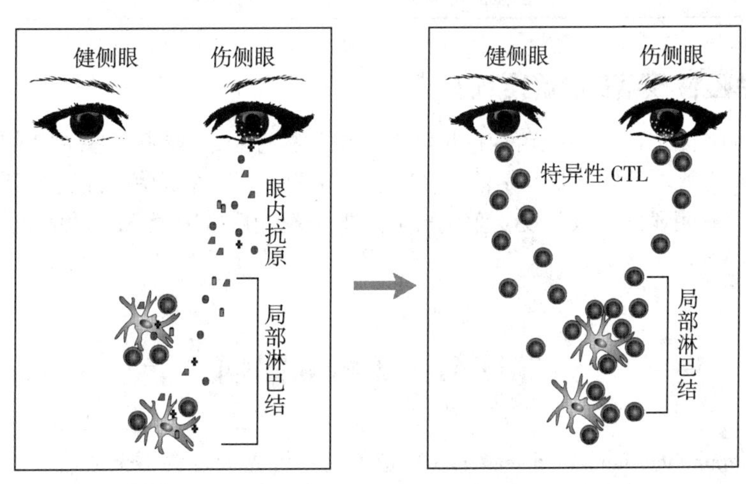

图 32-6　自身免疫性交感性眼炎的发生机制示意图

2. 自身抗原改变　某些理化因素（如辐射或服用化学药物）或生物因素（如病毒感染）可以使自身抗原发生改变，从而产生针对改变自身抗原的自身抗体或效应T细胞，引起自身免疫性疾病。如长期服用甲基多巴引发的自身免疫性溶血性贫血。

3. 分子模拟　某些微生物与人体细胞或细胞外成分有相同或相似的抗原表位，在感染人体后诱发的针对微生物抗原的免疫应答，也能攻击含有共同表位的人体细胞或细胞外成分，从而引发自身免疫性疾病。如A群链球菌感染后容易引发肾小球肾炎。

4. 免疫细胞和免疫调节功能异常　T、B细胞异常活化、B细胞的多克隆激活、调节性T细胞(Treg)的功能失常皆可诱发自身免疫性疾病。

5. 遗传因素　某些带有特殊HLA抗原的人群容易发生自身免疫性疾病。如强直性脊柱炎病人90%以上携带HLA-B27。

此外，AID的发病率随年龄的增长呈上升趋势，女性发病率较高，该易感性与雌激素相关；AID的发生可能与日晒、潮湿、寒冷等环境因素有关。

二、自身免疫性疾病的分类与常见疾病

根据自身抗原分布范围将AID分为：①器官特异性自身免疫性疾病：自身抗原是某一器官的特定成分，病理损伤和功能障碍通常只局限于存在该种自身抗原的器官，很少累及其他器官。②全身性自身免疫性疾病：自身抗原多是多种组织器官所共有的成分，故病变累及多个组织和器官，又称系统性自身免疫性疾病。临床常见的AID见表32-2。

表32-2　临床常见的自身免疫性疾病

疾病名称	自身抗原	主要症状和体征	病变范围
自身免疫性溶血性贫血	血型抗原或药物	贫血	器官特异性
弥漫性甲状腺肿(Graves病)	促甲状腺素受体	甲状腺功能亢进	器官特异性
桥本氏甲状腺炎	甲状腺球蛋白	甲状腺功能低下	器官特异性
胰岛素抗性糖尿病	胰岛素受体	高血糖、酮症酸中毒	器官特异性
重症肌无力	乙酰胆碱受体	进行性肌无力	器官特异性
自身免疫性血小板减少性紫癜	血小板膜蛋白	异常出血	器官特异性
胰岛素依赖型糖尿病	胰岛β细胞	高血糖	器官特异性
类风湿关节炎	变性IgG、核抗原	关节炎	系统性
系统性红斑狼疮	细胞核成分	肾小球炎肾炎、血管炎、红斑	系统性
强直性脊柱炎	免疫复合物	脊柱骨损害	系统性
多发性硬化	髓磷脂碱性蛋白	神经系统症状	系统性

图片：类风湿关节炎

三、自身免疫性疾病的防治原则

多种微生物可诱发AID，采用疫苗和抗生素控制微生物感染，可降低某些AID的发生。对能引发AID的药物要谨慎使用。免疫抑制剂是治疗AID的有效药物，一些真菌代谢物如环孢菌素和FK506对多种AID的治疗有明显的疗效。皮质激素可通过抑制炎症反应减轻AID的症状。避免过度日晒、潮湿、寒冷。

第四节　免疫缺陷病

免疫缺陷病(immunodeficiency disease，IDD)是免疫系统先天发育不全或后天因素导致免疫成分缺失、免疫功能障碍所引起的以反复感染为临床特征的疾病。

免疫缺陷病的特点有：①易并发感染，往往是致死的主要原因；②易伴发自身免疫性疾病，可高达14%（正常人群为0.001%~0.01%）；③易发生恶性肿瘤，T细胞免疫缺陷者恶性肿瘤的发病率比同龄正常人群高100~300倍；④多有遗传倾向；⑤临床表现多样。

一、临床常见的免疫缺陷病

免疫缺陷病可分为原发性免疫缺陷病（PIDD）和继发性免疫缺陷病（SIDD）。

（一）原发性免疫缺陷病

原发性免疫缺陷病又称先天性免疫缺陷病，是由于免疫系统遗传基因异常或先天性发育障碍而致免疫功能不全引起的疾病。主要包括：①原发性B细胞缺陷病：如X性连锁无丙种球蛋白血症（Bruton病），其特点是成熟B细胞数量减少甚至缺失，而T细胞数量及功能正常，病儿主要表现为反复化脓性细菌感染；②原发性T细胞缺陷病：如DiGeorge综合征，又称先天性胸腺发育不全，病儿T细胞缺失，B细胞数目正常，临床表现为易反复感染胞内寄生菌；③原发性联合免疫缺陷病：是一类因T、B细胞均出现发育障碍或缺乏细胞间相互作用而致疾病。此外，如补体C1抑制物缺陷可引起遗传性血管神经性水肿，吞噬细胞缺陷可引起慢性肉芽肿病等。

（二）继发性免疫缺陷病

图片：HIV损伤免疫细胞的机制

继发性免疫缺陷病是指继发于某种疾病或药物治疗后产生的免疫缺陷性疾病，又称获得性免疫缺陷病，较原发性免疫缺陷病更为常见。其诱发因素主要有：①感染因素：某些病毒、细菌和寄生虫感染，均可不同程度地影响机体免疫系统，引发获得性免疫缺陷病。其中对人类危害最大的就是感染HIV后诱发的获得性免疫缺陷综合征（AIDS）。②营养不良：是引起获得性免疫缺陷病最常见的因素。③恶性肿瘤：霍奇金病、骨髓瘤等免疫系统肿瘤，常可进行性损伤病人免疫系统，导致免疫功能障碍。④医源性因素：免疫抑制药物和放射性损伤等均可引起免疫缺陷。

二、免疫缺陷病的防治原则

免疫缺陷病的治疗原则：①抗感染：控制感染，缓解病情；②免疫重建：借助造血干细胞移植以补充免疫细胞，重建机体免疫功能；③基因治疗：某些原发性免疫缺陷病是单基因缺陷所致，通过基因治疗可获得良好疗效；④免疫制剂：补充各种免疫分子（免疫球蛋白、细胞因子）以增强机体免疫功能。

第五节 肿瘤免疫

肿瘤免疫学（tumor immunology）是研究肿瘤抗原的种类和性质、机体对肿瘤的免疫监视和应答、肿瘤的免疫逃逸及肿瘤的免疫诊断和防治的科学。

一、肿瘤抗原

肿瘤抗原是指细胞癌变过程中出现的新抗原或肿瘤细胞过度表达的抗原物质。肿瘤抗原能诱导机体产生抗肿瘤免疫应答，也是肿瘤免疫诊断和免疫防治的分子基础。

根据特异性将肿瘤抗原分为肿瘤特异性抗原和肿瘤相关抗原；根据产生机制将肿瘤抗原分为：①突变基因或癌基因表达的抗原；②异常表达的细胞蛋白抗原；③致癌病毒表达的肿瘤抗原：病毒诱生的肿瘤抗原主要通过其DNA或RNA整合到宿主DNA中使细胞发生恶性转化并表达出新抗原，如HPV诱发宫颈癌表达的E6和E7抗原；④胚胎抗原：是在胚胎发育阶段由胚胎组织细胞产生的正常成分，出生后逐渐消失或微量表达，但当细胞癌变时，此类抗原可重新合成，含量增高，甲胎蛋白（AFP）和癌胚抗原（CEA）是研究最深入的两种胚胎抗原，分别用于原发性肝癌和结肠癌的诊断；⑤组织特异性分化抗原。

二、机体对肿瘤的免疫应答

肿瘤发生时，机体可产生针对肿瘤抗原的适应性免疫应答，包括细胞免疫和体液免疫。一般认为，

图片：巨噬细胞杀伤肿瘤细胞

细胞免疫是抗肿瘤免疫的主力，肿瘤抗原刺激机体产生的特异性抗体仅在某些情况下起协同作用。固有免疫细胞(如NK细胞、巨噬细胞等)的抗肿瘤作用对于免疫原性弱的肿瘤可能具有更重要的意义。

三、肿瘤的免疫逃逸

固有免疫和适应性免疫在机体抗肿瘤免疫中均发挥重要作用，但是许多肿瘤仍能在机体内进行性生长，甚至导致宿主死亡，表明肿瘤细胞能够逃避宿主免疫系统的攻击，或通过某种机制使机体不能产生有效的抗肿瘤免疫应答。肿瘤的免疫逃逸机制非常复杂，现有多种学说，一般认为主要与肿瘤细胞的抗原缺失和抗原调变、肿瘤细胞MHCⅠ类分子表达降低、肿瘤细胞缺乏共刺激信号、肿瘤细胞导致免疫抑制及肿瘤细胞的漏逸和肿瘤细胞的凋亡抵抗作用有关。

四、肿瘤的免疫诊断和防治

检测肿瘤抗原或其他肿瘤标记物是目前最常用的肿瘤免疫诊断方法。制备相关的病原体疫苗或探索新的干预方式可能降低某些肿瘤的发生(如用HPV疫苗预防宫颈癌)。通过激发和增强机体的免疫功能，控制和杀伤肿瘤细胞，是目前常用的肿瘤免疫治疗方法，可将其作为一种辅助疗法与手术、放疗和化疗等常规疗法联合应用。

第六节　移植免疫

图片：移植的四种类型

移植(transplantation)是指应用健康的组织或器官替换丧失功能的组织或器官，以维持和重建机体生理功能的治疗方法。移植时，被移植的组织或器官称为移植物，提供移植物的个体称为供者，接受移植物的个体称为受者。根据移植物的来源及其遗传背景不同，将移植分为自体移植、同系移植(如同卵双生间的移植)、同种异体移植和异种移植。本节主要讲述同种异体移植。

移植免疫(transplantation immunity)是指移植后，受者免疫系统识别移植物抗原或移植物中免疫细胞识别受者抗原，产生免疫应答，导致移植物功能丧失或受者机体损害，又称移植排斥反应。移植排斥反应是影响移植术成功的主要因素。

一、诱导移植排斥反应的抗原

引起移植排斥反应的抗原称为移植抗原或组织相容性抗原。主要包括：①主要组织相容性抗原：能引起强烈排斥反应，如HLA；②次要组织相容性抗原：引起轻度、缓慢的移植排斥反应；③ABO血型抗原：若供、受者间ABO血型不合可引发超急性排斥反应；④组织特异性抗原。

二、移植排斥反应的效应机制

1. 细胞免疫效应　T细胞介导的细胞免疫应答在同种移植排斥反应的效应机制中发挥关键作用：①Th1细胞通过分泌IL-2、IFN-γ、TNF-α等多种细胞因子，聚集单核/巨噬细胞等炎性细胞，引发迟发型超敏反应性炎症，造成移植物损伤；②特异性CTL可直接杀伤移植物血管内皮细胞和实质细胞。

2. 体液免疫效应　移植抗原也可诱导体液免疫应答，产生相应的抗体，通过调理作用、免疫黏附、ADCC、激活补体等方式，参与移植排斥反应。

三、移植排斥反应的类型

移植排斥反应根据攻击的对象分为宿主抗移植物反应(host versus graft reaction，HVGR)和移植物抗宿主反应(graft versus host reaction，GVHR)。HVGR指宿主免疫系统对移植物发动攻击，导致移植物被排斥，主要包括：①超急性排斥反应：是指血管接通后数分钟至24小时内发生的不可逆性的排斥反应；②急性排斥反应：是同种异体移植中最常见的排斥反应类型，一般在术后数天至2周左右出现；③慢性排斥反应：发生于移植后数周、数月甚至数年。GVHR是由移植物中抗原特异性淋巴细胞识别宿主组

织抗原所致的排斥反应，常见于骨髓移植。

四、移植排斥反应的防治原则

在移植前进行组织配型和移植前后免疫抑制处理等是防治移植排斥反应主要措施。组织配型主要包括 HLA 配型、红细胞血型抗原配型、交叉配型；同种异体移植术后一般均发生不同程度的排斥反应，故免疫抑制成为防治排斥反应的常规疗法，主要包括应用免疫抑制药物、通过血浆置换清除预存抗体、受者脾切除、放射线照射移植物等。

（关静岩）

思考题

1. “新生儿对病原菌是没有抵抗力的”，这种说法正确吗？为什么？

2. 病人，女性，28 岁，因大叶性肺炎入院，医生欲给予青霉素治疗。护士没有询问药物过敏史直接进行青霉素皮肤过敏试验，3 分钟左右病人出现胸闷、呼吸困难、面色苍白、大汗淋漓、血压下降等，护士立即给予肾上腺素注射，症状缓解。脱离危险的病人说她几年前也出现过一次这样情况。请问：病人在做青霉素皮肤过敏试验时发生了什么？其发生机制是什么？

3. 病人，男性，35 岁，建筑工地工人。工作时，脚不慎被生锈的铁钉扎伤，伤口较深，污染较重。医生建议注射破伤风抗毒素血清进行预防。请问：若该病人抗毒素血清皮肤过敏试验阳性，护士应该怎样做？为什么？

扫一扫，测一测

思路解析

第三十三章 免疫学应用

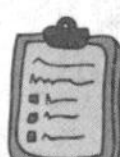

知识要点

人工免疫广泛应用于临床疾病的预防和治疗，人工免疫分为人工主动免疫和人工被动免疫，人工主动免疫多用于疾病的预防，人工被动免疫主要用于疾病的治疗。随着免疫学的发展，免疫学方法在临床疾病的诊断中的应用日益广泛。本章主要介绍了人工免疫的概念、分类及特点，常用的免疫学预防和免疫学治疗的临床应用，临床常见免疫学检测方法极其应用。

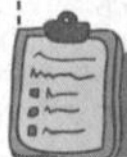

学习目标

掌握人工自动免疫与人工被动免疫的概念、人工免疫常用的生物制剂及人工主动免疫的注意事项；熟悉抗原抗体反应的特点及常用的检测方法；了解抗原抗体反应的影响因素及常用于机体免疫功能的体外与体内检测方法的原理及应用。

通过学习达到具有运用免疫防治的基本知识分析和解决临床实际问题的能力。

现代免疫学的发展提高了人们对免疫本质的认识，同时也拓宽了免疫学应用的范围。目前新型疫苗、免疫学治疗、免疫学检测等方面的研究不断发展，进一步推动了免疫学在疾病的诊断、治疗和预防等方面的广泛应用。

第一节 免疫防治

一、免疫预防

（一）人工主动免疫

人工主动免疫（artificial active immunization）是给机体输入疫苗或类毒素等抗原物质，刺激机体产生特异性免疫力。经人工主动免疫产生的免疫力出现较慢，但免疫力较持久，故临床上多用于预防。自天花牛痘苗问世以来，疫苗接种为人类健康与生存做出了重要的贡献。传染病从一个世纪前的人口死亡因素的首位逐年降低，与疫苗、抗生素的发现和使用密切相关。随着医学研究的发展，疫苗的发展应用已从感染性疾病扩展到非感染性疾病等，从免疫预防延伸到免疫治疗。

1. 灭活疫苗　用物理或化学的方法将病原微生物杀死制备而成的制剂，称为灭活疫苗，又称死疫苗。由于死疫苗进入体内后不能生长繁殖，对机体的免疫作用较局限，为获得有效而持久的免疫效果，必须多次注射且量要大，有时会引起较重的局部或全身反应。但死疫苗稳定，易保存。常用的死疫苗

有伤寒、乙脑、百日咳、狂犬病及钩体病等疫苗。

2. 减毒活疫苗 用人工变异或从自然界筛选获得的减毒或无毒的活的病原微生物制成的制剂，称为活疫苗，又称减毒活疫苗。活疫苗进入机体后可生长繁殖，在体内存留时间长，所以对机体免疫作用持久，接种量较小，一般只需接种一次。但活疫苗稳定性差，不易保存，且存在恢复突变的可能性。常用的活疫苗有卡介苗、麻疹、风疹、脊髓灰质炎等疫苗。死疫苗与活疫苗比较见表33-1。

表 33-1 死疫苗和活疫苗的比较

	制剂特点	接种剂量及次数	副作用	保存及有效期	免疫效果
死疫苗	死、强毒株（灭活前）	较多，2~3 次	较大	易保存，1 年	较差，维持数月至 2 年
活疫苗	活、弱毒或无毒	较少，1 次	较小	不易保存，4℃数周	较好，维持 3~5 年或更长

3. 类毒素 用 0.3%~0.4% 甲醛处理细菌外毒素，使其失去毒性，保留抗原性，即成类毒素。常用的类毒素有白喉类毒素、破伤风类毒素。这两种类毒素常与百日咳死疫苗混合制成百、白、破三联疫苗。

4. 亚单位疫苗 提取或合成病原微生物中能刺激机体产生保护性免疫的抗原成分制备而成的疫苗即为亚单位疫苗。如我国目前使用的重组乙型肝炎病毒表面抗原疫苗、重组口蹄疫疫苗和重组莱姆病疫苗。

5. 新型疫苗 近年来随着免疫学、生物化学、分子生物学技术的发展，许多高效、安全的新型疫苗被研制出来，现介绍以下几种：

(1) 结合疫苗：细菌的荚膜多糖等抗原属于 TI 抗原，对婴幼儿免疫效果差，可将多糖与其他抗原或类毒素连接，使其成为 TD 抗原，即为结合疫苗。结合疫苗可以引起 T 细胞和 B 细胞的识别，显著提高了免疫效果。目前有 b 型流感杆菌疫苗、脑膜炎球菌疫苗和肺炎球菌疫苗等。

(2) 基因工程疫苗：将病原微生物中编码诱导保护性免疫的抗原基因（目的基因）与载体重组后导入宿主细胞，目的基因的表达产生大量相应抗原，由此制备的疫苗称为基因工程疫苗。

(3) 基因疫苗：有 DNA 疫苗和 RNA 疫苗。DNA 疫苗是将编码病原体免疫原的基因与细菌质粒重组，接种机体后，重组质粒可以进入细胞，可持续表达免疫原，诱导机体产生细胞免疫和体液免疫，维持时间长。除感染性疾病外，肿瘤的 DNA 疫苗也在研制中。RNA 疫苗是直接应用靶抗原编码 mRNA 作为疫苗，转染个体细胞后可直接表达，但 RNA 不稳定且生产成本高。

(4) 合成肽疫苗：是通过设计将有效免疫原性的氨基酸序列合成多肽，以期用最小的免疫原性多肽来激发有效的适应性免疫应答。

(5) 细胞疫苗：在肿瘤治疗中，将肿瘤细胞体外灭活或减毒后注入机体作为肿瘤细胞疫苗，或者将体外经肿瘤抗原刺激的树突状细胞回输作为树突状细胞疫苗，可有效地激活特异性抗肿瘤的免疫应答。

今后疫苗的研发可能集中在以下方向：①应用范围：除对感染性疾病的预防外，在慢性感染、自身免疫病、肿瘤、移植排斥反应、免疫病理损伤等的防治、计划生育等方面的应用研究。②接种途径：对食用疫苗、黏膜疫苗、透皮疫苗等的研制。③不同年龄段疫苗：围产期疫苗、婴幼儿疫苗、青少年疫苗、成人疫苗、老年疫苗。④特殊人群的疫苗：针对非感染性慢性病人、艾滋病人、特殊地区旅游者、人群的疫苗。⑤新的疫苗研发技术：基于全基因组学、生物分子相互作用、异种联用、T 细胞应答增强的疫苗设计新策略、新型疫苗佐剂。

（二）人工主动免疫的注意事项

1. 接种对象 我国儿童出生后应按照国家免疫规划免疫程序和预防接种方案的要求，全年（包括流行季节）开展常规接种。我国国家免疫规划疫苗儿童免疫程序（2016 年版）简单列表如下（表 33-2）。凡与某些病原微生物接触机会多、疾病及并发症危害大、流行地区的易感者，均需选择性地增加接种国家免疫规划外的其他相应的疫苗。

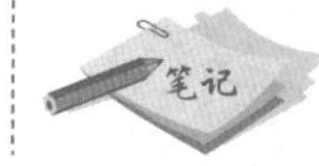

表 33-2　我国国家免疫规划免疫儿童免疫程序简表

最小推荐接种年龄	疫　苗
出生时	卡介苗，乙肝疫苗 $_1$
1 月龄	乙肝疫苗 $_2$
2 月龄	脊髓灰质炎灭活疫苗
3 月龄	脊髓灰质炎减毒活疫苗 $_1$，百白破 $_1$
4 月龄	脊髓灰质炎减毒活疫苗 $_2$，百白破 $_2$
5 月龄	百白破 $_3$
6 月龄	A 群流脑多糖疫苗 $_1$，乙肝疫苗 $_3$
8 月龄	麻风疫苗，乙脑减毒活疫苗 $_1$
9 月龄	A 群流脑多糖疫苗 $_2$
18 月龄	甲肝减毒活疫苗，麻腮风疫苗，百白破 $_4$
2 周岁	乙脑减毒活疫苗 $_2$
3 周岁	A+C 群流脑多糖疫苗
4 周岁	脊髓灰质炎减毒活疫苗 $_3$
6 周岁	白破疫苗，A+C 群流脑多糖疫苗

注：1. 疫苗后的数字代表第几次接种。2. 选择乙脑减毒活疫苗接种时，采用两剂次接种程序。选择乙脑灭活疫苗接种时，采用四剂次接种程序；乙脑灭活疫苗（8 月龄第 1、2 剂间隔 7~10 天、2 周岁第 3 剂、6 周岁第 4 剂）。3. 选择甲肝减毒活疫苗接种时，采用一剂次接种程序。选择甲肝灭活疫苗接种时，采用两剂次（18 月龄、2 周岁）接种程序。

2. 接种剂量、次数和间隔时间　免疫接种的剂量必须按生物制剂使用规定进行。通常死疫苗接种量大，需接种 2~3 次，每次间隔 7~10 天。活疫苗一般只需接种一次。类毒素接种 2 次，间隔 4~6 周。

3. 不同疫苗可同时或区分接种　现阶段的国家免疫规划疫苗均可按照免疫程序或补种原则同时接种，两种及以上注射类疫苗应在不同部位接种。严禁将两种或多种疫苗混合吸入同一支注射器内接种；两种及以上国家免疫规划使用的注射类减毒活疫苗，如果未同时接种，应间隔≥28 天进行接种。国家免疫规划使用的灭活疫苗和口服脊灰减毒活疫苗，如果与其他种类国家免疫规划疫苗（包括减毒和灭活）未同时接种，对接种间隔不做限制；如果第一类疫苗和第二类疫苗接种时间发生冲突时，应优先保证第一类疫苗的接种；接种、补种及特殊人群的接种请参照我国国家免疫规划疫苗儿童免疫程序及说明。

4. 接种后反应　常在接种后 24 小时左右局部出现红肿、疼痛、淋巴结肿大等反应，还可能出现短时间发热、头痛、恶心等。一般症状较轻，数天恢复正常，无需处理。个别接种后反应剧烈，可引起严重的超敏反应及进行性疾病，如过敏性休克、接种后脑炎等，应密切观察，予以重视。

5. 禁忌证　高热、严重心血管或肝肾疾病、急性传染病、恶性肿瘤、活动性结核、活动性风湿病、甲状腺功能亢进、严重高血压、糖尿病、免疫缺陷病等病人均不宜接种疫苗，以免引起病情恶化或发生异常反应；对正在使用免疫抑制剂治疗的病人则不宜接种活疫苗，以免出现严重的疫苗反应；孕妇不宜接种疫苗，以免引起流产或早产。

二、免疫治疗

免疫治疗（immunotherapy）是指利用免疫学原理，针对疾病的发生机制，人为地干预或调整机体的免疫功能，达到治疗疾病目的所采取的措施。传统的免疫治疗包括人工被动免疫、过继免疫、免疫增强剂和免疫抑制剂的应用等。这些疗法不仅应用于感染性疾病，也用于免疫缺陷病、自身免疫病及肿瘤等相关疾病的治疗。近年来随着生物技术的发展，多种抗体药物、重组细胞因子、蛋白质药物、信号通路阻断剂和免疫细胞等成功用于临床，进一步拓宽了免疫治疗的方向。

(一) 人工被动免疫

人工被动免疫(artificial passive immunization)是给机体输入抗体,使机体获得特异性免疫力。输入抗体后立即获得免疫力,但维持时间短,一般为2~3周,临床上主要用于治疗或紧急预防(表33-3)。

表33-3 人工主动免疫和人工被动免疫的特点

	输入物质	产生免疫力时间	免疫力维持时间	主要用途
人工主动免疫	抗原	慢(2~3周)	数月至数年	预防
人工被动免疫	抗体	快(输注即生效)	2~3周	治疗或紧急预防

传统的人工被动免疫制剂有以下几类。

1. 抗毒素 是抗细菌外毒素的抗体,常以类毒素免疫马,取其免疫血清后经分离纯化而成,主要用于治疗或紧急预防外毒素所致的疾病。如白喉抗毒素、破伤风抗毒素等。

2. 人丙种球蛋白 从正常人血浆或健康产妇胎盘血中提取制成,分别称人血浆丙种球蛋白和胎盘丙种球蛋白。由于多数成人已隐性或显性感染过麻疹、脊髓灰质炎和甲型肝炎等多种病原体,血清中含有一定量的相应抗体,所以这两种丙种球蛋白可用于上述疾病的治疗或紧急预防,可达到防止发病、减轻症状或缩短病程的目的。

3. 人特异性免疫球蛋白 来源于恢复期病人及含高价特异性抗体供血者血浆,或接受类毒素和疫苗免疫者的血浆。人特异性免疫球蛋白含有高效价的特异性抗体,且在体内留存时间长,不易发生超敏反应,常用于过敏体质及丙种球蛋白疗效不佳的疾病。

人和动物来源的免疫血清制剂有潜在的感染风险,随着单克隆抗体及基因工程技术的发展,新型工程抗体有望逐步取代传统的被动免疫抗体制剂。

(二) 免疫增强剂

免疫增强剂(immunopotentiation agent,IPA)是增强、促进和调节机体免疫功能的生物或非生物制剂。主要用于恶性肿瘤、免疫缺陷病和传染病的辅助治疗。常用的免疫增强剂见表33-4。

表33-4 免疫增强剂分类

分类	举例
细胞因子制剂	IL-2、TNF、IFN
微生物制剂	卡介苗、短小棒状杆菌、脂磷壁酸
化学药物	左旋咪唑、西咪替丁
多糖类制剂	茯苓多糖、人参多糖、黄芪多糖

(三) 过继免疫

过继免疫(adoptive immunization)是将供者的淋巴细胞或淋巴因子转移给受者,以增强其细胞免疫功能。可分特异性和非特异性两类:前者是用抗原致敏的淋巴细胞或淋巴因子输入机体,使其获得特异性的免疫力;后者是将正常人的淋巴因子、胸腺素等输入机体,非特异地增强机体的细胞免疫功能。由于供受者之间组织相容性抗原的差异,注入淋巴细胞后易引起移植物抗宿主反应(graft versus host reaction,GVHR)。将外周血淋巴细胞在体外用高浓度的IL-2培养刺激后,可产生具有广泛杀伤肿瘤细胞的能力而对正常细胞无毒性的免疫效应细胞,即淋巴因子活化的杀伤细胞(lymphokine activated killer cell,LAK cell),简称LAK细胞。从实体肿瘤组织中分离的肿瘤浸润淋巴细胞(tumor infiltrating lymphocyte,TIL),经体外IL-2诱导培养后,回输到机体可发挥直接杀伤肿瘤细胞的作用。另外除了过继免疫外,干细胞因其具有多种分化潜能和很强的自我更新能力而成为细胞治疗新的发展方向,已经在癌症、造血系统疾病、自身免疫病等的治疗中发挥作用。

(四) 免疫抑制剂

免疫抑制剂是一类抑制机体免疫功能的生物或非生物制剂。常用的免疫抑制剂见表33-5。

表 33-5　常见免疫抑制剂种类

分类	举例
抗生素	环孢素、FK-506
单克隆抗体制剂	抗 T 细胞及亚群单抗、抗 MHC 单抗、免疫毒素、抗 IL 抗体和抗 IL 受体抗体
激素	肾上腺皮质类固醇
烷化剂	环磷酰胺
抗代谢药	硫唑嘌呤、5- 氟尿嘧啶

免疫抑制剂大多具有明显的毒性作用或副作用，主要是骨髓抑制和肝、肾毒性等。由于免疫抑制剂作用是非特异性的，所以可导致机体免疫功能的下降，引起病原微生物感染，长期使用可能提高肿瘤发生率。免疫抑制剂主要用于抗移植排斥反应、超敏反应性疾病、自身免疫性疾病及感染性炎症等。

随着对机体免疫功能及疾病发生机制的深入认识，以及现代生物学技术的发展，免疫治疗已取得了长足进展。抗体药物作为当今发展最快的一类生物技术药物，可以在靶点封闭、阻断信号转导、靶向载体、免疫中和、免疫调节和免疫调理等方面发挥作用，临床应用于肿瘤、炎症、自身免疫病、高胆固醇血症、骨质疏松、阿尔兹海默病及感染性疾病等的防治。

第二节　免疫学诊断

一、体外免疫学检测

（一）体液免疫检测

抗原与相应抗体相遇可发生特异性结合反应，在体外可出现某种反应现象，如凝集、沉淀等，据此可用已知的抗原（或抗体）检测未知的抗体（或抗原）。体外的抗原抗体反应称为血清学反应。

1. 抗原抗体反应的特点

(1) 特异性：抗原借助抗原决定簇和抗体的可变区在空间构型上的互补关系，与抗体特异性结合。同一抗原可有多种不同的抗原决定簇。一种特异性抗体能与具有相同或相似抗原决定簇的不同抗原物质发生结合反应，称为交叉反应。

(2) 可逆性：抗原抗体的结合主要以氢键、盐键、疏水键和范德华力等分子表面的非共价键方式结合，结合后形成的复合物在一定条件下可发生解离，恢复到抗原抗体的游离状态。解离后的抗原抗体仍保持原有的性质。

(3) 比例性：抗原抗体的结合能否出现肉眼可见的反应，不仅取决于抗原抗体的性质，也取决于两者的比例（图 33-1）。若比例合适，则抗原抗体结合形成大的免疫复合物，出现肉眼可见反应；反之，抗原过剩或抗体过剩，抗原抗体结合后形成小的免疫复合物，肉眼则不可见。小分子可溶性抗原，因其表面积大，容易导致抗原过剩；而颗粒性抗原与抗体反应时，易出现抗体过剩。

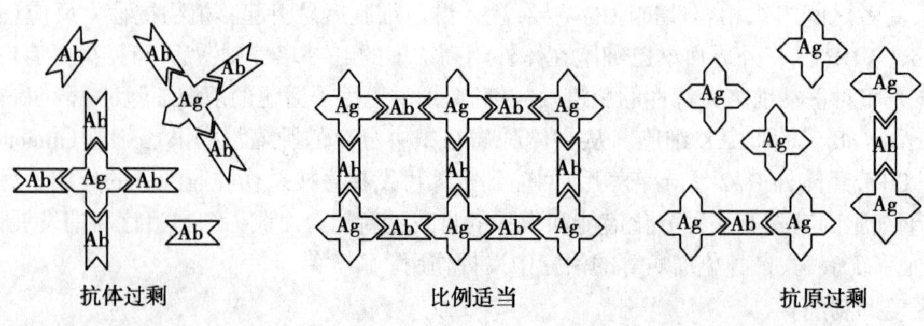

图 33-1　抗原抗体的比例与其形成免疫复合物大小的关系

(4) 阶段性：抗原抗体反应可分为两个阶段。第一阶段是抗原抗体的特异性结合阶段，仅几秒至几分钟，无可见反应；第二阶段为可见反应阶段，需经数分钟或数小时甚至更长的时间出现肉眼可见反应，易受多种因素的影响。

2. 影响抗原抗体反应的因素

(1) 抗原因素：抗原的理化特性、抗原决定簇的数量和种类可影响抗原抗体反应。如与特异性抗体结合时，颗粒性抗原可出现凝集现象，可溶性抗原可出现沉淀现象。

(2) 抗体因素：抗体的来源、抗体与抗原的特异性、亲和力和比例等均可影响抗原抗体反应。

(3) 环境因素：抗原抗体反应除了自身原因外，还受环境的影响，完成反应需要一定的温度、pH 及电解质等。反应环境中的一些其他物质也会对反应造成影响，比如病人血清中的药物、蛋白、补体等。

3. 常见的体液免疫检测法　常见的体液免疫检测有凝集反应、沉淀反应、补体结合反应与中和反应。

(1) 凝集反应：颗粒性抗原与相应抗体结合，在一定条件下出现肉眼可见的凝集物，称为凝集反应。参与凝集反应的抗原称凝集原，抗体称凝集素。

1) 直接凝集反应：是颗粒性抗原(如细菌或红细胞等)与相应抗体直接结合所呈现的凝集反应。主要有玻片法和试管法。玻片法为定性试验，常用已知抗体检测未知抗原，应用于细菌的鉴定和分型以及人红细胞 ABO 血型测定等。试管法多用已知抗原检测血清中相应抗体的量，为半定量试验，以效价表示被检血清中相应抗体的含量。如临床上常用肥达试验辅助诊断伤寒、副伤寒。在血清学反应中，抗原抗体结合出现明显可见反应的最大的抗血清或抗原制剂稀释度称为效价，又称为滴度(titer)。

组图：直接凝集反应

2) 间接凝集反应：将可溶性抗原结合于载体微球表面，形成免疫微球(或称致敏载体)与相应抗体进行结合反应，出现肉眼可见的凝集，称为间接凝集反应(图 33-2)。实验室常用的载体微球有人 O 型血红细胞、绵羊或家兔红细胞、活性炭、聚苯乙烯乳胶等。根据载体不同，分别称为间接血凝及间接乳胶凝集试验等。若将抗体结合于载体微球上检测未知抗原，则称为反向间接凝集。主要用于某些传染病的辅助诊断。

图片：胶乳间接凝集实验结果

如果先将可溶性抗原与抗体反应一定时间后，再加入结合抗原的免疫微球，若因抗体与抗原已结合而消耗，就不再出现凝集现象，这种反应为间接凝集抑制试验(图 33-2)。临床上乳胶凝集抑制试验

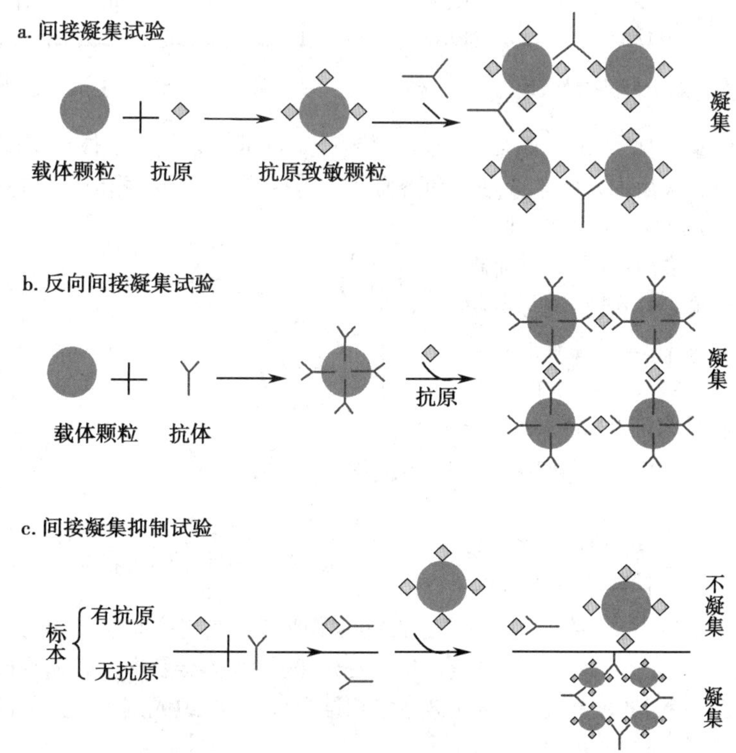

图 33-2　间接凝集和间接凝集抑制试验原理示意图

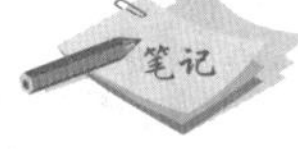

应用于妊娠早期诊断等。

(2) 沉淀反应：可溶性抗原与相应抗体结合，在一定的条件下出现肉眼可见的沉淀物，称为沉淀反应。沉淀反应包括环状沉淀试验、絮状沉淀试验和琼脂扩散试验，以琼脂扩散试验较为常用。

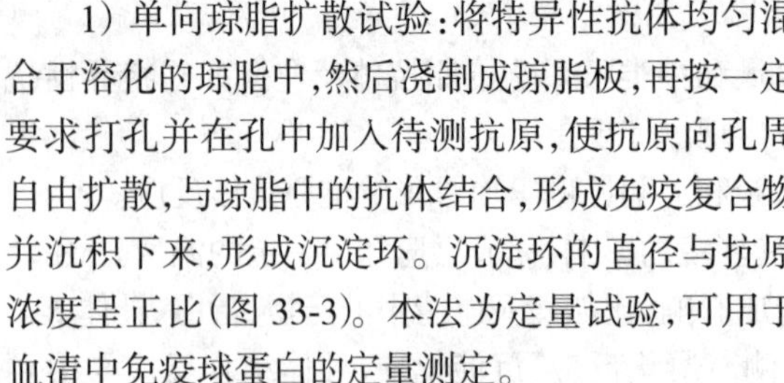

图片：单向琼脂扩散试验

1) 单向琼脂扩散试验：将特异性抗体均匀混合于溶化的琼脂中，然后浇制成琼脂板，再按一定要求打孔并在孔中加入待测抗原，使抗原向孔周自由扩散，与琼脂中的抗体结合，形成免疫复合物并沉积下来，形成沉淀环。沉淀环的直径与抗原浓度呈正比(图 33-3)。本法为定量试验，可用于血清中免疫球蛋白的定量测定。

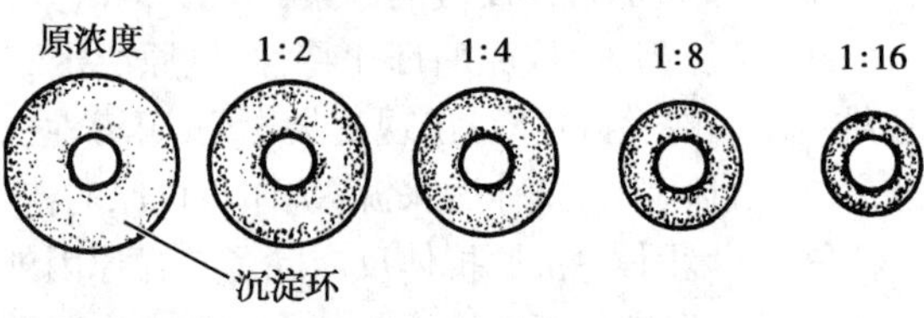

图 33-3　单向琼脂扩散试验

2) 双向琼脂扩散试验：将抗原抗体分别加入琼脂板的不同小孔中，使两者在琼脂中扩散，若两者对应且比例合适时，则在抗原和抗体两孔之间形成白色沉淀线(图 33-4)。一对相应抗原抗体只形成一条沉淀线，可根据沉淀线的数目推断待测抗原液中有多少种抗原成分。根据沉淀线的吻合、相切或交叉形状，可鉴定两种抗原是完全相同、部分相同或完全不同。本法常用于抗原或抗体的定性检测。

3) 对流免疫电泳：是在通电情况下，抗原抗体所作的定向运动。将双向琼脂扩散试验中加入抗原、抗体的琼脂板的两端加上电极，抗原孔置阴极端，抗体孔置阳极端。在这一实验体系中，抗原、抗体均受到电场力和电渗力的两种方向相反的作用力，电场力使抗原抗体由阴极向阳极方向运动；而电渗力作用方向相反。对于抗原分子的作用，电场力大于电渗力，所以抗原由阴极向阳极运动；抗体的运动方向相反，即从阳极向阴极运动。两者形成对流，于比例适宜处形成白色沉淀线(图 33-5)。本试验敏感性比双向琼脂扩散试验高。

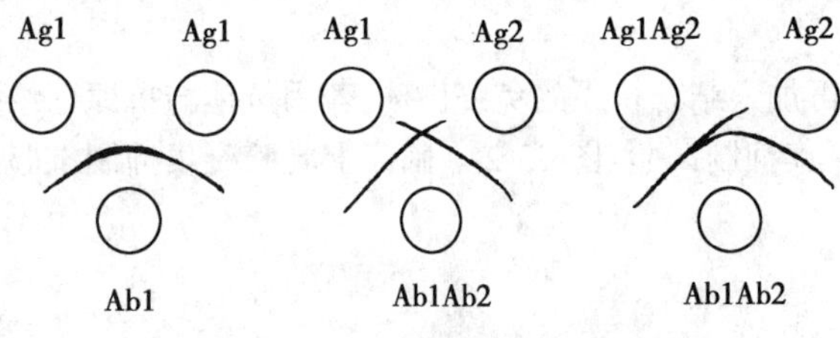

图 33-4　双向琼脂扩散试验

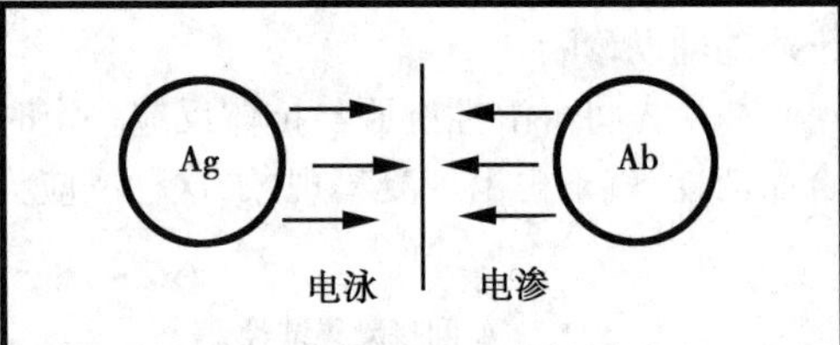

图 33-5　对流免疫电泳

(3) 补体结合试验：将已知的抗原(或抗体)与待测标本(可能含相应抗体或抗原)充分混合，并加入补体作用一段时间，最后加入绵羊红细胞和溶血素。若待测标本中有相应的抗体(或抗原)，则抗原抗体结合形成免疫复合物，补体被抗原抗体复合物结合而消耗，结果不出现溶血现象，此为补体结合试验阳性；若待测标本中无相应抗体或抗原，则补体被溶血素和羊红细胞形成的复合物结合，导致溶血现象，此为补体结合试验阴性(图 33-6)。可用于未知抗原或抗体的检测，但由于操作烦琐，此法目前已较少应用。

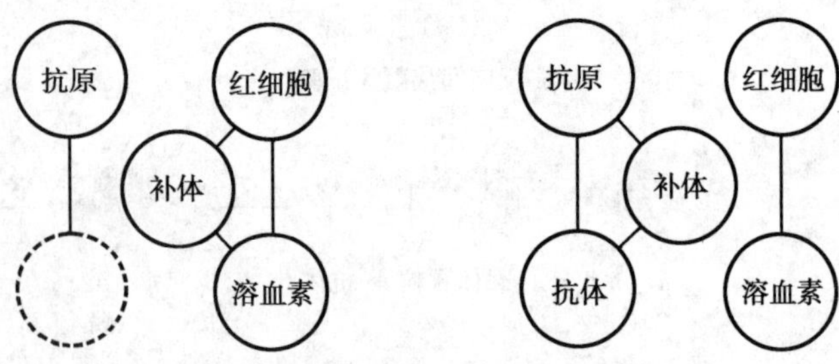

图 33-6　补体结合反应

左：补体结合反应阴性(溶血)；右：补体结合反应阳性(不溶血)

4. 免疫标记技术　免疫标记技术是将已知抗体或抗原标记上易显示的物质，通过检测标记物来反映抗原抗体反应的情况，从而间接地测出被测抗原或抗体的存在与否或量的多少。常用的标记物有荧光素、酶、放射性核素、化学发光物质、胶体金及电子致密物质等。免疫标记技术大大提高了免疫学检测的敏感性，若与显微技术相结合，能对组织或细胞内的待测物质作出精确定位。以下介绍常用的免疫标记技术。

(1) 免疫荧光技术：免疫荧光技术是以异硫氰酸荧光素、罗丹明等荧光素标记已知抗体或抗原，检

测标本中相应的抗原或抗体。常用的方法有：①直接法：将荧光抗体加到待测的细胞涂片或组织切片上进行染色，抗原抗体反应后，洗去未结合的荧光抗体，于显微镜下观察，有荧光的部位即为相应抗原存在之处。其缺点是每测一种抗原，必须制备与其相应的荧光抗体，很不方便。②间接法：先将未标记的抗体（第一抗体）与组织或细胞上的抗原结合，充分洗涤后，再加荧光素标记的抗球蛋白抗体（第二抗体），观察方法与直接法相同。其敏感性较高，且只需标记一种第二抗体就能适应多种抗原抗体系统的检测（图 33-7）。免疫荧光技术已广泛应用于细菌、螺旋体、病毒性疾病的诊断。

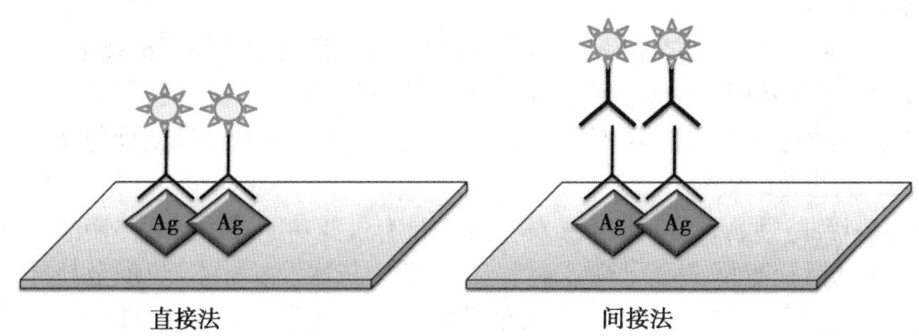

图 33-7　免疫荧光直接法与间接法

(2) 酶免疫技术：酶免疫技术最早应用于酶免疫组织化学染色，即用酶标记的抗体与标本中的抗原发生特异性结合，当加入酶的底物时，则在酶的作用下经一系列生化反应，产生有色物质，借助显微镜作出定位诊断。检测液体标本中的抗原或抗体常用的是酶联免疫吸附试验（enzyme linked immunosorbent assay，ELISA）。ELISA 是将抗原或抗体包被在固相载体表面，加入待测的抗体或抗原与固相载体表面的抗原或抗体结合，并随之固定，再加入与待测物相特异的酶标记的抗体或抗原，固相上结合的标记物与待测物呈比例关系，可通过底物的显色程度来指示待测物的多少。该法特异性强，敏感性高，既可测定抗体，又能测定可溶性抗原，主要操作步骤及原理见图 33-8。ELISA 中可用酶和相应的底物来做标记物，常采用的酶为辣根过氧化物酶（HRP），底物是二氨基联苯胺（DAB），底物被分解后呈棕褐色，可用目测或借助酶标仪比色。常用的检测抗原的 ELISA 的类型有双抗体夹心法和竞争法，检测抗体的 ELISA 类型有双抗原夹心法、间接法、竞争法及捕获法（捕获法用于检测 IgM 抗体）。

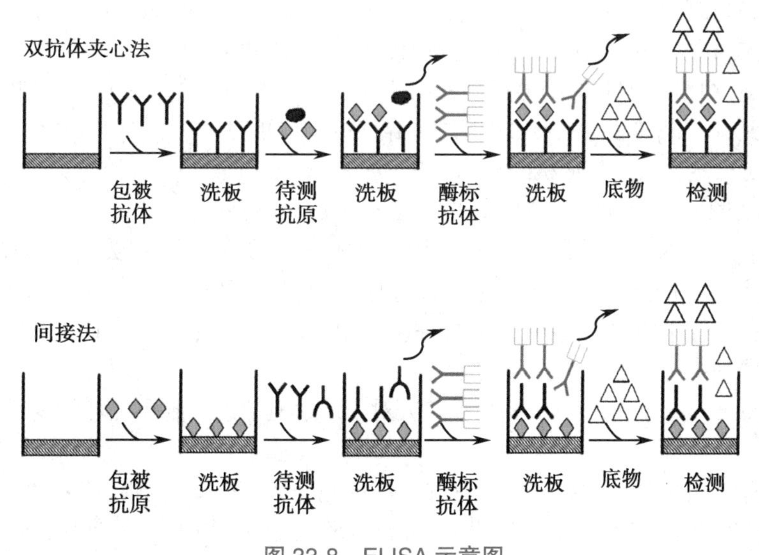

图 33-8　ELISA 示意图

微课：
ELISA 双抗体夹心法

图片：
ELISA 竞争法测抗原

(3) 放射免疫测定法：放射免疫测定法是将放射性核素分析的灵敏性和抗原抗体反应的特异性结合的测定技术。其优点是灵敏、特异性高、精确、易规范化及自动化等。但放射性同位素有一定的危害性，且实验需特殊的仪器设备。应用范围广，可测定多种激素、维生素、药物、IgE 等。常用方法有液相法和固相法两种。

1）液相法：用已知的标记抗原与标本中可能存在的抗原竞争一定量的已知抗体，分别形成标记的和无标记的抗原抗体复合物。分离结合的（B）和游离的（F）标记物，并根据测得的放射性强度，算出结合率[B/（B+F）]，此值与标本中抗原量呈反比。据此原理，先用已知不同浓度的抗原参与反应，将得到的数据绘制出竞争抑制曲线，作为定量分析的依据；再进行未知标本的检测，根据测得的数据从竞争抑制曲线中查出检测标本中抗原的含量。

2）固相法：是用放射性核素标记抗原或抗体，与待测的抗体或抗原结合，通过测定抗原抗体结合物的放射活性来判断结果。

（4）金标免疫技术：金标免疫技术是一种以胶体金作为标记物的免疫标记技术。金免疫技术最初用于免疫电镜技术，现在除用于免疫组织化学染色外，还应用于金免疫测定中，前者包括金（银）免疫光镜染色技术和金免疫电镜染色技术，后者包括斑点金免疫渗滤试验和斑点金免疫层析试验等，已是目前应用广泛、简便、快速的检验方法。

1）斑点金免疫渗滤试验：是将抗原或抗体点加在具有过滤功能的固相载体硝酸纤维素薄膜上，制成抗原或抗体包被的微孔滤膜，贴置于吸水材料上，在膜上依次滴加标本、免疫金（胶体金标记的抗原或抗体）及洗涤液，液体很快渗入吸水材料中，最后阳性反应在膜上呈现红色斑点。液体通过微孔滤膜时，渗滤液中的抗原或抗体与膜上的抗体或抗原相接触，起到亲和层析的浓缩，达到快速检测的目的，同时洗涤液的渗入在短时间内即可达到彻底洗涤的目的，简化了操作步骤，已成为“床边检验”的主要方法。主要技术类型有双抗体夹心法和间接法。

微课：胶体金免疫层析技术

2）斑点金免疫层析试验：是胶体金标记技术和蛋白质层析技术相结合的以微孔滤膜为载体的快速固相膜免疫分析技术。将含未知抗原或抗体的待测标本滴加在膜一端，标本溶液受载体膜的毛细管作用向另一端移动，在移动过程中被测定物与固定于载体膜上测定区的抗体（抗原）结合而被固定，无关物则越过该区域而被分离，然后通过胶体金的呈色条带来判定实验结果。主要技术类型有双抗体夹心法（图33-9）、竞争法和间接法。

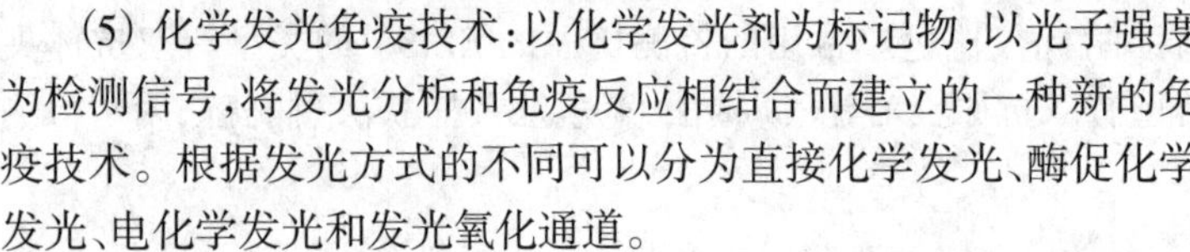

图33-9　斑点金免疫层析试验双抗体夹心法

G处为金标抗体，T处为包被抗体，C处为包被抗金标抗体，B处为吸水纸。测试时A加待测标本，通过层析作用向B端移动，流经G处时将金标抗体复溶，若标本中含待测抗原，即形成抗原抗体复合物，移至T区时，形成金标抗体-抗原-抗体复合物，金标抗体被固定下来，在T区显示红色线条，呈阳性反应，多余的金标记抗体移至C区被抗金标抗体捕获，呈现红色质控线条

（5）化学发光免疫技术：以化学发光剂为标记物，以光子强度为检测信号，将发光分析和免疫反应相结合而建立的一种新的免疫技术。根据发光方式的不同可以分为直接化学发光、酶促化学发光、电化学发光和发光氧化通道。

5. 免疫印迹技术　又称western blot，是将十二烷基磺酸钠-聚丙烯酰胺凝胶电泳（SDS-PAGE）分离得到的按相对分子量大小排列的蛋白转移到固相载体膜上，再用标记的特异性抗体或单克隆抗体对蛋白质进行定性及定量分析的技术。

图片：蛋白芯片（sandwich法）

6. 蛋白芯片技术　又称蛋白微阵列，是将各种蛋白质抗原（或抗体）有序地固定于载体上制成芯片，再与待测抗体（或抗原）反应，用荧光物质做标记，反应后与芯片对应蛋白位点结合的抗体有荧光信号，通过扫描仪可以得到各蛋白检测位点的荧光强度。该项技术可以同时对一个标本中的多种抗原或抗体进行检测，具有快速、准确、高通量的特点。

（二）细胞免疫检测

1. T细胞总数测定　测定外周血T细胞总数对于了解机体的细胞免疫功能具有重要作用。其方法有：

（1）E花环试验：人T淋巴细胞表面具有绵羊红细胞受体（又称E受体，即CD2）。在体外条件下，人T细胞能直接与绵羊红细胞结合，形成花环，此试验称为E花环试验。取外周血经分层液分离出单个核细胞（PBM），将PBM悬液与SRBC在含有血清的平衡盐水中混合，经37℃培养5~10min后放4℃冰箱过夜，取细胞悬液涂片染色镜检，计数吸附3个以上SRBC的淋巴细胞数，并计算百分率。正常情况下，外周血淋巴细胞中能形成花环的细胞（即T细胞）70%~80%。

（2）荧光抗体染色：从外周血分离PBM后，用鼠抗人CD3的单克隆抗作第一抗体与PBM结合，再用荧光素（FITC）标记的兔抗鼠IgG抗体作第二抗体进行间接免疫荧光染色，在荧光显微镜下或流

式细胞仪检测结果，PBM中被染上荧光的细胞为$CD3^+$细胞，即T细胞。正常人外周血淋巴细胞中60%~70%为T细胞。

2. T细胞亚群测定　方法同上，所用的单抗分别为鼠抗人CD4和CD8的单克隆抗体。被CD4单抗染上荧光的细胞为$CD4^+$细胞；被CD8单抗染上荧光的细胞为$CD8^+$细胞。正常人$CD4^+$细胞和$CD8^+$细胞之和等于$CD3^+$细胞数；CD4/CD8比值在1.7~2.0左右，当感染HIV后，CD4/CD8比值迅速降低甚至倒置。

3. 淋巴细胞转化试验　在体外T细胞能被有丝分裂原（PHA、ConA等）激活而转化为淋巴母细胞，依据T细胞的转化率，可判断机体的细胞免疫功能。试验时取外周血或分离的淋巴细胞，加入PHA或ConA培养72h，经涂片染色镜检，计数转化的淋巴细胞并计数百分率。正常人转化率为70%左右。若在终止培养前6h加入氚标记胸腺嘧啶核苷（^{3}H-TdR），在淋巴细胞合成DNA时，^{3}H-TdR掺入到合成的DNA分子中，检测淋巴细胞内^{3}H-TdR的掺入量，亦可算出转化率。

4. 吞噬功能测定　测定中性粒细胞和巨噬细胞的吞噬率和吞噬指数可判断其吞噬功能，对了解机体的免疫功能状态具有重要意义。

(1) 氯化硝基四氮唑蓝（NBT）试验：细胞在杀菌过程中产生反应性氧中间物，其中超氧阴离子能使被吞噬进入细胞内的NBT还原成不溶性蓝黑色甲臜颗粒，沉积于胞质中，光镜下计数NBT阳性细胞，可反映中性粒细胞的杀伤功能。

(2) 巨噬细胞吞噬试验：将待测巨噬细胞与某种可被吞噬又易于计数的颗粒性物质（如鸡红细胞或荧光标记的颗粒）混和温育后，颗粒物质被巨噬细胞吞噬，根据吞噬百分率即可反映巨噬细胞的吞噬能力。

二、体内免疫学检测

（一）体液免疫检测

1. Ⅰ型超敏反应皮肤试验　将常见的变应原，如青霉素、免疫血清以及植物花粉浸液等，作皮内注射或划痕后，在20min内引起红斑及丘疹。如20min红斑超过1cm或无红肿但注射处有痒感，或全身不适反应者均为阳性。这一试验的原理是：进入皮内的变应原与局部肥大细胞或嗜碱粒细胞上的IgE结合，引起的皮肤局部发敏，为Ⅰ型超敏反应所致。若受试者体内无相应IgE，则不出现阳性反应的症状，此为试验阴性。

2. 中和反应皮肤试验　为体内的抗毒素中和试验。将微量外毒素注射于受试者前臂屈侧皮内，24~48小时局部皮肤出现红肿者为阳性反应，表示受试者对这一外毒素无免疫力；若局部无红肿出现，则表明受试者体内有足量的抗毒素中和毒素，为阴性反应，表示受试者对这一外毒素有免疫力。常用的有检测对白喉有无免疫力的锡克试验和检测对猩红热有无免疫力的狄克试验。

（二）细胞免疫检测

体内细胞免疫检测通常应用Ⅳ型超敏反应皮肤试验进行。以特异性抗原或有丝分裂原注入皮内，刺激体内致敏T细胞分化增殖，释放淋巴因子，引起局部皮肤的Ⅳ型超敏反应。可用于诊断某些病原微生物感染（如结核等）和细胞免疫缺陷病，也用于肿瘤病人疗效的观察及预后的判断等。

1. 特异性抗原皮肤试验　抗原主要有结核菌纯蛋白衍生物（PPD）、念珠菌素等。在受试者前臂内侧皮内注射少量的可溶性抗原，24~48小时后，观察局部皮肤红肿硬结的大小。若硬结大于1cm即为阳性，表示受试者对相应病原体有细胞免疫力；若局部皮肤无反应，可用更高浓度的抗原重复试验，若仍无反应即为阴性。试验阴性者在排除皮试技术误差后，可能是受试者从未接触过此抗原，也可能由于细胞免疫功能缺陷，或由于严重感染（如麻疹等）所致的免疫无反应性。

2. 植物血凝素（PHA）皮肤试验　将PHA注射于受试者前臂屈侧皮内，6~12小时后局部出现红斑和硬结，24~48小时达反应高峰。PHA皮试敏感性高，安全可靠，临床上常用于检测机体的细胞免疫水平。

（张晓延）

思考题

1. 传统疫苗与新型疫苗比较有何不同?
2. 免疫学治疗有何实际应用?
3. 常用的免疫学诊断方法有哪些? 有何实际应用?

扫一扫,测一测

思路解析

笔记

中英文名词对照索引

A

B

C

D

E

F

G

H

J

K

L

M

N

P

Q

R

参考文献

1. 刘荣臻.病原生物学与免疫学.北京:人民卫生出版社,2006
2. 刘荣臻,曹元应.病原生物学与免疫学.第3版.北京:人民卫生出版社,2014
3. 刘荣臻.微生物学检验.北京:高等教育出版社,2007
4. 金伯泉.医学免疫学.第5版.北京:人民卫生出版社,2008
5. 陈慰峰.医学免疫学.第4版.北京:人民卫生出版社,2004
6. 肖纯凌,赵富玺.病原生物学与免疫学.第7版.北京:人民卫生出版社,2014
7. 黄敏.医学微生物学与寄生虫学.第3版.北京:人民卫生出版社,2012
8. 黄敏,吴松泉.医学微生物学与寄生虫学.第4版.北京:人民卫生出版社,2017
9. 刘运德.微生物学检验.第2版.北京:人民卫生出版社,2003
10. 许正敏.病原生物与免疫学.第2版.北京:人民卫生出版社,2011
11. 李凡,刘晶星.医学微生物学.第7版.北京:人民卫生出版社,2008
12. 周正仁.医学微生物学.第6版.北京:人民卫生出版社,2003
13. 曹雪涛.医学免疫学.第6版.北京:人民卫生出版社,2013
14. 曹雪涛.免疫学前沿进展.第3版.北京:人民卫生出版社,2014
15. 曹励民.寄生虫学检验.第3版.北京:人民卫生出版社,2010
16. 李雍龙.人体寄生虫学.第8版.北京:人民卫生出版社,2008
17. 彭慧丹,李建华.病原生物学与免疫学.大连:大连理工大学出版社,2013
18. 郭晓葵,潘卫庆.病原生物学-医学微生物学.第2版.北京:科学出版社,2012
19. 张凤民,肖纯凌.医学微生物学.第3版.北京:北京大学医学出版社,2013
20. 周怀瑜,刘登宇,彭鸿娟.人体寄生虫学彩色图谱.西安:西安交通大学出版社,2017